医学专业主干课程考试辅导丛书

病理生理学导学与应试指南

主　编　吴伟康

副主编　陆大祥　黄培春

那晓东　陆　丽

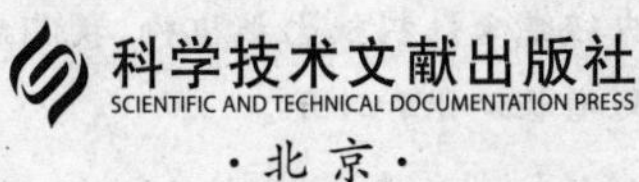

科学技术文献出版社

SCIENTIFIC AND TECHNICAL DOCUMENTATION PRESS

·北京·

(京)新登字130号

内 容 简 介

本书是依据第七版卫生部五年制规划教材《病理生理学》，紧密结合教学大纲的要求，为方便医药院校学生学好病理生理学这门课程而编写。每个章节内容包括教学大纲要求、教材内容精要、复习思考题、答案及详细的题解，可供医药院校师生及准备参加研究生入学考试、执业医师资格考试的临床医师参考。

编　委　会

孙鲁宁　中国医科大学

许志威　中山大学中山医学院

那晓东　中山大学中山医学院

吴伟康　中山大学中山医学院

张海鹏　中国医科大学

陆大祥　暨南大学医学院

陆　丽　广州医学院

徐长庆　哈尔滨医科大学

戚仁斌　暨南大学医学院

黄巧冰　南方医科大学

黄培春　广东医学院

雷俊霞　中山大学中山医学院

谭红梅　中山大学中山医学院

目　录

第1章 绪论

第一节 教学大纲要求

(1)掌握病理生理学的性质、任务、内容和地位。

(2)熟悉病理生理学的主要研究方法。

(3)了解病理生理学的发展简史。

第二节 教材内容精要

一、基本概念

(一)病理生理学

研究疾病的发生、发展、转归的规律和机制的科学称为病理生理学。

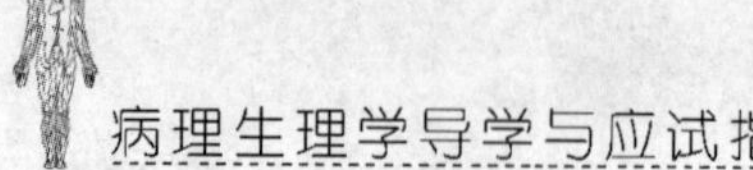

病理生理学与生理学既有本质的区别,又有密切的内在联系。病理生理学的研究对象是疾病和病人,它研究患病机体的生命活动规律;而生理学主要研究正常生命过程和普遍的生理现象,即机体各系统和器官的正常机能活动规律。病理生理学和病理解剖学的研究对象都是患病机体,但前者主要侧重研究机能和代谢变化的规律,后者则主要侧重形态结构变化的研究,两者相辅相成,形成完整的病理学科。

(二)基本病理过程

指在多种疾病的发生过程中,可能出现的共同的、成套的机能、代谢和形态结构的异常变化。如水、电解质代谢紊乱、酸碱平衡紊乱、缺氧、发热、弥散性血管内凝血和休克等均属基本病理过程,它们不属于独立的疾病。

(三)系统病理生理学

系统病理生理学是阐述各个系统所有疾病的病理生理学。本教材中的系统病理生理学部分主要论述体内几个主要系统的很多疾病在发生、发展过程中可能出现的共同病理过程,临床上将其称为综合征。如心血管系统疾病时引起的心力衰竭、呼吸系统疾病时引起的呼吸衰竭、严重肝脏疾病时引起的肝功能衰竭,泌尿系统疾病时引起的肾功能衰竭和神经系统疾病时引起的脑功能不全等。

(四)循证医学

指一切医学研究与决策均以可靠的科学成果为依据,循证医学的核心是以实践和证据为基础。

二、重点和难点

(一)病理生理学的学科性质和任务

病理生理学是一门研究疾病发生、发展和转归的规律和机制的学科。在医学教学中,它是一门医学基础理论课。病理生理学的主要任务是研究疾病发生发展的一般规律和机制,研究患病机体的功能和代谢的变化及其机制,阐明疾病的本质,为疾病的防治提供理论依据。

要掌握疾病发生、发展的规律与机制,要求医学生将掌握的关于正常人体的有关知识,应用到对患病机体的认识,并需要联系临床各科许多疾病和病理过程,用病理生理学的知识解释临床出现的各种症状和体征。

(二)病理生理学的内容

病理生理学的内容主要包括四方面:①疾病概论。也称为总论,主要讨论疾病与健康的概念、疾病发生发展的普遍规律;②病理过程。病理过程在临床上常称为"综合征"或"症状",它不是独立的疾病;③系统病理生理学;④各种疾病的病理生理学。目前的教材和教学仅有前三个内容,各种疾病的病理生理学放在临床各门课中讲授。

(三)病理生理学的地位

病理生理学在基础与临床各学科间起承前启后的作用,它是一门沟通基础医学与临床医学的桥梁学科,又是一门与基础医学和临床医学多学科密切交叉相关的综合性边缘学科。

(四)病理生理学的主要研究方法

病理生理学是一门理论性学科,其理论来自实践,因此又是一门实验性学科。为了认识疾病发生发展的一般规律以及疾病时体内功能代谢的变化,病理生理学工作者必须开展科学研究。病理生理学的主要研究方法包括:

(1)临床观察(研究)。

(2)动物实验,包括急性和慢性动物实验。

(3)流行病学研究。

第三节 复习思考题

(一)试卷

1. A型选择题

(1)病理生理学是研究

A. 正常人体形态结构的科学 B. 疾病发生发展规律和机制的科学 C. 疾病发生过程的学科 D. 临床症状体征的桥梁学科 E. 正常人体生命活动规律的科学

(2)病理生理学主要讲授

A. 疾病过程中的病理变化 B. 复制人类疾病的动物模型 C. 临床诊断治疗的理论基础 D. 疾病发生发展的规律与机制 E. 疾病的症状和体征及其机制

(3)病理生理学最主要的研究方法是

A. 临床观察　B. 动物实验研究　C. 推理判断　D. 流行病学调查　E. 形态学观察

(4)在许多疾病中出现的共同的、成套的功能代谢和形态结构改变称为

A. 病理反应　B. 病理表现　C. 病理过程　D. 病理障碍　E. 病理状态

(5)病理生理学作为一个独立的学科出现在

A. 19 世纪后叶　B. 19 世纪中叶　C. 19 世纪前叶　D. 20 世纪前叶　E. 20 世纪中叶

(6)最早成立病理生理学教研室的国家是

A. 中国　B. 俄国　C. 东欧　D. 德国　E. 美国

(7)在我国,病理生理学作为一门独立学科成立于

A. 20 世纪 60 年代　B. 20 世纪 50 年代　C. 20 世纪 40 年代　D. 20 世纪 30 年代　E. 20 世纪 20 年代

(8)病理生理学的主要任务是

A. 更新治疗疾病的手段　B. 描述疾病的表现　C. 揭示疾病的机制与规律　D. 诊断疾病　E. 预测疾病的转归

(9)休克是一种

A. 病理过程　B. 疾病　C. 病理反射　D. 病理反应　E. 病理状态

2. X 型选择题

(1)病理生理学是

A. 从机体的功能和代谢变化探讨疾病本质的学科　B. 沟通基础医学和临床医学的桥梁学科　C. 研究疾病发生发展的一般规律和机制的学科　D. 基础医学中多学科交叉的边缘学科

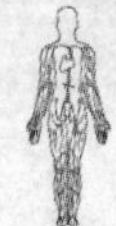

(2)病理生理学的研究范畴中不包括

A. 疾病发生的原因和条件　B. 疾病的治疗方法　C. 疾病发生发展和转归的一般规律　D. 疾病的鉴别和诊断

(3)病理生理学的教学内容主要包括

A. 总论—疾病的普遍规律　B. 各种疾病的病理生理学 C. 基本病理过程　D. 各系统、器官的共同病理过程

(4)病理生理学的研究方法包括

A. 动物实验　B. 流行病学研究　C. 临床观察　D. 细胞分子生物学研究

3. 名词解释题

(1)病理生理学　(2)病理过程　(3)系统病理生理学　(4)人类疾病的动物模型　(5)循证医学

4. 问答题

(1)简述病理生理学各论的研究内容。

(2)为什么说医学研究单靠临床观察和形态学研究是有局限性的？试举例说明。

(3)试述动物实验在病理生理学研究中的优势和局限性。

(4)为什么病理生理学是医学发展的必然产物？

(二)答案及题解

1. A型选择题

(1)答案　B

题解:病理生理学属于病理学范畴,主要从功能代谢角度揭示疾病本质的学科。

(2)答案　D

题解:病理生理学既研究疾病的共同规律和机制,也研究各种疾病的特殊规律和机制。但其教学任务是讲授疾病发生发展的一般规律(共同规律)。

(3)答案 B

题解:病理生理学研究成果可来自动物实验、临床研究及流行病学调查等,但主要来自动物实验。

(4)答案 C

题解:病理过程指多种疾病中出现的共同的、成套的功能、代谢和结构变化,又称基本病理过程。

(5)答案 A

题解:1879 年俄国的喀山大学最早成立病理生理学独立学科和教研室,讲授病理生理学。

(6)答案 B

题解:最早成立病理生理学教研室的国家是俄国。

(7)答案 B

题解:在我国最早的病理生理学教研室成立于 20 世纪 50 年代初。

(8)答案 C

题解:病理生理学属于病理学范畴,主要从功能和代谢角度揭示疾病的机制与规律,阐明疾病的本质。

(9)答案 A

题解:病理过程是指许多疾病在发展过程中出现共同的、成套的病理变化,如休克。

2. X型选择题

(1)答案 A、B、C、D

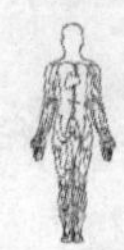

题解：病理生理学的的主要任务是研究疾病发生发展的一般规律与机制，研究患病机体的功能、代谢的变化和机制，从而探讨疾病的本质，为疾病的防治提供理论依据。同时，它在基础医学和临床医学中起承前启后的作用，因此它又是沟通基础医学和临床医学桥梁的学科；因为它在研究患病机体的各种变化时与基础医学中的其他学科（如生物学、生物化学、生理学、免疫学等）有关，所以又是和多学科交叉的边缘性学科。

（2）答案　B、D

题解：疾病的诊断、鉴别和治疗方法属于临床医学的研究范畴。

（3）答案　A、C、D

题解：病理生理学的教学内容主要包括三个部分：①总论：主要讨论疾病的概念、疾病发生发展中的普遍规律；②基本病理过程；③各论：各系统、器官的共同病理过程。

（4）答案　A、B、C、D

题解：病理生理学的研究方法包括：①动物实验；②临床观察；③疾病的流行病学研究。另外，近年来体外细胞培养、PCR、DNA凝胶电泳、基因转染等细胞分子生物学等研究方法在病理生理学的研究中亦得到了广泛的应用。

3. 名词解释题

（1）答案　是从功能和代谢变化的角度来研究疾病发生、发展的规律和机制，进而阐明疾病本质的一门学科。

（2）答案　是指在许多疾病中出现的共同的、成套的功能、代谢和结构的病理变化。

（3）答案　系统器官病理生理学主要论述体内几个主要系统的某些疾病在发生、发展过程中可能出现的的病理过程，临床上也称

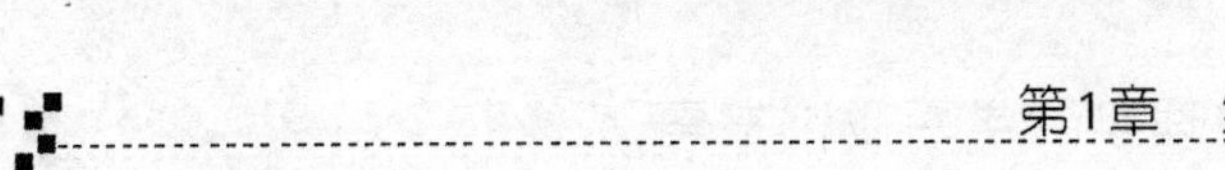

其为综合征(syndrome)。

(4)答案 是指生物医学科学研究中所建立的具有人类疾病类似表现的动物实验对象，是病理生理学研究的主要手段。

(5)答案 循证医学主要是指一切医学研究与决策均应以可靠的科学成果为依据。循证医学是以证据为基础，实践为核心的医学。

4. 问答题

(1)答案要点 病理生理学各论又称各系统器官病理生理学，主要叙述几个主要系统的某些疾病在发生发展中可能出现的共同的病理过程，如心衰、呼衰、肾衰等。

(2)答案要点 ①临床观察与研究以不损害病人健康为前提，故有局限性；②形态学研究一般以病理标本和尸体解剖为主，难以研究功能和代谢变化。

(3)答案要点 动物实验的优势在于它避免了在人体进行实验；临床不易见到的疾病可用动物复制出来；可以克服某些人类疾病潜伏期长、病程长和发病率低的特点；可以严格控制疾病的条件，增强研究材料的可比性；可简化实验操作和样品收集的手段；有助于更全面地认识疾病的本质。其局限性表现为：疾病的动物模型和自然产生的人类疾病在某些方面还是存在差异，而且人类的疾病不可能都在动物身上复制，因此只有把动物实验结果和临床资料相互比较、分析和综合后，才能为探讨临床疾病的病因、发病机制，为防治疾病提供依据。

(4)答案要点 ①随着19世纪实验病理学的诞生，研究疾病功能和代谢变化的重要性已逐渐被体现；②20世纪病理生理学的研究推动了医学研究；③21世纪随着人类基因谱的破译，必将进一步研究疾病的基因表达和基因功能，这一历史使命也必然会落在病理生理科研工作者身上。

（中山大学中山医学院　那晓东）

第 2 章

疾病概论

第一节　教学大纲要求

(1)掌握健康和疾病的概念，疾病发生的原因和条件，疾病发生、发展过程中的一般规律和基本机制。

(2)理解疾病的转归。

(3)熟悉死亡、脑死亡的概念及判定标准。

(4)了解传统死亡的观念。

第二节　教材内容精要

一、基本概念

(一)健康

根据世界卫生组织的定义,健康不仅是没有疾病和病痛,而且是躯体上、精神上和社会上处于完好状态。躯体上的完好状态指未发生躯体结构、功能和代谢的异常改变。精神上的完好状态指人的情绪、心理、学习、记忆及思维等方面均处于正常状态。社会上的完好状态指人的行为与社会道德规范相吻合,人际关系良好,在社会中承担合适的角色。

(二)疾病

疾病是指机体在某种病因损害性作用下,因机体自稳调节紊乱而发生的异常生命活动,即发生机体的功能、代谢和形态结构的异常变化。自稳调节紊乱是疾病发生的基本环节。

疾病的特征如下:

(1)任何疾病都有病因,没有病因的疾病是不存在的。

(2)自稳调节紊乱是疾病发生的基础。疾病发生必定有病因存在,但有病因存在机体并不一定发病,疾病发生与否取决于病因和机体自稳调节的力量对比。一旦机体自稳调节的抗损伤作用,不能抵御病因的损伤作用,才会发生疾病。

(3)疾病会引起机体机能、代谢和形态结构的变化。

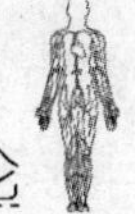

(4)疾病在临床上则表现为症状、体征和社会行为的异常。所谓社会行为异常，是指病人的语言和行为发生异常，对环境的适应能力减弱，甚至丧失劳动能力。

(三)病因学

病因学主要研究疾病产生的原因和条件及两者之间相互关系的科学。

(四)发病学

发病学主要研究疾病发生、发展过程中的一般规律和共同机制。

(五)康复

康复是指致病因子的作用已停止，疾病时所发生的损伤性变化完全消失，机体的自稳调节恢复正常。

(六)死亡

死亡是机体生命活动的终止，是指机体作为一个整体的功能永久停止，但是并不意味着各器官组织同时均死亡。

(七)脑死亡

脑死亡是指大脑和脑干功能永久性消失。它的出现意味着机体作为一个整体已经不能复活。也可将其定义为脑干或脑干以上中枢神经系统永久性地、不可逆性地丧失功能。

二、重点和难点

(一)疾病发生的原因

疾病发生的原因(简称病因)是指引起疾病必不可少的、决定疾病特异性的因素。原因在疾病发生发展中的作用特点表现为:

(1)病因是疾病发生的必要条件,任何疾病的发生都有病因存在。

(2)病因决定疾病的性质,不同病因引起机体发生特异性的机能代谢和结构变化。

(二)疾病发生的条件

疾病发生的条件主要是指那些能够影响疾病发生的机体内外因素。条件自身虽然不引起疾病,但它可左右病因对机体的影响、直接作用于机体或者促进或阻碍疾病的发生。疾病的条件中能加强病因作用或促进疾病发生的因素称为诱因。

疾病发生的原因或条件是针对具体疾病而言。在不同的疾病之间,原因和条件可以互相转换。

(三)疾病发生发展的一般规律

1. 损伤与抗损伤

损伤与抗损伤这一对矛盾贯穿疾病的始终,双方力量对比的变化构成疾病各种临床表现,并且是推动疾病发展的基本动力。两者之间力量对比的变化决定疾病的发展方向和转归,当损伤性变化占优势时,疾病就恶化;反之,病情趋向缓解。例如,创伤引起的组织破坏、血管破裂、出血、组织缺氧等均属于损伤性变化；而交感神经兴奋及血管收缩，有助于减少出血、维持动脉血压及优先保障心脑组织的血氧供应，属于抗损伤反应。在疾病的发生发展过程中，损伤与抗损伤之间并无严格的界限，有些变化可能兼有双重作用，而且两者之间还可以互相转化。如缺氧引起的红细胞增多，既可提高血液的携氧能力，改善组织供氧，也可使血液黏稠，血液流速减慢和加重心脏负担。

2. 因果交替转化

在疾病发生发展过程中，原因和结果可以相互交替和转化。因果转化是指原始病因作用于机体所产生的损伤结果，又可作为病因引起新的损伤，从而形成因果交替，并常可导致恶性循环形成，甚至引起机体死亡。通过揭示各种病理现象之间的因果联系，掌握疾病的发展趋势和认识发病的主导环节，即可实施有效的治疗。例如，外伤引起大出血→血容量减少、血压下降→交感神经兴奋→小血管收缩→组织缺氧→代谢性酸中毒→大量血液淤积在微循环→回心血量和心输血量进一步减少，病情逐渐恶化。如果能及时采取有效的止血、输血等措施即可阻断恶性循环，防止病情的恶化。

3. 局部与整体

在疾病过程中，局部与整体同样互相影响，互相制约。任何疾病基本上都是整体疾病，而各组织、器官及致病因素所作用部位的病理变化均属于全身性疾病的局部表现。任何局部病变可以通过神经和体液途径影响整体，而机体的整体功能状态也可影响局部病变的发展和转归。如肺结核病，病变主要在肺，但患者可出现发热、盗汗、消瘦、心慌、乏力及血沉加快等全身反应；另一方面，肺结核病也受全身状态的影响，当机体抵抗力增强时，肺部病变可以局限化

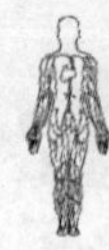

甚至痊愈；抵抗力降低时，肺部病变可以发展，甚至扩散到其他部位，形成新的病灶。正确认识疾病过程中局部和整体的关系，对于提高疾病诊断的准确性，采取正确的医疗措施具有重要意义。

（四）疾病发生的基本机制

疾病发生的基本机制是指诸多疾病发生的共同机制，而非个别疾病的特殊机制。

1. 神经机制

神经系统在正常生理状态的维持和调控中起主导作用，神经系统的变化与疾病的发生发展密切相关，疾病时亦常伴有神经系统的变化。其作用环节如下：(1)病因直接损害神经系统导致疾病的发生发展。(2)致病因素通过神经反射引起相应组织器官的机能代谢发生变化。(3)致病因素干扰神经递质的合成、释放和分解，减弱或阻断正常递质的作用。(4)强烈的精神因素作用于中枢神经系统引起大脑皮质功能紊乱、皮质与皮质下功能失调，导致内脏器官功能障碍。

2. 体液机制

体液是维持内环境稳定的重要因素。疾病发生的体液机制是指致病原因引起体液质、量的变化及体液调节紊乱所造成内环境紊乱，以致疾病的发生。体液调节紊乱常由体内诸多体液因子的数量或活性变化引起，全身性体液因子(如激素、炎症介质等)、局部性体液因子(如内皮素、某些神经肽等)和细胞因子等均参与形成疾病发生的体液机制，体液性因子通过内分泌、旁分泌及自分泌三种方式作用于靶细胞上的受体，进而发挥其致病作用。

3. 组织细胞机制

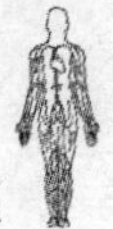

致病因素作用于机体后可直接或间接作用于组织、细胞，引起某些细胞的功能代谢障碍，从而造成细胞的自稳调节紊乱。致病因素对组织细胞的损伤既可以表现为非选择性作用，如外力、高温等，也可以表现为选择性的作用于特异性的组织细胞，如肝炎病毒侵入肝细胞、疟原虫破坏红细胞等。致病因素对组织细胞的损伤除直接破坏外，还可表现为细胞膜功能障碍和细胞器功能障碍，并可导致相关器官功能障碍。

4. 分子机制

致病原因无论通过何种途径引起疾病，在疾病过程中都会在分子水平上以各种形式表现出大分子多聚体与小分子物质的异常。反之，分子水平的异常变化又会对正常生命活动产生不同程度的影响。借助于分子生物学技术，从分子水平研究生命现象和疾病的发生机制，使我们对疾病时形态、功能和代谢变化的认识及对疾病本质的认识上升到一个新的阶段，即近年出现的分子病理学或分子医学，进而发现了许多分子病，分子病可分为四大类，即酶缺陷、血浆蛋白或细胞蛋白缺陷、受体病和膜转运障碍所致的疾病。

（五）死亡

长期以来，心跳呼吸的永久性停止一直被视为死亡的标志。死亡的过程包括濒死期、生物学死亡期和临床死亡期。近年来随着复苏技术的普及和提高，对死亡有了新的认识。目前认为死亡是指机体作为一个整体的功能永久停止，但这并不意味着所有器官组织同时死亡，脑死亡是近年判断死亡的一个重要标志。一旦出现脑死亡，即意味着人的实质性死亡。

脑死亡的判定标准：(1)无自主呼吸；(2)不可逆性深昏迷；

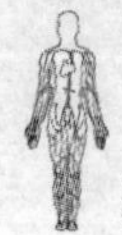

(3)脑干反射消失;(4)瞳孔散大与固定;(5)脑电波消失;(6)脑血液循环完全停止。

第三节 复习思考题

(一)试卷一

1. A型选择题

(1)下列哪种疾病的病因主要与精神心理因素有关

A. 溃疡性结肠炎 B. 潜水员病 C. 消化性溃疡 D. 支气管哮喘 E. 缺血性心脏病

(2)下列关于疾病的概念中,正确的描述是

A. 在病因的作用下机体出现的成套的病理过程 B. 机体对外界环境的协调发生障碍而有异常活动 C. 疾病英文(disease)原意为“不舒服” D. 在致病因素作用下,躯体上、精神上以及社会上的不良状态 E. 在病因作用下,因机体自稳调节紊乱而发生的异常生命活动

(3)青霉素过敏的致病因素属于

A. 生物性因素 B. 先天性因素 C. 营养性因素 D. 免疫性因素 E. 理化性因素

(4)不符合完全康复标准的选项是

A. 致病因素已经消除或不起作用 B. 机体的自稳调节恢复正常 C. 疾病时发生的损伤性变化完全消失 D. 劳动能力恢复正常 E. 遗留有基本病理变化,但通过机体的代偿能维持内环境相对稳定

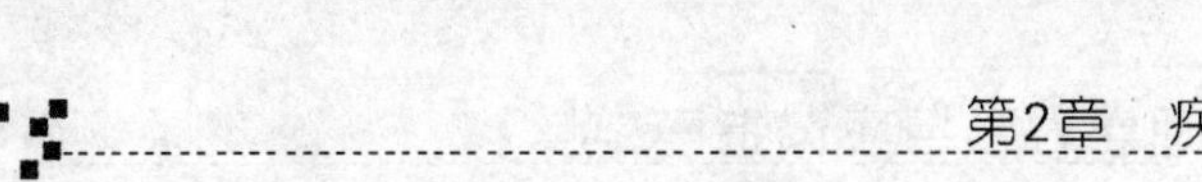

(5)干酪性肺炎的病因是

A. 遗传因素　B. 先天因素　C. 营养不良　D. 结核杆菌　E. 消化道出血

(6)肺结核发病的条件

A. 遗传因素　B. 先天因素　C. 营养不良　D. 结核杆菌　E. 消化道出血

(7)肝性脑病的诱因

A. 营养不良　B. 先天因素　C. 结核杆菌　D. 遗传因素　E. 消化道出血

(8)血友病的病因属于

A. 精神因素　B. 遗传因素　C. 免疫因素　D. 理化因素　E. 生物性因素

(9)白化病的发生

A. 与精神因素有关　B. 与遗传因素有关　C. 与理化因素有关　D. 与社会因素有关　E. 与生物性因素有关

(10)符合疾病概念的是

A. 发热　B. 休克　C. 先天性孤立肾　D. 动脉粥样硬化　E. 右下截肢

(11)引起疾病必不可少、赋予其特征、并决定其特异性的因素称为

A. 疾病的原因　B. 疾病的诱因　C. 疾病的外因　D. 疾病的条件　E. 疾病的内因

(12)推动疾病发展的基本动力是

A. 疾病发展过程中的主导环节　B. 疾病过程中机能,代谢和形态变化　C. 疾病过程中的因果转化　D. 疾病过程中的损伤和

抗损伤反应　E. 疾病时的稳态紊乱

(13)研究疾病发展及转归机制的学问被称为

A. 各系统病理生理学　B. 发病学　C. 基本病理过程　D. 病理生理学　E. 病因学

(14)关于局部和整体的发病规律，描述错误的是

A. 局部病变可以蔓延到全身　B. 任何疾病基本上都是整体疾病　C. 只有局部病变的疾病是不存在的　D. 全身病变和局部病变何者占主导地位，应具体分析　E. 全身疾病可以表现在局部

(15)由于物理性因素所致的疾病是

A. 地方性甲状腺肿　B. 冻伤　C. 佝偻病　D. 类风湿性关节炎　E. 高血压病

2. X型选择题

(1)以下致病因素，属于生物性因素的是

A. 病毒　B. 细菌　C. 四氯化碳　D. 立克次体　E. 疟原虫

(2)发病学研究的是

A. 疾病发生的原因和条件　B. 病因作用后疾病发生发展的机制　C. 疾病发展和转归的机制　D. 疾病的诊断　E. 疾病的防治

(3)致病条件在疾病的发生中

A. 原因必须在一定条件下才能致病　B. 没有条件就不会发生疾病　C. 不少疾病只要有原因便可以发生，不一定需要条件存在　D. 条件之间可以互相置换　E. 疾病的发生、发展中原因和条件是相对的

(4)下列哪种属抗损伤反应

A. 组织缺氧时的糖酵解增加　B. 心力衰竭时心率增快，超过

180次/分　C. 失血引起的血管收缩　D. 组织细胞坏死后的再生和修复　E. 缺氧时引起红细胞增多

(5)创伤和烧伤的致病特点是

A. 致病因素对疾病进展不再起作用　B. 机体状态明显影响其致病性　C. 潜伏期短　D. 对机体的影响与其作用强度有关　E. 对组织器官无明显选择性

(6)疾病发生过程中，局部和整体的关系体现为

A. 局部病变可以蔓延到全身　B. 任何疾病基本上都是整体疾病　C. 只有局部病变的疾病是不存在的　D. 全身病变和局部病变何者占主导地位，应具体分析　E. 全身疾病可以表现在局部

(7)下列疾病中属于分子病的是

A. Ⅰ型糖原沉积病　B. 冠心病　C. 家族性高胆固醇血症　D. 糖尿病　E. 胱氨酸尿症

(8)四氯化碳的致病特点有

A. 有组织器官选择性　B. 致病力和肝肾功能密切相关　C. 有一定入侵部位　D. 连续接触易有蓄积中毒　E. 致病作用与其性质剂量有关

(9)致病的理化因素包括

A. 噪声　B. 高温　C. 细菌　D. 大气压　E. 真菌

(10)精神分裂症发生

A. 与精神和社会因素有关　B. 与遗传因素有关　C. 与生物性因素有关　D. 与理化因素有关　E. 机体必需物质缺乏

3. 名词解释

(1)发病学　(2)受体病　(3)亚健康　(4)不完全康复　(5)诱因　(6)脑死亡

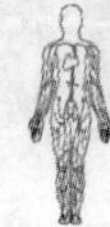

4. 问答题

(1)如何理解原因和条件在疾病发生中的作用?

(2)简述损伤和抗损伤反应在疾病过程中的意义。

(3)试述先天性因素和遗传性因素在疾病发生中的区别。

(4)试述生物性病因作用于机体时的特点。

(5)简述判断脑死亡的标准。

(二)答案及题解

1. A 型选择题

(1)答案　C

题解:精神因素,例如长期的忧虑、悲伤、恐惧、沮丧等不良情绪和强烈的精神创伤等在某些疾病的发生发展中可能起重要的作用。长期的思想矛盾或精神负担可能使某些人发生神经官能症。在遗传因素的共同作用下,精神因素如长期的精神过度紧张又可能使某些人发生消化性溃疡、高血压病、甲状腺机能亢进等疾病。迄今为止,认为精神心理因素的刺激是消化性溃疡的直接病因之一,虽然精神因素可能作为发病条件影响如缺血性心脏病等疾病的发生,但不是病因。故选择 C。

(2)答案　E

题解:本题考点为疾病的定义,即疾病是指机体在一定的条件下受病因损害后,因机体自稳调节(homeostasis)紊乱而发生的异常生命活动。掌握疾病定义,最重要之处在于"自稳调节紊乱",故根据题意应选择 E。

(3)答案　D

题解:本题考点为疾病发生原因的分类。判断疾病分类的过程

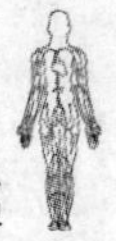

中要注意充分理解病因的概念。青霉素过敏属于过敏性休克，其致病因素为免疫性而非理化性因素。故选择 D。

(4)答案　E

题解：本题考点为完全康复的定义，即致病因子的作用已停止，被损伤的功能、代谢和形态结构得到完全的修复或代偿，机体的内外平衡恢复常态，临床症状和体征完全消退，劳动力恢复。故选择 E。

(5)答案　D

题解：干酪性肺炎是肺结核中的一种危重类型，由结核杆菌引起。

(6)答案　C

题解：肺结核的发生常有明显的条件，如营养不良。

(7)答案　E

题解：消化道出血使肠内含氮产物大量吸收入血是肝性脑病的重要诱因。

(8)答案　B

题解：血友病是 X 连锁隐性遗传性疾病。

(9)答案　B

题解：白化病是常染色体隐性遗传性疾病。

(10)答案　D

题解：疾病是指机体在某种病因损害性作用下，因机体自稳调节紊乱而发生的异常生命活动，即发生机体的功能、代谢和形态结构的异常变化。

(11)答案　A

题解：疾病发生的原因是指引起疾病必不可少的、决定疾病特异性的因素。

(12)答案　D

题解:损伤与抗损伤这一对矛盾贯穿疾病的始终,双方力量对比的变化构成疾病各种临床表现,并且是推动疾病发展的基本动力。

(13)答案　B

题解:发病学主要研究疾病发生、发展过程中的一般规律和共同机制。

(14)答案　C

题解:疾病发生的初期可以只表现为局部病变,但局部病变可以通过神经和体液途径影响整体。

(15)答案　B

题解:冻伤由低温引起,低温属于物理性因素。

2. X型选择题

(1)答案　A、B、D、E

题解:病毒、细菌、立克次体、疟原虫均属于生物性因素,四氯化碳属于化学性致病因素。

(2)答案　B、C

题解:本题考点为发病学的研究内容,应结合发病学的概念来进行判断:即发病学主要研究疾病发生、发展过程中的一般规律和共同机制。根据题意,选择B、C。

(3)答案　A、C、D、E

题解:疾病发生的条件,主要是指那些能够影响疾病发生的机体内外因素,它们并不是引起疾病的必要条件,因此不能说没有条件就不会发病。发病条件可以左右病因对机体的影响、直接作用于机体或者促进或阻碍疾病的发生。在疾病的发生发展过程中，原因与条件是相对的，对于不同的疾病，同一个因素可以是某一种疾病发生的原因，也可以是另一种疾病发生的条件。要阐明某一种疾病的原因和条件，并且认识它们在疾病发生中的作用，必须进行具体的分析和研究。

(4)答案　A、C、D、E

题解：抗损伤反应使病情趋向缓解，组织缺氧时的糖酵解增加、失血引起的血管收缩、组织细胞坏死后的再生和修复、缺氧时引起红细胞增多均属于抗损伤反应。

(5)答案　A、C、D、E

题解：创伤和烧伤均由物理性因素引起，致病因素对疾病进展不再起作用、潜伏期短、对机体的影响与其作用强度有关、对组织器官无明显选择性是两者的共同特点。

(6)答案　A、B、D、E

题解：疾病发生的初期可以只表现为局部病变，因此选项C是错误的，但局部病变可以通过神经和体液途径影响整体，因此，任何疾病的进展均可对全身产生影响。

(7)答案　A、C、E

题解：分子病是特指由于DNA遗传性变异引起的一类以蛋白质异常为特征的疾病。本题的各选项中，A、C、E分别为分子病中的酶缺陷、受体病和膜转运障碍所致的疾病，都是由于DNA遗传性变异导致相应蛋白结构和功能异常为特征的疾病。而糖尿病和冠心病则属于多基因病，其发病由基因和环境相互作用所致。

(8)答案　A、B、D、E

题解：这是化学性病因致病的特点。

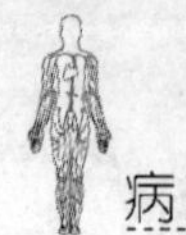

(9)答案　A、B、D

题解:噪声、高温和大气压均属于致病的理化因素。

(10)答案　A、B

题解:精神分裂症发生的既与遗传因素有关,也与心理社会因素有关。

3. 名词解释题

(1)答案　是研究疾病发展及转归机制的学问。

(2)答案　是指由于受体基因突变使受体缺失、减少或结构异常所致的疾病。

(3)答案　是指介于健康与疾病之间的生理功能低下的状态。

(4)答案　损伤性变化得到控制,主要症状消失,但体内仍存在某些病理变化,只是通过代偿反应维持着相对正常的生命活动。

(5)答案　促使疾病或病理过程发生发展的因素。

(6)答案　全脑机能完全不可逆永久性丧失,是判断死亡的标志。

4. 问答题

(1)答案要点　①病因是引起疾病的特异性因素,是疾病发生不可缺少的因素,没有原因就没有疾病;②条件本身不改变病因,但可影响原因的作用,即原因在一定条件下起作用;③原因和条件是相对的,对于不同的疾病,病因和条件可以相互转换。同一个因素可以是某个疾病的病因,也可以是另一疾病的条件。

(2)答案要点　在疾病发生发展过程中,机体发生的形态和功能变化可以分为对机体不利的损伤反应和对机体有利的抗损伤反应,二者同时存在、相互对立,是推动疾病发展的基本动力。在一定条件下,二者可以相互转化。

(3)答案要点 先天性因素是指能损害胎儿生长发育的有害因素。先天性疾病有的是可以遗传的,如先天愚型;而有的则不能遗传,如先天性心脏病。遗传性因素则是由于基因突变或染色体畸变而引起疾病的因素。有的遗传因素可以在胎儿期就影响发育,也属于先天因素,如先天愚型;有的遗传性因素仅仅表现为遗传易感性,当个体发育到一定阶段或是经诱因作用后才引起疾病发生。

(4)答案要点 ①病原体有一定的入侵门户和定位。例如甲型肝炎病毒,可从消化道入血,经门静脉到肝,在肝细胞内寄生和繁殖。②病原体必须与机体相互作用才能引起疾病。只有机体对病原体具有感受性时它们才能发挥致病作用。例如,鸡瘟病毒对人无致病作用,因为人对它无感受性。③病原体作用于机体后,既改变了机体,也改变了病原体。例如致病微生物常可引起机体的免疫反应,有些致病微生物自身也可发生变异,产生抗药性,改变其遗传性。

(5)答案要点 ①不可逆的昏迷和大脑无反应性;②呼吸停止,进行 15 分钟人工呼吸仍无自主呼吸;③颅神经反射消失;④瞳孔散大或固定;⑤脑电波消失;⑥脑血循环完全停止。

(三)试卷二

1. A 型选择题

(1)关于脑死亡的描述,错误的是

A. 瞳孔散大 B. 对外界刺激无反映 C. 脑电波消失 D. 持续深昏迷 E. 长期维持自主心跳、呼吸,但各种神经反射消失

(2)诱因是

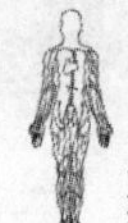

A. 疾病发生的原因　B. 疾病发生的一种条件　C. 免疫因素　D. 遗传性因素　E. 先天性因素

(3)关于疾病条件的叙述,错误的是

A. 条件是影响疾病发生发展的因素　B. 某些条件可延缓疾病的发生　C. 条件是疾病发生必不可少的因素　D. 某些条件也称为诱因　E. 某些条件可以促进疾病的发生

(4)下列疾病不属于分子病的是

A. Ⅰ型糖原沉积病　B. 镰刀细胞性贫血　C. 家族性高胆固醇血症　D. 糖尿病　E. 胱氨酸尿症

(5)关于健康的概念,正确的是

A. 没有疾病和病痛　B. 社会适应能力强　C. 体格健全　D. 身体、精神和社会上的良好状态　E. 没有烟酒等不良嗜好

(6)以下疾病,属于自身免疫性疾病的是

A. 糖尿病　B. 先天性心脏病　C. 系统性红斑狼疮　D. 艾滋病　E. 过敏性休克

(7)疾病发生的基本环节是

A. 抗损伤反应　B. 因果转化　C. 损伤反应　D. 自稳调节(内稳态)破坏　E. 损伤和抗损伤反应

(8)膜转运障碍所致的疾病是

A. 糖尿病　B. 重症肌无力　C. 家族性高胆固醇血症　D. 胱氨酸尿症　E. 镰刀细胞性贫血

(9)下列疾病中,属于酶缺陷所致的疾病是

A. 重症肌无力　B. 冠心病　C. 家族性高胆固醇血症　D. 胱氨酸尿症　E. Ⅰ型糖原沉积病

(10)由化学因素所致的疾病是

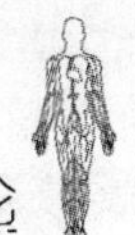

A. 坏血病　B. 苯酮尿症　C. 糖尿病　D. 地方性氟中毒　E. 地方性甲状腺肿

(11)生物性致病因素不包括

A. 病毒　B. 细菌　C. 四氯化碳　D. 立克次体　E. 疟原虫

(12)能损害胎儿生长发育的因素称为

A. 生物性因素　B. 营养性因素　C. 遗传性因素　D. 免疫性因素　E. 先天性因素

(13)下列关于原因和条件的叙述,错误的是

A. 有些疾病,只要有原因的作用便可发生　B. 对一种疾病来说是原因,而对另一种疾病则可为条件　C. 一种疾病引起的某些变化,可成为另一个疾病发生的条件　D. 因稳态破坏所致的生命活动障碍不可能成为某些疾病的“危险因素”　E. 能够加强原因的作用,促进疾病发生的因素称为诱因

(14)能引起疾病并赋予其特征性、决定其特异性的因素称为

A. 疾病的原因　B. 疾病的条件　C. 疾病的诱因　D. 疾病的内因　E. 疾病的外因

(15)关于损伤与抗损伤的叙述,错误的是

A. 贯穿疾病始终　B. 决定疾病的转归　C. 同时出现,不断变化　D. 相互联系,相互斗争　E. 疾病的症状是损伤的表现

2. X型选择题

(1)疾病的原因具备的特征有

A. 是能引起疾病并赋予该疾病的特征的因素　B. 没有原因就不发生疾病　C. 原因是在一定条件下才能发挥致病作用　D. 同一疾病的原因和条件可以相互置换　E. 没有原因也可发生疾病

(2)所有疾病均具有的特征是

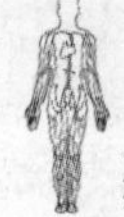
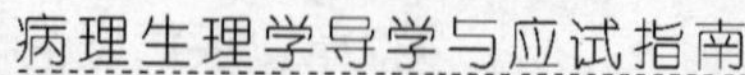

A. 内环境紊乱 B. 损伤和抗损伤反应 C. 症状体征和社会行为异常 D. 劳动能力减弱甚至丧失 E. 有病因的作用

(3)疾病发生的一般规律有

A. 损伤与抗损伤 B. 因果交替 C. 社会因素与疾病发生关系 D. 局部与整体之间的关系 E. 疾病发生的原因与条件

(4)下列哪些属于脑干功能停止

A. 心跳、呼吸停止 B. 对光反射、角膜反射停止 C. 前庭反射、咽反射消失 D. 咳嗽反射消失 E. 前庭反射消失

(5)化学毒物的致病特点有

A. 对组织器官有选择性的损伤作用 B. 在整个发病过程中都起一定作用 C. 对器官组织无明显选择性 D. 机体功能状态明显影响其致病性 E. 对机体的影响与毒物的性质和剂量有关

(6)流感病毒致病特点

A. 有一定入侵部位 B. 有一定体内繁殖部位 C. 依靠其毒力和侵袭力致病 D. 对易感宿主才致病 E. 只引起疾病的发生

(7)高血压的病因

A. 精神因素 B. 遗传因素 C. 生物性因素 D. 理化因素 E. 机体必需物质缺乏

(8)下列疾病中属于受体病的是

A. Ⅰ型糖原沉积病 B. 冠心病 C. 家族性高胆固醇血症 D. 糖尿病 E. 重症肌无力

(9)关于疾病诱因的描述,正确的是

A. 决定疾病特异性的因素 B. 属于疾病的条件 C. 是疾病的内因 D. 能够促进疾病的发生发展 E. 一定能导致疾病的发生

(10)疾病发生的原因包括

A. 免疫因素　B. 理化因素　C. 遗传性因素　D. 先天性因素　E. 生物性因素

3. 名词解释

(1)疾病　(2)病因　(3)分子病　(4)健康　(5)病因学　(6)完全康复

4. 问答题

(1)举例说明疾病过程中的因果交替及其对疾病发展过程的影响。

(2)简述疾病的原因与条件。

(3)试以糖尿病合并局部感染为例说明疾病发生原因和条件的关系。

(4)试述高血压发生的神经体液机制。

(5)脑死亡作为判定死亡的标志有何现实意义?

(四)答案及题解

1. A 型选择题

(1)答案　E

题解:脑死亡是指全脑机能(包括大脑半球、间脑和脑干各部分)的不可逆性的永久性丧失,机体作为整体的机能永久性停止。有几个判断标准:不可逆的昏迷和大脑无反应性;呼吸停止,进行15 分钟人工呼吸仍无自主呼吸;瞳孔散大与固定;脑干神经反射消失(如瞳孔反射、角膜反射、咳嗽反射、吞咽反射等均消失);脑电波消失;脑血循环完全停止(脑血管造影)。

(2)答案　B

题解:诱因是能加强病因作用或促进疾病发生的因素,也是疾

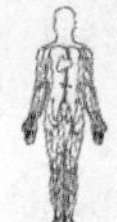

病发生的一种条件。

(3)答案 C

题解：疾病发生的条件主要是指那些能够影响疾病发生的机体内外因素。它们本身不能引起疾病，并非疾病发生必不可少的因素，但是可以左右病因对机体的影响、直接作用于机体或者促进或阻碍疾病的发生。

(4)答案 D

题解：分子病是特指由于DNA遗传性变异引起的一类以蛋白质异常为特征的疾病。本题的各选项中，A、B、C、E分别为分子病中的酶缺陷、血浆蛋白和细胞蛋白缺陷、受体病和膜转运障碍所致的疾病，都是由于DNA遗传性变异导致相应蛋白结构和功能异常为特征的疾病。而糖尿病则属于多基因病，其发病由基因和环境相互作用所致。

(5)答案 D

题解：健康不仅是没有疾病和病痛，而且是身体、精神和社会上的完好状态。

(6)答案 C

题解：系统性红斑狼疮是常见的自身免疫性疾病，是个体针对自身抗原发生免疫反应并引起自身组织的损害。

(7)答案 D

题解：疾病是机体在一定条件下受病因损害作用后，因自稳调节紊乱所致的异常生命活动过程，因此自稳调节破坏是疾病发生的基本环节。

(8)答案 D

题解：胱氨酸尿症是由于肾小管上皮细胞对胱氨酸、鸟氨酸、精氨酸和赖氨酸的转运发生障碍引起的，属于膜转运障碍所致的疾病。

(9)答案　E

题解：Ⅰ型糖原沉积病是由于编码 6-磷酸-葡萄糖脱氢酶的基因缺陷所致的疾病，属于酶缺陷所致的疾病。

(10)答案　D

题解：由于饮用水中含氟过高引起的地方性氟中毒属于化学因素所致的疾病。

(11)答案　C

题解：四氯化碳属于化学性致病因素。

(12)答案　E

题解：先天性因素是指能损害胎儿生长发育的有害因素。

(13)答案　D

题解：某些疾病的发生可能与多种因素有关，有时难以区分原因与条件及其相互关系，这些因素被称为“危险因素”。因稳态破坏所致的生命活动障碍也可能成为某些疾病的“危险因素”。

(14)答案　A

题解：原因是疾病发生必不可少的，而且决定了该病的特异性。

(15)答案　E

题解：疾病的临床症状和体征有时是损伤表现，有时也是抗损伤表现。

2. X型选择题

(1)答案　A、B、C

题解：疾病发生的原因是指作用于机体的众多因素中，能引起疾病并赋予该病特征的因素。虽然病因和条件是相对的，但只有对

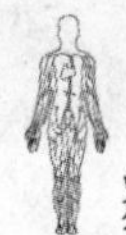

于不同的疾病，同一个因素才可以是某个疾病的病因，又可以是另一疾病的条件。如寒冷是冻伤的病因，却是感冒、肺炎等的发病条件。而对于同一疾病，原因和条件是不会互换的。

(2)答案　A、B、E

题解：疾病是指机体在一定条件下由病因和机体相互作用而产生的一个损伤与抗损伤斗争的有规律的过程，在这一过程中机体出现了自稳调节紊乱等异常的生命活动，表现为体内一系列功能、代谢和形态的改变。并非所有疾病都出现症状体征、社会行为异常及劳动能力的减弱甚至丧失。

(3)答案　A、B、D

题解：疾病发生的一般规律是指疾病过程中普遍存在的共同的基本规律，包括：损伤与抗损伤、因果交替和局部与整体。

(4)答案　A、B、C、D、E

题解：心跳呼吸停止、对光反射及角膜反射消失、前庭反射及咽反射消失、咳嗽反射消失和前庭反射消失均属于脑干功能停止的表现。

(5)答案　A、B、D、E

题解：化学毒物的致病特点表现为：对组织器官有选择性的损伤作用、在整个发病过程中都起一定作用、机体功能状态明显影响其致病性、对机体的影响与毒物的性质和剂量有关。

(6)答案　A、B、C、D

题解：有一定入侵部位、有一定体内繁殖部位、依靠其毒力和侵袭力致病、对易感宿主才致病均为生物性病因致病的特点。

(7)答案　A、B

题解：高血压属多基因遗传病，它的发病很大程度上取决于外界环境对精神的影响，但也有遗传因素的作用即遗传易感性的参与。

(8)答案　C、E

题解：家族性高胆固醇血症和重症肌无力均属于受体病，前者为遗传性受体病，后者为自身免疫性受体病。

(9)答案　B、D

题解：诱因属于疾病的条件，能加强病因的作用或促进疾病的发生发展。

(10)答案　A、B、C、D、E

题解：免疫因素、理化因素、遗传性因素、先天性因素、生物性因素均为疾病发生的原因。

3. 名词解释

(1)答案　疾病是机体在内外环境中一定的致病因素的作用下，因稳态破坏而发生的内环境紊乱和生命活动障碍。

(2)答案　指作用于机体众多因素中，能引起疾病并赋予该疾病的特征的因素。

(3)答案　是指由于DNA遗传性变异引起的一类以蛋白质异常为特征的疾病。

(4)答案　是指不仅没有疾病或病痛，而且在躯体上、精神上和社会上的完全良好状态。

(5)答案　是研究疾病产生的原因和条件的学问。

(6)答案　疾病时所发生的损伤变化完全消失，机能、代谢完全恢复正常，受损结构充分修复，症状、体征先后消失，整个机体完全恢复到自稳态和对环境的适应能力。

4. 问答题

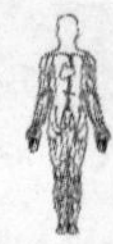

(1)答案要点　原始病因引起结果成为新的原因(称为发病学原因),以此延续下去不断发展;因果转化链愈来愈向好的方向发展称为良性循环,导致康复;因果转化链愈来愈向不好的方向发展称恶性循环,导致死亡。举例:失血性休克时的恶性循环。

(2)答案要点　原因是指作用于机体的众多因素中能引起疾病、并赋予该疾病以特征性的因素。它是疾病必不可少的,决定疾病的特异性。如 HIV 是艾滋病的病因。条件是指能够影响疾病发生的机体内外因素,包括促进或阻碍疾病的发生的因素,如营养不良、劳动过累、机体免疫功能低下等。

(3)答案要点　糖尿病引起机体抵抗力的降低可以成为感染性疾病如疖、败血症、结核病、肾盂肾炎等发生的条件,而感染是疾病的原因。

(4)答案要点　精神、心理刺激

↓

大脑皮层和皮层下中枢功能紊乱

↓

血管运动中枢反应性增强

↓

交感神经兴奋

↓　↘

小动脉紧张性收缩　肾上腺髓质兴奋

↓　↘

心输出量增加　肾小动脉收缩

↙　↓

血压↑←肾素-血管紧张素-醛固酮系统激活

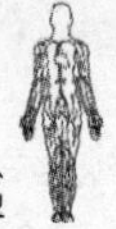

(5)答案要点 脑死亡的确定有确切的科学依据,此时机体作为整体生命过程已经终结,是一种不可逆的变化。将其作为死亡标志的现实意义在于:①法律上已具备死亡的合法依据;②帮助医务人员判断死亡时间和确定终止复苏抢救的界限,减少经济及人力消耗;③为器官移植创造最佳时机。

(中山大学中山医学院 邢晓东)

第3章

水、电解质代谢紊乱

第一节　教学大纲要求

(1)掌握水钠代谢障碍的分类、概念，产生原因、对机体影响及其发生机制(重点为三型脱水)；高钾血症和低钾血症的概念、发生原因、代谢规律和其对机体的影响及其机制(重点为心脏、骨骼肌和酸碱平衡)。

(2)熟悉正常水电解质代谢及其调节；镁代谢紊乱的原因、机制和对机体的影响。

(3)了解钙磷代谢紊乱的原因、机制和对机体的影响；各类水电解质代谢紊乱防治的病理生理基础。

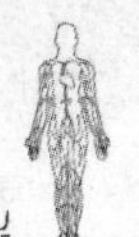

第二节　教材内容精要

一、基本概念

(一)机体内环境恒定

内环境恒定是指细胞外液的理化性质恒定,即体液的容量和分布、渗透压、电解质含量和比例、pH、温度的恒定及电中性。

细胞是构成人体的最基本形态和机能单位,成千上万个细胞都浸浴在人体的"袖珍海洋"——细胞外液(包括组织间液和血浆)中,故把细胞外液称为机体内环境,它是沟通组织细胞之间和机体与外界环境之间的媒介。

机体通过自稳调节机制将细胞外液理化性质控制在一个相对稳定的、较窄的范围内,有利于保证新陈代谢的正常进行和各种生理功能的发挥。

疾病和外界环境的剧烈变化常会引起水、电解质平衡的紊乱,从而导致体液的容量、分布、电解质浓度和渗透压的变化。

(二)第三间隙

极少部分的组织间液分布于一些密闭的腔隙(如关节囊、颅腔、胸膜腔、腹膜腔),称为第三间隙液,因其由上皮细胞分泌,又称为跨细胞液。

生理状态下,少量第三间隙液的存在,可发挥润滑、减轻摩擦等保护作用。但是,在疾病时生成过多则可形成积水,例如,关节积

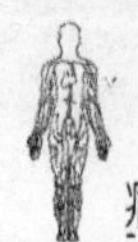

液、胸水、腹水等。

(三)水通道蛋白

水通道蛋白(aquaporins,AQP)是一组构成水通道与水通透有关的细胞膜转运膜蛋白,广泛存在于动物、植物和微生物界。

约 200 余种 AQP 存在于不同的物种中,至少 13 种 AQP 亚型存在于哺乳动物体内。每种 AQP 有其特异性的组织分布。不同的 AQP 在肾脏和其他器官的水吸收和分泌过程中有不同作用和调节机制。

(四)心房利钠肽

心房利钠肽(atrial natriuretic peptide,ANP)是一组由心房肌细胞产生的多肽,参与水钠代谢的调节,又称心房肽或心房利钠因子。

当心房扩展、血容量增加、血 Na^+ 增高或血管紧张素增多时,将刺激心房肌细胞合成释放 ANP。ANP 释放入血后影响水钠代谢的机制:①减少肾素的分泌;②抑制醛固酮的分泌;③对抗血管紧张素的缩血管效应;④拮抗醛固酮的滞 Na^+ 作用。

(五)脱水

各种原因引起的体液容量的明显减少(超过体重的 2%),并出现一系列机能、代谢变化的一种病理过程,叫脱水。按细胞外液渗透压的不同,可将脱水分为低渗性脱水、高渗性脱水和等渗性脱水。

(六)水中毒

机体的排水能力减低或摄入水过多,导致低渗性液体(血浆渗透压低于 280mOsm/L，血清钠小于 130mmol/L）在体内潴留和细胞内水过多，进而引起一系列临床症状和体征的病理过程，称为水中毒，又称为高容量性低钠血症。

（七）脱水热

由于脱水引起的体温升高叫脱水热，主要见于严重高渗性脱水的病例，尤其体温调节功能发育尚未完全的婴幼儿。

其发生机制主要有：①严重脱水引起循环血量减少，通过肾素-血管紧张素系统和交感神经系统使皮肤血管收缩，不显性排汗减少，导致散热障碍；②细胞外液渗透压显著升高，细胞内水分外移，细胞内脱水，体温调节中枢的热敏神经元功能障碍而使体温调定点上移，结果导致体温升高。

（八）低容量性高钠血症

低容量性高钠血症的特点是失水多于失钠，血清 Na^+ 浓度＞150mmol/L，血浆渗透压＞310mmol/L。细胞外液量和细胞内液量均减少，又称为高渗性脱水。

（九）低容量性低钠血症

其特点是失 Na^+ 多于失水，血清 Na^+ 浓度＜130mmol/L，血浆渗透压＜280mmol/L，伴有细胞外液量的减少。也称为低渗性脱水。

（十）等渗性脱水

水和钠等比例丢失，细胞外液渗透压不变，血清钠在 130～

150mmol/L 的脱水称为等渗性脱水。

（十一）水肿

过多的液体在组织间隙或体腔内积聚称为水肿。水肿不是独立的疾病，而是可见于多种疾病的一种重要病理过程。

过多的体液集聚于体腔，称为积水。虽有过多的体液聚集在机体的组织间隙，但游离液在 10%以下并无凹陷性水肿可见时，称为隐性水肿。

（十二）高钾血症

血清钾浓度高于 5.5mmol/L 称为高钾血症。

（十三）低钾血症

血清钾浓度低于 3.5mmol/L 称为低钾血症。

（十四）超极化阻滞

急性低钾血症时，细胞内外液中钾离子浓度差变大，细胞内钾外流增多，静息电位负值变大，静息电位与阈电位的差值变大，导致肌细胞兴奋性降低的情况，称为超极化阻滞。

（十五）去极化阻滞

急性重症高钾血症时，细胞内外钾离子浓度差变小，细胞内钾外流减少，静息电位显著变小，接近甚至低于阈电位，快钠通道失活，动作电位的形成和扩布发生障碍，使神经肌肉兴奋性反而降低甚至消失，这种情况称为去极化阻滞。

(十六)反常性酸性尿

一般来说,碱中毒时尿液呈碱性,但低钾性碱中毒时,由于肾小管上皮细胞内 K^+ 浓度降低,使排钾减少而排 H^+ 增多,尿液呈酸性,故称反常性酸性尿。

(十七)反常性碱性尿

一般来说,酸中毒时尿液呈酸性,但高钾血症时,细胞外液中 K^+ 移入细胞内,细胞内 H^+ 移出细胞外,导致代谢性酸中毒,但由于细胞内 H^+ 降低,使肾脏远曲小管细胞 H^+ 的排泌减少,尿液呈碱性,故称反常性碱性尿。

(十八)高镁血症

血清镁浓度高于 1.25mmol/L 时,称为高镁血症。

(十九)低镁血症

血清镁浓度低于 0.75mmol/L 时,称为低镁血症。

(二十)高钙血症

血清蛋白浓度正常时,血清钙浓度高于 2.75mmol/L 为高钙血症。

(二十一)低钙血症

血清蛋白浓度正常时,血清钙浓度低于 2.2mmol/L 为低钙血症。

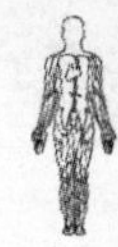

(二十二)膜屏障作用

Ca^{2+}对心肌细胞膜的钠内流有竞争性抑制作用,称为膜屏障作用。

(二十三)钙火花

偶联于横小管和肌浆网的 Ry 受体钙通道同时开放,产生局部游离钙浓度升高,称为钙火花。

自发性钙火花是细胞内钙释放的基本单位,它成为引发钙振荡和钙波的位点,是构成心肌细胞兴奋-收缩偶联的物质基础。

(二十四)高磷血症

成人血清磷>1.61mmol/L,儿童>1.9mmol/L 为高磷血症。

(二十五)低磷血症

血清磷<0.8mmol/L 为低磷血症。

二、重点和难点

(一)机体内环境恒定

1. 内环境恒定的含义

内环境稳定是指细胞外液具有相对恒定的理化特性,主要表现在:

(1)容量恒定(等容性):例如,成年男性体液总量约占体重的60%,其中细胞外液约占体重的20%,细胞内液约占体重的40%;

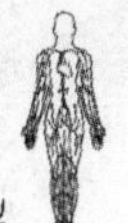

(2)分布恒定:细胞外液约 1/4 为血浆,约 3/4 分布在细胞间隙(细胞间液);

(3)渗透压恒定(等渗性):280～310mOsm/L;

(4)酸碱度恒定:pH 7.35～7.45;

(5)电解质浓度和比值恒定:详见有关章节;

(6)温度:约 36.5～37.5℃;

(7)电中性:以毫克当量浓度表示,所有阳离子的总和与所有阴离子的总和必然相等。

细胞外液具有相对恒定的理化特性,是维持正常生命活动所必需的条件。下述公式,反映了电解质浓度和比例与应激性的关系:

神经肌肉应激性

$$\propto [k^+]\cdot[Na^+]\cdot[OH^-]/[Ca^{2+}]\cdot[Mg^{2+}]\cdot[H^+]$$

心肌应激性

$$\propto [Ca^{2+}]\cdot[Na^+]\cdot[OH^-]/[K^+]\cdot[Mg^{2+}]\cdot[H^+]$$

不难看出神经、骨骼肌和心肌的兴奋性与上述离子的关系十分密切。例如,高钾血症可导致心律失常和使心脏停跳于舒张期。在临床上,人们可采用静脉注射葡萄糖和胰岛素来降低血钾浓度的方法,也可采用缓慢静脉注射葡萄糖酸钙以恢复$[Ca^{2+}]$与$[K^+]$比值的方法,加以治疗。

2. 内环境恒定的调控

通常把体液的容量、电解质浓度、渗透压经常维持在一定的正常范围内,称为水和电解质平衡,它是内环境恒定的主要组成部分。

(1)细胞外液等渗性的调节:渗透压相对稳定是通过神经-内分泌系统的调节实现的。渗透压感受器主要分布在下丘脑视上核和室旁核。正常渗透压感受器阈值为 280mmol/L,当成人细胞外液

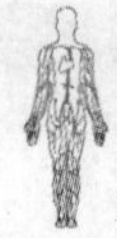

渗透压有1%～2%变动时，就可以影响抗利尿激素(ADH)的释放。

1)口渴中枢调节水的摄入：细胞外液渗透压升高，作用于下丘脑口渴中枢(视上核及室旁核渗透压感受器)；血容量降低，作用于胸腔大血管及右心房的容量感受器；肾素-血管紧张素系统活性显著升高；某些大脑皮层功能紊乱或肿瘤、创伤、炎症等。这些均作用于大脑而产生口渴感，使饮水增加。反之，则使饮水减少。

2)抗利尿激素(AHD)调节肾脏对水的排出：血浆渗透压↑→下丘脑渗透压感受器→视上核及室旁核合成(ADH)↑→脑垂体后叶释放ADH↑→远曲小管和集合管上皮细胞对水的通透性↑→对水的重吸收增加；血管紧张素Ⅱ，疼痛、创伤、失血、情绪紧张等应激情况及一些药物如乙酰胆碱、吗啡、麻醉药、巴比妥类、尼古丁、长春新碱、环磷酰胺等也能促进ADH的分泌，而使肾脏排尿减少。反之，血浆渗透压↓→ADH↓→排尿↑。

ADH分泌增加导致肾脏重吸收水增加(排尿减少)的机制：ADH与远曲小管和集合管上皮细胞管周膜上的V_2受体结合后，激活膜内腺苷酸环化酶，促使cAMP升高，进一步激活上皮细胞的蛋白激酶，使靠近管腔膜含有水通道的小泡镶嵌在管腔膜上，增加管腔膜上的水通道及其通透性，从而加强肾远曲小管和集合管对水的重吸收，减少水的排出；同时抑制醛固酮分泌，减弱肾小管对Na^+的重吸收，增加Na^+的排出，降低了Na^+在细胞外液的浓度，使已升高的细胞外液渗透压降至正常。

(2)细胞外液等容性的调节：主要通过醛固酮的分泌加以调节，也与心房利钠肽(ANP)和水通道有关。

1)醛固酮：循环血量减少，以及高钾血症和低钠血症，均能刺激肾上腺皮质球状带分泌醛固酮增多，通过H^+-Na^+交换和K^+-

Na^+交换，促进肾脏远曲小管重吸收Na^+增加，进而引起肾脏对水重吸收增加。钠水重吸收增加，使循环血量得以恢复。反之，醛固酮分泌减少，钠水排出增多。

2)心房利钠肽(ANP)：血容量增加、血Na^+增高或血管紧张素增多时，心房肌细胞合成释放ANP，后者通过减少肾素分泌和抑制醛固酮分泌，促进钠水排出，使血容量恢复正常。反之，血容量减少时，ANP分泌减少，钠水潴留。

3)水通道蛋白(AQP)：哺乳动物体内至少有13种AQP亚型分布。分布于肾脏的有：AQP1、AQP2、AQP3、AQP4、AQP7、AQP11等。其中AQP1位于近曲小管髓袢降支，AQP2和AQP3位于集合管，AQP4位于集合管主细胞基质侧。

近年研究提示，ADH调节集合管重吸收水而浓缩尿液的过程与ADH受体V_2R和AQP2关系密切。当ADH释放入循环后，与集合管主细胞管周膜上的V_2R结合，通过偶联的三磷酸鸟苷结合蛋白，激活腺苷酸环化酶使细胞内cAMP增高，再依次激活cAMP依赖的蛋白激酶A(PKA)。PKA使主细胞管腔膜下的胞浆囊泡中的AQP2发生磷酸化，触发含AQP2的胞浆囊泡向管腔膜转移并融合嵌入管腔膜，致管腔膜上AQP2密度增加，对水的通透性提高，继而通过胞饮作用，将水摄入胞浆，由存在于管周膜上持续活化的AQP3或AQP4在髓质渗透压梯度的驱使下将水转运到间质，再由直小血管带走。ADH与V_2R解离后，管腔膜上的AQP2重新回到胞浆囊泡。如果ADH水平持续增高(数小时或更长)可使AQP2基因活化，转录及合成增加，从而提高集合管AQP2的绝对数量。

肾脏在调节水和电解质平衡中起的作用最大，可根据体内情况随时改变水和电解质的排泄量。例如，缺水时排出少量浓缩尿，饮

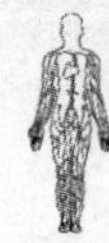

水过多时排出大量稀释尿。

3. 电解质的主要生理功能

参与维持渗透压和水平衡、神经肌肉和心脏的兴奋性、细胞新陈代谢以及酸碱平衡的调节，详见有关章节。

（二）水、钠代谢障碍

1. 正常水、钠代谢

体液由水和溶解于其中的电解质、低分子有机化合物以及蛋白质等组成。机体新陈代谢是在体液环境中进行的。

（1）体液的容量和分布：成人体液总量占体重的60%，其中细胞内液约占40%，细胞外液占20%（血浆约占5%，组织间液约占15%，第三间隙<1%）。

体液总量的分布因年龄、性别、胖瘦而不同。体液总量随年龄和脂肪的增加而减少。

（2）体液的电解质成分：细胞外液中阳离子主要是Na^+，其次是K^+、Ca^{2+}、Mg^{2+}等，阴离子主要是Cl^-，其次是HCO_3^-、HPO_4^{2-}、SO_4^{2-}及有机酸和蛋白质。血浆与组织间液的差别在于前者含蛋白质较多，这与蛋白质不易透过毛细血管有关。

细胞内液中，K^+是重要的阳离子，其次是Na^+、Ca^{2+}、Mg^{2+}，主要阴离子是HPO_4^{2-}和蛋白质，其次是HCO_3^-、Cl^-、SO_4^{2-}等。

（3）体液的渗透压：溶液的渗透压取决于溶质的分子或离子的数目，体液内起渗透作用的溶质主要是电解质。血浆渗透压通常在280～310mmol/L之间，在此范围里称等渗，低于此范围的称低渗，高于此范围的称高渗。

（4）水的生理功能和水平衡

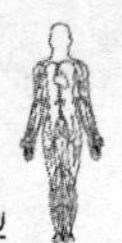

1)水的生理功能

①促进物质代谢：体内几乎一切代谢反应均在水溶液中进行，而且水还直接参与水解、水化、加水脱氢等重要反应。

②调节体温：由于水的比热和蒸发热都比较大，故而在机体维持产热和散热的平衡中发挥重要作用。

③运输物质：水是良好的溶剂，而且黏度小、易流动，因此有利于营养物质的消化、吸收、运输和代谢废物的排泄。

④润滑作用：泪液、唾液、黏液、关节液、胸膜和腹膜腔的浆液等都是以水为溶剂，因而具有重要的润滑作用，可减少组织间的摩擦。

⑤其他：此外，体内还有很大部分的水与蛋白质、粘多糖和磷脂等结合，以结合水的形式存在，发挥各自复杂的生理功能。

2)水平衡

正常人每天水的摄入和排出处于动态平衡之中。水的来源有：饮水、食物水、代谢水。机体排出水分的途径有：消化道(粪)、皮肤(显性汗和非显性蒸发)、肺(呼吸蒸发)和肾(尿)。非显性蒸发和呼吸蒸发几乎不含电解质，故可以当作纯水来看待。在显性出汗时汗液是一种低渗溶液，含 NaCl 约为 0.2%，并含有少量的 K^+。尿量则视水分的摄入情况和其他途径排水的多少而增减。

(5)钠的生理功能和平衡：钠的主要功能是维持体液的渗透压和酸碱平衡；参与神经、肌肉和心肌细胞其动作电位的形成；参与新陈代谢和生理功能活动。

血清 Na^+ 浓度的正常范围是 130～150mmol/L，细胞内 Na^+ 浓度仅为 10mmol/L 左右。天然食物中含钠甚少，故人们摄入的钠主要来自食盐。摄入的钠几乎全部由小肠吸收，主要经肾随尿排出。摄入多，排出亦多；摄入少，排出亦少。此外，随汗液分泌也可排出

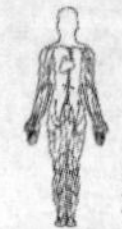

少量的钠。

2. 水钠代谢障碍的分类

水、钠代谢障碍往往是同时或相继发生，并且相互影响，关系密切。

(1)根据体液的渗透压：低渗性脱水；高渗性脱水；等渗性脱水；低渗性水过多(水中毒)；高渗性水过多(盐中毒)；等渗性水过多(水肿)。

(2)根据血钠浓度和体液容量：低钠血症(低容量性、高容量性和等容量性)；高钠血症(低容量性、高容量性和等容量性)；正常血钠性水紊乱(等渗性脱水、水肿)。

3. 几种常见的水钠代谢障碍

(1)低容量性低钠血症：其特点是失 Na^+ 多于失水，血清 Na^+ 浓度＜130mmol/L，血浆渗透压＜280mmol/L，伴有细胞外液量的减少，也可称为低渗性脱水。常因治疗措施不当(只给水而未给盐)所致。

1)原因和机制

①经肾丢失：长期使用高效利尿药；肾上腺皮质功能不全；肾实质性疾病；肾小管酸中毒等。②肾外丢失：经消化道失液(如呕吐、腹泻)；液体在第三间隙积聚(如胸水、腹水)；经皮肤丢失(如大量出汗、大面积烧伤)。

2)对机体的影响

①细胞外液明显减少，易发生低血容量性休克，其机制：由于渗透压降低，无口渴感，饮水减少；ADH 分泌减少，肾脏排尿增多；水份从细胞外液向渗透压相对较高的细胞内转移。

②血浆渗透压降低，无口渴感，ADH 分泌减少，远曲小管和集

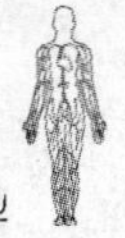

合管对水的重吸收也相应减少，导致多尿和低比重尿。但在晚期血容量显著降低时，ADH 释放增多，可出现少尿。

③有明显失水体征，表现皮肤弹性减退，眼窝和婴幼儿囟门凹陷。

(2)低容量性高钠血症：其特点是失水多于失钠，血清 Na^+ 浓度 $>$150mmol/L，血浆渗透压 $>$310mmol/L。细胞外液量和细胞内液量均减少，又称高渗性脱水。

1)原因和机制

①水摄入减少：见于水源断绝或患者不能饮水，例如口腔、咽部和食管疾患伴吞咽困难、频繁呕吐、昏迷等。这时通过皮肤和呼吸的不感蒸泄，不断丢失水分，导致失水多于失钠。

②水丢失过多：过度通气(如癔病和代谢性酸中毒等)所致不感蒸发增加；高热、大量出汗和甲亢等经皮肤失水增加；尿崩症因 ADH 产生减少或反应缺乏、使用大量脱水剂(如甘露醇)产生渗透性利尿而经肾失水；经胃肠道丢失(例如，婴幼儿腹泻含钠低的水样便)。

2)对机体的影响

①明显口渴、少尿和尿比重高：由于细胞外液高渗，刺激口渴中枢和 ADH 分泌增多所致。

②细胞内液丢失为主，细胞外液丢失不明显，因此，早期不易发生休克，其机制：高渗刺激口渴中枢，饮水增加；ADH 分泌增加，肾小管对水的重吸收增加；细胞内液向细胞外转移。这些有助于渗透压回降，又使血容量得到恢复，故这类患者血液浓缩、血压下降及氮质血症一般比低容量性低钠血症为轻。

③某些严重高渗性脱水病例常发生脑出血，这是由于细胞外液

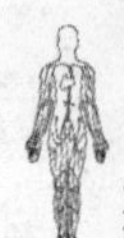

渗透压的显著升高可引起脑细胞脱水和脑体积缩小，结果使颅骨与脑皮层之间的血管张力变大，进而引起破裂而导致脑出血，尤以蛛网膜下腔出血较多见。

同时脑细胞严重脱水时，可引起一系列中枢神经系统功能障碍，包括嗜睡、肌肉抽搐、昏迷、甚至死亡。

④高渗性脱水严重的病例，尤其体温调节功能发育尚未完全的婴幼儿，易出现体温升高，我们将它称为“脱水热”。其发生机制为：严重脱水引起循环血量减少，通过肾素-血管紧张素系统和交感神经系统使皮肤血管收缩，不显性排汗减少，导致散热障碍；细胞外液渗透压显著升高，细胞内脱水，热敏神经元功能障碍使体温调定点上移，结果导致体温升高。

(3)等渗性脱水：其特点是钠水成比例丢失，血容量减少，但血清 Na^+ 浓度和血浆渗透压仍在正常范围。

任何等渗性液体的大量丢失所造成的血容量减少，短期内均属等渗性脱水，可见于呕吐、腹泻、大面积烧伤、大量抽放胸、腹水等。

等渗性脱水不进行任何处理，可通过皮肤不感蒸泄和呼吸等途径，不断丢失水分而转变为高渗性脱水；如果只补水不补盐，则可转变为低渗性脱水。因此，单纯性的等渗性脱水临床上较少见。

(4)高容量性低钠血症：其特点是血钠下降，血清 Na^+ 浓度 $<$130mmol/L，血浆渗透压 $<$280mmol/L，但体钠总量正常或增多，有水潴留所致体液量明显增多，又称为水中毒。

1)原因和机制

①肾脏排水功能低下：各种肾功能不全、心力衰竭或肝硬化等，有效循环血量锐减，导致肾血流量减少。

②晚期重症低渗性脱水：细胞外液向细胞内转移，这类水中毒

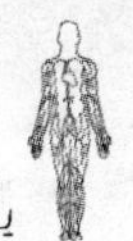

可不伴水肿。

③抗利尿激素分泌过多：ADH 分泌异常增多症（见于某些恶性肿瘤、中枢神经系统疾病和肺疾患）；各种应激（如休克、失血、创伤、感染、剧痛、严重精神刺激等，交感神经兴奋，解除了副交感神经对 ADH 分泌的抑制）；有效循环血量减少（从左心房牵张感受器经迷走神经传至下丘脑抑制 ADH 释放的冲动减少）等。

在此基础上，摄水过量或输液过快超过肾脏排水能力时，易发生水中毒。

2）对机体的影响

①细胞外液量增加，血液稀释。

②细胞内水肿：细胞外液因水分过多而稀释，渗透压降低，促使水分向细胞内转移。由于细胞内液容量大，故病程早期无明显凹陷性水肿。

③中枢神经系统症状：急性水中毒时，由于脑细胞水肿和颅内压升高，故脑症状出现最早而且突出，如凝视、失语、精神错乱、定向障碍、喷射状呕吐、嗜睡、烦躁、视神经乳头水肿等，严重者可因发生枕骨大孔疝或小脑幕裂孔疝而导致心跳呼吸停止。轻度或慢性水中毒患者，症状常不显著，多被原发病所掩盖。一般当血 Na^+ 浓度降低至 120mmol/L 以下时，出现较明显的症状。

因此，对于重症和急症患者，应静注甘露醇等渗透性利尿剂，或速尿等强利尿剂，以减轻脑细胞水肿，促进体内水分的排出。

（5）水肿：过多的液体在组织间隙或体腔内积聚称为水肿。水肿不是独立的疾病，而是一种病理过程。

1）水肿的发病机制

①血管内外液体交换平衡失调——组织液的生成大于回流：

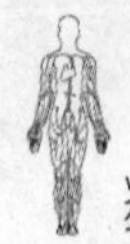

毛细血管流体静压增高(常见原因是静脉压增高以及动脉充血);血浆胶体渗透压降低(见于蛋白质合成障碍、丧失过多和分解代谢增强所致的血浆白蛋白含量下降);微血管壁通透性增加(见于各种炎症);淋巴回流受阻(常见原因有恶性肿瘤侵入并堵塞淋巴管、乳腺癌根治术及丝虫病)。

②体内外液体交换平衡失调——钠水潴留:

肾小球滤过率下降(见于广泛的肾小球病变和有效循环血量明显减少);近曲小管重吸收钠水增多(见于心房肽分泌减少和肾小球滤过分数增加);远曲小管和集合管重吸收钠水增加(见于醛固酮分泌增多和抗利尿激素分泌增加)。

当有效循环血量减少时,近曲小管对钠水的重吸收增加使肾排水减少,成为某些全身性水肿发病的重要原因。

肾小球滤过分数(FF)=肾小球滤过率/肾血浆流量。有效循环血量减少时,出球小动脉收缩比入球小动脉收缩明显,肾小球滤过率相对增高,FF 增加。此时由于无蛋白滤液相对增多,通过肾小球后,流入肾小管周围毛细血管的血液,其蛋白和血浆胶体渗透压也相应增高,同时由于血流量的减少,流体静压下降。于是,近曲小管重吸收钠和水增加,导致钠水潴留。

醛固酮增加的常见原因:①分泌增加:充血性心力衰竭、肾病综合征及肝硬变腹水等使有效循环血量下降,肾血流减少,刺激入球小动脉壁的牵张感受器,流经致密斑的钠量减少,均可使肾素-血管紧张素-醛固酮系统被激活。②灭活减少:肝硬变时肝细胞灭活醛固酮功能减退。

在不同类型的水肿发生发展中,通常是多种因素先后或同时发挥作用。

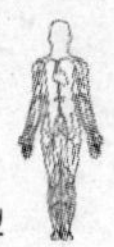

2)水肿的特点

①水肿液的性状:漏出液(比重<1.015;蛋白质含量<2.5g%;细胞数<500/100ml);渗出液(>1.018;蛋白质含量达3~5g%;白细胞数量多)。后者多见于炎性水肿或淋巴性水肿。

②水肿的皮肤特点:在组织间隙中的胶体网状物(透明质酸、胶原及粘多糖等)对液体有强大吸附力和膨胀性。水肿早期体内虽有液体积聚而手指按压无凹陷者,称为隐形水肿。出现凹陷者,称为凹陷性水肿,又称为显性水肿。

③全身性水肿的分布特点:心性水肿首先出现在低垂部位;肾性水肿先表现为眼睑或面部水肿;肝性水肿则以腹水为多见。这些特点与下列因素有关:a. 重力效应(毛细血管流体静压受重力影响);b. 组织结构特点(组织结构疏松和皮肤伸展度大的部位容易容纳水肿液);c. 局部血液动力学因素(例如,肝硬变时结缔组织增生、收缩及再生肝结节的压迫,肝静脉回流受阻)。

3)水肿对机体的影响

①有利效应:血管的安全阀和缓冲区;炎性水肿具有稀释毒素,运送抗体等抗损伤作用。

②不利效应:细胞营养障碍(增加了氧和营养物质的弥散距离);水肿对器官组织功能活动的影响。

(三)钾代谢障碍

1. 钾的正常代谢和功能

(1)钾的分布:机体钾总量约为50mmol/L,其中90%存在细胞内,骨钾约7.6%,跨细胞液约1%,仅1.4%钾存在细胞外液。血清钾浓度为3.5~5.5mmol/L。体内的钾70%分布于骨骼肌中。

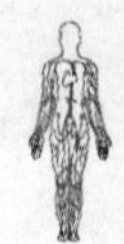

(2)体内钾稳态的维持:钾内自稳调节是靠细胞膜上的钠泵(Na^+-K^+-ATP酶)的作用。影响此酶活性的因素主要有:

①儿茶酚胺和胰岛素:儿茶酚胺刺激α-受体,抑制该酶活性,K^+进入细胞减少;反之,刺激β-受体,K^+进入细胞增多。胰岛素则促进细胞摄入K^+。

②血浆钾浓度:血钾浓度升高,刺激此酶活性,促使K^+进入细胞内。

细胞内外液的成分达到平衡所需时间差别很大,水分约需 2 小时,钾则慢得多,约需 15 小时,心脏病患者甚至长达 45 小时。

肾脏是钾外自稳调节器官,主要受醛固酮调节。影响肾脏排钾的因素有:

①醛固酮和血浆钾浓度:醛固酮促进远端肾单位泌钾的机制在于:肾小管对Na^+重吸收增加,使管腔内负电荷增大;细胞膜上Na^+-K^+-ATP酶活性增强;肾小管上皮细胞管腔膜上开放的钾通道数量增加。血浆钾浓度增加,可刺激肾上腺皮质球状带释放醛固酮。

②远端流速:其冲刷作用,可使管腔内钾浓度降低,故钾分泌增加。远端流速增加,可见于甘露醇静滴等产生的渗透性利尿效应。

③钠重吸收和跨膜电位:皮质集合管钾排泌细胞的正常跨膜电位(管腔负电位)为$-35\sim-50mV$,小管液中的钠被大量重吸收后,管腔负电位增加,促使肾小管泌钾。

④细胞外液 pH:在远曲小管和集合管,K^+-Na^+交换与H^+-Na^+交换呈竞争现象。酸中毒时,体液中H^+浓度增加,远曲小管泌H^+增加而泌K^+减少,故酸中毒常伴高血钾;反之,碱中毒常伴低血钾。

钾代谢特点是“两快一慢”:肠道吸收快,肾脏排泄快,进入细胞

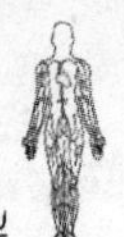

慢。体钾绝大多数由肾脏排出，其规律是多吃多排，少吃少排，不吃也排（15～20mmol/24h）。

上述特点，决定了临床上血清钾不能准确地反映体钾含量，血清钾浓度和体内钾总量之间并不一定呈平行关系，而且在缺钾症的治疗过程中亦难在短期内达到平衡，故补钾不能操之过急，以防发生高血钾。

(3)钾的生理功能

①维持细胞的新陈代谢：细胞内糖原和蛋白质的合成、葡萄糖氧化及氨基酸胞内转运都需要钾，因为钾是有些相关酶的激活物。因此，当糖原和蛋白质合成增加时，细胞外液的钾进入细胞内，可引起血清钾浓度降低；相反，分解增强时，细胞内钾外移，可引起血清钾浓度升高。

②维持细胞内渗透压及酸碱平衡：K^+是维持酸碱平衡、细胞内液容量与渗透压的主要离子。血清钾浓度的改变常可引起酸碱平衡紊乱，酸碱平衡紊乱也常影响血清钾浓度。一般血浆 pH 值下降或上升 0.1 单位，可使血清钾浓度上升或下降 0.6mmol/L，反之亦然。这主要是通过细胞内外液中 H^+ 和 K^+ 的互相交换及 K^+ 与 H^+竞争性在肾脏远曲小管和 Na^+交换来实现的。

③维持神经肌肉和心肌的正常兴奋性：K^+是维持细胞膜静息电位的重要离子，其浓度变化可改变静息电位和复极化速率。K^+对神经和骨骼肌是应激性离子，对心肌则是麻痹性离子。严重急性血钾浓度降低，可致呼吸肌麻痹，使心脏停跳于收缩期；反之，心脏停跳于舒张期。

2. 低钾血症

(1)原因和机制

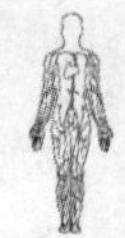

1)钾摄入不足:主要见于术后禁食,昏迷、消化道梗阻等不能进食,长期食欲减退等。因为钾在食物中普遍存在,单纯因摄取不足所致的低钾血症较少见。

2)钾丢失过多:这是低钾血症最常见的原因。

①经消化道失钾:见于严重呕吐、腹泻、胃肠减压及肠瘘等,发生机制:消化液含钾高;继发性醛固酮分泌增加。

②经肾失钾:长期使用髓袢或噻嗪类利尿剂;原发性和继发性醛固酮增多症;渗透性利尿;

③肾小管性酸中毒;

④镁缺失(肾小管上皮细胞 Na^+-K^+-ATP 酶失活)等。

⑤经皮肤失钾:大量出汗。

3)钾向细胞内转移(钾在体内分布异常)

①碱中毒:细胞内 H^+ 与细胞外 K^+ 交换;肾脏远曲小管排 H^+ 减少而排钾增加。

②过量胰岛素使用:促进细胞糖原合成;直接激活细胞膜上 Na^+-K^+-ATP 酶。

③β-肾上腺素能受体活性增强:例如,肾上腺素、舒喘宁等通过 cAMP 机制激活 Na^+-K^+泵促进细胞外钾内移。

④某些毒物中毒:如钡中毒、粗制棉籽油中毒,钾通道阻滞使 K^+外流减少。

⑤低钾性周期性麻痹:一种遗传性少见病。

(2)对机体的影响:取决于血钾降低的速度、程度及缺钾程度。一般来说,急性重症表现明显。

1)对神经肌肉的影响:轻者肌肉无力、膝键反射减弱,重者弛缓性瘫痪,甚至呼吸肌麻痹,其机制:

①钾是骨骼肌应激性离子和细胞内酶类激活剂，血钾降低必然导致神经肌肉应激性下降和肌肉收缩所需的能量不足。

②超极化阻滞：急性低钾血症时，细胞内外液中钾离子浓度差变大，细胞内钾外流增多，导致静息电位（Em）负值变大，形成超极化状态。由于静息电位与阈电位（Et）的差值变大，兴奋所需的阈刺激也变大，结果造成除极化障碍。

另外，钾对骨骼肌血流量有调节作用。严重缺钾，肌肉运动时不能释放足够的钾，以致发生缺血缺氧性肌痉挛、坏死和横纹肌溶解。

2）对循环系统的影响

①心肌生理特性的改变

兴奋性增高：急性低钾血症时，尽管细胞内外液中 K^+ 浓度差变大，但由于心肌细胞膜对 K^+ 的通透性降低，细胞内钾外流反而减少，导致 Em 绝对值减少，Em-Et 缩短，兴奋所需阈刺激也变小，心肌兴奋性增高。

自律性增高：低钾血症时，复极化 4 期 K^+ 外流减慢，对自动除极的背景钠电流的抑制减弱，使快反应自律细胞的自动去极化加速。

传导性降低：低钾血症时，心肌 Em 绝对值减少，去极化时 Na^+ 内流减慢，故动作电位 0 期去极化速度减慢和幅度降低，兴奋扩布减慢，心肌传导性降低。

收缩性改变：轻度低钾血症时，其对 Ca^{2+} 内流的抑制作用减弱，复极化 2 期时 Ca^{2+} 内流增多，心肌收缩性增强；但严重或慢性低钾血症时，可因细胞内缺钾，使心肌细胞代谢障碍而发生变性坏死，心肌收缩性因而减弱。

②心电图的变化

代表复极化 2 期的 ST 段压低；相当于复极化 3 期的 T 波低平和 U 波增高（超常期延长所致）；相当于心室动作电位时间的 Q-T（或 Q-U）间期延长；严重低钾血症时还可见 P-Q 间期延长和 QRS 波群增宽。

③心肌功能的损害

(a)心律失常：自律性增高，可出现窦性心动过速；异位起搏可导致期前收缩、阵发性心动过速等；心肌兴奋性升高、超常期延长更易化了心律失常的发生。

(b)心肌对洋地黄类强心药物的敏感性增加：低钾血症时，洋地黄与 $Na^{+}-K^{+}-$ATP 酶的亲和力增高而增强毒性，并降低其治疗的效果。

3)对肾脏的影响：缺钾时远曲小管和集合管上皮细胞受损，对 ADH 反应性降低，水重吸收发生障碍，出现多尿和低比重尿。缺钾时近端肾小管上皮细胞可发生空泡变性，称之为缺钾性肾病。

4)对消化系统的影响：钾也是平滑肌的应激性离子，故低钾血症可引起消化道平滑肌收缩减弱，表现为腹胀、厌食、便秘、恶心和呕吐，甚至麻痹性肠梗阻。

5)对中枢神经系统的影响：缺钾时能量生成减少，可出现精神萎靡、昏睡等脑功能障碍的临床表现。

6)对酸碱平衡的影响：低钾血症时，细胞内的 K^{+} 与细胞外的 H^{+} 交换，同时肾小管上皮细胞排 K^{+} 减少而排 H^{+} 增加，结果使细胞外液[H^{+}]下降，发生碱中毒。一般来说，碱中毒时应排出碱性尿（因大量 HCO_3^- 由尿排出），但低钾血症时所致的碱中毒，其尿液却呈酸性（肾小管上皮细胞内呈酸性，H^{+}-Na^{+} 交换增强，排 H^{+} 增加

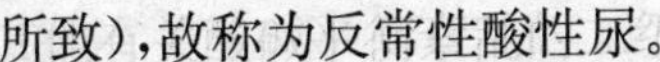

所致)，故称为反常性酸性尿。

(3)防治原则：低钾血症严重时应补钾，其原则是：能口服不静脉，静脉滴入时应遵循：时间不宜过早(每日尿量不低于500ml)、数量不宜过多(<120mmol/24h)、浓度不宜过高(<40mmol/L)、速度不宜过快(<10mmol/h)，以免发生高血钾。低钾血症易伴低镁血症，缺镁可引起低钾，故补钾同时必须补镁，方才有效。

3. 高钾血症

(1)原因和机制

1)肾脏排钾障碍：这是引起高钾血症的主要原因。

①肾脏本身疾患：例如急性肾功能不全的少尿期及慢性肾功能衰竭的晚期。

②醛固酮(能促进肾脏排钾保钠)缺乏：见于低肾素性醛固酮减少症、阿狄森病及双侧肾上腺切除术后等。

③保钾利尿药的大量使用：如安体舒通、氨苯喋啶等。

2)钾摄入过多：例如静脉输入大量青霉素钾盐或含钾高的库存血等。

3)细胞内钾释放到细胞外液

①急性酸中毒：细胞内外 K^+-H^+ 交换增加，肾脏泌 H^+ 增加而排 K^+ 减少。

②急性缺氧：细胞膜钠泵失灵，严重缺氧可引起组织坏死。

③重度溶血：大量钾自红细胞内释放入血。

④组织创伤：大手术、挤压伤、烧伤、癌症放化疗等损伤细胞，使细胞内钾释放。

⑤饥饿和消耗性疾病：糖原和蛋白质分解代谢亢进。

⑥β受体阻滞剂和洋地黄中毒：均可引起 Na^+-K^+-ATP 酶

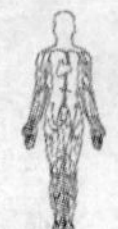

的抑制。

⑦高钾血症性周期性麻痹：机制不详。

(2)对机体的影响

1)对神经肌肉的影响：轻度高钾血症时，细胞内外钾离子浓度差变小，钾外流减少，导致静息电位变小，与阈电位间距离缩短，兴奋性增强，出现手足感觉异常、疼痛、膝键反射亢进、轻度肌肉震颤等。严重高钾血症时，静息电位显著变小，钠通道失活，故动作电位的形成和扩布都发生障碍，处于极化阻滞状态，神经肌肉兴奋性反而降低，表现为肌肉无力、膝键反射减弱，甚至出现呼吸肌麻痹。

2)对循环系统的影响：血钾增高对心肌毒性很大，故循环系统的症状在高钾血症时出现得最早。高钾血症时，静息电位负值变小，心肌细胞膜对 K^+ 通透性增高，细胞内 K^+ 外流加速，动作电位“平台期”中 Ca^{2+} 内流受抑制。

这些特点导致了高钾血症时心肌的兴奋性先升高后降低(严重高钾血症时，静息电位显著变小，钠通道失活)、传导性降低、自律性降低、收缩性减弱。

其心电图的特点：T 波高尖，P-R 间期延长，QRS 波群增宽。严重时可发生心室纤颤，心脏停跳于舒张期。高钾血症时心肌传导性降低可引起传导延缓和单向阻滞，同时有效不应期缩短，故易形成兴奋折返，引起严重心律失常。

3)对酸碱平衡的影响：高钾血症可引起代谢性酸中毒，并出现反常性碱性尿，其发生机制是：①高钾血症时，细胞外液 K^+ 内移，细胞内液 H^+ 外出，引起细胞外液酸中毒；②肾小管上皮细胞内 K^+ 浓度增高，H^+ 浓度减低，造成肾小管 H^+-Na^+ 交换减弱，而 K^+-Na^+ 交换增强，尿排 K^+ 增加，排 H^+ 减少，加重代谢性酸中毒，且尿

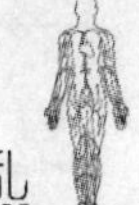

液呈碱性。

(3)防治原则：当血钾浓度过高时，应采取紧急措施降低血钾浓度：

①输入钾离子拮抗剂：恢复正常的电解质比例，以抵消高钾对心肌的有害作用，通常缓慢静注葡萄糖酸钙(氯化钙)、高渗氯化钠或乳酸钠溶液。

Ca^{2+}能促使 Et 上移，使 Em-Et 间距离增加甚至恢复正常，恢复心肌兴奋性；同时使复极化 2 期 Ca^{2+}竞争性地内流增加，提高心肌收缩性。应用钠盐后，细胞外液钠浓度增多，使 0 期去极化时 Na^{+}内流增加，0 期上升的速度加快、幅度增大，心肌传导性得以改善。

②使钾移入细胞内：一般注射葡萄糖溶液和胰岛素，以及输入碳酸氢钠等。

③降低体钾总量：可用离子交换树脂、腹膜透析和血液透析等。

(四)镁代谢紊乱

1. 低镁血症

(1)原因和机制

1)镁摄入不足：见于长期禁食、消化不良等。

2)镁排出过多

①经胃肠道失镁：小肠手术切除、腹泻或胃肠减压引流等。

②经肾排出过多：大量应用利尿剂、糖尿病酮症酸中毒(酸中毒妨碍肾小管对镁的重吸收；高血糖引起渗透性利尿)、严重甲状旁腺功能减退(PTH 能促进肾小管对镁和磷酸盐的重吸收)等。

③细胞外镁转入细胞内：胰岛素治疗糖尿病酮症酸中毒(促进糖原合成)。

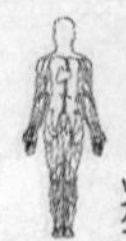

(2)对机体的影响

1)对神经-肌肉的影响:低镁血症时神经-肌肉的应激性增高,表现为肌肉震颤、手足搐搦、Chvostek 征阳性、反射亢进等。其发生机制是:①Mg^{2+} 和 Ca^{2+} 竞争进入轴突,低镁血症时则 Ca^{2+} 进入增多,导致轴突释放乙酰胆碱增多,使神经-肌肉接头处兴奋传递加强;②Mg^{2+} 能抑制终板膜上乙酰胆碱受体对乙酰胆碱的敏感性,低镁血症时这种抑制作用减弱;③低镁血症使 Mg^{2+} 抑制神经纤维和骨骼肌应激性的作用减弱。

2)对中枢神经系统的影响:镁对中枢神经系统具有抑制作用,血镁降低引起焦虑、易激动等症状,严重时可引起癫痫发作、精神错乱、惊厥、昏迷等。

3)对心血管系统的影响

①心律失常:低镁血症时易发生心律失常,其机制在于低镁血症时,心肌细胞 Em 绝对值变小,心肌兴奋性增高;Mg^{2+} 对心肌快反应自律细胞的钠内流的阻断作用减弱,自律性增高;Na^+-K^+-ATP 酶活性减弱,引起心肌细胞内缺钾。

②高血压:低镁血症时易伴发高血压,其机制是血管平滑肌细胞内 Ca^{2+} 增高,使血管收缩;低镁增强儿茶酚胺等收缩血管作用。

③冠心病:低镁血症在冠心病起一定作用,其主要机制:心肌细胞代谢障碍;冠状动脉痉挛。

4)对代谢的影响

①低钾血症:镁缺乏使 Na^+-K^+-ATP 酶活性降低,导致肾髓袢升支对钾的重吸收减少。

②低钙血症:镁缺乏使腺苷酸环化酶活性下降,导致甲状旁腺分泌 PTH 减少,肠道吸收钙、肾小管重吸收钙和骨钙动员均发生障

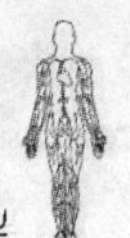

碍，导致血钙浓度降低。

2. 高镁血症

(1)原因和机制

1)镁摄入过多：主要见于静脉内补镁过多过快。

2)镁排出过少：肾排镁减少是高镁血症最重要原因：①肾功能衰竭；②严重脱水伴有少尿；③甲状腺功能减退(甲状腺素具有抑制肾小管重吸收镁作用)；④肾上腺皮质功能减退(醛固酮减少导致肾保钠排镁作用减弱)。

(2)细胞内镁移到细胞外：见于分解代谢占优势的疾病。

3. 对机体的影响

(1)对神经-肌肉的影响：高镁血症表现为肌无力甚至弛缓性麻痹，其机制为高浓度血镁有箭毒样作用，使神经-肌肉连接点释放乙酰胆碱减少，抑制神经-肌肉兴奋的传递。

(2)对中枢神经系统的影响：镁能抑制中枢神经系统的突触传递，因此，高镁血症时常有腱反射减弱或消失，甚至发生嗜睡或昏迷。

(3)对心血管系统的影响：高镁血症时易发生心律失常，表现为心动过缓和传导阻滞。

(4)对平滑肌的影响：高镁血症对平滑肌有显著抑制作用。血管平滑肌抑制可使血管扩张，导致外周阻力和动脉血压下降；内脏平滑肌抑制可引起嗳气、腹胀、便秘和尿潴留等症状。

(五)钙磷代谢障碍

1. 正常钙磷代谢

(1)钙、磷的吸收：体内钙磷均由食物供给。Ca^{2+}通过被动扩散

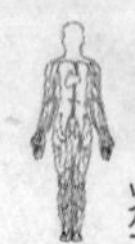

或易化转运由肠腔进入黏膜细胞，需结合蛋白作为转运载体。Pi 通过继发性主动转运随 Na^+ 吸收进入黏膜细胞。

(2)钙、磷的排泄：肾脏和肠道是人体钙、磷排泄的主要器官。

(3)钙和磷的分布：主要以羟磷灰石形式存在于骨和牙齿，其余呈溶解状态分布于体液和软组织中。结合钙(CaBP)与游离 Ca^{2+} 可互相转化。血液偏酸时，游离 Ca^{2+} 升高；血液偏碱时，CaBP 增多，游离 Ca^{2+} 下降。碱中毒时常伴有抽搐现象，与低血钙有关。血浆中钙、磷浓度关系密切。正常时，二者的乘积([Ca]×[P])为 30～40(mg/dl)。如＞40，则钙磷以骨盐形式沉积于骨组织；若＜35，则骨骼钙化障碍，甚至发生骨盐溶解。

(4)钙磷代谢的调节

1)体内外钙稳态调节：体内钙磷代谢，主要由甲状旁腺激素(PTH)、1,25-$(OH)_2D_3$ 和降钙素(CT)三种激素作用于肾脏、骨骼和小肠三个靶器官调节的。

①PTH：促进成骨和溶骨的双重作用；增加肾近曲小管、远曲小管和髓袢上升段对 Ca^{2+} 的重吸收，抑制近曲小管及远曲小管对磷的重吸收；激活肾脏 1α-羟化酶，促进 1,25-$(OH)_2D_3$ 的合成，间接促进小肠吸收钙磷。

②1,25-$(OH)_2D_3$：促进小肠对钙磷的吸收和转运；具有溶骨和成骨双重作用；促进肾小管上皮细胞对钙磷重吸收。

③CT：抑制破骨细胞活性，抑制骨盐溶解；增强成骨作用，降低血钙、血磷浓度；抑制肾小管对钙磷的重吸收；抑制肾 1α-羟化酶。

2)细胞内钙稳态调节：取决于生物膜对钙不自由通透性和转运系统的调节。

①Ca^{2+} 进入胞液的途径：质膜钙通道(电压依赖性钙通道、受体

操纵性钙通道)；胞内钙库释放通道(IP_3受体通道、Ry通道)。

②Ca^{2+}离开胞液的途径：钙泵的作用；Na^+-Ca^{2+}交换；Ca^{2+}-H^+交换。

(5)钙磷的生理功用

1)钙磷共同参与的生理功能

①成骨：骨骼为体内主要钙库和磷库，起支持和保护作用。

②凝血：钙磷共同参与凝血过程。

2)Ca^{2+}的其他生理功能

①调节细胞功能的信使：细胞外Ca^{2+}是第一信使，通过细胞膜上钙通道或钙敏感受体(CaSR)发挥调节作用。CaSR是G蛋白偶联受体，细胞外Ca^{2+}与其结合后，通过G蛋白-PLC-IP_3通路及酪氨酸激酶-MAPK通路，引起肌浆网或内质网释放Ca^{2+}，使细胞内Ca^{2+}增加。细胞内Ca^{2+}作为第二信使(例如，兴奋-收缩偶联因子，刺激-分泌偶联因子)发挥调节作用。研究表明，CaSR参与维持钙和其他金属离子稳态，调节细胞分化、增殖和凋亡等生物学过程。

②调节酶的活性：Ca^{2+}是许多酶(例如脂肪酶、ATP酶等)的激活剂，还能抑制1α-羟化酶的活性，从而影响代谢活动。

③维持神经-肌肉兴奋性：血Ca^{2+}降低，神经-肌肉兴奋性增高，可引起抽搐。

④其他：Ca^{2+}可降低毛细血管和细胞膜通透性，防止渗出，抑制炎症和水肿。

3)磷的其他生理功能：①调控生物大分子的活性；②参与机体能量代谢的核心反应；③生命重要物质的组分；④其他：磷酸盐是血液缓冲体系的重要组分，参与许多酶促反应等。

2. 钙磷代谢异常

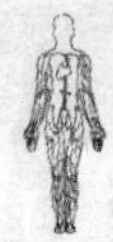

(1)低钙血症

1)原因

①维生素 D 代谢障碍:维生素 D 缺乏;肠吸收障碍;维生素 D 羟化障碍。

②甲状旁腺功能减退:PTH 缺乏(手术误切甲状旁腺,甲状旁腺发育障碍等);PTH 抵抗(假性甲状旁腺功能低下,PTH 的靶器官受体异常)。

③慢性肾功能衰竭:肾排磷减少,血磷升高,血钙降低(Ca×P 为常数);肾实质破坏,1,25-$(OH)_2D_3$生成不足,肠钙吸收减少;血磷升高,肠道分泌磷酸根增多,与食物钙结合形成难溶的磷酸钙随粪便排出;肾毒物损伤肠道,影响肠道钙磷吸收;慢性肾衰时,骨骼对 PTH 敏感性降低,骨动员减少。

④低镁血症:可使 PTH 分泌减少,靶器官对 PTH 反应性降低。

2)对机体的影响

①对神经肌肉的影响:兴奋性增加,出现肌肉痉挛、喉鸣与惊厥。

②对骨骼的影响:可表现为佝偻病、骨质软化、骨质疏松和纤维性骨炎等。

③对心肌的影响:低血钙对钠内流的膜屏障作用减小,心肌兴奋性和传导性升高。膜内外 Ca^{2+} 浓度差减小,Ca^{2+} 内流减慢,致动作电位平台期延长,不应期亦延长。心电图表现为 Q-T 间期和 ST 段延长,T 波低平或倒置。

④其他:慢性低钙常出现皮肤干燥、脱屑、毛发稀疏等。

(2)高钙血症

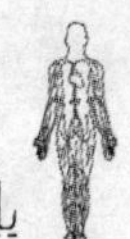

1)原因

①甲状旁腺功能亢进;②恶性肿瘤(白血病、多发性骨髓瘤、恶性肿瘤骨转移等);③维生素D中毒;④甲状腺功能亢进等。

2)对机体的影响

①对神经肌肉的影响:兴奋性降低(乏力、表情淡漠、腱反射减弱,严重时出现精神障碍、木僵和昏迷)。

②对心肌的影响:高血钙时膜屏障作用增强,Na^{+}内流减少,心肌兴奋性和传导性降低。Ca^{2+}内流加速,动作电位平台期缩短。心电图表现为Q-T间期缩短,房室传导阻滞。

③肾损害:Ca^{2+}主要损伤肾小管,早期为浓缩功能障碍;晚期肾小管纤维化、肾钙化、肾结石,可发展为肾功能衰竭。

④其他:多处异位钙化灶的形成,例如血管壁、关节、肾、软骨、胰腺、鼓膜等,引起相应组织器官功能的损害。

当血清钙大于4.5mmol/L,可发生高钙血症危象,如严重脱水、高热、心律紊乱、意识不清等,患者易死于心搏骤停、坏死性胰腺炎和肾衰等。

(3)低磷血症

1)原因:①小肠磷吸收减少(饥饿、吐泻、吸收不良综合征等);②尿磷排泄增加(急性乙醇中毒,甲状旁腺功能亢进症等);③磷向细胞内转移(促进合成代谢的胰岛素、雄性激素等。

2)对机体的影响:通常无特异症状。由于ATP合成不足和红细胞内2,3-DPG减少,重者可有肌无力、感觉异常、鸭态步,骨痛、佝偻病、病理性骨折,易激惹、抽搐、昏迷。

(4)高磷血症

1)原因:①急、慢性肾功能不全;②甲状旁腺功能低下;③维生

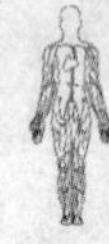

素D中毒；④磷向细胞外移出（急性酸中毒、骨骼肌损伤、恶性肿瘤化疗）等。

2）对机体的影响：高磷血症可抑制肾脏 1α-羟化酶和骨的重吸收。其临床表现与高磷血症诱导的低钙血症和异位钙化有关。

第三节　复习思考题

（一）试卷一

1. A 型选择题

（1）正常成年人细胞内液约占体重的

A. 80％　B. 70％　C. 60％　D. 50％　E. 40％

（2）机体内环境是指

A. 细胞外液　B. 细胞内液　C. 穿细胞液　D. 体液　E. 血浆

（3）正常成人每天最低尿量为

A. 1000ml　B. 800ml　C. 500ml　D. 300ml　E. 100ml

（4）水的生理功能

A. 良好溶剂　B. 调节体温　C. 生化反应场所　D. 润滑作用　E. 以上都是

（5）有关体液各部分渗透压关系的正确描述是

A. 细胞内高于细胞外　B. 细胞内低于细胞外　C. 血浆低于组织间液　D. 组织间液低于细胞内液　E. 细胞内外液基本相等

（6）细胞外液渗透压至少变动多少才会影响体内抗利尿激素释放

A. 2%　B. 3%　C. 4%　D. 5%　E. 6%

(7)伴有细胞外液减少的低钠血症也可称为

A. 原发性脱水　B. 高渗性脱水　C. 等渗性脱水　D. 低渗性脱水　E. 慢性水中毒

(8)哪一类水电解质紊乱最容易发生休克

A. 低渗性脱水　B. 高渗性脱水　C. 等渗性脱水　D. 水中毒　E. 低钾血症

(9)等渗性脱水较长时间未经处理可转变为

A. 低渗性脱水　B. 高渗性脱水　C. 低钠血症　D. 低钾血症　E. 水中毒

(10)钾的生理功能

A. 维持细胞新陈代谢　B. 维持细胞静息膜电位　C. 调节细胞内渗透压　D. 调节细胞外液酸碱平衡　E. 以上都是

(11)关于钾代谢紊乱的错误说法是

A. 血清钾浓度低于 3.5mEq/L 为低钾血症　B. 血清钾浓度和体内钾总量一定呈平行关系　C. 高钾血症可导致血液 pH 降低　D. 急性碱中毒常引起低钾血症　E. 严重的急性高钾血症和低钾血症均可引起呼吸肌麻痹

(12)急性低钾血症时心肌电生理的特点是

	静息电位与阈电位间差值	心肌兴奋性
A.	↑	↑
B.	↓	↑
C.	↓	↓
D.	↑	↓
E.	不变	↑

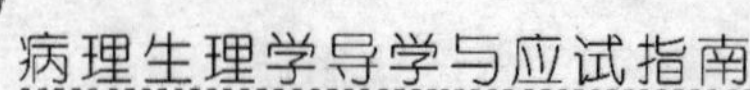

(13)高钾血症的最常见原因是

A. 急性酸中毒 B. 血管内溶血 C. 急性缺氧 D. 肾脏排钾减少 E. 钾摄入过多

(14)高钾血症时心电图特点是

A. T波高尖,Q-T间期缩短 B. T波低平,Q-T间期延长 C. T波高尖,Q-T间期延长 D. T波低平,Q-T间期缩短 E. T波低平,出现U波

(15)低钾血症最严重的表现是

A. 心律失常 B. 呼吸肌麻痹 C. 心室纤颤 D. 麻痹性肠梗阻 E. 肌无力

(16)低镁血症时神经-肌肉兴奋性增高的机制是

A. 静息电位负值变小 B. 阈电位降低 C. γ-氨基丁酸释放增多 D. 乙酰胆碱释放增多 E. ATP生成增多

(17)低钙血症常出现

A. 心肌收缩性增强 B. 心肌兴奋性降低 C. 骨骼肌麻痹 D. 心肌传导性降低 E. 手足搐搦

(18)低蛋白血症引起水肿的机制是

A. 毛细血管内压升高 B. 血浆胶体渗透压下降 C. 组织间液的胶体渗透压升高 D. 组织间液的流体静压下降 E. 毛细血管壁通透性升高

(19)充血性心力衰竭时肾小球滤过分数增加主要是因为

A. 肾小球滤过率升高 B. 肾血浆流量增加 C. 出球小动脉收缩比入球小动脉收缩明显 D. 肾小管周围毛细血管中血浆渗透压降低 E. 肾小管周围毛细血管中流体静压升高

(20)急性肺水肿最有诊断价值的体征是

A. 气短、紫钳 B. 肺部水泡音 C. 咳粉红色泡沫痰 D. 心尖区奔马律 E. 肺动脉瓣第二音亢进

2. X型选择题

(1)机体内环境恒定是指细胞外液的下述哪些理化指标恒定

A. 容量和分布 B. 渗透压 C. 电解质的含量和比例 D. pH

(2)人体排水的途径包括

A. 消化道 B. 肺脏 C. 皮肤 D. 肾脏

(3)刺激抗利尿激素(ADH)释放的主要因素是

A. 血糖降低 B. 循环血量减少 C. 血管紧张素Ⅱ减少 D. 血浆晶体渗透压增高

(4)高渗性脱水患者易有

A. 口渴 B. 尿少 C. 休克 D. 尿比重高

(5)影响肾脏排钾的因素是

A. 细胞内液 pH B. 血钾浓度 C. 醛固酮水平 D. 远端肾小管内原尿流速

(6)钾代谢的特点是

A. 钾在肠道吸收速度快 B. 钾进入细胞速度慢 C. 钾经肾脏排泄快 D. 肾脏排钾受醛固酮的调控

(7)严重高钾血症对骨骼肌的影响是

A. 肌无力 B. 处于超极化阻滞状态 C. 肌麻痹 D. 静息电位负值减小

(8)低镁血症对心血管的影响有

A. 心肌收缩加强 B. 心动过缓 C. 心律失常 D. 外周小动脉收缩

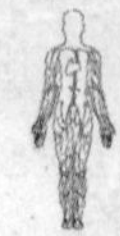

(9)调节钙磷代谢的主要激素是

A. 甲状腺激素　B. 甲状旁腺激素　C. 维生素D　D. 降钙素

(10)机体钠水潴留的机制有

A. 肾小球滤过率下降　B. 血浆胶体渗透压下降　C. 毛细血管通透性增高　D. 肾小球滤过分数增大

3. 名词解释

(1)跨细胞液　(2)低渗性脱水　(3)脱水热　(4)反常性酸性尿　(5)钙火花

4. 问答题

(1)为什么早期或轻症的高渗性脱水病人不易发生休克?

(2)为何低钾血症和严重高钾血症均可导致骨骼肌兴奋性降低?

(3)某婴儿腹泻3天,每天10余次,为水样便。试问该婴儿可发生哪些水电解质和酸碱平衡紊乱?为什么?

(4)简述糖尿病患者易发生低镁血症的机制。

(5)简述肾小球滤过分数增加的机制。

(二)答案及题解

1. A型选择题

(1)答案　E

题解:正常成年人体液约占体重的60%,其中细胞内液约占2/3。

(2)答案　A

题解:生命的最基本形态和机能单位——细胞都浸浴在细胞外液中,故把细胞外液称为机体内环境。

(3)答案 C

题解:正常人每天需经肾脏排出废物约35克,而肾脏最大浓缩能力为7%,故正常成人每天最低尿量为500ml。

(4)答案 E

题解:水的生理功能包括:良好溶剂;调节体温;生化反应场所;润滑作用。

(5)答案 E

题解:生物膜是不允许溶质自由通过的半透膜,但水作为溶剂可自由通过,这样就保证了细胞内外液的渗透压基本相等。

(6)答案 A

题解:正常渗透压感受器阈值为280mmol/L,当细胞外液渗透压有1%~2%变动时,就可以影响ADH的释放。

(7)答案 D

题解:低渗性脱水的特点是细胞外液减少,同时渗透压降低。

(8)答案 A

题解:低渗性脱水时,由于渗透压降低,丧失口渴感而饮水减少;ADH分泌减少而排尿增加;细胞外液水分向细胞内转移。细胞外液明显减少,故容易发生休克。

(9)答案 B

题解:等渗性脱水较长时间未经处理可转变为高渗性脱水,这是因为患者通过肺脏和皮肤的不感蒸泄丢失大量水分,导致失水大于失钠。

(10)答案 E

题解:钾是糖原和蛋白质合成相关酶的激活物;细胞静息状态下仅对K^+有选择性通透性;为维持电中性,细胞内外K^+-H^+可互

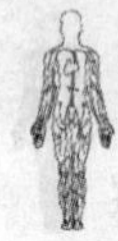

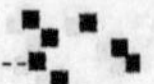

相交换。这些决定钾具有上述全部生理功能。

(11)答案　B

题解:钾代谢特点是“肠道吸收快,肾脏排泄快,进入细胞慢”。这一特点决定了血清钾浓度和体内钾总量之间并不一定呈平行关系。

(12)答案　B

题解:急性低钾血症时,尽管细胞内外液中 K^+ 浓度差变大,但由于心肌细胞膜对 K^+ 的通透性降低,细胞内钾外流反而减少,导致 Em 绝对值减少,Em-Et 缩短,兴奋所需阈刺激也变小,心肌兴奋性增高。

(13)答案　D

题解:肾脏是机体主要的排钾器官,故肾脏排钾减少是高钾血症的最常见原因。

(14)答案　C

题解:高钾血症时,心肌细胞膜对 K^+ 通透性增高,细胞内 K^+ 外流加快,动作电位 3 期复极加速,因此,T 波高尖;高钾血症时,静息电位负值变小,钠电流减小、减慢,传导性降低,故 Q-T 间期延长。

(15)答案　C

题解:心室纤颤可使心输出量急剧降低至零,造成病人死亡,故为低钾血症最严重的表现。

(16)答案　D

题解:Mg^{2+} 和 Ca^{2+} 竞争进入轴突,低镁血症时则 Ca^{2+} 进入增多,导致轴突释放乙酰胆碱增多,使神经-肌肉接头处兴奋传递加强。

(17)答案 E

题解：Ca^{2+}对于神经-肌肉是瘫痪性（抑制性）离子，血钙降低，神经-肌肉的兴奋性必然增强，故低钙血症常出现手足搐搦。

(18)答案 B

题解：血浆胶体渗透压主要取决于血浆中蛋白质含量（尤其白蛋白），低蛋白血症势必引起血浆胶体渗透压下降，导致组织液的生成大于回流，进而引起水肿。

(19)答案 C

题解：充血性心力衰竭时，交感神经兴奋，出球小动脉收缩比入球小动脉收缩明显，导致肾小球滤过分数增加。

(20)答案 C

题解：急性肺水肿见于急性左心衰竭，其最有诊断价值的体征是咳粉红色泡沫痰。

2. X型选择题

(1)答案 A、B、C、D

题解：细胞外液的容量、渗透压、电解质含量、pH的恒定，对生命活动的维持均十分重要。

(2)答案 A、B、C、D

题解：消化道（通过排便），肺脏（通过呼吸的不感蒸泄），皮肤（通过不感蒸泄和显形出汗），肾脏（通过排尿），均可成为人体排水的途径。

(3)答案 B、D

题解：刺激抗利尿激素（ADH）释放的主要因素是血浆晶体渗透压增高，显著循环血量减少和血管紧张素Ⅱ增加（注意：这里是减少）也可刺激ADH释放。

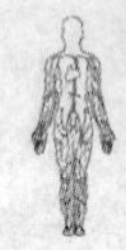

(4)答案　A、B、D

题解:高渗性脱水患者细胞外液渗透压升高,刺激口渴中枢和促使 ADH 分泌增加,故患者易有口渴、尿少和尿比重高,但早期不易发生休克。

(5)答案　A、B、C、D

题解:细胞内液 pH 升高(碱中毒)、血钾浓度升高、醛固酮水平升高和远端肾小管内原尿流速加快,均可使肾脏排钾增多,反之减少。

(6)答案　A、B、C、D

题解:上述四点均是钾代谢的特点。

(7)答案　A、C、D

题解:严重高钾血症时,骨骼肌细胞的静息电位负值明显减小,快钠通道关闭,出现极化阻滞现象,骨骼肌兴奋性降低,可发生肌无力和肌麻痹。

(8)答案　C、D

题解:Mg^{2+}对于心肌和血管平滑肌均为抑制性离子。低镁血症时,心肌兴奋性和自律性增高,故易发生心律失常。同时,$Ca^{2+}-Mg^{2+}-ATP$酶(钙泵)活性减弱,使血管平滑肌细胞内Ca^{2+}增高,因此,外周小动脉收缩。

(9)答案　B、C、D

题解:甲状旁腺激素、1-25-$(OH)_2$维生素D_3和降钙素,通过作用于骨骼、肠道和肾脏三个靶器官,调节钙磷代谢的平衡。

(10)答案　A、B、C、D

题解:肾小球滤过率下降可使机体钠水经肾小球滤过减少,肾小球滤过分数增大可使近曲小管重吸收钠水增加,这些可导致机体钠水潴留。而血浆胶体渗透压下降和毛细血管通透性增高则与组织液生成大于回流有关。

3. 名词解释

(1)答案　组织间液有极少部分分布于一些密闭的腔隙(如关节囊、颅腔、胸膜腔、腹膜腔),因其由上皮细胞分泌,称为跨细胞液,又称为第三间隙液。

(2)答案　因失 Na^+ 多于失水而导致的血清 Na^+ 浓度 $<130mmol/L$、血浆渗透压 $<280mmol/L$ 的细胞外液量的减少,称为低渗性脱水,又称低容量性低钠血症。

(3)答案　由于脱水引起的体温升高叫脱水热,主要见于严重高渗性脱水的病例,尤其体温调节功能发育尚未完全的婴幼儿。

(4)答案　一般来说,碱中毒时尿液呈碱性,但低钾性碱中毒时,由于肾小管上皮细胞内 K^+ 浓度降低,使排钾减少而排 H^+ 增多,尿液呈酸性,故称反常性酸性尿。

(5)答案　偶联于横小管和肌浆网的 Ry 受体钙通道同时开放,产生局部游离钙浓度升高,称为钙火花。自发性钙火花是细胞内钙释放的基本单位,它成为引发钙振荡和钙波的位点,是构成心肌细胞兴奋-收缩偶联的物质基础。

4. 问答题

(1)答案要点　①高渗刺激口渴中枢,饮水增加;②ADH 分泌增加,肾小管对水的重吸收增加;③细胞内液向细胞外转移。这些有助于渗透压回降,又使血容量得到恢复。

(2)答案要点　①低钾血症时,E_m 负值增大,E_m 至 E_t 间的距离加大,兴奋性降低,出现超极化阻滞;②严重高钾血症时,静息膜电位负值极度变小,当达到 -55 至 $-60mV$ 时,快 Na^+ 通道失活,兴奋

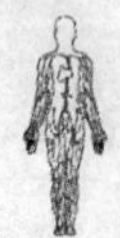

性反而下降，发生去极化阻滞。

(3)答案要点 ①婴幼儿腹泻钠浓度低的水样便（粪便钠浓度在 60mEq/L 以下），失水多于失钠，故可发生高渗性脱水；②肠液中含有丰富的 K^+、Ca^{2+}、Mg^{2+}，故腹泻可导致低钾血症、低钙血症、低镁血症。③肠液呈碱性，腹泻丢失大量 $NaHCO_3$，可导致代谢性酸中毒。

(4)答案要点 ①糖尿病病人血糖升高，高血糖可产生渗透性利尿；②糖尿病病人易发生酮症酸中毒，而酸中毒可妨碍肾小管对镁的重吸收；③胰岛素治疗糖尿病时，因糖原合成增加，促使细胞外镁转入细胞。

(5)答案要点 简述肾小球滤过分数增加的机制。

①肾小球滤过分数(FF)＝肾小球滤过率/肾血浆流量。②有效循环血量减少时（如心衰、肝硬化腹水），交感神经兴奋，出球小动脉收缩比入球小动脉收缩明显，GFR 相对增高，FF 增加。③由于无蛋白滤液相对增多，肾小管周围毛细血管的血浆胶体渗透压相应增高，同时流体静压下降。故近曲小管重吸收钠和水增加，导致钠水潴留。

(三)试卷二

1. A 型选择题

(1)机体内跨细胞液是指

A. 消化液 B. 脑脊液 C. 关节囊液 D. 汗液 E. 以上都是

(2)细胞内液中最主要的阳离子是

A. Na^+ B. K^+ C. Ca^{2+} D. Mg^{2+} E. Fe^{2+}

(3)细胞内外渗透压平衡主要依靠哪种物质的移动来维持

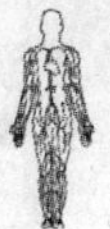

A. Na^+ B. K^+ C. 葡萄糖 D. 蛋白质 E. 水

(4)抗利尿激素(ADH)的作用部位是肾脏的

A. 近曲小管和远曲小管 B. 髓袢降支和远曲小管 C. 髓袢升支和远曲小管 D. 近曲小管和集合管 E. 远曲小管和集合管

(5)产生 ADH 分泌异常增多症的原因是

A. 肺癌 B. 脑肿瘤 C. 脑炎症 D. 脑外伤 E. 以上都是

(6)伴有细胞外液减少的高钠血症称为

A. 原发性高钠血症 B. 高渗性脱水 C. 原发性醛固酮增多症 D. Cushing 综合征 E. Addison 病

(7)酷暑劳动时只饮水可发生

A. 等渗性脱水 B. 低渗性脱水 C. 高渗性脱水 D. 水中毒 E. 水肿

(8)在下列哪一种情况的早期易出现神经精神症状

A. 高渗性脱水 B. 低渗性脱水 C. 等渗性脱水 D. 急性水中毒 E. 慢性水中毒

(9)过量胰岛素产生低钾血症的机制是

A. 大量出汗失钾 B. 醛固酮分泌过多 C. 细胞外钾向细胞内转移 D. 结肠分泌钾加强 E. 肾小管重吸收钾障碍

(10)急性低钾血症可使心肌

	兴奋性	传导性	自律性	收缩性
A.	↑	↑	↑	↑
B.	↓	↑	↑	↑
C.	↑	↓	↑	↑
D.	↑	↑	↓	↑
E.	↑	↑	↓	↓

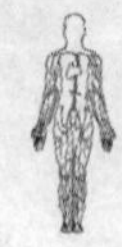

(11)输入大量库存血易导致

A. 高钠血症　B. 低钾血症　C. 高钾血症　D. 低钠血症　E. 低镁血症

(12)高钾血症对酸碱平衡的影响是

A. 细胞内外均碱中毒　B. 细胞内外均酸中毒　C. 细胞内碱中毒,细胞外酸中毒　D. 细胞内酸中毒,细胞外碱中毒　E. 细胞内酸中毒,细胞外正常

(13)影响体内外钾平衡调节的主要激素是

A. 胰岛素　B. 胰高血糖素　C. 肾上腺糖皮质激素　D. 醛固酮　E. 甲状腺素

(14)某患者因消化道手术后禁食一周余,仅静脉输入大量5%葡萄糖盐水,此患者最容易发生何种电解质紊乱

A. 低血钠　B. 低血钾　C. 低血氯　D. 高血钠　E. 高血钾

(15)对神经、骨骼肌和心肌均有抑制作用的阳离子是

A. Na^+　B. K^+　C. Ca^{2+}　D. Mg^{2+}　E. HCO_3^-

(16)紧急治疗急性高镁血症的有效措施是

A. 静脉输注葡萄糖　B. 腹膜透析　C. 静脉输注葡萄糖酸钙　D. 静脉输注生理盐水　E. 使用速尿加速镁的排出

(17)高钙血症对机体的影响不包括

A. 肾小管损伤　B. 异位钙化　C. 神经肌肉兴奋性降低　D. 心肌传导性降低　E. 心肌兴奋性升高

(18)影响血浆胶体渗透压最重要的蛋白质是

A. 白蛋白　B. 球蛋白　C. 纤维蛋白原　D. 凝血酶原　E. 珠蛋白

(19)左心衰竭引起肺水肿最重要发病因素是

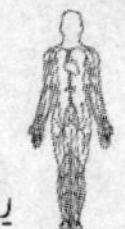

A. 肺毛细血管通透性增高 B. 肺泡毛细血管流体静压增高 C. 肺血管胶渗压降低 D. 肺淋巴回流障碍 E. 肺泡表面活性物质减少

(20)下述哪一项不是肝性水肿的发病机制

A. 肝静脉回流受阻 B. 门静脉高压 C. 钠水潴留 D. 微血管通透性增高 E. 肝灭活醛固酮减少

2. X型选择题

(1)醛固酮的作用是

A. 排氢 B. 排钾 C. 保钠 D. 保钾

(2)ADH分泌异常增多症见于

A. 肺结核 B. 肺炎 C. 中枢神经系统疾病 D. 恶性肿瘤

(3)大汗后可能发生的水、电解质紊乱有

A. 等渗性脱水 B. 高镁血症 C. 低钾血症 D. 高渗性脱水

(4)伴有细胞外液增多的高钠血症见于

A. 水肿 B. Cushing综合征 C. 水中毒 D. 纠酸使用高浓度碳酸氢钠过多

(5)低钾血症可见于

A. 糖原合成增强 B. 血管内溶血 C. 急性碱中毒 D. 缺氧

(6)注射钙剂治疗严重高钾血症患者的机制是

A. 使阈电位负值减小 B. 使静息电位增大 C. 恢复心肌的兴奋性 D. 使心肌细胞内Ca^{2+}浓度增高

(7)低镁血症对心血管的影响有

A. 心肌收缩加强 B. 心动过缓 C. 心律失常 D. 外周小

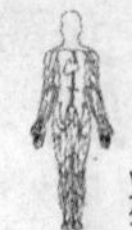

动脉收缩

(8)关于钙敏感受体的正确说法有

A. 属于G蛋白偶联受体　B. 参与钙和其他金属离子稳态的维持　C. 降钙素是其主要配体　D. 参与细胞分化、增殖和凋亡的调节

(9)低钙血症对机体的影响有

A. 手足抽搐　B. 佝偻病和骨质软化　C. 心肌收缩力下降　D. 心电图Q-T间期和ST段延长

(10)产生心性水肿的有关机制是

A. 心输出量减少　B. 肝灭活醛固酮不足　C. 静脉回流障碍　D. 血浆胶渗压降低

3. 名词解释

(1)心房利钠肽　(2)低容量性高钠血症　(3)水肿　(4)超极化阻滞　(5)低镁血症

4. 问答题

(1)哪种类型脱水易发生脑出血？为什么？

(2)能刺激体内抗利尿激素(ADH)分泌的因素有哪些？

(3)某孕妇妊娠反应强烈，频发呕吐。在滴注大量葡萄糖液后出现明显的腹胀。试分析其发生腹胀的可能机制。

(4)简述低钙血症的发生机制。

(5)试述肝性腹水的发生机制。

(四)答案及题解

1. A型选择题

(1)答案　E

题解:跨细胞液是指由上皮细胞分泌的、布于一些密闭腔隙的极少量组织间液,消化液、脑脊液、关节囊液和汗液均属于跨细胞液。

(2)答案 B

题解:在细胞内阳离子中,K^+数量最多,功能最重要。

(3)答案 E

题解:细胞膜是半透膜,只允许水分子自由通过。

(4)答案 E

题解:ADH 的作用部位是肾脏的远曲小管和集合管。

(5)答案 E

题解:以上都是产生 ADH 分泌异常增多的原因。

(6)答案 B

题解:高渗性脱水的特点是细胞外液减少伴有高钠血症。

(7)答案 B

题解:酷暑劳动时可因大量出汗(低渗液)而发生高渗性脱水,但是,只饮水在补液量不足的情况下,可转化成低渗性脱水。

(8)答案 D

题解:急性水中毒可引起脑水肿和脑疝,故早期易出现神经精神症状。

(9)答案 C

题解:过量胰岛素通过促进糖原合成和激活钠泵(Na^+-K^+-ATP 酶)使细胞外钾向细胞内转移,进而引起低钾血症。

(10)答案 C

题解:急性低钾血症时,由于心肌细胞膜K^+的通透性降低,心肌 Em 绝对值减少,去极化时Na^+内流减慢,Em-Et 缩短,对自动除极的背景钠电流的抑制减弱，对 Ca^{2+} 内流的抑制作用减弱，因此，心肌兴奋性增高，传导性降低，自律性增高。

(11)答案　C

题解：输入大量库存血易导致高钾血症，因为库存血可发生红细胞破坏而释放细胞内钾。

(12)答案　C

题解：高钾血症时，K^+ 向细胞内转移，为了维持电中性，细胞内 H^+ 向细胞外转移，因此，导致细胞内碱中毒，细胞外酸中毒。

(13)答案　A

题解：胰岛素可以促进糖原合成和激活细胞膜上的 Na^+-K^+-ATP 酶的活性，结果诱导细胞外 K^+ 进入细胞内。

(14)答案　B

题解：患者禁食会使 K^+ 摄入减少，肾脏调节钾代谢的特点是“不吃也排”(继续排钾)，加之输入大量葡萄糖促进糖原合成(促进 K^+ 进入细胞内)，因此，易发生低血钾。

(15)答案　D

题解：Mg^{2+} 对神经、骨骼肌和心肌均有抑制作用。

(16)答案　C

题解：尽管静脉输注葡萄糖(促进糖原合成)、腹膜透析、使用速尿均可降低高镁血症，但是，急性高镁血症对机体的最大危害是对心肌的抑制，而 Ca^{2+} 对心肌来说是兴奋性离子。

(17)答案　E

题解：高钙血症时，Ca^{2+} 对 Na^+ 的膜屏障作用增强，Na^+ 内流减少，心肌兴奋性和传导性降低。

(18)答案　A

题解:因为在血浆所含蛋白质中白蛋白的数量多而分子量小,故成为影响血浆胶体渗透压最重要的蛋白质。

(19)答案 B

题解:左心衰竭必然引起肺循环淤血,进而引起肺泡毛细血管流体静压增高,后者导致肺循环组织液的生成大于回流。

(20)答案 D

题解:显然,肝性水肿的发病机理与微血管通透性增高无关。

2. X型选择题

(1)答案 A、B、C

题解:醛固酮的生理功能是促进肾脏远曲小管泌 H^+、排 K^+ 和保 Na^+。

(2)答案 A、B、C、D

题解:上述四种疾病均可分泌 ADH 样物质。

(3)答案 C、D

题解:显性汗液含有少许 Na^+ 和 K^+,因此,大汗后可发生低钾血症和高渗性脱水。

(4)答案 B、D

题解:Cushing 综合征有醛固酮分泌增多,它可促进肾远曲小管重吸收 Na^+ 增多,形成高钠血症,后者通过渗透压升高引起 ADH 分泌增加,进而引起水重吸收增加。高浓度碳酸氢钠使用过多,显然可引起伴有细胞外液增多的高钠血症。

(5)答案 A、C

题解:糖原合成增强和糖原合成增强,均可促进细胞外 K^+ 进入细胞内。

(6)答案 A、C

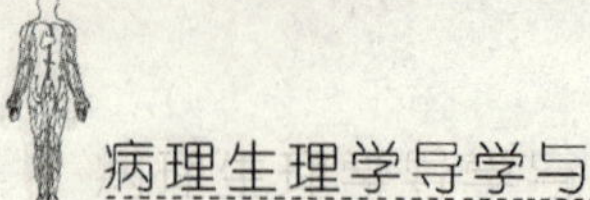

题解：严重高钾血症可使静息电位显著变小，钠通道失活，而注射钙剂可使阈电位负值减小，重新恢复心肌的兴奋性。

(7)答案 B、C、D

题解：Mg^{2+}对于心肌和血管平滑肌均为抑制性离子，低镁血症时，心肌兴奋性和自律性增高，故可发生心律失常(包括心动过缓)，同时，外周小动脉收缩。

(8)答案 A、B、D

题解：钙敏感受体的配体主要细胞外 Ca^{2+} 及其他多价阳离子，显然降钙素不是，其他说法均对。

(9)答案 A、B、C、D

题解：低钙血症时，显然可出现佝偻病、骨质软化；Ca^{2+} 内流减慢，不应期亦延长，心电图则表现为 Q-T 间期和 ST 段延长；神经肌肉兴奋性增加，可出现手足抽搐；心肌游离钙浓度降低，故心肌收缩力下降。

(10)答案 A、B、C、D

题解：心输出量减少(可激活肾素-血管紧张素-醛固酮系统)和肝灭活醛固酮不足(肝淤血性缺氧)均可导致钠水潴留，而静脉回流障碍和血浆胶渗压降低均可导致组织液生成大于回流，故以上各点均与心性水肿的发生有关。

3. 名词解释

(1)答案 心房利钠肽是一组由心房肌细胞产生的多肽，参与水钠代谢的调节，又称心房肽或心房利钠因子。

当心房扩展、血容量增加、血 Na^{+} 增高或血管紧张素增多时，将刺激心房肌细胞合成释放 ANP。其功能有：①减少肾素的分泌；②抑制醛固酮的分泌；③对抗血管紧张素的缩血管效应；④拮抗醛

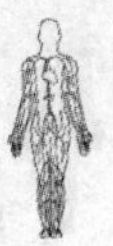

固酮的保 Na^+ 作用。

(2)答案 低容量性高钠血症的特点是失水多于失钠，血清 Na^+ 浓度>150mmol/L，血浆渗透压>310mmol/L。细胞外液量和细胞内液量均减少，又称为高渗性脱水。

(3)答案 过多的液体在组织间隙或体腔内积聚称为水肿。它是可见于多种疾病的一种重要病理过程。

(4)答案 急性低钾血症时，细胞内外液中 K^+ 浓度差变大，细胞内 K^+ 外流增多，静息电位负值变大，静息电位与阈电位的差值变大，导致肌细胞兴奋性降低的情况，称为超极化阻滞。

(5)答案 血清镁浓度低于0.75mmol/L时，称为低镁血症。

4. 问答题

(1)答案要点 某些严重高渗性脱水病例常发生脑出血，因为细胞外液渗透压显著升高可引起脑细胞脱水和脑体积缩小，结果使颅骨与脑皮层之间的血管张力变大，进而引起破裂而导致脑出血。

(2)答案要点 ①血浆晶体渗透压升高；②血管紧张素Ⅱ分泌增加；③严重应激（疼痛、创伤、失血、情绪紧张）；④某些药物（乙酰胆碱、吗啡、麻醉药、巴比妥类、尼古丁、长春新碱、环磷酰胺等）。

(3)答案要点 ①呕吐→失钾，代碱、滴注葡萄糖液→钾向细胞内转移；②低钾血症→超极化和能量代谢障碍→肠蠕动减慢；③肠蠕动减慢→细菌繁殖产气，故腹胀。

(4)答案要点 ①维生素D代谢障碍；②甲状旁腺功能减退；③慢性肾功能衰竭；④低镁血症。

(5)答案要点 ①肝静脉回流受阻：肝结节增生，肝血窦内压升

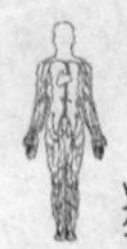

高，使肝淋巴生成增多；②门静脉高压：肠系膜毛细血管流体静压升高，使肠淋巴液生成增加；③钠水潴留：有效循环血量减少，醛固酮分泌增多，同时肝硬化灭活醛固酮能力降低；④血浆胶体渗透压降低：肝脏合成白蛋白减少，组织液生成大于回流。

（哈尔滨医科大学　徐长庆）

第 4 章

酸碱平衡紊乱

第一节　教学大纲要求

(1)掌握酸碱平衡、酸碱平衡紊乱、代偿性酸碱平衡紊乱、混合性酸碱平衡紊乱的概念。

(2)掌握反映酸碱平衡状况的常用指标。

(3)掌握四种单纯性酸碱平衡紊乱的原因、发病机制、机体代偿性调节、对机体的影响。

(4)熟悉酸碱物质的来源和酸碱平衡的调节。

(5)熟悉判断酸碱平衡紊乱的方法及其病理生理基础。

(6)了解混合性酸碱平衡紊乱的类型、原因和特点。

(7)了解酸碱平衡紊乱防治的病理生理基础。

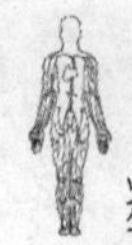

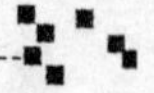

第二节　教材内容精要

一、基本概念

(一)酸碱平衡

正常情况下，机体在代谢过程中不断产生酸性和碱性物质，也从食物中摄入一些酸性或碱性物质，但在机体的不断调节下，体液的酸碱度仍然稳定在一个很窄的范围内(pH 7.35～7.45)。这种维持体液酸碱度相对稳定的过程称为酸碱平衡。这个概念包含 2 个要素:(1)正常机体在代谢过程中不断产生酸性和碱性物质，而产生酸性物质要比碱性物质多得多，也可从食物中摄入一些酸性或碱性物质，这本来可引起体液酸碱度不断变化;(2)机体存在一系列的酸碱调节机制，在它们的不断调节下，体液的酸碱度始终保持着相对稳定。理解这一概念是理解酸碱平衡紊乱的基础。

(二)酸碱平衡紊乱

在某些原因作用下，机体出现酸碱负荷过度、严重不足或酸碱平衡调节机制发生障碍，导致体液酸碱度的稳定性破坏，称为酸碱平衡紊乱。酸碱平衡紊乱是一种病理过程，因此在病因作用下才会发生。根据酸碱平衡的原理，病因的作用必须使机体酸碱负荷过度或严重不足，超过了机体的调节能力，或/和使酸碱调节机制发生障碍，不能对不断变化的酸碱度进行调节，才能导致体液的酸碱度稳态破坏，从而发生酸碱平衡紊乱。这个概念属于本章的一级概念，

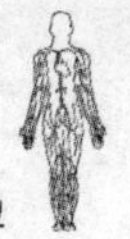

其他有关酸碱平衡紊乱的二级概念均服从这一概念。

(三)单纯性酸碱平衡紊乱与混合性酸碱平衡紊乱

在病因作用下，根据血液中酸碱成分 HCO_3^- 的降低或升高和 $PaCO_2$ 的升高或降低，把酸碱平衡紊乱分为代谢性酸中毒、代谢碱碱中毒、呼吸性酸中毒和呼吸性碱中毒四种类型。在一个病人身上仅存在一种类型的酸碱平衡紊乱称为单纯性酸碱平衡紊乱。在同一病人身上同时存在两种或两种以上的单纯性酸碱平衡紊乱则称为混合型酸碱平衡紊乱。

(四)代偿性与失代偿性酸碱平衡紊乱

单纯性酸碱平衡紊乱发生时，呼吸性因素（$PaCO_2$）的原发性改变，由代谢性因素（HCO_3^-）来进行代偿；相反，代谢性因素（HCO_3^-）的原发性改变，由呼吸性因素（$PaCO_2$）来进行代偿。这种代偿的结果是使 HCO_3^-/H_2CO_3 比值及 pH 趋于正常。经过代偿后，如果 HCO_3^-/H_2CO_3 比值及 pH 能维持在正常范围内，称为代偿性酸碱平衡紊乱，如果 HCO_3^-/H_2CO_3 比值及 pH 不能维持在正常范围内，则称为失代偿性酸碱平衡紊乱。由此可见，失代偿性酸碱平衡紊乱并非没有代偿，而是代偿不足。因此，可通过看 pH 是否在正常范围来判断是失代偿性或代偿性酸碱平衡紊乱。

二、重点与难点

(一)酸碱平衡紊乱在临床上的重要性

机体的正常生命活动必须在具有适宜的酸碱度环境中进行。

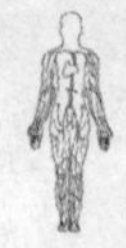

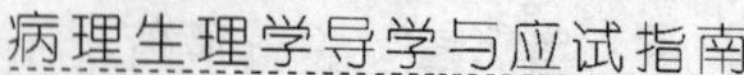

体液酸碱度的恒定是维持内环境稳态的重要组成部分之一。许多原因或疾病都可引起酸碱负荷过度、严重不足或调节机制障碍而导致酸碱平衡紊乱，故酸碱平衡紊乱是临床各科十分常见的病理过程。酸碱平衡紊乱一旦发生，就会使病情加重和复杂，严重时对病人的生命造成威胁。因此，酸碱平衡紊乱的基本理论是医学生必须掌握的医学基础知识。

（二）酸碱平衡的调节

在正常情况下，尽管机体代谢不断产生和摄入酸性和碱性物质，但体液酸碱度仍保持相对稳定，这是机体不断调节的结果。机体的酸碱平衡调节机制主要包括：(1)细胞内外各缓冲系统对 H^+ 的缓冲作用；(2)肺通过改变通气量来控制 CO_2 的排出量，以调节血液中 H_2CO_3 的含量；(3)肾通过排 H^+、排 NH_4^+ 和重吸收或生成 HCO_3^- 来调节血液中的 HCO_3^- 浓度。这些调节机制的共同作用维持体内的酸碱平衡。酸碱平衡调节虽然属于机体的正常代谢，但它是酸碱平衡和酸碱平衡紊乱的基础，还与酸碱平衡紊乱时机体的代偿性调节密切相关。因此，在学习本章时务必掌握其原理、作用及特点，为学习和掌握酸碱平衡紊乱打下必要的基础。

（三）反映酸碱平衡状况的常用指标及其意义

反映酸碱平衡状况的常用指标包括：pH、动脉血 CO_2 分压($PaCO_2$)、标准碳酸氢盐(SB)、实际碳酸氢盐(AB)、缓冲碱(BB)、碱剩余(BE)、阴离子间隙(AG)7 项。它们是判断酸碱平衡紊乱是否存在和酸碱平衡紊乱类型的重要依据。因此，学习本章时必须掌握这些指标的定义、正常参考值及其意义。由于反映酸碱平衡状况的

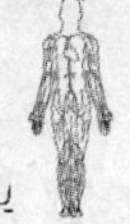

常用指标数量较多，定义和意义比较复杂，故这些指标是本章学习内容的难点之一。

反映酸碱平衡状况的常用指标虽然较多，但从其定义和意义来看，不外乎是：AG 仅用于判断代谢性酸中毒；pH 直接反映酸碱度；AB 既反映代谢性因素又反映呼吸性因素；$PaCO_2$ 只反映呼吸性因素；而 SB、BB 和 BE 均为反映代谢性因素的指标。因此，除了 AG 和 AB 外，其余指标可按 Henderson-Hassalbach 方程式将其关系和意义归纳为：

$$pH \propto \frac{[HCO_3^-](SB、BB、BE)}{[H_2CO_3](PaCO_2)}$$

从上式可见，这些指标之间的关系及其在酸碱平衡紊乱中的意义已一目了然。如代谢性酸中毒时，HCO_3^- 原发性降低，故 SB、BB 降低，BE 负值增加，经肺代偿后 H_2CO_3 继发性减少，故 $PaCO_2$ 继发性降低，由于是酸中毒，所以 pH 是降低的。同理，可推想出其他类型酸碱平衡紊乱时这些指标的变化。

（四）单纯性酸碱平衡紊乱的分类

根据酸碱平衡公式（Henderson-Hassalbach 方程式）正常人动脉血 pH 值为：

$$pH = pKa + \log \frac{HCO_3^-}{\cdot PaCO_2} \qquad (d\text{ 为 }CO_2\text{溶解度})$$

上式中，pH、HCO_3^- 和 $PaCO_2$ 是决定酸碱平衡状态的三个参数。HCO_3^- 是酸碱平衡的代谢性因素，$PaCO_2$ 是酸碱平衡的呼吸性因素，两者的比值决定了 pH 值。因此，由于 HCO_3^- 的原发性升高或降低引起的酸碱平衡紊乱称为代谢性碱中毒或代谢性酸中毒；由于 $PaCO_2$ 的原发性升高或降低引起的酸碱平衡紊乱称为呼吸性酸

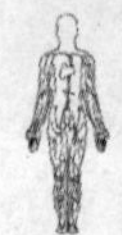

中毒或呼吸性碱中毒。据此，把单纯性酸碱平衡紊乱分为四种类型（图 4-1 所示）。

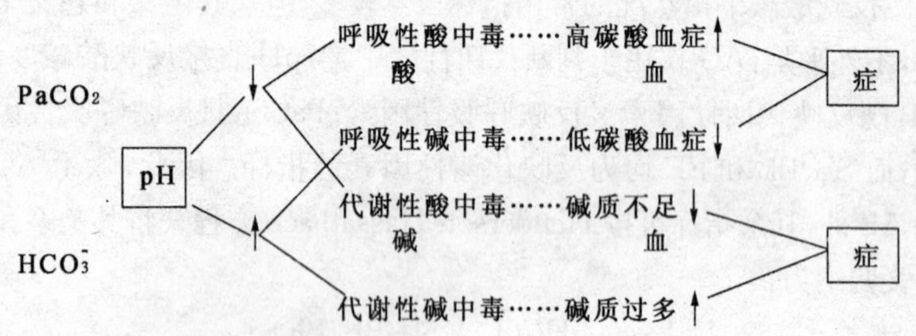

图 4-1　pH、$PaCO_2$、HCO_3^-变化与酸碱平衡紊乱类型

上述酸碱平衡紊乱的分类已清楚地表明了各型单纯性酸碱平衡紊乱的本质特征，因此，掌握酸碱平衡紊乱的分类是理解和掌握各型单纯性酸碱平衡紊乱的前提，学习时务必注意。

（五）代谢性酸中毒

1. 原因和机制

根据 AG 的变化，将代谢性酸中毒分为两种类型：AG 增高型代谢性酸中毒和 AG 正常型代谢性酸中毒。

(1)AG 增高型代谢性酸中毒：此型的原因是固定酸产生增多或排出减少而导致血浆中固定酸增加，见于乳酸酸中毒、酮症酸中毒、外源性固定酸如水杨酸等摄入过多和肾功能衰竭时固定酸排泄障碍等。固定酸增加时，一方面因固定酸的 H^+ 被 HCO_3^- 缓冲而使血浆中的 HCO_3^- 浓度减少；另一方面因固定酸的酸根（属未测定的阴离子）在体液中堆积而导致 AG 增高，因而引起 AG 增高型代谢

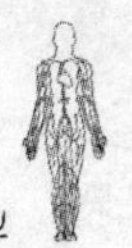

性酸中毒。由于此型代谢性酸中毒血 Cl^- 浓度正常，故又称为正常血氯性代谢性酸中毒。

(2)AG 正常型代谢性酸中毒：此型的主要原因是 HCO_3^- 丢失过多和肾排 H^+ 障碍，见于严重腹泻、小肠和胆道瘘管、肠吸引术、肾小管性酸中毒、碳酸酐酶抑制剂的应用、含氯的成酸性药物摄入过多及高钾血症等。这些原因均可引起血浆 HCO_3^- 减少，但并不伴有 AG 增加，因而导致 AG 正常型代谢性酸中毒。因此型代谢性酸中毒伴有血 Cl^- 浓度增高，所以又称为高血氯性代谢性酸中毒。

2. 机体的代偿调节

如前所述，机体存在着多种酸碱调节机制。当酸碱平衡紊乱发生时，这些调节机制的调节作用加强或减弱，称为代偿性调节。代谢性酸中毒时，机体的代偿调节不外乎是：

(1)细胞内外的缓冲调节作用：代谢性酸中毒时，细胞外液的 H^+ 增加，细胞外液缓冲系统立即对其进行缓冲。2～4 小时后，约有一半 H^+ 通过离子交换方式进入细胞内被细胞内缓冲系统缓冲，同时伴有细胞内 K^+ 逸出。缓冲调节的结果是细胞外液 H^+ 浓度有所降低，但 HCO_3^- 和其他缓冲碱被消耗而减少，并发生高钾血症。

(2)肺的代偿调节作用：血液 H^+ 浓度增加，刺激颈动脉体和主动脉体化学感受器反谢性地引起呼吸中枢兴奋，使呼吸加深加快，肺通气量增加。呼吸加深加快是代谢性酸中毒的主要临床表现，在酸中毒发生数分钟后即出现，30 分钟后可达到高峰，其代偿意义是使 CO_2 呼出增多，以致血液中的 H_2CO_3 浓度降低，从而使 HCO_3^-/H_2CO_3 的比值及 pH 趋于正常。

(3)肾的代偿调节作用：代谢性酸中毒时，由于肾小管上皮细胞的碳酸酐酶和谷氨酰胺酶活性增高，肾小管的泌 H^+、泌 NH_4^+ 及重

吸收或生成 HCO_3^- 增加。肾的这种排酸保碱增强的代偿结果使血液中 HCO_3^- 浓度有所恢复。但肾的代偿作用比较慢，一般要 3～5 天才能达到高峰。应当指出的是，由肾排酸功能障碍引起的代谢性酸中毒，肾的代偿作用几乎不能发挥作用。

通过上述代偿调节，如果能使 HCO_3^-/H_2CO_3 的比值恢复至正常范围，血液的 pH 值则可在正常范围内，称为代偿性代谢性酸中毒；否则，pH 值降低，称为失代偿性代谢性酸中毒。

3. 对机体的影响

代谢性酸中毒主要是引起心血管系统和中枢神经系统的功能障碍。

(1)心血管系统：代谢性酸中毒可引起心律失常，严重时可引起致死性室性心律失常，其机制是代谢性酸中毒引起的高钾血症所致。酸中毒能使心肌收缩力减弱，其主要机制是 H^+ 可竞争性抑制 Ca^{2+} 与肌钙蛋白结合及抑制 Ca^{2+} 内流和肌浆网释放 Ca^{2+}，从而导致心肌细胞兴奋-收缩偶联障碍。代谢性酸中毒可使血管对儿茶酚胺的反应性降低而引起血管扩张和血压降低。代谢性酸中毒对心肌收缩力和血管的影响与心力衰竭的发病机制和休克时微循环改变的机制密切相关，学习时可相互联系，融会贯通。

(2)中枢神经系统：代谢性酸中毒时引起中枢神经系统功能障碍，主要表现为中枢神经系统功能抑制性症状。其发生机制与酸中毒时谷氨酸脱羧酶活性增高，使抑制性神经递质 γ-氨基丁酸生成增多；生物氧化酶类活性降低，致使 ATP 生成减少，脑组织能量供应不足有关。

4. 防治的病理生理基础

(1)防治原发病：由于代谢性酸中毒是继发于其他疾病过程中

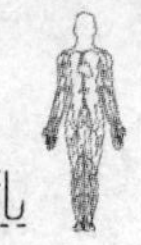

的病理过程，因此在治疗时应首先防治引起代谢性酸中毒的原发病。

(2)补充碱性药物：代谢性酸中毒的病理生理基础是 HCO_3^- 原发性减少，故治疗的主要措施是补充碱性药物。首选的碱性药物是碳酸氢钠。

(3)纠正电解质紊乱：代谢性酸中毒常伴有高钾、低钙等电解质紊乱，治疗时需要及时纠正。

(六)呼吸性酸中毒

呼吸性酸中毒可根据病程长短分为两种类型：一般指发病在 24 小时以内者为急性呼吸性酸中毒；发病在 24 小时以上者为慢性呼吸性酸中毒。

1. 原因和机制

呼吸性酸中毒的原因不外乎是肺通气障碍和吸入 CO_2 过多，以前者多见。常见的肺通气障碍的原因有：呼吸中枢抑制、呼吸肌麻痹、呼吸道阻塞、胸廓和肺部疾患及呼吸机使用不当等。CO_2 排出减少和吸入过多均可导致血液中 H_2CO_3 原发性增高，引起呼吸性酸中毒。

2. 机体的代偿调节

呼吸性酸中毒时由于常由肺通气功能障碍引起，故肺往往不能发挥代偿作用。因细胞外液的碳酸氢盐缓冲系统不能缓冲 H_2CO_3，因此，主要靠细胞内缓冲系统的缓冲和肾的代偿调节。

急性呼吸性酸中毒时血液中增加的 H_2CO_3 所解离出的 H^+，主要通过离子交换形式进入细胞内，被细胞内的缓冲系统进行缓冲，但这种离子交换和缓冲作用是十分有限的，而肾又来不及代偿，所

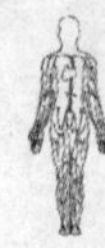

以急性呼吸性酸中毒往往是失代偿性的。

慢性呼吸性酸中毒由于有足够的时间让肾来代偿，故可以是代偿性的。慢性呼吸性酸中毒时肾的代偿调节与代谢性酸中毒相同，通过增强排酸保碱作用，使血液中的 HCO_3^- 浓度继发性增高。

3. 对机体的影响

呼吸性酸中毒对机体的影响与代谢性酸中毒相似，但由于呼吸性酸中毒时 $PaCO_2$ 升高，CO_2 能直接扩张血管使脑血流量增加，并能迅速通过血脑屏障而引起多种精神神经功能异常，这又称为“CO_2 麻醉”，故呼吸性酸中毒对中枢神经系统的影响要比代谢性酸中毒更为严重。

4. 防治的病理生理基础

(1)病因学治疗：去除引起呼吸性酸中毒的原发病。

(2)发病学治疗：呼吸性酸中毒发病学的中心环节是肺通气障碍使 $PaCO_2$ 升高，故治疗时应改善肺通气，使 $PaCO_2$ 逐步降低。但对肾发生代偿致 HCO_3^- 继发性升高的患者，切忌过急地使用人工呼吸器使 $PaCO_2$ 迅速降至正常，更应避免过度通气，以免继发代谢性碱中毒或呼吸性碱中毒。

(七)代谢性碱中毒

1. 原因和机制

凡是 H^+ 使丢失或 HCO_3^- 进入细胞外液增多的因素，都可以引起血浆 HCO_3^- 原发性升高而导致代谢碱中毒发生。

(1) H^+ 丢失：H^+ 是由细胞内 H_2CO_3 解离生成的，因此大量 H^+ 离子丢失，必然会使血浆 HCO_3^- 增多，从而造成代谢性碱中毒。H^+ 丢失主要见于以下两种途径：

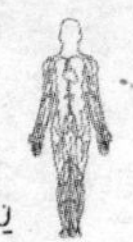

①经胃丢失：常见于剧烈呕吐和胃液吸引，引起含高浓度 H^+ 胃液的大量丢失，同时也引起 K^+ 和 Cl^- 的丢失，造成低钾和低氯血症，导致代谢性碱中毒。

②经肾丢失：见于应用利尿剂和盐皮质激素过多，后者包括原发性醛固酮增多症和由于有效循环血量不足引起的继发性醛固酮增多症。这些原因均可使肾丢失大量 H^+，同时重吸收或生成大量 HCO_3^-，导致血浆 HCO_3^- 浓度增高而引起代谢性碱中毒。此外，糖皮质激素过多如 Cushing 综合征也可引起代谢性碱中毒，因为皮质醇也有盐皮质激素的作用。

(2) HCO_3^- 负荷过度：临床上主要见于摄入过多 $NaHCO_3$，直接引起血浆 HCO_3^- 浓度增高。此外，大量输入含柠檬酸盐抗凝的库存血也可引起代谢性碱中毒，因为柠檬酸盐在体内代谢可生成 HCO_3^-。

(3) 低钾血症：低钾血症时因细胞外液 K^+ 浓度降低，引起细胞内 K^+ 向细胞外转移，同时细胞外的 H^+ 向细胞内移动，导致代谢性碱中毒。

以上因素均可引起血浆 HCO_3^- 升高而导致代谢碱中毒发生。但近年研究发现，肾具有迅速排出血浆中过多 HCO_3^- 的能力，无论是体内的 HCO_3^- 生成增多或是外源性 HCO_3^- 负荷过度，只有在肾排出 HCO_3^- 能力降低的情况下才能使代谢性碱中毒持续存在。因此，将导致肾排出 HCO_3^- 能力降低的因素称为代谢性碱中毒的维持因素。这种因素不但能引起血浆 HCO_3^- 浓度升高，而且能使其得以持续维持。通常按给予盐水治疗是否有效而将代谢性碱中毒分为盐水反应性碱中毒和盐水抵抗性碱中毒两类。盐水治疗是否有效正是与其能否消除维持因素有关。盐水反应性碱中毒主要由呕吐、

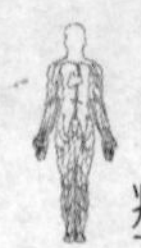

胃液引流及应用利尿剂等原因引起，同时伴有细胞外液减少、有效循环血量不足和低氯等维持因素，故补充生理盐水可消除这些维持因素而使碱中毒得以纠正。盐水抵抗性碱中毒主要由原发性醛固酮增多症、严重低钾血症及Cushing综合征等引起，其维持因素是盐皮质激素增多和低血K^+，因此补充生理盐水不能消除这些维持因素而不能纠正碱中毒。

2. 机体的代偿调节

代谢性碱中毒时机体的代偿性调节机制与代谢性酸中毒相同，但调节方向和作用与代谢性酸中毒相反。

3. 对机体的影响

轻度代谢性碱中毒患者通常无明显症状，严重代谢性碱中毒可出现多方面机能代谢变化。

(1)中枢神经系统：严重代谢性碱中毒对中枢神经系统功能的影响及其机制均与代谢性酸中毒相反。

(2)血红蛋白曲线左移：代谢性碱中毒时，由于血液pH升高，使血红蛋白与O_2的亲和力增强，以致血红蛋白氧离曲线左移，血红蛋白不易释出O_2而导致组织供氧不足。

(3)血浆游离钙降低：代谢性碱中毒时，血液pH升高使血浆游离钙(Ca^{2+})降低，以致神经肌肉的应激性增高，可出现面部和肢体肌肉抽动，手足搐搦及惊厥等症状。

4. 防治的病理生理基础

代谢性碱中毒的发生除病因作用使HCO_3^-原发性增高外，还有维持因素使肾排出HCO_3^-障碍而致代谢性碱中毒得以维持。因此，代谢性碱中毒的治疗方针应该是在进行基础疾病治疗的同时去除代谢性碱中毒的维持因素。

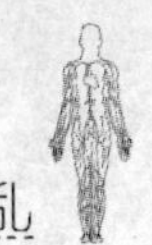

(1)盐水反应性碱中毒:此类碱中毒的维持因素是细胞外液减少、有效循环血量不足和低氯血症,因此治疗时在控制原发病的同时,给予等张或半张盐水可扩充细胞外液容量,恢复有效循环血量和血 Cl^- 浓度,以消除维持因素,恢复肾排泄 HCO_3^- 的能力,从而降低血浆 HCO_3^- 浓度。

(2)盐水抵抗性碱中毒:此类碱中毒的维持因素是醛固酮增多和低钾血症,治疗时除了防治原发病外,需要应用抗醛固酮药物和补 K^+ 以去除代谢性碱中毒的维持因素。

此外,严重代谢性碱中毒还可直接补酸治疗。

(八)呼吸性碱中毒

与呼吸性酸中毒一样,呼吸性碱中毒可根据病程长短分为急性呼吸性碱中毒和慢性呼吸性碱中毒两种类型。

1. 原因和机制

凡能引起肺通气过度的原因均可引起呼吸性碱中毒。如各种原因引起的低氧血症;肺炎、肺梗塞、间质性肺疾病等肺疾患对肺牵张感受器和肺毛细血管旁感受器的刺激;精神性因素、中枢神经系统疾病、某些药物等对呼吸中枢的直接刺激,均可引起肺通气过度,使 CO_2 呼出过多,$PaCO_2$ 降低而导致呼吸性碱中毒。此外,人工呼吸机使用不当,造成通气量过大也可引起严重呼吸性碱中毒。

2. 机体的代偿调节

呼吸性碱中毒时机体的代偿性调节机制与呼吸性酸中毒相同,但调节方向和作用则与呼吸性酸中毒相反。

3. 对机体的影响

呼吸性碱中毒对机体的影响与代谢性碱中毒相似,但由于呼吸性碱中毒时的低碳酸血症可引起脑血管收缩，使脑血流量减少，因此，呼吸性碱中毒对中枢神经系统功能的影响要比代谢性碱中毒更为严重。

4. 防治的病理生理基础

(1)病因学治疗：防治引起呼吸性碱中毒的原发病。

(2)发病学治疗：呼吸性碱中毒发病学的中心环节是肺通气过度导致低碳酸血症，故治疗时应去除引起通气过度的原因，恢复肺的正常通气。急性呼吸性碱中毒患者可吸入含 5% CO_2 的混合气体，或用纸袋罩于患者口鼻使其再吸入呼出的气体以维持血浆 H_2CO_3 的正常浓度。

(九)混合性酸碱平衡紊乱

1. 分类

因为在同一病人不可能同时存在通气障碍和通气过度，因此除呼吸性酸中毒和呼吸性碱中毒不能同时存在外，其他任何两种或两种以上的单纯性酸碱平衡紊乱都可以同时存在。根据其不同的组合，可出现以下类型：

(1)双重性酸碱平衡紊乱

1)酸碱相加型

①呼吸性酸中毒合并代谢性酸中毒。

②呼吸性碱中毒合并代谢性碱中毒。

2)酸碱相消型

①呼吸性酸中毒合并代谢性碱中毒。

②呼吸性碱中毒合并代谢性酸中毒。

③高 AG 代谢性酸中毒合并代谢性碱中毒。

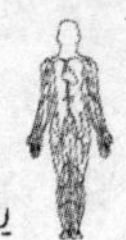

(2)三重性酸碱平衡紊乱

①呼吸性酸中毒合并高 AG 代谢性酸中毒和代谢性碱中毒

②呼吸性碱中毒合并高 AG 代谢性酸中毒和代谢性碱中毒

2. 原因和特点

各种类型混合性酸碱平衡紊乱的原因不外乎是其相应几种单纯性酸碱平衡紊乱的原因同时存在。其指标变化特点归纳于表4-1。

表 4-1　各型混合性酸碱平衡紊乱的特点

类型	原发性变化		pH
	HCO_3^-	$PaCO_2$	
相加型			
呼酸＋代酸	↓	↑	↓↓
呼碱＋代碱	↑	↓	↑↑
相消型			
呼酸＋代碱	↑	↑	不定
呼碱＋代酸	↓	↓	不定
代酸＋代碱	不定	不变	不定
三重性			
呼酸＋代酸＋代碱	不定	↑	不定
呼碱＋代酸＋代碱	不定	↓	不定

呼酸:呼吸性酸中毒;呼碱:呼吸性碱中毒;代酸:代谢性酸中毒;代碱:代谢性碱中毒。

不定:决定于酸中毒和碱中毒的优势,可升高或降低或在正常范围内。

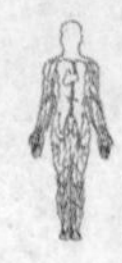

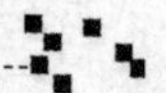

(十)分析判断酸碱平衡紊乱的病理生理基础

从单纯性酸碱平衡紊乱的分类原理可知,pH、HCO_3^- 和 H_2CO_3($PaCO_2$)的不同变化决定着不同类型的酸碱平衡紊乱。因此,酸碱平衡紊乱主要靠血气分析指标分析判断。具体方法如下:

1. 根据 pH 判断酸中毒或碱中毒

对单纯性酸碱平衡紊乱而言,凡 pH 降低为酸中毒,凡 pH 升高为碱中毒。但根据 pH 的变化不能区分酸中毒或碱中毒的类型,判断是呼吸性的还是代谢性的需根据 HCO_3^- 和 H_2CO_3($PaCO_2$)的变化来判定。

2. 根据 HCO_3^- 或 H_2CO_3 的原发性改变判断是呼吸性还是代谢性酸碱平衡紊乱

$PaCO_2$ 原发性升高为呼吸性酸中毒。

$PaCO_2$ 原发性降低为呼吸性碱中毒。

HCO_3^- 原发性降低为代谢性酸中毒。

HCO_3^- 原发性升高为代谢性碱中毒。

必须强调的是,"原发性"改变是根据病史作出判断的,如慢性阻塞性肺疾患病人,其 $PaCO_2$ 升高则为原发性升高;严重腹泻患者血浆 HCO_3^- 降低则属原发性降低。

3. 根据代偿规律判断单纯性还是混合性酸碱平衡紊乱

单纯性酸碱平衡紊乱时,呼吸性因素($PaCO_2$)的原发性改变,由代谢性因素(HCO_3^-)来进行代偿,而代谢性因素(HCO_3^-)的原发性改变,则由呼吸性因素($PaCO_2$)来进行代偿。这种代偿性改变称为继发性改变。继发性改变与原发性改变的方向相同。在呼吸性和代谢性两个因素中,一个原发性改变是单纯性酸碱平衡紊乱,如

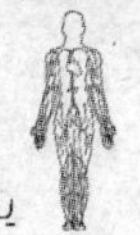

果两个都是原发性改变则为混合性酸碱平衡紊乱。由此可见，要判断是单纯性还是混合性酸碱平衡紊乱，在确定一个因素是原发性改变后，还要判断另一个因素究竟是原发还是继发性改变。这可根据教材中表4-5的公式计算代偿预计值和代偿限值来判断。其变化在代偿预计值范围内和不超过代偿极限即为继发性改变，如超出代偿预计值范围或超过代偿极限则为原发性改变。

第三节　复习思考题

(一)试卷一

1. A型选择题

(1)正常体液中 H^+ 主要来自

A. 食物摄入的 H^+　B. 碳酸释出的 H^+　C. 乳酸释出的 H^+
D. 脂肪酸释出的 H^+　E. 磷酸释出的 H^+

(2)下列指标中哪一项是反映酸碱平衡呼吸因素的最佳指标

A. pH　B. $PaCO_2$　C. CO_2CP　D. SB　E. AB

(3)反映血液中全部缓冲碱的指标是

A. AB　B. $PaCO_2$　C. SB　D. BB　E. BE

(4)下列哪一种指标能直接反映血浆碱储备过多或不足

A. AB　B. SB　C. BB　D. BE　E. PCO_2

(5)血气分析仪的离子选择电极直接测定酸碱指标中的二个变量是

A. pH 和 HCO_3^-　B. HCO_3^- 和 $PaCO_2$　C. pH 和 $PaCO_2$
D. pH 和 PaO_2　E. PaO_2和 HCO_3^-

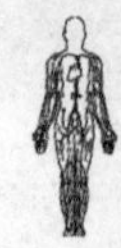

(6)对代谢性 H^+ 的缓冲主要依靠

A. HCO_3^- 缓冲系统　B. 血浆蛋白缓冲系统　C. Hb 缓冲系统　D. 磷酸盐缓冲系统　E. HbO_2^- 缓冲系统

(7)血液中 pH 值主要取决于血浆中

A. $PaCO_2/CO_2CP$ 的比值　B. $PaCO_2/HCO_3^-$ 的比值　C. HCO_3^-/H_2CO_3 的比值　D. HCO_3^-/CO_2CP 的比值　E. $HCO_3^-/PaCO_2$ 的比值

(8)AG 增高反映体内发生

A. 高血氯性代谢性酸中毒　B. 正常血氯性代谢性酸中毒　C. 代谢性碱中毒　D. 呼吸性酸中毒　E. 呼吸性碱中毒

(9)急性代谢性酸中毒时机体最主要的代偿方式是

A. 细胞外液缓冲　B. 呼吸代偿　C. 细胞内缓冲　D. 肾脏代偿　E. 骨骼代偿

(10)AG 增高性代谢性酸中毒可见于

A. 腹泻　B. 糖尿病　C. 高钾血症　D. 肾小管性酸中毒　E. 大量输入生理盐水

(11)某糖尿病患者，血气分析结果如下：pH7.30，$PaCO_2$ 33mmHg，HCO_3^- 16mmol/L，血 Na^+ 140mmol/L，Cl^- 104mmol/L，K^+ 4.5mmol/L，应诊断为

A. AG 正常性代谢性酸中毒　B. AG 增高性代谢性酸中毒　C. AG 增高性代谢性酸中毒合并代谢性碱中毒　D. AG 正常性代谢性酸中毒合并呼吸性碱中毒　E. 酸碱平衡正常

(12)某肺心病患者，因受凉、肺部感染而住院，血气分析结果：pH7.33，$PaCO_2$ 9.3kPa(70mmHg)，HCO_3^- 36mmol/L，应诊断为

A. 代谢性酸中毒　B. 代谢性碱中毒　C. 急性呼吸性酸中毒

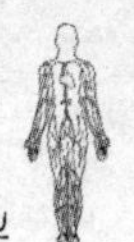

D. 慢性呼吸性酸中毒　E. 混合性酸中毒

(13)呼吸衰竭合并下列哪一种酸碱平衡紊乱时易发生肺性脑病

A. 代谢性酸中毒　B. 呼吸性酸中毒　C. 代谢性碱中毒　D. 呼吸性碱中毒　E. 混合性碱中毒

(14)酸中毒引起心肌收缩力

A. 先增强后减弱　B. 先减弱后增强　C. 减弱　D. 增强　E. 不变

(15)酸中毒时心肌收缩力减弱的机制中下列哪一项不存在

A. 血钙浓度降低　B. 血钾浓度升高　C. H^+ 竞争性抑制 Ca^{2+} 与肌钙蛋白结合　D. H^+ 抑制肌浆网释放 Ca^{2+}　E. H^+ 抑制 Ca^{2+} 内流

(16)呼吸性碱中毒不见于

A. 大气氧分压过低　B. 人工呼吸时过度通气　C. 长时间在密闭小室中　D. 癔病发作　E. 革兰阴性杆菌败血症

(17)碱中毒时出现神经-肌肉应激性增高并出现手足抽搦的主要原因是

A. 血清 K^+ 减少　B. 血清 Cl^- 减少　C. 血清 Ca^{2+} 减少　D. 血清Na^+减少　E. 血清 Mg^{2+}减少

(18)血气分析测定结果为 $PaCO_2$降低，同时伴有 HCO_3^- 升高，可诊断为

A. 呼吸性酸中毒　B. 代谢性酸中毒　C. 呼吸性碱中毒　D. 代谢性碱中毒　E. 呼吸性碱中毒合并代谢性碱中毒

(19)某慢性肺气肿患者，血气分析及电解质测定结果如下：pH7.40，$PaCO_2$　8.9kPa（67mmHg），HCO_3^-　40mmol/L，

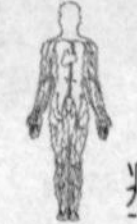

Na^{+} 140mmol/L,Cl^{-} 90mmol/L,应诊断为下列哪种酸碱平衡紊乱

A. 呼吸性碱中毒合并代谢性酸中毒　B. 代偿性呼吸性酸中毒　C. 代谢性酸中毒合并代谢性碱中毒　D. 呼吸性酸中毒合并代谢性碱中毒　E. 代偿性代谢性碱中毒

(20)生理盐水治疗代谢性碱中毒的机制下列哪一项不存在

A. 抑制肾小管重吸收 HCO_3^-　B. 抑制肾小管重吸收 Cl^-　C. 生理盐水 pH 值低于血液 pH 值　D. 增加肾小管重吸收 H^+　E. 扩充细胞外液容量

2. X 型选择题

(1)下列酸中属固定酸的是

A. 乳酸　B. 磷酸　C. 碳酸　D. β-羟丁酸

(2)人体体液 pH 维持相对恒定主要依靠

A. 肺调节　B. 血液缓冲　C. 肾调节　D. 胃肠调节

(3)$PaCO_2$ 高于正常可能表明

A. 代谢性酸中毒　B. 呼吸性酸中毒　C. 呼吸性碱中毒　D. 代谢性碱中毒

(4)乳酸酸中毒常见于

A. 饥饿　B. 肺水肿　C. 心脏停搏　D. 氰化物中毒

(5)代谢性碱中毒的临床表现有

A. 呼吸浅而慢　B. 手足搐搦　C. 血压降低　D. 腱反射减退

(6)严重呕吐引起代谢性碱中毒的机制是

A. 从胃液丢失大量 H^+　B. 从胃液丢失大量 Cl^-　C. 从胃液丢失大量 K^+　D. 从胃液丢失大量体液

(7)缺氯引起代谢性碱中毒的机制是

A. 使肾素分泌增多　B. 使 H^+-ATP 酶泵泌 H^+ 增强　C. 限制肾小管排出 HCO_3^-　D. 增强肾小管重吸收 NaCl

(8)肾上腺盐皮质激素应用过多引起代谢性碱中毒的机制是

A. 促进肾小管重吸收 Na^+　B. 促进肾小管泌 K^+　C. 促进肾小管泌 Cl^-　D. 促进肾小管泌 H^+

(9)盐水反应性碱中毒发生于以下何种原因

A. 呕吐　B. 应用利尿剂　C. 低钾血症　D. 醛固酮增多症

(10)代谢性酸中毒合并呼吸性碱中毒可见于

A. 高热患者大量利尿　B. 糖尿病人伴高热　C. 癔病患者伴腹泻　D. 肝功能衰竭者伴呕吐

3. 名词解释

(1)酸碱平衡(acid-base balance)　(2)阴离子间隙(anion gap, AG)　(3)反常性酸性尿(paradoxial acidic urine)　(4)标准碳酸氢盐(standard bicarbonate, SB)　(5)浓缩性碱中毒(contraction alkalosis)

4. 问答题

(1)动脉血 pH 值正常是否表明无酸碱失衡？为什么？

(2)代谢性碱中毒与呼吸性碱中毒的治疗原则有何不同？

(3)血钾、血氯与酸碱平衡紊乱有什么联系？为什么？

(4)引起代谢性碱中毒和呼吸性碱中毒的原因分别有哪些？

(5)碱中毒对机体有哪些影响？

(二)答案及题解

1. A 型选择题

(1)答案　B

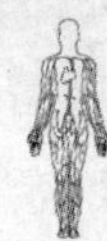

题解:体液中的 H^+ 主要从碳酸中释出。因为组织细胞代谢产生的 CO_2 量,每天平均为 300～400L,如果全部与水生成 H_2CO_3,可释放出 15000mmol 的 H^+,此称为呼吸性 H^+,而硫酸、磷酸、酮体和乳酸等代谢性 H^+,每天只能产生 H^+ 50～100mmol,与呼吸性 H^+ 相比少得多。

(2)答案　B

题解:$PaCO_2$ 是指物理溶解在血浆中的 CO_2 分子所产生的张力(压力)。由于 CO_2 弥散能力较强,$PaCO_2$ 可以代表肺泡气中 PCO_2。PCO_2 如果高于正常,说明通气不足,体内有 CO_2 潴留,为呼吸性酸中毒;如果低于正常,说明通气过度,体内 CO_2 排除过多,为呼吸性碱中毒。

(3)答案　D

题解:BB 为缓冲碱(buffer base)的缩写,是指血液中一切具有缓冲作用的碱性物质总和,它是反映酸碱平衡代谢因素的指标。

(4)答案　D

题解:BE 为碱剩余(base excess)的缩写,是指在标准条件下,用酸或碱将人体 1L 全血或血浆滴到 pH7.40 时,所用去的酸或碱的毫摩尔数。因此它能直接反映血浆碱储备过多或不足。

(5)答案　C

题解:与酸碱指标有关的三个变量是 pH、HCO_3^- 和 $PaCO_2$。血气分析仪通过高灵敏度的离子选择电极可测出 pH 和 $PaCO_2$ 二个变量,再根据 Henderson-Hassalbach 方程式算出 HCO_3^- 变量,可全面了解血 pH 及呼吸、代谢因素的变化。血气分析仪虽然也可测定 PaO_2,但与酸碱指标并无直接关系。

(6)答案　A

题解：在缓冲代谢性 H^+ 的作用中，HCO_3^- 起着主要作用，因为在所有缓冲碱中，HCO_3^- 含量最高，而且在结合 H^+ 的作用中 HCO_3^- 特别有效。

(7)答案 C

题解：血液中 pH 值主要取决于 HCO_3^-/H_2CO_3 的比值，正常时为 20/1，此时的血液 pH 值为 7.4。

(8)答案 B

题解：阴离子间隙(AG)是指血浆中未测定的阴离子量与未测定阳离子量的差值。AG 增高反映存在高 AG 性代谢性酸中毒，即一正常血氯性代谢性酸中毒。

(9)答案 B

题解：急性代谢性酸中毒时，体内 H^+ 增高，刺激颈动脉体和主动脉体化学感受器，反射性地引起呼吸中枢兴奋，引起呼吸加深加快，CO_2 呼出增多，使 H_2CO_3 代偿性降低及 pH 趋向正常。代谢性酸中毒时也可以通过其他方式如肾脏代偿，但由于呼吸的代偿能力强大而迅速，因此，急性代谢性酸中毒最主要的代偿方式是呼吸代偿。

(10)答案 B

题解：糖尿病时，血液中酮体增多，此为 AG 组成成分，因此糖尿病产生的酮症酸中毒为 AG 增高性代谢性酸中毒。

(11)答案 B

题解：根据病史，血气分析和电解质测定，该患者因原发性 HCO_3^- 减少而导致 pH 降低并有 AG 增高，可肯定有代谢性酸中毒。据预测代偿公式，其 $PaCO_2$ 代偿范围为 $\triangle PaCO_2 = 1.2 \times \triangle HCO_3^- \pm 2 = 9.6 \pm 2$mmHg，实测 $PaCO_2$ 为 33mmHg，在此范围内，故不属混合性酸碱平衡紊乱，而为单纯性代谢性酸中毒。

(12)答案　D

题解：根据病史，患者有慢性呼吸系统疾病，血气分析结果为$PaCO_2$过高，显示有严重通气障碍，故$PaCO_2$原发性增高引起呼吸性酸中毒。根据预测代偿公式，患者为慢性呼吸性酸中毒，其HCO_3^-代偿性增加数为$\triangle PaCO_2 \times 0.35 \pm 3 = (70-40) \times 0.35 \pm 3 = (10.5 \pm 3)$mmol/L，预计$HCO_3^-$＝正常$HCO_3^-$＋$\triangle HCO_3^-$＝$24 + 10.5 \pm 3 = (34.5 \pm 3)$mmol/L。此患者实测$HCO_3^-$为36mmol/L，在此范围内，可诊断为慢性呼吸性酸中毒。

(13)答案　B

题解：肺性脑病是指呼吸衰竭时由于中枢神经系统功能障碍而出现一系列神经精神症状的临床综合征，常伴有呼吸性酸中毒。呼吸性酸中毒时可出现CO_2麻醉，早期症状有头痛、视觉模糊、疲乏无力。如果酸中毒持续，则出现精神错乱、谵妄或嗜睡等症状，即肺性脑病。

(14)答案　C

题解：酸中毒引起心肌收缩力减弱，其机制主要是H^+能在肌钙蛋白与Ca^{2+}竞争结合位置，并可使Ca^{2+}内流速度减慢，及使心肌内肌质网释放Ca^{2+}减少，因而使心肌的兴奋-收缩偶联发生障碍。

(15)答案　A

题解：酸中毒使心肌收缩力减弱的机制是H^+抑制Ca^{2+}进入心肌细胞和抑制肌浆网释放Ca^{2+}，使心肌细胞内Ca^{2+}浓度降低；H^+还抑制Ca^{2+}与肌钙蛋白结合；酸中毒时常伴高血钾，高血钾有抑制心肌收缩力的作用。酸中毒时血钙浓度往往不降低，故血钙与心肌收缩力减弱无关。

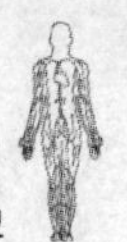

(16)答案 C

题解:长时间在密闭小室中会引起呼吸性酸中毒,不会引起呼吸性碱中毒。其余情况因均可引起通气过度,G^- 杆菌败血症可能由于细菌内毒素对呼吸中枢的刺激,故也可发生呼吸性碱中毒。

(17)答案 C

题解:碱中毒时,血 pH 升高,血清钙中游离钙转变为结合钙增多,因结合钙浓度升高而游离钙浓度减少,故出现神经-肌肉应激性增高及手足抽搐等症状。

(18)答案 E

题解:在单纯性酸碱失衡中,$PaCO_2$ 降低,HCO_3^- 也降低,而以上测定中,$PaCO_2$ 降低而 HCO_3^- 升高,表明决不可能是单纯性酸碱失衡。患者的 $PaCO_2$ 下降可判断存在呼吸性碱中毒,患者 HCO_3^- 升高说明还合并代谢性碱中毒,即患有呼吸性碱中毒合并代谢性碱中毒,这种病人 pH 明显升高。

(19)答案 D

题解:该患者 AG 为 $140-(90+40)=10$mmol/L,属正常,而 $PaCO_2$ 过高,提示存在呼吸性酸中毒。慢性呼吸性酸中毒主要依靠肾脏加强重吸收 HCO_3^- 代偿,如为单纯性呼吸性酸中毒,HCO_3^- 升高应为 $0.35\times\triangle PaCO_2\pm3=0.35\times27\pm3=9.45\pm3$mmol/L,预测的 HCO_3^- 值应为 $HCO_3^-=24+\triangle HCO_3^-=24+(9.45\pm3)=30.45\sim36.45$mmol/L,而实测的 HCO_3^- 为 40mmol/L,超出预测范围的最高值,提示除呼吸性酸中毒外,还存在代谢性碱中毒。由于同时存在一种酸中毒和一种碱中毒,所以 pH 为 7.4。

(20)答案 D

题解:生理盐水治疗代谢性碱中毒的机制中,除增加肾小管重

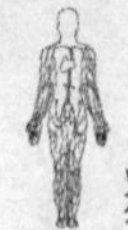

吸收 H^+ 不存在外，其余均存在。

2. X 型选择题

(1)答案　A、B、D

题解：乳酸、磷酸和β-羟丁酸都不能由肺释放排出，必须通过肾脏排出，故它们均属固定酸。

(2)答案　A、B、C

题解：机体调节体液 pH 的机制主要有：体液对 H^+ 的缓冲作用、肺部对 CO_2 排出的调节作用、肾脏对 HCO_3^- 的调节作用。上述三方面的作用，在机体内相互协调和制约，共同维持血液 pH 浓度的相对恒定。

(3)答案　B、D

题解：凡原发性 $PaCO_2$ 升高，表示有呼吸性酸中毒。凡继发性 $PaCO_2$ 升高(肺代偿)，表示有代谢性碱中毒。

(4)答案　B、C、D

题解：肺水肿、心脏停搏、氰化物中毒都可导致组织供氧不足或氧利用障碍，使乳酸增多，引起乳酸酸中毒。

(5)答案　A、B

题解：代谢性碱中毒时，血中 HCO_3^- 原发性增加，导致 pH 升高，H^+ 浓度下降，这可通过抑制外周和中枢化学感受器，使呼吸变浅变慢。同时，碱中毒时，血游离钙浓度降低，出现手足搐搦。

(6)答案　A、B、C、D

题解：以上 4 种机制都是由于大量呕吐丢失大量胃液而引起原发性 $NaHCO_3$ 增高，导致代谢性碱中毒。

(7)答案　A、B、C

题解：缺氯使进入致密斑细胞的 Cl^- 减少而使 NaCl 重吸收减

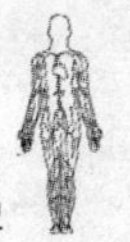

少，于是肾素分泌增加，致使醛固酮分泌增多，促进肾小管泌 H^+；集合管的 H^+－ATP 酶泵因肾小管液中 Cl^- 浓度降低而泌 H^+ 功能增强；尿中部分 HCO_3^- 来自肾小管的 Cl^-－HCO_3^- 交换，Cl^- 浓度降低而限制 HCO_3^- 的排出。这些均可导致代谢性碱中毒。

(8)答案　A、B、D

题解：肾上腺盐皮质激素如醛固酮促进肾小管排泌 H^+，增加对 Na^+ 的重吸收，Na^+ 重吸收后，管腔中阴离子相对增加有利于 H^+ 的排出。此外，醛固酮促进肾小管泌 K^+，引起的低钾血症也与碱中毒形成有关。

(9)答案　A、B

题解：盐水反应性碱中毒主要由呕吐或应用利尿剂引起，有 Cl^- 和水分丧失，补充生理盐水可补充 Cl^- 和水分，能促进过多 HCO_3^- 经肾排出，碱中毒得以纠正。

(10)答案　B、C

题解：糖尿病人可产生酮症酸中毒，伴高热因通气过度而有呼吸性碱中毒；癔病患者发作时有通气过度而产生呼吸性碱中毒，伴腹泻而并发代谢性酸中毒。

3. 名词解释

(1)答案　正常情况下，机体在代谢过程中不断产生酸性或碱性物质，也从食物中摄入一些酸性或碱性物质，但在机体的不断调节下，体液的酸碱度仍然稳定在一个很窄的范围内（pH7.35～7.45）。这种维持体液酸碱度相对稳定的过程称为酸碱平衡。

(2)答案　AG 是指血浆中未测定的阴离子量与未测定的阳离子量的差值。AG 可用血浆中可测定的阳离子与可测定的阴离子的差值算出，即 $AG＝Na^+－(HCO_3^-＋Cl^-)＝140－(24＋104)＝$

12mmol/L。

(3)答案　碱中毒时尿液一般呈碱性，但在缺钾引起的碱中毒，因肾小管上皮细胞内钾减少而致 Na^+-H^+ 交换加强，导致肾泌 H^+ 增多，故尿呈酸性，此为反常性酸性尿。

(4)答案　SB 是全血在标准条件下（即在 38°C、Hb 氧饱和度为 100%，用 $PaCO_2$ 为 5.32kPa(40mmHg)的气体平衡下所测定的血浆 HCO_3^- 含量，正常值为 22～27mmol/L。

(5)答案　浓缩性碱中毒是体内 HCO_3^- 总量没有增加而细胞外液量减少而发生的一种浓缩碱中毒，如大量利尿后，细胞外液中水分减少而溶质包括 HCO_3^- 被浓缩而浓度升高可形成浓缩性碱中毒。

4. 问答题

(1)答案要点　血液 pH 值正常可见于以下几种情况：①酸碱平衡正常；②存在代偿性酸中毒或代偿性碱中毒；③存在一种酸中毒和一种碱中毒，两者 pH 变化相互抵消而正常。

(2)答案要点　代谢性碱中毒治疗时，根据病因不同，对盐水反应性碱中毒可补充大量生理盐水，对盐水抵抗性碱中毒可补充 KCl 或抗醛固酮药物。对严重碱中毒可直接给予成酸性药物如盐酸精氨酸、氯化铵等治疗。呼吸性碱中毒的治疗为去除引起通气过度的原因，并吸入含 CO_2 较高(5%)的气体，必要时可用镇静剂以减少通气过度。

(3)答案要点　高血钾和高血氯均可导致代谢性酸中毒；低血钾和低血氯均可导致代谢性碱中毒。因为血钾改变会影响细胞内外和肾小管内外 K^+-H^+ 交换，血氯改变会影响肾小管内 $Cl^--HCO_3^-$ 交换。

(4)答案要点　引起代谢性碱中毒的原因有：① H^+ 丢失过多，

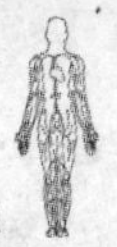

由消化道或肾丢失；②HCO_3^-过量负荷，包括碱性药物或库存血输入过多；③低钾或低氯。引起呼吸性碱中毒基本原因是肺通气过度，见于低氧血症、呼吸中枢受刺激、代谢旺盛和呼吸机使用不当等。

(5)答案要点　碱中毒对机体的影响主要有：①中枢神经系统功能改变，表现为烦躁不安、精神错乱和谵妄等中枢神经系统兴奋性症状；②神经-肌肉应激性升高，表现为面部和肢体肌肉的抽动，手足搐搦和惊厥等；③产生低钾血症。

(三)试卷二

1. A型选择题

(1)下列酸中属挥发酸的是

A. 乳酸　B. 磷酸　C. 碳酸　D. 丙酮酸　E. 乙酰乙酸

(2)反映血浆中实际HCO_3^-量的指标为

A. CO_2CP　B. SB　C. AB　D. BB　E. BE

(3)AB>SB表明可能有

A. 代谢性酸中毒　B. 呼吸性酸中毒　C. 呼吸性碱中毒　D. 高AG代谢性酸中毒　E. 混合性碱中毒

(4)从动脉抽取血样后，如不与大气隔绝，下列哪一项指标测定结果将受影响

A. SB　B. AB　C. BE　D. BB　E. AG

(5)对呼吸性H^+的缓冲主要依靠

A. HCO_3^-缓冲系统　B. HCO_3^-以外的缓冲系统　C. 血浆蛋白缓冲系统　D. 磷酸盐缓冲系统　E. 其他缓冲系统

(6)血液缓冲系统中最重要的是

A. 碳酸氢盐缓冲系统　B. 磷酸盐缓冲系统　C. 血红蛋白缓冲系统　D. 氧合血红蛋白缓冲系统　E. 血浆蛋白缓冲系统

(7)代偿性酸中毒或碱中毒时血液 HCO_3^-/H_2CO_3 的比值是

A. 30/1　B. 25/1　C. 20/1　D. 15/1　E. 10/1

(8)在代谢性酸中毒原因中下列哪一项是错误的

A. 高热　B. 休克　C. 长期不进食　D. 持续大量呕吐　E. 急性肾功能衰竭

(9)AG 正常性代谢性酸中毒可见于

A. 缺氧　B. 饥饿　C. 摄入大量 NH_4Cl　D. 严重肾功能衰竭　E. 摄入大量水杨酸制剂

(10)某肾小球肾炎患者，血气分析测定：pH7.30，$PaCO_2$ 4.0kPa(30mmHg)，HCO_3^- 15mmol/L，该病人应诊断为

A. 代谢性酸中毒　B. 代谢性碱中毒　C. 呼吸性酸中毒　D. 呼吸性碱中毒　E. 以上都不是

(11)下列哪一项不是呼吸性酸中毒的病因

A. 呼吸中枢麻痹　D. 肺泡弥散障碍　B. 呼吸肌麻痹　E. 通风不良　C. 气道阻塞

(12)慢性呼吸性酸中毒时机体代偿的主要方式是

A. 细胞外液缓冲　B. 呼吸代偿　C. 细胞内液缓冲　D. 肾脏代偿　E. 骨骼代偿

(13)代谢性酸中毒过度通气可产生

A. 水肿　B. 水中毒　C. 低渗性脱水　D. 等渗性脱水　E. 高渗性脱水

(14)当血液 pH 值小于以下哪个数值时，心肌收缩力降低

A. pH7.5　B. pH7.4　C. pH7.3　D. pH7.2　E. pH7.1

(15)某溃疡病并发幽门梗阻患者,因反复呕吐入院,血气分析结果如下:pH7.49,$PaCO_2$ 6.4kPa(48mmHg),HCO_3^- 36mmol/L,该病人酸碱平衡紊乱的类型是

A. 代谢性酸中毒　B. 代谢性碱中毒　C. 呼吸性酸中毒　D. 呼吸性碱中毒　E. 以上都不是

(16)某肝性脑病患者,血气分析结果如下:pH7.47,$PaCO_2$ 4.5kPa(26.6mmHg),HCO_3^- 19.3mmol/L,应诊断为

A. 代谢性酸中毒　B. 呼吸性酸中毒　C. 代谢性碱中毒　D. 呼吸性碱中毒　E. 以上都不是

(17)下列哪一项混合性酸碱平衡紊乱不可能出现

A. 代谢性酸中毒合并代谢性碱中毒　B. 呼吸性酸中毒合并呼吸性碱中毒　C. 代谢性酸中毒合并呼吸性碱中毒　D. 代谢性酸中毒合并呼吸性酸中毒　E. 代谢性碱中毒合并呼吸性碱中毒

(18)某肺心病患者,血气分析及电解质测定结果如下:pH7.26,$PaCO_2$ 11.4kPa(85mmHg),HCO_3^- 37.8mmol/L,Cl^- 90mmol/L,Na^+ 140mmol/L,可诊断为

A. 呼吸性酸中毒　B. 代谢性酸中毒　C. 呼吸性酸中毒合并代谢性酸中毒　D. 呼吸性酸中毒合并代谢性碱中毒　E. 呼吸性碱中毒合并代谢性酸中毒

(19)某慢性肾功能不全患者,因上腹部不适呕吐而急诊入院,血气分析及电解质测定结果如下:pH7.40,$PaCO_2$ 5.90kPa(44mmHg),HCO_3^- 26mmol/L,Na^+ 142mmol/L,Cl^- 96mmol/L,该患者属哪种酸碱平衡紊乱

A. AG增高性代谢性酸中毒　B. AG正常性代谢性酸中毒　C. AG增高性代谢性酸中毒合并代谢性碱中毒　D. AG正常性代

谢性酸中毒合并代谢性碱中毒 E. 以上都不是

(20)严重失代偿性呼吸性酸中毒患者出现精神错乱和谵妄时，下列治疗措施哪一项是错误的

A. 防治原发病 B. 改善肺的通气功能 C. 使用中枢镇静剂 D. 应用呼吸中枢兴奋剂 E. 应用 THAM 治疗

2. X 型选择题

(1)下列属碱性物质的是

A. 氨(NH_3) B. 铵(NH_4^+) C. 苹果酸盐 D. 柠檬酸盐

(2)动脉血 pH 在 7.35～7.45 可提示

A. 混合型酸碱平衡紊乱 B. 没有酸碱平衡紊乱 C. 代偿性酸中毒或碱中毒 D. AG 增高性代谢性酸中毒

(3)SB 及 AB 都减少见于以下哪种酸碱平衡紊乱

A. 代谢性酸中毒 B. 呼吸性碱中毒 C. 呼吸性酸中毒 D. 代谢性碱中毒

(4)酮症酸中毒发生于

A. 糖尿病 B. 酒精中毒 C. 水杨酸中毒 D. 严重饥饿

(5)代谢性酸中毒常见的表现有

A. 呼吸深而快 B. 血压升高 C. 酸性尿 D. 腱反射减退

(6)反常性碱性尿可见于

A. 摄入大量盐酸精氨酸 B. 肾小管性酸中毒 C. 碳酸酐酶抑制剂使用过多 D. 高血钾

(7)低钾血症引起代谢性碱中毒的机制是

A. 细胞外液 H^+ 通过 H^+-K^+ 交换进入细胞内 B. 肾小管重吸收 Cl^- 增加 C. 肾小管内 Na^+-H^+ 交换加强 D. 肾小管对 Na^+ 的重吸收减少

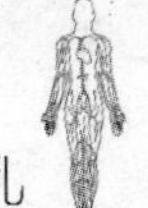

(8)髓袢性利尿剂引起代谢性碱中毒的机制是

A. 抑制髓袢对 Cl^- 的重吸收　B. 抑制髓袢对 Na^+ 的重吸收
C. 促进远曲小管 Na^+-K^+ 交换　D. 促进醛固酮分泌

(9)血红蛋白氧离曲线左移见于

A. 代谢性酸中毒　B. 代谢性碱中毒　C. 呼吸性碱中毒
D. 呼吸性酸中毒

(10)代谢性碱中毒合并呼吸性碱中毒见于

A. 败血症病人伴呕吐　B. 高热患者长期禁食　C. 创伤病人应用利尿剂不当　D. 肾功能衰竭患者伴高热

3. 名词解释

(1)酸碱平衡紊乱(acid-base disturbance)　(2)肾小管性酸中毒(renal tubular acidosis,RTA)　(3)反常性碱性尿(paradoxial alkaline urine)　(4)碱剩余(base excess,BE)　(5)混合型酸碱平衡紊乱(mixed acid-base disturbances)

4. 问答题

(1)代谢性酸中毒与呼吸性酸中毒的治疗原则有何不同?

(2)为什么急性呼吸性酸中毒的临床症状较慢性呼吸性酸中毒严重?

(3)引起代谢性酸中毒和呼吸性酸中毒的原因分别有哪些?

(4)酸中毒对机体有哪些影响?

(5)混合性酸碱平衡紊乱有哪些类型?它们的酸碱平衡指标变化有何特点?

(四)答案及题解

1. A型选择题

(1)答案　C

题解:碳酸可以解离成水和 CO_2,CO_2 从肺排出体外,故碳酸称之为挥发酸。

(2)答案　C

题解:AB 是实际 HCO_3^-(actual bicarbonate)的缩写,是指隔绝空气的血液标本在实际体温、实际 $PaCO_2$ 和血氧饱和度条件下测得的血浆 HCO_3^- 浓度。

(3)答案　B

题解:实际碳酸氢盐(AB)是指隔绝空气的血液标本,在实际 PCO_2 和血氧饱和度条件下,测得的血浆碳酸氢盐浓度,受呼吸和代谢两方面因素影响。AB 与 SB 的差值反映了呼吸因素的影响。AB>SB表明有 CO_2 蓄积,可见于呼吸性酸中毒。

(4)答案　B

题解:AB 值随代谢性 H^+ 变化而变化,还受 $PaCO_2$ 影响,所以血样必须与大气隔绝,才能反映人体血浆中[HCO_3^-]的实际含量,而其他指标如 SB、BE、BB、BE 都是在标准条件下,即用 PCO_2 5.3kPa(40mmHg)平衡后才进行测定,所以血样即使不与大气隔绝,测定结果也不受任何影响。

(5)答案　B

题解:对呼吸性 H^+ 的缓冲主要靠 HCO_3^- 以外的缓冲碱来完成,其中 Hb 的作用最为重要,代谢产生的 CO_2 中 92%由 Hb 携带及被缓冲。大量 CO_2 进入红细胞内,在碳酸酐酶催化下,与水结合生成 H_2CO_3,H_2CO_3 解离出的呼吸性 H^+ 即与红细胞内的 Hb^- 和 HbO_2^- 结合而被缓冲。

(6)答案　A

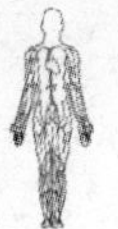

题解:碳酸氢盐缓冲系统最重要,因为它不仅含量最多,而且其缓冲酸受呼吸调节,其共轭碱受肾脏调节。

(7)答案 C

题解:代偿性酸中毒或碱中毒时,其血液中 HCO_3^- 和 H_2CO_3 的绝对量不同于正常,但两者的比值为 20/1,因此血液 pH 值可维持正常。

(8)答案 D

题解:持续性剧烈呕吐可引起代谢性碱中毒,而不引起代谢性酸中毒。

(9)答案 C

题解:AG 正常性代谢性酸中毒又称高血氯性代谢性酸中毒。摄入大量 NH_4Cl 后,在肝脏内可形成氨和盐酸,引起高氯血性酸中毒,即 AG 正常性酸中毒,而上述其他病因只引起 AG 增高性代谢性酸中毒。

(10)答案 A

题解:患者有血液 pH 降低,属酸中毒,其 $PaCO_2$ 不高于正常,故不属呼吸性酸中毒,而其 HCO_3^- 低于正常,结合病史,可诊断为代谢性酸中毒,其 $PaCO_2$ 低于正常为代谢性酸中毒时呼吸代偿表现。

(11)答案 D

题解:因为 CO_2 弥散能力很强(比氧约大 20 倍),肺泡气体弥散障一般不会导致 CO_2 潴留,只有通气障碍及通风不良造成 $PaCO_2 >$ 6.0kPa(45mmHg)时,才会产生呼吸性酸中毒。

(12)答案 D

题解:由于呼吸性酸中毒的发病原因是呼吸障碍,所以呼吸系统往往不能发挥代偿作用。血浆的非碳酸氢盐缓冲系统对增高的

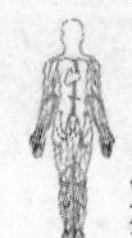

碳酸有缓冲作用，并使 HCO_3^- 略有增加，但增加很有限，细胞内外离子交换及细胞内缓冲也很有限，主要的代偿措施为肾脏代偿。但肾脏代偿较慢，需要 3～5 天后才发挥最大代偿效应，所以在慢性呼吸性酸中毒时，肾脏代偿是主要的代偿方式。

(13)答案　E

题解：代谢性酸中毒时，因过度通气有大量水分经呼吸丢失，可产生高渗性脱水。

(14)答案　D

题解：当血液 pH＜7.2 时，因肾上腺素作用被阻断而使心肌收缩力降低。

(15)答案　B

题解：如为呼吸性碱中毒，因通气过度 $PaCO_2$ 应低于正常，但本病例 $PaCO_2$ 轻度高于正常，根据 pH7.49 结合反复呕吐病史，应诊断为代谢性碱中毒。碱中毒时呼吸的代偿可使 $PaCO_2$ 继发性升高。

(16)答案　D

题解：肝性脑病时，血氨刺激呼吸中枢，可导致肺通气过度，使 $PaCO_2$ 原发性降低而导致呼吸性碱中毒，此时由于肾的代偿可使 HCO_3^- 出现继发性降低，故本病例应诊断为呼吸性碱中毒。

(17)答案　B

题解：因为 $PaCO_2$ 不可能过高和过低同时存在，即肺通气不可能过度和不足同时并存，所以呼吸性酸中毒和呼吸性碱中毒不可能同时存在。

(18)答案　A

题解：本病例 $PaCO_2$ 明显升高于正常，结合患者有肺心病，表明存在呼吸性酸中毒。该病例 AG 值为 140－(90＋37.8)＝

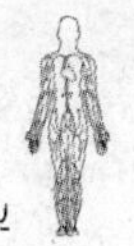

12.2mmol/L，在正常范围内。预测 $\triangle HCO_3^-=0.35\times(85.4-40)\pm3=(15.9\pm3)$mmol/L，$HCO_3^-=24+15.9\pm3=39.9.3\pm3=36.9\sim42.9$mmol/L，而实测 HCO_3^- 为 37.8mmol/L，在预测值范围内，故可诊断为呼吸性酸中毒。

(19)答案　C

题解：本病例 pH、HCO_3^- 和 $PaCO_2$ 均在正常范围内，似无明显的酸碱失衡，但 $AG=Na^+-(Cl^-+HCO_3^-)=142-(96+26)=20$mmol/L，比正常 12.0mmol/L 高 8mmol/L，提示有 AG 增高性代谢性酸中毒。如属单纯性高 AG 代谢性酸中毒，AG 升高应有相等 mmol/L 的 HCO_3^- 下降。但实测 HCO_3^- 为 26mmol/L 如未被 AG 的 H^+ 消耗，应实测 $HCO_3^-+\triangle AG=26$mmol/L+8mmol/L=34mmol/L，加上患者有呕吐，其 HCO_3^- 有原发性升高而血 Cl^- 降低(96mmol/L)，提示合并代谢性碱中毒，所以本病例应诊断为 AG 增高性酸中毒合并代谢性碱中毒。如不计算 AG，可误诊为血气指标正常或无酸碱紊乱。

(20)答案　C

题解：严重失代偿性呼吸性酸中毒患者出现精神错乱和谵妄与血中 $PaCO_2$ 过高及脑脊液 pH 过低有关，治疗措施包括防治原发病，改善通气，应用呼吸兴奋剂及 THAM，但不能使用中枢镇静剂，因为中枢镇静剂可抑制呼吸中枢，使病情恶化。

2. X型选择题

(1)答案　A、C、D

题解：体内凡能接受 H^+ 的物质为碱性物质。NH_3、苹果酸盐和柠檬酸盐均能接受 H^+，分别生成 NH_4^+、苹果酸和柠檬酸，故它们属碱性物质。

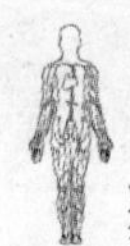

(2)答案　A、B、C

题解：血 pH 正常除可说明没有酸碱平衡紊乱外，还不能排除存在某些酸碱平衡紊乱，在酸或碱中毒时，在一定范围内可以通过机体的调节作用，使 HCO_3^-/$PaCO_2$的比值接近正常，使 pH 维持在正常范围内，这称为代偿性酸中毒或碱中毒。此外，在相消型混合性酸碱平衡紊乱中，由于同时存在一种酸中毒和一种碱中毒，两者对 pH 的影响相反，如两者程度相当时，pH 可在正常范围内。

(3)答案　A、B

题解：SB 及 AB 都减少，表明血中 HCO_3^- 过低，见于原发性 HCO_3^- 过少所致的代谢性酸中毒，也见于呼吸性碱中毒。

(4)答案　A、B、D

题解：糖尿病、酒精中毒和饥饿时，机体动用大量脂肪，使酮体生成增加。酮体中 β-羟丁酸、乙酰乙酸是较强的酸，可引起酮症酸中毒，而水杨酸盐中毒时，水杨酸在体内蓄积，虽可引起代谢性酸中毒，但不属于酮症酸中毒。

(5)答案　A、C、D

题解：代谢性酸中毒时，由于血中 H^+ 浓度升高，刺激外周化学感受器及延髓 CO_2敏感区，引起呼吸加深加快。此时，肾小管上皮细胞也加强排酸保碱，故患者的尿液一般呈酸性。由于血中 H^+ 浓度升高，游离 Ca^{2+} 增加，使神经-肌肉应激性降低，表现为腱反射减退。

(6)答案　B、C、D

题解：高血钾常引起代谢性酸中毒，同时因高血钾时肾小管上皮细胞泌 K^+ 增多，泌 H^+ 减少，产生反常性碱性尿。肾小管性酸中毒及使用大量碳酸酐酶抑制剂所致的代谢性酸中毒，肾小管泌 H^+

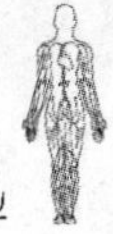

也都减少，所以尿液 pH 增高呈碱性，也形成反常性碱性尿。

(7)答案 A、C

题解：低钾血症时，因细胞外液[K^+]降低，细胞内液 K^+ 与细胞外液 H^+ 进行交换，使细胞外液 H^+ 降低；肾小管腔膜 Na^+-K^+ 交换减少，而 Na^+-H^+ 交换增加，使肾排泌 H^+ 增加。这些均可引起代谢性碱中毒。

(8)答案 A、B、C、D

题解：髓袢性利尿剂(呋塞咪等)抑制 Cl^- 和 Na^+ 的重吸收，由于管腔内 Na^+ 增多而 Na^+-K^+ 和 Na^+-H^+ 交换增强，增加了 K^+ 和 H^+ 的排泌；由于抑制肾小管对 Cl^- 的重吸收，血 Cl^- 降低，有利于肾小管重吸收 HCO_3^-；大量利尿使有效循环血量减少而引起醛固酮分泌增加，醛固酮具有促进肾小管泌 H^+ 的作用。以上都可促使代谢性碱中毒发生。

(9)答案 B、C

题解：氧离曲线左移，见于代谢性碱中毒及呼吸性碱中毒。因 pH 升高使氧离曲线左移，此时 Hb 与氧结合牢固而释氧减少。

(10)答案 A、C

题解：败血症时细菌毒素刺激呼吸而易有呼吸性碱中毒，加上呕吐易产生代谢性碱中毒。创伤病人因疼痛而有通气过度，易产生呼吸性碱中毒，应用利尿剂过多会合并产生代谢性碱中毒。

3. 名词解释

(1)答案 在某些原因作用下，机体酸碱负荷过度、严重不足或酸碱调节机制发生障碍，导致体液酸度的稳定性破坏，称为酸碱平衡紊乱。

(2)答案 RTA 是一种肾小管排酸或重吸收碱性物质障碍而

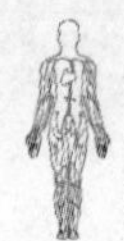

产生酸中毒的疾病，有 RTA-Ⅰ型（远端肾小管酸中毒）和 RTA（Ⅱ型（近端肾小管酸中毒）等多种类型。

（3）答案　酸中毒时尿液一般呈酸性，但在高钾引起的酸中毒和肾小管酸中毒时，因肾小管排泌 H^+ 或重吸收 HCO_3^- 发生障碍，尿中 H^+ 减少或 HCO_3^- 增多，尿呈碱性，此为反常性碱性尿。

（4）答案　BE 是指在 38℃、$PaCO_2$ 5.32kPa（40mmHg）、Hb 完全氧合条件下，将 1L 全血或血浆滴定至 pH 为 7.4 所需的酸或碱的量。如需用酸滴定，说明血样有碱剩余，此时用正值表示；如需用碱滴定，说明血样有碱缺失，此时用负值表示。

（5）答案　混合型酸碱平衡紊乱是指同一病人有两种或两种以上酸碱平衡紊乱同时存在。如果有两种酸碱中毒同时存在的称为二重型；如果有三种酸碱中毒同时存在的称为三重型；没有四重型，因呼吸性酸中毒和呼吸性碱中毒不可能同时存在。

4. 问答题

（1）答案要点　代谢性酸中毒的治疗原则为给予碱性药物如 $NaHCO_3$ 等；呼吸性酸中毒的治疗原则为改善通气，如血 pH 过低，在改善通气的同时可使用少量碱性药物。

（2）答案要点　原因有：①急性呼吸性酸中毒缺乏肾代偿，体内 HCO_3^- 代偿性增多不明显，而慢性呼吸性酸中毒有肾脏代偿，体内有 HCO_3^- 代偿性增多：②CO_2 为脂溶性分子，能迅速通过血脑屏障进入脑脊液，而 HCO_3^- 为极性成分，通过血脑屏障缓慢，因而急性呼吸性酸中毒时脑脊液 pH 降低程度比慢性呼吸性酸中毒时明显。由于上述原因，急性呼吸性酸中毒症状较慢性呼吸性酸中毒严重。

（3）答案要点　引起代谢性酸中毒的原因有：①固定酸生成过多；②肾脏排酸减少；③碱性物质丧失过多；④血钾升高；⑤酸性药

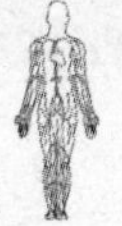

物摄入过多。引起呼吸性酸中毒的原因是肺通气障碍或 CO_2 吸入过多，以前者为多见，常见于呼吸中枢抑制、呼吸肌麻痹、呼吸道阻塞、胸廓病变和肺部疾患等情况。

(4)答案要点　酸中毒对机体的影响主要有：①中枢神经系统功能改变，表现为意识障碍、昏迷等中枢神经系统抑制性症状，呼吸性酸中毒还可产生“CO_2 麻醉”和肺性脑病；②心血管系统功能改变，表现心肌收缩力下降、血管扩张和心律失常等；③产生高钾血症。

(5)答案要点　混合性酸碱平衡紊乱的类型及其酸碱平衡指标变化的特点可概括为表 4-1。

(广东医学院　黄培春)

第 5 章

缺 氧

第一节 教学大纲要求

(1)掌握缺氧、低张性缺氧、血液性缺氧、循环性缺氧、组织性缺氧的概念。

(2)掌握四种缺氧的原因和机制,血氧变化特点与组织缺氧的机制。

(3)掌握缺氧时机体的变化。

(4)了解影响机体对缺氧耐受性的因素和氧疗。

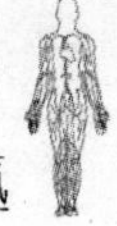

第二节 教材内容精要

一、基本概念

(一)缺氧

因组织供氧减少或用氧障碍引起细胞代谢、功能和形态结构异常变化的病理过程称为缺氧(hypoxia)。缺氧不是仅指机体缺氧,主要是指组织细胞缺氧。

(二)血氧指标

1. 血氧分压

为溶解于血液的氧分子所产生的张力,故又称为血氧张力。动脉血氧分压主要取决于:吸入气氧分压和外呼吸功能。

2. 血氧容量

指 100ml 血液中的血红蛋白,在氧分压为 13.3kPa,温度为 38℃时,所能结合氧的最大毫升数,即 100ml 血液中 Hb 的最大带氧量。取决于:血液中的 Hb 的质和量。

3. 血氧含量

指 100ml 血液中实际含有的氧量,包括物理溶解的和化学结合的氧量。取决于:氧分压和氧容量。

4. 血氧饱和度

指 Hb 的氧饱和度,即 Hb 结合氧的百分数,约等于血氧含量和血氧容量的比值。取决于:氧分压。氧分压与血氧饱和度之间的关系曲线呈S型，称为氧离曲线。

5. P_{50}

是指Hb氧饱和度为50%时的氧分压。P_{50}代表Hb与O_2的亲和力。

6. 动-静脉血氧含量差

指CaO_2与CvO_2的差数。当Hb含量减少，Hb与氧的亲和力明显增强，组织摄氧减少，氧化代谢减慢，或者动、静脉分流存在时，动-静脉血氧含量差变小。当Hb含量增加，动-静脉血氧含量增大。

（三）四种类型的缺氧

1. 乏氧性缺氧

以动脉血氧分压降低为基本特征的缺氧，又称低张性缺氧或缺氧性缺氧。

2. 血液性缺氧

由于红细胞数量和血红蛋白含量减少，或血红蛋白性质改变，使血液携氧能力降低，血氧含量减少或与血红蛋白结合的氧不易释放，而导致组织缺氧。又称为等张性缺氧。

3. 循环性缺氧

因血流速度减慢，血流量减少，单位时间内供给组织的氧量减少而引起的缺氧，又称为低血流性缺氧或低动力性缺氧。

4. 组织性缺氧

因组织、细胞利用氧的能力减弱而引起的缺氧。

（四）紫绀和肠源性紫绀

当毛细血管血液中还原血红蛋白浓度达到或超过50g/L时，可

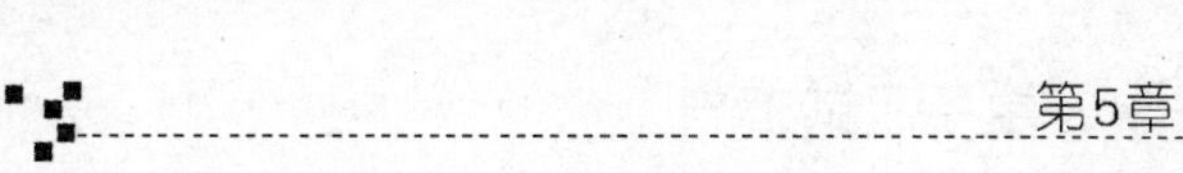

使皮肤和黏膜呈青紫色，称为紫绀。

食用大量含硝酸盐的腌菜后，硝酸盐经肠道细菌作用还原为亚硝酸盐，大量吸收入血后，导致高铁血红蛋白血症。当血液中 $HbFe^{3+}OH$ 达到15g/L时，皮肤、黏膜可出现青紫色，称为肠源性紫绀。

两种现象虽然颜色类似，但原因与发生机制显著不同。

（五）氧疗和氧中毒

吸入氧分压较高的空气或纯氧对各种类型的缺氧均有一定的疗效，这种方法称为氧疗；吸入气中氧分压过高、给氧时间过长，可引起细胞损害、器官功能障碍，即氧中毒。

对缺氧的治疗方法是氧疗，但如果氧疗所给氧压力过高、时间过长，可能引起氧中毒。

二、重点和难点

（一）缺氧的分类，缺氧发生原因、机制以及血氧变化特点

1. 分类

空气中的氧经过外呼吸进入血液，随血流运送到组织细胞，经内呼吸为细胞所利用。整个呼吸过程主要涉及“肺部摄氧-血液携氧-循环运氧-组织用氧”四个环节，其中任一环节发生障碍，均可以引起缺氧，分别称之为“乏氧性缺氧、血液性缺氧、循环性缺氧、组织性缺氧”，也可根据缺氧的原因和血氧变化的特点，将其分为“低张性缺氧、等张性缺氧、低动力性缺氧、利用障碍性缺氧”四种类型。

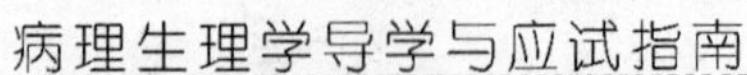

2. 四种类型缺氧的发生原因和机制

(1)乏氧性缺氧:吸入气氧分压低;肺通气、换气功能障碍;静脉血分流入动脉。

(2)血液性缺氧:①血红蛋白含量减少:贫血;②血红蛋白性质改变:一氧化碳中毒和亚硝酸盐中毒。

一氧化碳中毒导致缺氧的机制:a. 碳氧血红蛋白形成:CO与Hb形成HbCO,Hb不能与O_2结合,而失去携氧的能力。b. 氧离曲线左移:HbCO形成后,将增加血红素对O_2的亲和力;CO还能抑制红细胞内糖酵解,使2,3-DPG生成减少,O_2与Hb亲和力增高,氧离曲线左移,从而使血液释氧量减少而加重组织缺氧。

亚硝酸盐中毒导致缺氧的机制:a. 高铁Hb血症:亚硝酸盐使Hb形成HbFe+OH(高铁Hb血症),高铁血红蛋白中的Fe^{3+}与羟基结合牢固,阻碍了O_2与Hb的结合,失去携氧的能力。b. 氧离曲线左移:Hb与O_2亲和力异常增高导致O_2不易释放到组织,加重组织缺氧。

(3)循环性缺氧:全身性循环障碍;局部性循环障碍。

(4)组织性缺氧:线粒体功能受抑制;呼吸酶合成减少;线粒体损伤。

3. 血氧变化特点(表5-1)

表5-1 各类型缺氧的血氧变化

缺氧类型	动脉血氧分压	血氧容量	动脉血氧含量	动脉血氧饱和度	动-静脉血氧含量差
低张性缺氧	↓	N或↑	↓	↓	↓或N
血液性缺氧	N	↓或N	↓	N	↓

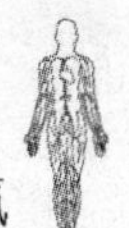

续表

缺氧类型	动脉血氧分压	血氧容量	动脉血氧含量	动脉血氧饱和度	动-静脉血氧含量差
循环性缺氧	N	N	N	N	↑
组织性缺氧	N	N	N	N	↓

↓降低 ↑升高 N不变

4. 皮肤黏膜颜色

当毛细血管血液中还原血红蛋白浓度达到或超过50g/L时,可使皮肤和黏膜呈青紫色,称为紫绀。发绀是缺氧的表现,但发绀不一定都存在缺氧,如红细胞增多症。某些缺氧可有明显的发绀,如乏氧性缺氧和循环性缺氧,但并非所有缺氧均有发绀,如血液性缺氧,贫血呈苍白色,一氧化碳中毒呈樱桃红,亚硝酸盐中毒呈咖啡色。而组织中毒性缺氧患者的皮肤黏膜可呈玫瑰红色。

(二)缺氧时机体功能与代谢变化

1. 呼吸系统的变化

(1)急性缺氧初期呼吸加深加快。此时的通气反应是由外周的化学感受器引起的。

(2)血液性缺氧及组织性缺氧,由于动脉血氧分压正常,所以没有呼吸加强反应。

2. 循环系统的变化

(1)心输出量增加:缺氧初期,心输出量增加。极严重的缺氧可因心率减慢,心肌收缩力减弱,出现心输出量降低。

机制:①心率:急性轻度或中度缺氧时,心率增快。严重缺氧使

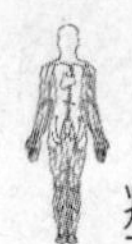

心率减慢。②心肌收缩力：缺氧初期，心肌收缩力增强。随着缺氧所致的酸中毒和心肌抑制因子的形成，心肌收缩力减弱。

（2）肺血管收缩：缺氧引起肺血管收缩，持续性肺泡低氧分压引起肺小血管广泛收缩，导致肺动脉高压的形成，甚至发生肺源性心脏病。机制：①神经因素：血氧分压下降，反射性引起交感神经兴奋，释放的儿茶酚胺作用于肺血管 α 受体引起肺血管收缩。②体液因素：肺泡缺氧促使肺肥大细胞、血管内皮细胞、肺泡巨噬细胞，甚至血管平滑肌细胞释放血管活性物质，包括收缩肺血管的白三烯（LTs）、血栓素 A_2（TXA_2）、内皮素（ET）和舒张肺血管的前列环素（PGI_2）、内皮源性舒张因子（EDRF）及组胺。在肺血管舒缩变化中，二者的力量对比决定肺血管口径收缩或舒张。在缺氧情况下，一般主要引起肺血管收缩。③肺血管平滑肌的直接作用：缺氧使血管平滑肌去极化，增加细胞膜对 Ca^{2+} 通透性，使 Ca^{2+} 内流增多，促使肺血管平滑肌收缩。缺氧引起肺血管收缩的生理意义在于维持肺泡通气与血流的适当比例，使流经这部分肺泡的血液仍能获取较充分的氧，从而提高 PaO_2，但是长期肺泡缺氧使肺血管持续性收缩，导致肺小动脉平滑肌肥大，管壁增厚，最终引发肺动脉高压与肺源性心脏病，甚至右心衰。

（3）血流重新分布：心和脑的供血量增加，而皮肤、骨骼肌和肾的血流量减少。机制：急性缺氧时，通过冠状动脉扩张，增加冠状动脉血流量来提高心肌的供氧量；慢性缺氧时，心肌组织中毛细血管增生，有助于改善心肌供氧。缺氧引起脑血管扩张、脑血流量增加。皮肤、骨骼肌和肾的 α-肾上腺素受体密度高，对儿茶酚胺敏感度高，收缩明显，血流量减少。

（4）毛细血管增生：慢性缺氧可引起组织中毛细血管增生，尤其是心脏、脑和骨骼肌的毛细血管增生更为显著。毛细血管的密度增加有利于氧向细胞的弥散，具有代偿意义。

3. 血流系统的变化

(1)红细胞增多：急性缺氧时，主要是通过对外周化学感受器的刺激反射性地引起交感神经兴奋，使脾脏等储血器官收缩，将储存的血液释放入体循环，循环血中的红细胞数增多。

慢性缺氧时红细胞增多主要是由骨髓造血增强所致，这一过程是由肾脏近球细胞产生的促红细胞生成素介导的。促红细胞生成素的作用：使红系单向干细胞→原红细胞；Hb 合成↑；网织红细胞(释放)→外周血；成熟红细胞(释放)→外周血。

红细胞和 Hb 增多可增加血液的氧容量的氧含量，增加组织的供氧量，使缺氧在一定程度内得到改善，但如果红细胞过度增多，则可使血液黏滞度和血流阻力明显增加，以致血流减慢，并加重心脏负担，而对机体不利。

(2)红细胞内 2,3-DPG 含量增多，Hb 氧离曲线右移：缺氧时，红细胞中的 2,3-DPG 一方面生成增多，另一方面分解减少，导致其含量增多，2,3-DPG 可降低血红蛋白与氧的亲和力，使氧离曲线右移，代偿意义在于当动脉血氧分压降低时(>80mmHg)有利于红细胞释放出更多的氧，供组织细胞利用，但血氧分压过低时(<60mmHg)又可减少肺毛细胞血管中血红蛋白与氧的结合。

4. 中枢神经系统的变化

脑是最不耐受缺氧的器官。急性缺氧时可引起头痛、乏力、动作不协调、思维能力减退、多语好动、烦躁或欣快、判断能力和自主能力减弱、情绪激动和精神错乱等。

严重缺氧时，中枢神经系统功能抑制，表现为表情淡漠、反应迟

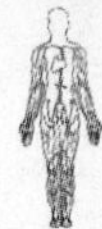

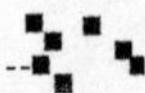

钝、嗜睡、甚至意识丧失。

慢性缺氧时，精神症状较为缓和，可表现出精神不集中，容易疲劳，轻度精神抑郁等。

缺氧引起的脑组织形态学改变主要表现为脑细胞肿胀、变性、坏死及间质脑水肿。

5. 组织细胞的变化

(1)ATP 生成减少，无氧酵解增强。

(2)线粒体的改变：慢性缺氧可使线粒体数量增多，表面积增大。

(3)细胞膜的变化：通透性增加；细胞膜电位负值变小；严重缺氧时细胞膜对 Ca^{2+} 的通透性增高。

(4)溶酶体的变化：严重缺氧时，溶酶体膜稳定性降低，通透性升高，甚至破裂，溶酶体内蛋白水解酶逸出，引起细胞自溶，基底膜破坏。

(5)肌红蛋白增加：增加储氧能力。

(三)影响机体对缺氧耐受性的因素

缺氧对机体的影响与缺氧的原因、缺氧发生的速度、程度和持续时间有关。

①年龄； ②机体的功能和代谢状态； ③个体或群体差异；④适应性锻炼。

(四)氧疗和氧中毒

1. 氧疗

吸入氧分压较高的空气或纯氧对各种类型的缺氧均有一定的

疗效，这种方法称为氧疗。吸入气氧浓度提高2%～4%，可使PaO_2从3.33kPa增至5.32kPa，血氧饱和度从45%增至75%。对于单纯低氧血症或低氧血症伴高碳酸血症进行机械通气者，氧浓度一般不超过60%，如吸入气氧浓度超过60%，则时间不宜太长。对低氧血症伴高碳酸血症患者，机体长期处于缺氧和CO_2潴留状态，呼吸中枢对CO_2的敏感性降低，此时呼吸的驱动主要依赖于缺氧对外周化学感受器的兴奋，对这类病人应采用控制性氧疗，即持续低流量、低浓度给氧。

2. 氧中毒

由于吸入气中氧分压过高、给氧时间过长，可引起细胞损害、器官功能障碍，即氧中毒。氧中毒的发生主要取决于吸入气氧分压。可分为急性氧中毒和慢性氧中毒。

(1)急性氧中毒：吸入2～3个大气压以上的氧，可在短时间内引起氧中毒，主要表现为面色苍白、出汗、恶心、眩晕、幻视、幻听、抽搐、晕厥等神经症状，严重者可昏迷、死亡。此型氧中毒以脑功能障碍为主，故又称脑型氧中毒。

(2)慢性氧中毒：发生于吸入1个大气压左右的氧8小时以后，表现为胸骨后不适、烧灼或刺激感，胸痛，不能控制的咳嗽，呼吸困难，肺活量减小。肺部呈炎性病变，有炎细胞浸润、充血、出血、肺不张、两肺干湿啰音。此型氧中毒以肺的损害为主，故又称肺性氧中毒。

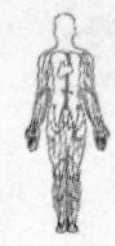

第三节 复习思考题

(一)试卷一

1. A 型选择题

(1)应用吸氧疗法治疗效果最差的缺氧类型是

A. 低张性缺氧 B. 血液性缺氧 C. 循环性缺氧 D. 组织性缺氧 E. 一氧化碳中毒所致缺氧

(2)下列关于 P_{50} 的描述,哪一项是错误的

A. 是指血红蛋白氧饱和度为 50%时的血氧分压 B. P_{50} 是反映 Hb 与 O_2 的亲和力的指标 C. P_{50} 是正常值为 3.47～3.6kPa (26～27mmHg) D. P_{50} 降低表明氧离曲线右移 E. 2,3-DPG 浓度增高可导致 P_{50} 升高

(3)大叶性肺炎患者引起乏氧性缺氧时

A. 血氧容量下降 B. 动脉血氧分压下降 C. 动脉血氧饱和度正常 D. 静脉血氧含量升高 E. 动-静脉氧差增大

(4)下列何项血氧指标改变符合先天性肺动脉瓣狭窄合并室间隔缺损引起的缺氧

A. 肺静脉血液氧分压下降 B. 肺动脉血液氧分压上升 C. 体动脉血液氧分压下降 D. 体静脉血液氧分压上升 E. 体动-静脉血氧分压差增大

(5)初入高原者的血气变化中,不会出现

A. 动脉血氧分压降低 B. 动脉血氧含量降低 C. 动、静脉氧含量差增大 D. 氧容量正常 E. 氧饱和度降低

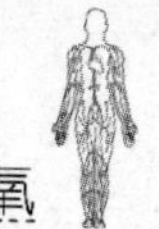

(6)关于紫绀的描述何项是错误的

A. 缺氧不一定有紫绀 B. 毛细血管中还原红蛋白超过5%便出现紫绀 C. 动脉血氧分压低于50mmHg,血氧饱和度低于80%时易出现紫绀 D. 严重贫血引起的缺氧,紫绀一般较明显 E. 紫绀是否明显,还和皮肤黏膜中的血量有关

(7)引起"肠源性紫绀"的原因是

A. 一氧化碳中毒 B. 亚硝酸盐中毒 C. 氰化物中毒 D. 肠系膜血管痉挛 E. 肠道黏膜水肿

(8)下列何种原因引起的缺氧不属于循环性缺氧

A. 休克 B. 心衰 C. 肺动-静脉瘘 D. 动脉血栓形成 E. 静脉淤血

(9)氰化物中毒所致的缺氧,血氧变化特点中哪项是错误的

A. 动脉血氧分压正常 B. 氧饱和度正常 C. 氧含量正常 D. 静脉血氧含量较高 E. 动-静脉氧含量差大于正常

(10)缺氧时,心肌组织主要通过哪种方式来增加其供氧量

A. 从血液中摄氧量增加 B. 增加肺泡通气量 C. 增加血液携氧能力 D. 增加冠脉血流量 E. 增加组织氧化酶活性

(11)下述缺氧时呼吸系统的代偿性反应中,哪项是错误的

A. 初到高原的人,肺通气量立即增加 B. 久居高原的人,肺通气量逐渐回降 C. 血液性缺氧,呼吸一般不增强 D. 组织性缺氧可致呼吸运动增强 E. 循环性缺氧如累及肺循环,呼吸可加快

(12)急性缺氧导致肺动脉压升高的主要原因是

A. 右心输出量升高 B. 肺血流量升高 C. 左心功能不全 D. 肺小动脉痉挛 E. 肺小静脉淤血

(13)初入高原者循环系统改变如下,其中哪项不正确

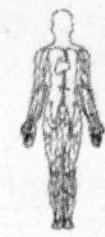

A. 肾血管收缩　B. 肺血管收缩　C. 冠状血管扩张　D. 脑血管收缩　E. 皮肤血管收缩

(14)一定程度的急性低张性缺氧可使心输出量增加,这是由于

A. 中枢化学感受器受刺激　B. 外周化学感受器受刺激　C. 压力感受器受刺激　D. 肺牵张感受器受刺激　E. 容量感受器受刺激

(15)某患者血氧检查为:血氧容量 12ml%,动脉血氧含量 11.4ml%,氧分压 100mmHg(13.3kPa),动-静脉氧差 3.5ml%,下列何种疾病可能性最大

A. 慢性支气管炎　B. 矽肺　C. 慢性充血性心力衰竭　D. 慢性贫血　E. 高血压

(16)对缺氧最敏感的组织是

A. 脑灰质　B. 脑白质　C. 心肌　D. 肾皮质　E. 肝小叶

(17)缺氧时,细胞内外离子的变化有

A. 细胞内钠离子增多,细胞内缺钾　B. 细胞内钠离子减少,钾离子增加　C. 细胞内钠离子增多,细胞内缺钙　D. 钠离子内流,钾离子外流　E. 钠、钾离子均内流

(18)低张性缺氧状态下,下述哪种动物对缺氧耐受性最强

A. 注入咖啡因的成年鼠　B. 注入可拉明的成年鼠　C. 正常成年鼠　D. 正常新生鼠　E. 注入内毒素的成年鼠

(19)慢性缺氧时氧离曲线右移的主要机制

A. 促红细胞生成素增多　B. 过度通气使 PCO_2 下降　C. 缺氧使呼吸中枢抑制,PCO_2 升高　D. 红细胞 2,3-DPG 生成增多　E. 缺氧发生代谢性酸中毒,使 pH 下降

(20)矽肺患者的血氧指标改变下面哪项是正确的

A. 动-静氧差增大 B. 动脉血氧饱和度正常 C. 血氧容量降低 D. 动脉血氧分压降低 E. 动脉血氧含量正常

2. X型选择题

(1)急性缺氧可发生

A. 交感神经兴奋,脑血管收缩出现精神症状 B. 肺小动脉收缩,肺动脉压增高 C. 交感神经兴奋,小动脉收缩,心脏压力负荷增大,心输出量减少 D. 心肌腺苷增多,冠脉扩张

(2)血液性缺氧可出现

A. 动脉血氧分压↓ B. 血氧容量↓ C. 血氧含量↓ D. 血氧饱和度↓

(3)碳氧血红蛋白对机体的危害有

A. 使氧离曲线右移 B. 使氧离曲线左移 C. 本身无携氧能力 D. CO与Hb结合力强

(4)关于发绀,下列哪些描述是不确切的

A. 发绀时,毛细血管中还原Hb达到或超过5mg% B. 发绀时,毛细血管中还原Hb达到或超过5g% C. 发绀则有缺氧发生 D. 缺氧一定引起发绀

(5)左心衰竭伴咳泡沫样痰,主要存在的缺氧类型有

A. 低张性低氧血症 B. 紧张性低氧血症 C. 低血流动力性缺氧 D. 组织性缺氧

(6)急性缺氧时血流分布的改变包括

A. 皮肤、内脏血管收缩 B. 冠脉扩张 C. 脑血管收缩 D. 肺血管收缩

(7)慢性缺氧时血液系统的代偿包括

A. 红细胞增多 B. 血红蛋白增多 C. 氧离曲线左移

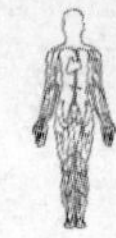

D. 血红蛋白与氧亲和力降低

(8)关于氧解离曲线下列哪项是正确的

A. 氧离曲线左移,氧和 Hb 的亲和力降低　B. 氧离曲线右移,氧和 Hb 的亲和力降低　C. pH↓使氧离曲线右移　D. 2,3-DPG↓使氧离曲线右移

(9)大失血引起休克持续较久,发生成人呼吸窘迫症,可有何种缺氧

A. 呼吸性缺氧　B. 血液性缺氧　C. 循环性缺氧　D. 组织性缺氧

(10)一般认为引起缺氧性肺血管收缩的体液因子有

A. 白三烯　B. 组胺　C. TXA_2　D. 前列腺素　E. 内皮素

3. 名词解释

(1)组织性缺氧　(2)乏氧性缺氧　(3)氧中毒　(4)肠源性发绀　(5)等张性低氧血症

4. 问答题

(1)缺氧可分为几种类型?各型的血氧变化特点是什么?

(2)试述低张性缺氧时循环系统的变化。

(3)试述发生血液性缺氧的原因与机制。

(4)举例说明缺氧与发绀的关系。

(5)试述缺氧性肺动脉高压的发生机制。

(二)答案及题解

1. A型选择题

(1)答案　D

题解:组织性缺氧是由于组织细胞利用氧障碍,氧供并无障碍,故吸氧效果不明显。氧疗对低张性缺氧患者的效果最好。血液性缺氧中，对于CO中毒引起的缺氧，吸入纯氧或高压氧有利于氧分子取代与血红蛋白结合CO分子，恢复血红蛋白运输氧的生理功能。高铁血红蛋白血症引起的缺氧通过增加血浆中氧的溶解量，对缺氧也有些改善。循环性缺氧，吸氧可增加血浆中氧的溶解量和血管与组织间的氧分压梯度，起一定的治疗作用。

(2)答案 D

题解：P_{50}是指Hb氧饱和度为50%时的氧分压，正常值约为3.47～3.6kPa(26～27mmHg)，代表Hb与O_2的亲和力，如氧离曲线右移，P_{50}数值升高，代表Hb与O_2亲和力下降。2,3-DPG浓度、二氧化碳分压及温度增高可导致P_{50}升高。

(3)答案 B

题解：大叶性肺炎患者引起的是乏氧性缺氧或称做低张性缺氧，其特征性的改变是动脉血氧分压下降。其血氧容量正常，动脉血氧饱和度正常，动-静脉氧差减少。

(4)答案 C

题解：先天性肺动脉瓣狭窄合并室间隔缺损引起的缺氧类型是低张性缺氧，其特征性的改变是动脉血氧分压下降。其血氧容量正常，动脉血氧饱和度正常，动-静脉氧差减少。

(5)答案 C

题解：初入高原者在高原(>3000m)等空气稀薄的地方，因吸入氧气量减少使肺泡氧分压随之下降，致血氧来源不足，导致低张性缺氧。其血气变化是动脉血氧分压、动脉血氧含量、氧饱和度、动-静脉氧含量差均降低，而血氧容量正常。

(6)答案 D

题解：紫绀的概念是指当毛细血管中脱氧血红蛋白平均浓度超过 50g/L 时，皮肤、黏膜常出现青紫色，称为紫绀。严重贫血引起的是血液性缺氧，由于其总血红蛋白含量较低，呈苍白色。

(7)答案　B

题解："肠源性紫绀"临床上常见于食用大量含硝酸盐的腌菜或变质的剩菜时，肠道细菌将硝酸盐还原为亚硝酸盐，后者被大量吸收导致高铁血红蛋白血症，故属于亚硝酸盐中毒。

(8)答案　D

题解：循环性缺氧指由于血流速度减慢或血流量减少，单位时间内供给组织的氧量减少而引起的缺氧，休克、心衰等可导致的心输出量下降，使各器官、组织微循环缺血、淤血及微血栓形成，导致全身性缺氧。动脉血栓形成及静脉淤血可使局部血流量减少或血流速度减慢，导致局部循环性缺氧。肺动-静脉瘘将导致低张性缺氧。

(9)答案　E

题解：氰化物中毒所致的缺氧类型为组织中毒性缺氧，其血氧变化特点为动脉血氧分压、氧饱和度、氧含量均正常，而静脉血氧含量较高，动-静脉氧含量差小于正常。

(10)答案　D

题解：急性缺氧时，心肌组织只能通过冠状动脉扩张，增加冠状动脉血流量来提高心肌的供氧量；慢性缺氧时，心肌组织中毛细血管增生，有助于改善心肌供氧。

(11)答案　D

题解：人刚到达 4000m 高原时，肺通气量立即增加，但仅比在海平面高 65%。数日后，肺通气量可高达在海平面的 5～7 倍。但久居高原肺通气量逐渐回降,至仅比海平面者高15%左右。这是因为缺氧早期肺通气增加使二氧化碳排出增多,引起低碳酸血症和呼吸性碱中毒对呼吸中枢的抑制作用,使肺通气的增加受限。2～3日后,脑脊液内的 HCO_3^- 也逐渐通过血脑屏障进入血液,并通过肾脏代偿性地排出,使脑组织中 pH 逐渐恢复正常,此时方能充分显示缺氧兴奋呼吸中枢的作用。久居高原肺通气量回降,可能与外周化学感受器对缺氧的敏感性降低有关。长期缺氧使肺通气反应减弱,这也是一种慢性适应性反应,长期呼吸运动增强是对机体不利的。血液性缺氧、循环性缺氧和组织性缺氧的患者,如果不合并 PaO_2 降低,则呼吸系统的代偿不明显。

(12)答案 D

题解:急性缺氧引起肺小血管收缩,使肺血流阻力增大,当肺动脉收缩压超过4.0kPa或其平均压超过2.7kPa时,称为肺动脉高压。持续性肺泡低氧分压引起肺小血管广泛收缩,导致肺动脉高压的形成,甚至发生肺源性心脏病。

(13)答案 D

题解:初入高原者血流发生重新分布,皮肤、内脏血管收缩,而心、脑血管扩张。

(14)答案 D

题解:一定程度的急性低张性,由于通气增加对牵张感受器的刺激,反射性引起心率加快;低氧引起的交感神经兴奋,分泌儿茶酚胺作用于肾上腺素能β-受体,促使心肌收缩性增加,以及胸廓呼吸运动增强,导致静脉回流和心输出量增加。心输出量的增加有利于提高全身组织的供氧量,使机体处于代偿适应性反应阶段。

(15)答案 D

题解：该患者血氧容量和动脉血氧含量降低，氧分压正常，动-静脉氧差下降，属于血液性缺氧。

(16)答案　A

题解：对缺氧最敏感的组织是脑灰质。

(17)答案　B

题解：缺氧时，由于能量生成不足，细胞膜 Na^{+}-K^{+} 泵运转失灵和酸中毒，使细胞内 Na^{+} 增多、K^{+} 减少，细胞内渗透压升高，继而水分渗入细胞内，引起细胞水肿。

(18)答案　D

题解：影响机体对缺氧耐受性的因素很多，主要包括代谢耗氧率与机体的代偿能力。正常新生鼠代谢耗氧率较成年鼠低，机体的代偿能力均较成年鼠高，故对缺氧耐受性较强。凡是使整个机体代谢加强，增加机体的耗氧量的因素（注入咖啡因的成年鼠、注入可拉明的成年鼠、注入内毒素的成年鼠），均导致机体对缺氧的耐受性较差。

(19)答案　D

题解：慢性缺氧时，糖酵解加强，酸性物质蓄积，2，3-DPG 生成增加使氧与血红蛋白的亲和力下降，引起氧离曲线右移，使 Hb 结合的氧释放供组织利用。

(20)答案　D

题解：矽肺患者导致的是低张性缺氧，其特征性变化是动脉血氧分压降低，动脉血氧饱和度、血氧含量及动-静氧差均下降，而血氧容量正常。

2. X 型选择题

(1)答案　BD

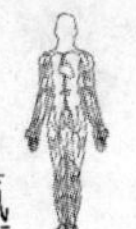

题解:急性缺氧可发生血流重新分布:通过冠状动脉扩张,增加冠状动脉血流量来提高心肌的供氧量;引起脑血管扩张、脑血流量增加。交感神经兴奋,皮肤、骨骼肌和肺的小动脉收缩明显,血流量减少,肺动脉压增高。

(2)答案 BC

题解:血液性缺氧时,由于血红蛋白的性质或数量的改变,使得血氧容量和动脉血氧含量均低于正常,动-静脉氧含量差减小,而动脉血氧分压和血氧饱和度均在正常范围内。

(3)答案 BCD

题解:CO与Hb结合形成碳氧血红蛋白,CO与Hb的亲和力比氧与Hb的亲和力大210倍,当CO中毒时,血内形成大量的Hb-CO后而丧失携氧能力。此外,CO还能抑制红细胞内糖酵解,使2,3-DPG生成减少,O_2与Hb亲和力增高,氧离曲线左移,而使血液释氧量减少而加重组织缺氧。

(4)答案 BCD

题解:当毛细血管中脱氧血红蛋白平均浓度超过50g/L时,皮肤、黏膜常出现青紫色,则称为发绀。发绀常表明有缺氧发生,但不代表一定有缺氧,而缺氧也不一定引起发绀。

(5)答案 AC

题解:左心衰竭伴咳泡沫样痰,由于肺功能障碍可导致低张性缺氧,由于左心衰竭,导致全身血液供应不足,导致循环性缺氧中的低血流动力性缺氧。

(6)答案 ABD

题解:急性缺氧时血流重新分布,包括:心、脑供血量增多,皮肤、内脏血流量减少。主要是由于:缺氧一方面交感神经兴奋引起

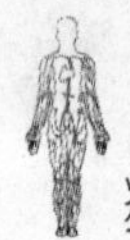

儿茶酚胺释放增加，使皮肤及腹腔器官的血管收缩；另一方面局部组织代谢产物如乳酸、腺苷、前列腺素等使心、脑血管扩张。

(7)答案　ABD

题解：慢性缺氧时，慢性缺氧时，低氧血症刺激肾小管旁间质细胞，产生并释放促红细胞生成酶，它作用于血浆中的促红细胞生成素原，使其转化促红细胞生成素，促进干细胞分化，原红细胞分化、增殖和成熟，加速血红蛋白的合成，并进入血循环。糖酵解加强，酸性物质蓄积，2,3-DPG 生成增加使氧与血红蛋白的亲和力下降，引起氧离曲线右移，使 Hb 结合的氧释放供组织利用。

(8)答案　ABC

题解：氧离曲线表示氧分压与氧饱和度之间的关系，反应氧和 Hb 的亲和力。当血液 PCO_2 升高、pH 降低、红细胞内 2,3-DPG 含量增多及血温升高时，都可使血红蛋白与氧亲和力降低，氧离曲线右移。

(9)答案　ABCD

题解：大失血引起休克持续较久，既有微循环灌流量减少所致的循环性缺氧，又有血红蛋白减少所致的血液性缺氧，并发成人呼吸窘迫症，导致乏氧性缺氧，而成人呼吸窘迫症的出现，是由于发生了全身炎症反应综合征，由于有炎症介质的作用，局部也可发生组织性缺氧。

(10)答案　ACD

题解：一般认为收缩肺血管的体液因子有白三烯(LTs)、血栓素 A_2(TXA_2)、内皮素(ET)，舒张肺血管的有前列环素(PGI_2)、内皮源性舒张因子(EDRF)及组胺。

3. 名词解释

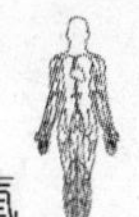

(1)答案　在组织供氧正常的情况下，由于组织细胞利用氧的能力障碍所引起的缺氧。

(2)答案　以动脉血氧分压降低为基本特征的缺氧，又称低张性缺氧或缺氧性缺氧。

(3)答案　由于吸入气中氧分压过高、给氧时间过长，可引起细胞损害、器官功能障碍，即氧中毒。

(4)答案　当食用大量含硝酸盐的腌菜后，经肠道细菌将硝酸盐还原为亚硝酸盐，后者吸收入血后，可使 Hb 中的二价铁氧化成三价铁，形成高铁 Hb 血症，称为肠源性发绀。

(5)答案　由于 Hb 数量减少，或性质改变，以致血氧含量低或 Hb 结合的氧不易释出，大多血氧含量减少，而血氧分压正常，称为等张性低氧血症。

4. 问答题

(1)答案要点　可用表 5-2 答题。

表 5-2　缺氧的分类及各类型缺氧的血氧变化特点

缺氧类型	动脉血氧分压	血氧容量	动脉血氧含量	动脉血氧饱和度	动-静脉血氧含量差
低张性缺氧	↓	N或↑	↓	↓	↓或N
血液性缺氧	N	↓或N	↓	N	↓
循环性缺氧	N	N	N	N	↑
组织性缺氧	N	N	N	N	↓

↓降低　↑升高　N不变

(2)答案要点　①心率加快

心收缩力↑→心输出量↑

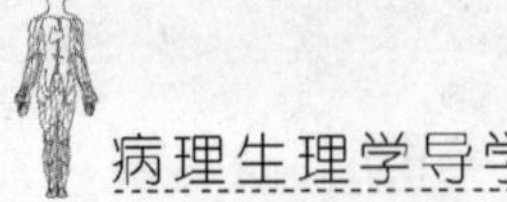

静脉回流↑

②血流重分布：皮肤、内脏血管收缩；心、脑血管扩张；肺血管收缩。

③严重缺氧可使心收缩力降低、心律失常、心力衰竭。

(3)答案要点　1)Hb 数量减少——贫血。

2)Hb 性质改变

①一氧化碳中毒：a. 形成 HbCO：Hb 不能与 O_2 结合；b. 氧离曲线左移：Hb 与 O_2 亲和力↑，O_2 不易释放到组织。

②高铁 Hb 血症：a. 高铁 Hb 形成：Hb 不能与 O_2 结合；b. 氧离曲线左移：Hb 与 O_2 亲和力↑，O_2 不易释放到组织。

(4)答案要点　①缺氧概念；②发绀概念；③发绀是缺氧的表现，如低张性缺氧；但发绀不一定都存在缺氧，如红细胞增多症；④某些缺氧可以明显的发绀，但并非所有缺氧均可有发绀。举例说明缺氧与发绀的关系。

(5)答案要点　①神经因素：血氧分压下降，反射性引起交感神经兴奋，释放的儿茶酚胺作用于肺血管 α 受体引起肺血管收缩。②体液因素：血管活性物质释放的不平衡，包括收缩肺血管的白三烯(LTs)、血栓素 A_2(TXA_2)、内皮素(ET)和舒张肺血管的前列环素(PGI_2)、内皮源性舒张因子(EDRF)及组胺。③肺血管平滑肌的直接作用：缺氧使血管平滑肌去极化，增加细胞膜对 Ca^{2+} 通透性，使 Ca^{2+} 内流增多，促使肺血管平滑肌收缩。缺氧引起肺血管收缩的生理意义在于维持肺泡通气与血流的适当比例，但是长期肺泡缺氧使肺血管持续性收缩，导致肺小动脉平滑肌肥大，管壁增厚，最终引发肺动脉高压与肺源性心脏病，甚至右心衰。

(三)试卷二

1. A型选择题

(1)下述哪项不是引起氧离曲线右移的因素

A. pH↓ B. PCO_2↑ C. 2.3-DPG↑ D. 体温↑ E. 血液HCO_3^-

(2)健康者进入高原地区或通风不良的矿井可发生缺氧的主要原因在于

A. 吸入气的氧分压低 B. 肺部气体交换差 C. 肺循环血流量少 D. 血液携氧能力低 E. 组织血流量少

(3)呼吸功能不全而发生的缺氧,动脉血最具特征性的变化是

A. 氧容量降低 B. 氧分压降低 C. 氧含量降低 D. 动-静脉氧差减少 E. 氧离曲成右移

(4)室间隔缺损伴肺动脉狭窄患者,以下哪一项不符合

A. 血氧容量正常 B. 动脉血氧含量降低 C. 静脉血氧含量降低 D. 动脉血氧分压降低 E. 动、静脉氧含量差增大

(5)循环性缺氧时血氧指标最具特征的变化是

A. 动脉血氧分压正常 B. 动脉血氧容量正常 C. 动脉血氧含量正常 D. 动脉血氧饱和度正常 E. 动、静脉氧差增大

(6)下列哪种原因引起的缺氧不属于低动力性缺氧

A. 休克 B. 心力衰竭 C. 肺动-静脉瘘 D. 动脉血栓形成 E. 静脉淤血

(7)下列疾病中哪项不会出现血液性缺氧

A. 高铁血红蛋白血症 B. 蚕豆病 C. 煤气中毒 D. 肺炎 E. 严重贫血

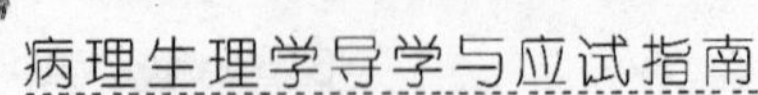

(8)哪项不是血液性缺氧的血气变化

A. 动脉血氧分压正常　B. 动-静脉氧含量差增大　C. 动-静脉氧含量差减小　D. 血氧容量降低　E. 血氧饱和度正常

(9)低张性缺氧引起肺通气量增加的主要机制是

A. 刺激颈动脉窦和主动脉弓的压力感受器　B. 刺激颈动脉体的化学感受器　C. 直接刺激呼吸中枢　D. 刺激肺牵张感受器　E. 刺激交感神经末梢感受器

(10)能明显引起呼吸加深加快的缺氧类型是

A. 低张性缺氧　B. 血液性缺氧　C. 循环性缺氧　D. 组织性缺氧　E. 高铁血红蛋白血症所致的缺氧

(11)动-静脉血氧含量差大于正常并伴有紫绀可能见于

A. 氰化物中毒患者　B. 肠源性紫绀患者　C. 休克患者　D. CO中毒患者　E. 严重贫血患者

(12)低氧血症是指

A. 血氧含量降低　B. 血氧分压降低　C. 血液中溶解的氧减少　D. 血氧容量降低　E. 血氧饱和度降低

(13)吸氧疗法对改善下列哪种疾病引起的缺氧效果最差

A. 严重缺铁性贫血　B. 先天性心脏病右→左分流　C. 肺间质纤维化　D. 氰化物中毒　E. 亚硝酸盐中毒

(14)某患者的血氧检查结果是:血氧容量20ml%,动脉血氧含量度15ml%,动脉血氧分压50mmHg(6.7kPa),动-静脉氧差4ml%,其缺氧类型为

A. 乏氧性缺氧　B. 血液性缺氧　C. 循环性缺氧　D. 组织性缺氧　E. 混合性缺氧

(15)缺氧引起的呼吸系统变化,下述哪项是错误的

A. 低张性缺氧，呼吸可加深加快，肺通气量增加 B. 等张性低氧血症一般不发生呼吸系统的增强 C. 慢性低张性缺氧，肺通气量增加不明显 D. 急性低张性缺氧时，PaO_2 降至 8kPa (60mmHg)才会明显兴奋呼吸中枢 E. 低张性缺氧的动脉氧分压下降越明显，呼吸中枢兴奋越强烈。呼吸运动加强越明显

(16)对缺氧最为敏感的组织细胞是

A. 神经细胞 B. 心肌细胞 C. 肝细胞 D. 肾小管上皮细胞 E. 肺泡上皮细胞

(17)缺氧时在下列血管的变化中哪项是正确的

A. 冠脉扩张，脑血管扩张，肺血管扩张 B. 冠脉扩张，脑血管收缩，肺血管扩张 C. 冠脉扩张，脑血管扩张，肺血管收缩 D. 冠脉收缩，脑血管收缩，肺血管扩张 E. 冠脉扩张，脑血管收缩，肺血管收缩

(18)缺氧时线粒体呼吸功能的改变是

A. 呼吸功能增强，ATP 生成增加 B. 呼吸功能减弱，ATP 生成减少 C. 轻度缺氧呼吸功能增强，严重缺氧呼吸功能减弱 D. 急性缺氧使细胞色素氧化酶增加，呼吸功能增强 E. 长期慢性缺氧使线粒体肿胀、嵴崩解，呼吸功能减弱

(19)以下关于促红细胞生成素的叙述，哪项是错误的

A. 由肾脏近球细胞合成并释放 B. 可促进肠道对铁离子的吸收 C. 加速 Hb 的合成 D. 促进红细胞系单向干细胞向原红细胞分化 E. 促进网织红细胞的释放

(20)血氧容量取决于

A. 血氧分压 B. 血氧含量 C. 血氧饱和度 D. Hb 的质与量 E. 2,3-DPG

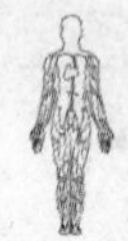

2. X型选择题

(1)容易引起肺动脉高压的是

A. 进入高原地区 B. 慢性阻塞性肺疾患 C. 冠心病 D. 高血压性心脏病

(2)动脉血氧分压与下列哪些因素有关

A. 吸入气氧分压 B. 外呼吸功能状态 C. 内呼吸功能状态 D. Hb的质和量

(3)一氧化碳中毒和亚硝酸盐中毒产生的缺氧,其相同之处有

A. 典型发绀 B. 氧合血红蛋白减少 C. 氧离曲线左移 D. 动脉血氧分压正常

(4)低张性缺氧时血氧变化会出现

A. 动脉氧分压↓,氧含量↓ B. 动脉氧含量↓,氧容量↓ C. 动脉氧分压↓,氧饱和度↑ D. 动-静脉氧差↓,氧饱和度↓

(5)缺氧性肺血管收缩的代偿意义为

A. 增肺动脉压,增肺血流量 B. 增肺上部的血流 C. 减少肺血流以保证心脑血流 D. 使缺氧肺泡的血流减少,改善肺泡通气与血流的比例

(6)关于乏氧性缺氧,叙述正确的有

A. 动脉血氧分压下降 B. 动脉血氧含量降低 C. 血氧容量下降 D. 静脉血分流入动脉是病因之一

(7)下列引起缺氧的原因中哪些会使发绀出现

A. 肺通气不足 B. 肺换气障碍 C. 高铁血红蛋白增多 D. 氰化物中毒

(8)急性缺氧时,机体的代偿反应是

A. 肺通气量增多 B. 心脏活动增多 C. 血液携氧增多

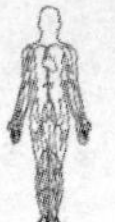

D. 组织用氧增多

(9)急性低张性缺氧时循环系统有代偿意义的变化是

A. 心肌收缩力增强 B. 肺血管收缩 C. 血流重新分布 D. 毛细血管增生

(10)缺氧时组织细胞的代偿适应有

A. 无氧酵解增强 B. 肌红蛋白增加,增储氧 C. 参与内呼吸的酶增多 D. 减少耗氧量

3. 名词解释

(1)循环性缺氧 (2)血液性缺氧 (3)呼吸性缺氧 (4)发绀 (5)缺氧

4. 问答题

(1)简述导致低张性缺氧的原因、血气变化特点、皮肤特点。

(2)简述CO中毒引起缺氧的机制。

(3)低张性缺氧时呼吸系统的代偿反应的机制和意义是什么?

(4)试解释慢性缺氧时红细胞与血红蛋白增多的机制。

(5)试述缺氧时氧离曲线右移的发生机制。

(四)答案及题解

1. A型选择题

(1)答案 E

题解:当血液PCO_2升高、pH降低、红细胞内2,3-二磷酸甘油酸(2,3-DPG)含量增多及血温升高时,都可使血红蛋白与氧亲和力降低,氧离曲线右移。

(2)答案 A

题解:健康者进入高原地区或通风不良的矿井,吸入气中氧分

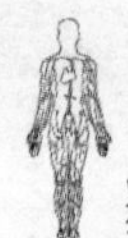

压过低，可发生大气性缺氧。

(3)答案　B

题解：呼吸功能不全而发生的缺氧属于低张性缺氧，动脉血最具特征性的变化是氧分压降低。

(4)答案　E

题解：室间隔缺损伴肺动脉狭窄患者出现的缺氧为低张性缺氧，其特征性的血氧变化是动脉血氧分压下降。其血氧容量正常，动脉血氧含量和动脉血氧饱和度动-静脉氧差下降。

(5)答案　E

题解：循环性缺氧时血氧指标最具特征的变化是动-静脉氧差增大。

(6)答案　C

题解：低动力性缺氧即循环性缺氧，指由于血流速度减慢或血流量减少，单位时间内供给组织的氧量减少而引起的缺氧，休克、心衰等可导致的心输出量下降，使各器官、组织微循环缺血、淤血及微血栓形成，导致全身性缺氧。动脉血栓形成及静脉淤血可使局部血流量减少或血流速度减慢，导致局部循环性缺氧。肺动-静脉瘘将导致低张性缺氧。

(7)答案　D

题解：血液性缺氧是由于红细胞数量和血红蛋白含量减少，或血红蛋白性质改变，使血液携氧能力降低，血氧含量减少或与血红蛋白结合的氧不易释放，而导致的组织缺氧。高铁血红蛋白血症、煤气中毒和蚕豆病均导致血红蛋白性质改变，严重贫血存在血红蛋白含量减少，均引起血液性缺氧。肺炎导致的是低张性缺氧。

(8)答案　B

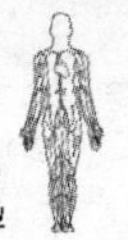

题解:血液性缺氧的血气变化是:血氧容量降低,动脉血氧分压正常,血氧饱和度正常,动-静脉氧含量差减小。

(9)答案 BD

题解:低张性缺氧引起肺通气量增加的主要机制是由外周的化学感受器引起的。

(10)答案 A

题解:急性缺氧初期呼吸加深加快。此时的通气反应是由外周的化学感受器引起的,低张性缺氧由于动脉血氧分压降低,能明显引起呼吸加深加快。血液性缺氧、循环性缺氧及组织性缺氧,由于动脉血氧分压正常,所以没有呼吸加强反应。

(11)答案 C

题解:动-静脉血氧含量差大于正常并伴有紫绀常见于循环性缺氧,供选答案中氰化物中毒导致组织性缺氧,肠源性紫绀、CO中毒及严重贫血均属于血液性缺氧。

(12)答案 A

题解:低氧血症是指血氧含量降低。

(13)答案 D

题解:氰化物中毒引起的是组织中毒性缺氧。CN^-可通过消化道、呼吸道或皮肤进入机体内,迅速与细胞色素氧化酶的三价铁结合,氰化高铁细胞色素氧化酶,使铁保持三价状态,不能被还原成为带二价铁的还原型细胞色素氧化酶,失去传递电子的功能,以致呼吸链中断。在此情况下,因为氧供无障碍,即使吸氧疗法也不能被利用,吸氧效果不明显。而其他几种可通过提高物理溶解的氧量而达到一定治疗效果。

(14)答案 A

题解:该患者血氧容量正常,动脉血氧含量、动脉血氧分压下降及动-静脉氧差均下降,属于乏氧性缺氧。

(15)答案 E

题解:动脉血氧分压降低至60mmHg可刺激颈动脉体和主动脉体化学感受器,反射性地兴奋呼吸中枢,引起呼吸加快加深,增加通气量。当缺氧进一步加深,氧分压下降低于30mmHg时,呼吸中枢由兴奋转入抑制,缺氧更加严重。低张性缺氧过程中其通气量的变化常有一定的时期规律。在急性缺氧早期,由于动脉血氧分压下降,反射性引起通气量的增加。慢性低张性缺氧患者,由于颈动脉体化学感受器对缺氧的敏感性下降,使肺通气相应减弱。等张性低氧血症由于没有动脉血氧分压降低,对颈动脉体和主动脉体化学感受器的刺激不明显,一般不发生呼吸系统的增强。

(16)答案 A

题解:对缺氧最为敏感的组织细胞是神经细胞。

(17)答案 C

题解:缺氧时由于局部神经因素和体液因素的影响,导致血液重新分布,冠脉扩张,脑血管扩张,肺血管收缩。

(18)答案 C

题解:线粒体是细胞利用氧进行生物氧化的主要场所,含有参与三羧酸循环及生物氧化所必需的酶。当慢性轻度缺氧时,细胞内线粒体的数目和膜的表面积增加,呼吸链中的酶(如琥珀酸脱氢酶、细胞色素氧化酶)含量增多,活性增强,加强内呼吸功能。如果线粒体内氧分压低于0.13kPa(1mmHg),氧化磷酸化过程将明显减慢,ATP生成减少。严重时,线粒体也可肿胀,致使细胞利用氧的能力降低,加重缺氧。故轻度缺氧线粒体呼吸功能增强,严重缺氧呼吸功能减弱。

(19)答案　B

题解:促红细胞生成素是对红细胞的生成有增强作用的体液性因子。可使未分化的干细胞分化成红细胞系干细胞,使之变为前成红细胞。对进一步再成熟为成红血细胞、网织红细胞,血红蛋白的合成以及流入末梢血管等均有促进作用。一般在慢性缺氧时,由肾脏近球细胞合成并释放。

(20)答案　D

题解:血氧容量指 100ml 血液中的血红蛋白,在氧分压为 13.3kPa,温度为 38℃时,所能结合氧的最大毫升数,即 100ml 血液中 Hb 的最大带氧量。取决于:血液中的 Hb 的质和量。

2. X型选择题

(1)答案　AB

题解:缺氧可引起肺血管收缩,使肺血流阻力增大,当肺动脉收缩压超过 4.0kPa 或其平均压超过 2.7kPa 时,称为肺动脉高压。进入高原地区和慢性阻塞性肺疾患均因为持续性肺泡低氧分压引起肺小血管广泛收缩,导致肺动脉高压的形成。

(2)答案　AB

题解:血氧分压为溶解于血液的氧分子所产生的张力,又称为血氧张力。动脉血氧分压主要取决于吸入气氧分压和外呼吸功能。

(3)答案　BCD

题解:一氧化碳中毒和亚硝酸盐中毒产生的缺氧均为血液性缺氧,动脉血氧分压正常。由于碳氧血红蛋白或高铁血红蛋白的形成,氧合血红蛋白减少。此外,碳氧血红蛋白或高铁血红蛋白还能使氧和血红蛋白亲和力增加,氧离曲线左移。亚硝酸盐中毒可引起

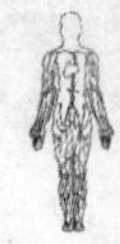

肠源性发绀，但一氧化碳中毒引起的皮肤黏膜颜色是樱桃红。

(4)答案　AD

题解：低张性缺氧时血氧变化是：动脉氧分压↓，动脉氧含量↓，氧饱和度↓，动-静脉氧差↓，氧容量正常。

(5)答案　BD

题解：缺氧引起肺血管收缩的生理意义在于维持肺泡通气与血流的适当比例，使流经这部分肺泡（主要是肺上部）的血液仍能获取较充分的氧，从而提高 PaO_2。

(6)答案　ABD

题解：乏氧性缺氧即低张性缺氧，其血氧变化是：动脉氧分压↓，动脉氧含量↓，氧饱和度↓，动-静脉氧差↓，氧容量正常。静脉血分流入动脉是其病因之一。

(7)答案　ABC

题解：肺通气不足和肺换气障碍均引起低张性缺氧，血液中还原血红蛋白增多，出现发绀。高铁血红蛋白增多引起肠源性发绀。氰化物中毒属于组织性缺氧，无发绀出现。

(8)答案　ABC

题解：轻度缺氧主要引起机体各系统代偿适应性变化，以增加氧的供给和提高组织利用氧的能力。肺通气量增多、心脏活动增多、血液携氧增多、组织用氧增多均可出现，但组织用氧增多是机体对慢性缺氧的代偿。

(9)答案　ABC

题解：低张性缺氧时循环系统有代偿意义的变化有：心输出量增加（包括心率加快和心肌收缩力增强），肺血管收缩，血流重新分布和毛细血管增生，其中毛细血管增生出现在长期慢性时。

(10)答案 ABCD

题解:缺氧时组织细胞的代偿适应有细胞利用氧的能力增强(参与内呼吸的含量酶增多),糖酵解增强,肌红蛋白增加和处于低代谢状态(减少耗氧量)。

3. 名词解释

(1)答案 由于红细胞数量和血红蛋白含量减少,或血红蛋白性质改变,使血液携氧能力降低,血氧含量减少或与血红蛋白结合的氧不易释放,而导致组织缺氧。

(2)答案 指由于单位时间流经组织血流量减少,使组织供氧量减少而引起的缺氧。

(3)答案 由于外呼吸(通气和换气)功能障碍所致的缺氧,属于低张性缺氧。

(4)答案 当毛细血管中还原 Hb 浓度达到或超过 50g/L 时,暗红色的还原 Hb 可使皮肤,黏膜呈青紫色,称为发(紫)绀。

(5)答案 当组织供应不足或利用氧障碍,组织的机能、代谢和形态结构发生异常改变,这一病理过程称为缺氧。

4. 问答题

(1)答案要点 ①原因:吸入气 PO_2 过低、外呼吸功能障碍、静脉血分流入动脉。血气变化特点:PaO_2 明显降低,导致组织供氧不足。

②血氧变化的特点:动脉氧分压明显↓,动脉氧含量↓,氧饱和度↓,动-静脉氧差↓,血氧容量正常。

③皮肤特点:毛细血管中氧合血红蛋白减少,脱氧血红蛋白增加,当其浓度达到 5g/dl 以上时,可使皮肤、黏膜出现青紫色,称为发绀。

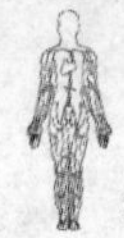

(2)答案要点　①碳氧血红蛋白症形成:CO与Hb的亲和力比氧与Hb的亲和力大210倍,当CO中毒时,血内形成大量的HbCO后而丧失携氧能力。

②氧离曲线左移:HbCO形成后,将增加血红素对O_2的亲和力;CO还能抑制红细胞内糖酵解,使2,3-DPG生成减少,O_2与Hb亲和力增高,氧离曲线左移,从而使血液释氧量减少而加重组织缺氧。

(3)答案要点　低张性缺氧时,呼吸加深加快,PaO_2正常型缺氧则无。机制和意义:

PaO_2↓→颈主动脉体化学感受器→呼吸加深加快→通气量↑

→肺泡PO_2↑→PaO_2↑→改善缺氧

→胸腔负压↑→回心血量↑→心输出量↑→有利运输

→肺血流量↑→有利交换

(4)答案要点　主要是促红细胞生成素增多,使骨髓造血功能增强所致。

①低氧血→肾近球细胞合成、释放→→→促红细胞生成素↑

②促红细胞生成素的作用:

使红系单向干细胞→原红细胞

Hb合成↑

网织红细胞(释放)→外周血

成熟红细胞(释放)→外周血

(5)答案要点　1)红细胞内2,3-DPG含量增高:①生成↑:缺氧→脱氧Hb↑→与2,3-DPG结合→红细胞游离2,3-DPG↓→对磷酸果糖激酶二磷酸甘油酸变位酶抑制减弱。②分解↓:缺氧→pH增高,抑制2,3-DPG分解。

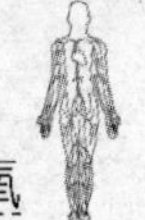

2)2,3-DPG 使 O_2 与 Hb 亲和力↓:2,3-DPG 稳定脱氧 Hb 构型,使红细胞内 pH↓,通过玻尔效应使 O_2 与 Hb 亲和力↓,氧离曲线右移。

（广州医学院　陆丽）

第 6 章

发 热

第一节 教学大纲要求

(1)掌握发热的病因发病学(机制)、内生致热原的种类和特性、中枢发热介质的产生机制及作用部位。

(2)熟悉发热时机体机能代谢变化的规律。

(3)了解发热的处理原则。

第二节 教材内容精要

一、基本概念

概述是对全篇简要的概括及对一些重要概念的阐述,掌握以下概念对于学习全篇具有重要指导作用。

人和哺乳类动物都具有相对稳定的体温,以适应正常生命活动

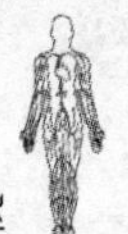

的需要。而体温的相对稳定是在体温调节中枢的调控下实现的。体温调节的高级中枢位于视前区下丘脑前部(preoptic anterior hypothalamus,POAH),体温中枢的调节方式,目前大多仍以“调定点(set point)”学说来解释。

体温调节中枢和“调定点”学说在生理学中已经讲授,宜复习参考。

1. 发热

正常成人体温维持在37℃左右,一昼夜上下波动不超过1℃。当由于致热原的作用使体温调定点上移而引起调节性体温升高(超过0.5℃)时,就称之为发热(fever)。

2. 体温升高和过热

体温升高分为调节性体温升高和非调节性体温升高,前者即发热。发热时体温调节功能仍正常,只不过是由于调定点上移,体温调节在高水平上进行而已。非调节性体温升高是调定点并未发生移动,而是由于体温调节障碍,或散热障碍及产热器官功能异常等,体温调节机构不能将体温控制在与调定点相适应的水平上,是被动性体温升高。故把这类体温升高称为过热(hyperthermia)。

3. 生理性体温升高

某些生理情况也能出现体温升高,如剧烈运动、月经前期、心理性应激等,由于它们的属于生理性反应,故称之为生理性体温升高,但也有学者将其称之为非病理性发热。

以上这些概念对于了解发热的机制及临床上对发热的诊断和处理非常重要,必须熟练掌握。同时须知发热不是独立的疾病,而是多种疾病的重要病理过程和临床表现,也是疾病发生的重要信号。

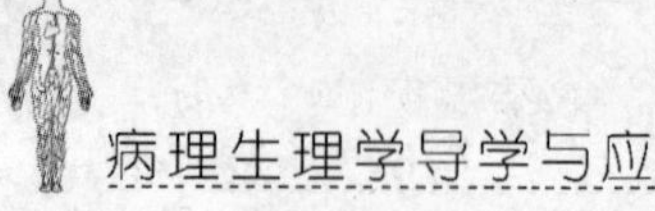

- 体温升高
  - 生理性体温升高
    - 月经前期
    - 剧烈运动
    - 应激
  - 病理性体温升高
    - 发热(调节性体温升高,与调定点相适应)
    - 过热(被动性体温升高,超过调定点水平)

二、病因和发病机制

(一)发热激活物

①发热是由发热激活物作用于机体,激活产内生致热原细胞产生和释放内生致热原(endogenous pyrogen,EP),再经一些后继环节引起体温升高;②发热激活物又称 EP 诱导物,包括外致热原(exogenous pyrogen)和某些体内产物。

1. 外致热原

来自体外的致热物质称为外致热原。

(1)细菌

1)革兰氏阳性菌:①此类细菌感染是常见的发热的原因;②主要有葡萄球菌、链球菌、肺炎球菌,白喉杆菌和枯草杆菌等;③这类细菌的全菌体和其代谢产物都是重要的致热物质。

2)革兰氏阴性菌:①典型菌群有大肠杆菌、伤寒杆菌、淋球菌、脑膜炎球菌、志贺氏菌等;②这类菌群的致热性除全菌体和胞壁中所含的肽聚糖外,最突出的是其胞壁中所含的脂多糖(LPS),也称内毒素(endotoxin,ET);③ET 是最常见的外致热原,耐热性高(干热 160℃2h 才能灭活),一般方法难以清除,是血液制品和输液过程中的主要污染物。

3)分枝杆菌:①典型菌群为结核杆菌;②其全菌体及细胞壁中所含的肽聚糖、多糖和蛋白质都具有致热作用。

(2)病毒:①常见的有流感病毒、SARS 病毒、麻疹病毒、柯萨奇病毒等;②病毒是以其全病毒体和其所含的血细胞凝集素致热;③流感病毒尚含有一种毒素样物质,也可引起发热。

(3)真菌:①白色念珠菌感染(致鹅口疮、肺炎、脑膜炎);②组织胞浆菌、球孢子菌和副球孢子菌(引起的深部感染);③新型隐球菌(致慢性脑膜炎)等。④真菌的致热因素是全菌体及菌体内所含的荚膜多糖和蛋白质。

(4)螺旋体:①常见的有钩端螺旋体,回归热螺旋体和梅毒螺旋体;②钩体内含有溶血素和细胞毒因子等;③回归热螺旋体的代谢裂解产物入血后引起高热;④梅毒螺旋体感染后可伴有较低的发热,可能是螺旋体内所含的外毒素所致。

(5)疟原虫:疟原虫感染人体后,其潜隐子进入红细胞并发育成裂殖子,当红细胞破裂时,大量裂殖子和代谢产物(疟色素等)释入血液,引起高热。

2. 体内产物

(1)抗原抗体复合物:实验证明,抗原抗体复合物可能是产 EP 细胞的激活物。

(2)类固醇:体内某些类固醇(steroid)产物有致热作用,睾丸酮的中间代谢产物——本胆烷醇酮(etiocholanolone)是其典型代表。石胆酸也有类似作用。

此外,还有尿酸结晶等对产 EP 细胞也有一定的激活作用。

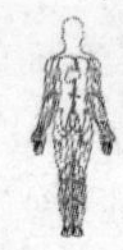

（二）内生致热原

产EP细胞在发热激活物的作用下，产生和释放的能引起体温升高的物质，称之为内生致热原。

1. 内生致热原的种类

(1)白细胞介素-1(interleukin-1，IL-1)：①IL-1是由单核细胞、巨噬细胞、内皮细胞、星状细胞、角质细胞及肿瘤细胞等多种细胞在发热激活物的作用下所产生的多肽类物质，分子量为17kD，有两种亚型：IL-1_{α}和IL-1_{β}；②IL-1对体温中枢的活动有明显的影响：将IL-1导入大鼠的POAH，能引起热敏神经元的放电频率下降、冷敏神经元放电频率增加，这些反应可被水杨酸钠(解热药)阻断；IL-1给动物静脉内注射可引起典型的发热反应；③大剂量可引起双相热；④在ET引起发热的动物，循环血内也有大量IL-1出现；⑤IL-1不耐热，70℃ 30min即丧失活性。

(2)肿瘤坏死因子(tumor necrosis factor，TNF)：①多种外致热原可诱导巨噬细胞、淋巴细胞等产生和释放TNF；②TNF也具有许多与IL-1相类似的生物学活性，有两种亚型：TNF_{α}和TNF_{β}。重组的人TNF_{α}($rhTNF_{\alpha}$)由157个氨基酸组成，分子量为17kD，$rhTNF_{\beta}$由171氨基酸组成，分子量为25kD。二者有相似的致热活性；③TNF也不耐热，70℃30min失活；④TNF动物静脉内或脑室内注射均可引起明显的发热反应，并可被环加氧酶抑制剂布洛芬阻断，大剂量可引起双相热；⑤TNF在体内和体外都能刺激IL-1的产生。

(3)干扰素：①干扰素(interferon，IFN)主要由白细胞所产生，有多种亚型，与发热有关的是IFNα和IFNγ；②IFN对人和动物都具有一定的致热效应，它所引起的发热反应也有剂量依赖性，可被

PG 合成抑制剂阻断;③与 IL-1 和 TNF 不同的是,IFN 反复注射可产生耐受性;④IFN 不耐热,60℃40 分钟可灭活。

(4)白细胞介素-6:①白细胞介素-6(interleukin-6,IL-1)是一种由 184 个氨基酸组成的蛋白质,分子量为 21kD,是由单核细胞、成纤维细胞和内皮细胞等分泌的细胞因子。②ET、病毒、IL-1、TNF、血小板生长因子等都可诱导其产生和释放。③IL-6 能引起各种动物的发热反应,布洛芬或吲哚美辛可阻断其作用。④IL-6 基因定位于 7 号染色体。蛋白激酶 C 激活途径和 cAMP 依赖途径对 IL-6 基因表达有重要调节作用。

此外,白细胞介素-2(interleukin-2,IL-2),巨噬细胞炎症蛋白-1(macrophage inflammatory protein-1,MIP-1)、睫状神经营养因子(ciliary neurotrophic factor,CNTF)、白细胞介素-8(interleukin-8,IL-8)以及内皮素(endothelin)等也被认为与发热有一定的关系,但还缺乏较系统的研究。

2. 内生致热原的产生和释放

内生致热原的产生和释放是一个复杂的细胞信息传递和基因表达调控的过程。这一过程包括产 EP 细胞的激活、EP 的产生和释放。

LPS 激活细胞有两种方式:在上皮细胞和内皮细胞首先是:①LPS与血清中 LPS 结合蛋白(lipopolysaccharide binding protein,LBP)结合,形成复合物。②LBP 将 LPS 转移给可溶性 CD14、(sCD14),形成 LPS-sCD14 复合物再作用于细胞上受体,使细胞活化。而在单核/巨噬细胞则 LPS 与 LBP 形成复合物后,再与细胞表面 CD14(mCD14)结合,形成三重复合物。③启动细胞内 IL-1、TNF、IL-6 等细胞因子的基因表达、合成内生致热原。④EP 释放

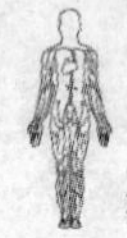

入血。

较大剂量的 LPS 可不通过 CD14 途径直接激活单核巨噬细胞产生 EP。

三、重点与难点

(一)发热时的体温调节机制

1. 体温调节中枢

体温调节中枢位于 POAH,该区含有温度敏感神经元,对来自外周和深部温度信息起整合作用。而另外一些部位,如中杏仁核(medial amydaloid nucleus,MAN)、腹中膈(ventral septal area,VSA)和弓状核则对发热时的体温产生负向影响。刺激这些部位可使体温上升超过正常难以逾越的热限。因此,目前倾向于认为,发热体温调节中枢可能有两部分组成:①正调节中枢,主要包括 POAH 等;②负调节中枢,主要包括 VSA、MAN 等。当外周致热信号通过这些途径传入中枢后,启动体温正负调节机制,一方面通过正调节介质使体温上升,另一方面通过负调节介质限制体温升高。正负调节相互作用的结果决定调定点上移的水平及发热的幅度和时程。因此,发热体温调节中枢是由正、负调节中枢构成的复杂的功能系统。传统上把发热体温调节中枢局限于 POAH 的观点应予修正。

2. 致热信号传入中枢的途径

血液循环中产生的 EP,能否或怎样进入脑内到达体温调节中枢引起发热,目前认为可能存在几种途径:

(1)EP 通过血脑屏障转运入脑

①在血脑屏障的毛细血管床部位分别存在有 IL-1、IL-6、TNF 的可饱和转运机制，推测其可将相应的 EP 特异性地转运入脑。②EP 也可能从脉络丛部位渗入或者易化扩散入脑，通过脑脊液循环分布到 POAH。

(2)EP 通过终板血管器作用于体温调节中枢

①终板血管器紧靠 POAH，是血脑屏障的薄弱部位。该处存在有孔毛细血管，对大分子物质有较高的通透性。EP 可能由此入脑。②EP 被分布在此处的相关细胞(巨噬细胞、神经胶质细胞等)膜受体识别结合，产生新的信息(发热介质等)，将致热原的信息传入 POAH。

(3)EP 通过迷走神经向体温调节中枢传递发热信号

最近的研究发现，细胞因子可刺激肝巨噬细胞周围的迷走神经将信息传入中枢，切除膈下迷走神经(或切断迷走神经肝支)后腹腔注射 IL-1，或静脉注射 LPS 不再引起发热。

3. 发热中枢调节介质

EP 可能是首先作用于体温调节中枢，引起发热中枢介质的释放，继而引起调定点的改变。发热中枢介质可分为两类：正调节介质和负调节介质。

(1)正调节介质

1)前列腺素 E(prostaglandin E，PGE)：①PGE 注入动物脑室内引起明显的发热反应，体温升高的潜伏期比 EP 短，同时还伴有代谢率的改变，其致热敏感点在 POAH；②EP 诱导的发热期间，动物 CSF 中 PGE 水平也明显升高。③PGE 合成抑制剂如阿司匹林、布洛芬等都具有解热作用，并且在降低体温的同时，也降低了 CSF 中 PGE 浓度。④ET 和 EP 都能刺激下丘脑组织合成和释放 PGE。

2）Na^{+}/Ca^{2+}比值：①给多种动物脑室内灌注Na^{+}使体温很快升高，灌注Ca^{2+}则使体温很快下降；②降钙剂（EGTA）脑室内灌注也引起体温升高；③在用标记的$^{22}Na^{+}$和$^{45}Ca^{2+}$灌注猫脑室的研究中还发现，在致热原性发热期间，$^{45}Ca^{2+}$流向CSF，而$^{22}Na^{+}$则被保持在脑组织中；④用降钙剂EGTA灌注家兔侧脑室引起发热时，CSF中cAMP含量明显升高；⑤预先灌注$CaCl_2$可阻止EGTA的致热作用，同时也抑制CSF中cAMP的增高。

因此EP→下丘脑Na^{+}/Ca^{2+}↑→cAMP↑→调定点上移可能是多种致热原引起发热的重要途径。

3）环-磷酸腺苷（cAMP）：①外源性cAMP（二丁酰cAMP，Db-cAMP）注入动物脑室内迅速引起发热，潜伏期明显短于EP性发热。②Db-cAMP的中枢致热作用可被磷酸二酯酶抑制剂（减少cAMP分解）ZK62711和茶碱所增强，或被磷酸二酯酶激活剂（加速cAMP分解）尼克酸减弱。腺苷酸环化酶抑制剂（抑制cAMP生成）能减弱致热原和PGE引起的发热。③在ET、葡萄球菌、病毒、EP以及PGE诱导的发热期间，动物CSF中cAMP均明显增高，后者与发热效应呈明显正相关。但高温引起的过热期间（无调定点的改变），CSF中cAMP不发生明显的改变。④ET和EP双相热期间，CSF中cAMP含量与体温呈同步性双相变化，下丘脑组织中的cAMP含量也在两个高峰期明显增多。

因此，cAMP可能是更接近终末环节的发热介质。

4）促肾上腺皮质激素释放素：促肾上腺皮质激素释放素（corticotrophin releasing hormone，CRH）是一种41肽的神经激素，主要分布于室旁核和杏仁核。CRH是一种发热体温中枢调节介质：①IL-1、IL-6等均能刺激离体和在体下丘脑释放CRH；②中枢注入

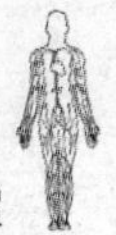

CRH 可引起动物脑温和结肠温度明显升高；③用 CRH 单克隆抗体中和 CRH 或用 CRH 受体拮抗剂阻断 CRH 的作用，可完全抑制 IL-$1_β$、IL-6 等 EP 的致热性。④但 $TNF_α$ 和 IL-$1_α$ 性发热不依赖于 CRH。

5)一氧化氮：一氧化氮(nitric oxide NO)作为一种新型的神经递质，广泛分布于中枢神经系统。NO 与发热有关，其机制可能涉及三个方面：①通过作用于 POAH、OVLT 等部位，介导发热时的体温上升；②通过刺激棕色脂肪组织的代谢活动导致产热增加；③抑制发热时负调节介质的合成与释放。

(2)负调节介质

临床和实验研究均表明，发热时的体温升高极少超过 41℃，即使大大增加致热原的剂量也难越此热限。这就意味着体内必然存在自我限制发热的因素。

1)精氨酸加压素：对其解热作用主要有以下几方面的研究。①AVP 脑内微量注射或经其他途径注射具有解热作用；②在不同的环境温度中，AVP 的解热作用对体温调节的效应器产生不同的影响，说明 AVP 是通过中枢机制来影响体温的(有人认为是影响调定点)；③AVP 拮抗剂或受体阻断剂能阻断 AVP 的解热作用或加强致热原的发热效应；④大鼠 IL-1 性发热可被 AVP 减弱，脑内注射 AVP 拮抗剂 DDAVP(1-desamino-8-D-AVP)可完全阻断这种解热效应；⑤V_1受体阻断剂则可明显增强 IL-1 性发热。

2)黑素细胞刺激素：黑素细胞刺激素(α-melanocyte-stimulating hormone，α-MSH)是由腺垂体分泌的多肽激素，由 13 个氨基酸组成。其有解热或降温作用；①α-MSH 脑室内或静脉内注射都有解热作用，并且在不影响正常体温的剂量下就表现出明显的解热效应;②在 EP 性发热期间,脑室中膈区 α-MSH 含量升高,而且将 α-MSH 注射于此区可使发热减弱,说明其作用位点可能在这里;③α-MSH的解热作用与增强散热有关:在使用 α-MSH 解热时,兔耳皮肤温度增高,说明散热加强;④内源性 α-MSH 能够限制发热的高度和持续时间。

3)膜联蛋白 A1(annexin A1):又称脂皮质蛋白-1(lipocortin-1),是一种钙依赖性磷脂结合蛋白。①糖皮质激素发挥解热作用依赖于脑内脂皮质蛋白-1 的释放;②向大鼠中枢内注射重组的脂皮质蛋白-1,可明显抑制 IL-1β、IL-6、IL-8、CRH 诱导的发热反应。

4. 体温调节的方式及发热的时相

这是本章的难点,首先要复习生理学中的有关内容,弄清调定点理论,并掌握以下要点:

①调定点的正常设定值在 37℃左右。②引起中枢发热介质的释放,后者相继作用于相应的神经元,使调定点上移;③由于调定点高于中心温度,体温调节中枢乃对产热和散热进行调整,从而把体温升高到与调定点相适应的水平;④在体温上升的同时,负调节中枢也被激活,产生负调节介质,限制调定点的上移和体温的上升;⑤正负调节相互作用的结果决定体温上升的水平。也正因为如此,发热时体温很少超过 41℃(热限),从而避免了高热引起脑细胞损伤。

发热过程大致分为三个时相。

(1)体温上升期

①调定点上移;②皮肤温度降低,散热随之减少;③寒战和物质代谢加强,产热增加;④产热大于散热。

(2)高温持续期(高峰期)

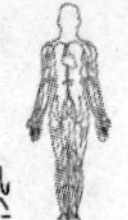

①体温升高到调定点的新水平，在这个与新调定点相适应的高水平上波动；②寒战停止并开始出现散热反应；③体温调节中枢在一个较高的水平上对体温进行调节；④产热与散热基本平衡。

(3)体温下降期(退热期)

①激活物、EP及发热介质消除；②体温调节中枢的调定点返回到正常水平；③散热增强，产热减少，体温开始下降，逐渐恢复到正常水平。

(二)生理性体温升高

在某些生理情况下也会出现体温升高，这些体温升高虽然是生理性的，但有些学者认为它们的发生机制与发热有些某些相似之处，可能部分涉及EP的产生和调定点的上移。

(1)应激性体温升高。

(2)运动性体温升高。

(3)月经前期的体温升高。

(三)代谢与功能的改变

1. 物质代谢的改变

体温升高时物质代谢加快。一般认为，体温每升高1℃，基础代谢率提高13%，所以发热病人的物质消耗明显增多。如果持久发热，营养物质没有得到相应的补充，病人就会消耗自身的物质，导致消瘦和体重下降。

(1)糖代谢

①发热时糖的分解代谢加强，糖原贮备减少；②寒战时肌肉运动量加大，对氧的需求大幅度增加；③肌肉活动所需的能量大部分

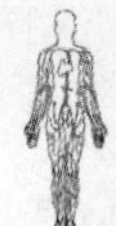

依赖无氧代谢(糖酵解)供给。

(2)脂肪代谢

①脂肪分解也明显加强;②机体动员脂肪贮备;③交感-肾上腺髓质系统兴奋性增高,脂解激素分泌增加。

(3)蛋白质代谢

发热时由于高体温和 LP 的作用(LP→PGE↑→骨骼肌蛋白分解),病人体内蛋白质分解加强,尿氮增加,必须及时补充足够的蛋白质。

(4)水、盐及维生素代谢

①在发热的体温上升期,由于尿量明显减少,Na^+ 和 Cl^- 的排泄也减少;②但到退热期因尿量的恢复和大量出汗,Na^+、Cl^- 排出增加;③高温持续期的皮肤和呼吸道水分蒸发的增加及退热期的大量出汗可导致水分的大量丢失,严重者可引起脱水;④高热病人退热期应及时补充水分和适量的电解质。

发热尤其是长期发热病人,由于糖、脂肪和蛋白质分解代谢加强,各种维生素的消耗也增多,应注意及时补充。

2. 生理功能改变

(1)中枢神经系统功能改变

①发热使神经系统兴奋性增高,高热(40~41℃)时,病人可能出现烦躁、谵妄、幻觉;②小儿高热比较容易引起抽搐(热惊厥),这可能与小儿中枢神经系统尚未发育成熟有关;③有些高热病人神经系统可处于抑制状态出现淡漠、嗜睡等。

(2)循环系统功能改变

1)发热时心率加快,是由于①血温增高对窦房结的刺激和②代谢加强,耗 O_2 量和 CO_2 生成量增加所致;③在一定限度内(150 次/

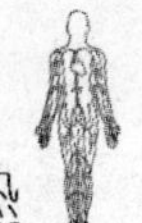

min)心率增加可增加心输出量;④心率过快和心肌收缩力加强(交感神经和肾上腺素的作用)还会增加心脏负担,在心肌劳损或心脏有潜在病灶的人容易诱发心力衰竭,应特别注意。

2)在寒战期间,心率加快和外周血管的收缩,可使血压轻度升高;

3)高温持续期和退热期因外周血管舒张,血压可轻度下降;

4)少数病人可因大汗而致虚脱,甚至循环衰竭。

(3)呼吸功能改变

发热时呼吸加快加强:①血温升高刺激呼吸中枢并提高呼吸中枢对 CO_2 的敏感性;②代谢加强、CO_2 生成增多。结果有更多的热量从呼吸道散发。

(4)消化功能改变

①发热时消化液分泌减少,消化酶活性降低,产生食欲减退、口腔黏膜干燥、腹胀、便秘;②这些可能与交感神经兴奋、副交感神经抑制以及水分蒸发较多有关;③IL-1 和 TNF 也能引起食欲减退。

3. 防御功能改变

发热对机体防御功能的影响,既有有利的一面也有不利的一面。

(1)抗感染能力的改变

①高热可灭活某些致病微生物;②EP 可使循环内铁的水平降低,从而抑制微生物的生长繁殖;③发热能提高动物的抗感染能力,降低死亡率;④发热时,某些免疫细胞功能加强;⑤发热还可促进白细胞向感染局部游走和包裹病灶;⑥抑制自然杀伤细胞(NK 细胞)的活性和降低人工发热动物的抗感染能力。

(2)对肿瘤细胞的影响

①EP(IL-1、TNF、IFN 等)除了引起发热以外,大多具有一定程度的抑制或杀灭肿瘤细胞的作用;②当体温升高到 41℃左右时,肿瘤细胞生长受到抑制并可被部分灭活。

(3)急性期反应

EP 在诱导发热的同时,也引起急性期反应,主要包括①急性期蛋白的合成增多(详见炎症和应激);②血浆微量元素浓度的改变(铁和锌含量的下降、铜增高);③白细胞计数的改变。发热对机体防御功能的影响是利弊并存,这可能与发热程度有一定的关系。中等程度的发热可能有利于提高宿主的防御功能,但高热就有可能产生不利的影响。

(四)防治的病理生理学基础

(1)治疗原发病。

(2)一般性发热的处理

对于不过高的发热(体温<40℃)又不伴有其他严重疾病者,可不急于解热。①能增强机体的某些防御功能以外;②发热是疾病的信号,体温曲线的变化可以反映病情和转归,若过早予以解热,便会掩盖病情。③对于一般发热的病例,主要应针对物质代谢的加强和大汗脱水等情况,予以补充足够的营养物质、维生素和水。

(3)必须及时解热的病例

对于发热能够加重病情或促进疾病的发生发展、或威胁生命的那些病例,应不失时机地及时解热。

1)高热(>40℃)病例:高热病例,尤其是达到 41℃以上者,中枢神经细胞和心脏可能受到较大的影响。因而,对于高热病例,无论有无明显的原发病,都应尽早解热。尤其是小儿高热,容易诱发

惊厥，更应及早预防为佳。

2)心脏病患者：发热时心跳加速，循环加快，增加心脏负担，容易诱发心力衰竭。

3)妊娠期妇女：妊娠妇女如有发热也应及时解热，理由如下：①已有临床研究报道，妊娠发热或人工过热有致畸胎的危险。②妊娠中、晚期，循环血量增多，心脏负担加重，发热会进一步增加心脏负担，诱发心力衰竭。

4)解热措施

①药物解热：a. 化学药物：水杨酸盐类。b. 类固醇解热药：以糖皮质激素为代表。c. 清热解毒中草药。

②物理降温：在高热或病情危急时，可采用物理方法降温。如用冰帽或冰带冷敷头部、四肢大血管处用酒精擦浴以促进散热等。也可将病人置较低的环境温度中，加强空气流通，以增加对流散热。

第三节　复习思考题

(一)试卷一

1. A型选择题

(1)有关发热概念的叙述下列哪一项是正确的

A. 体温超过正常值 0.5℃　B. 产热过程超过散热过程

C. 是临床上常见的疾病　D. 有体温调节中枢调定点上移引起的

E. 有体温调节中枢调节功能障碍引起

(2)人体最重要的散热途径是

A. 肺　B. 皮肤　C. 尿　D. 粪　E. 肌肉

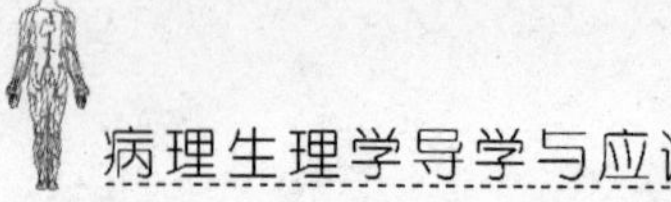

(3)下述哪一种情况下体温升高属过热

A. 妇女月经前期　B. 妇女妊娠期　C. 剧烈运动后　D. 先天性无汗腺　E. 流行性脑膜炎

(4)对人体有明显致热性的体内代谢产物本胆烷醇酮(原胆烷醇酮)来自

A. 肾上腺素　B. 睾丸酮　C. 甲状腺素　D. 胆囊素　E. 肾素

(5)发热的发生机制中共同的中介环节主要是通过

A. 外致热原　B. 内生致热原　C. 前列腺素　D. 5-羟色胺　E. 环磷酸腺苷

(6)下述哪一种细胞产生和释放白细胞致热原的量最多

A. 中型粒细胞　B. 单核细胞　C. 嗜酸粒细胞　D. 肝脏星形细胞　E. 淋巴细胞

(7)茶碱增强发热反应的机制是

A. 增加前列腺素　B. 增强磷酸二酯酶活性　C. 抑制磷酸二酯酶活性　D. 抑制前列腺素合成　E. 使肾上腺素能神经末梢释放去肾上腺素

(8)传染性发热见于

A. 药物性荨麻疹　B. 血清病　C. 血浆中本胆烷醇酮增高　D. 恶性淋巴瘤　E. 支原体侵入

(9)内毒素是

A. 革兰氏阳性菌的菌壁成分,其活性成分是脂多糖　B. 革兰氏阴性菌的菌壁成分,其活性成分是脂多糖　C. 革兰氏阳性菌的菌壁成分,其活性成分是核心多糖　D. 革兰氏阴性菌的菌壁成分,其活性成分是核心多糖　E. 革兰氏阴性菌的菌壁成分,其活性成

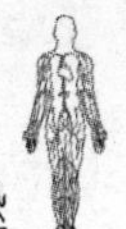

分是小分子蛋白质

(10)干扰素是

A. 细胞对病毒感染的反应产物，能引起发热 B. 细胞对病毒感染的反应产物，能抑制发热 C. 细胞对细菌感染的反应产物，能引起发热 D. 细胞对细菌感染的反应产物，能抑制发热 E. 病毒本身分泌的物质，能引起机体发热

(11)发热高峰期的热代谢特点是

A. 产热超过散热 B. 散热超过产热 C. 产热与散热在高水平上相对平衡 D. 辐射热明显减少 E. 对流热明显减少

(12)退热期可导致

A. Na^+潴留 B. Cl^- C. 水潴留 D. 脱水 E. 出汗减少

(13)发热病人最常出现

A. 代谢性酸中毒 B. 呼吸性酸中毒 C. 混乱性酸中毒 D. 代谢性碱中毒 E. 混合性碱中毒

(14)下述对发热机体物质代谢变化的叙述中哪项是错误的

A. 物质代谢率增高 B. 糖原分解加强 C. 脂肪分解加强 D. 蛋白质代谢出现负氮平衡 E. 维生素消耗减少

(15)体温每升高1℃，心率平均每分钟约增加

A. 5次 B. 10次 C. 15次 D. 18次 E. 20次

(16)尼克酸使发热反应减弱的机制是

A. 增强磷酸二酯酶活性 B. 扩张血管 C. 抑制前列腺素E合成 D. 使肾上腺素能神经末梢释放介质 E. 降低脑内5-羟色胺含量

(17)IL-1是

A. 由单核细胞、巨噬细胞、内皮细胞及肿瘤细胞等分泌的多肽

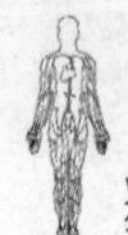

类物质　B. 由神经胶质细胞分泌的酶　C. 由单核细胞等分泌类固醇激素　D. 巨噬细胞分泌的固醇类激素　E. 内皮细胞分泌的核转录因子

(18)TNF 是

A. 由多种内生致热原诱导巨噬细胞产生的细胞因子　B. 由多种外致热原诱导巨噬细胞、淋巴细胞等产生的细胞因子　C. 由外致热原诱导单核细胞释放的一种多肽激素　D. 一种可引起发热的中枢发热介质　E. 一种有致热性的神经肽

(19)IL-6 是

A. 由嗜酸性粒细胞分泌的细胞因子　B. 有嗜碱性粒细胞分泌的细胞因子　C. 单核细胞、成纤维细胞和内皮细胞等分泌的由184 个氨基酸组成的细胞因子　D. 单核细胞、成纤维细胞分泌固醇类激素　E. 具有致热作用的内分泌激素

(20)内生致热原是

A. 由中枢神经系统产生的能引起体温升高的内在介质　B. 由产热器官产生的能引起体温升高的内在介质　C. 由产热原细胞产生的能引起体温升高的神经激素　D. 由产 EP 细胞在发热激活物的作用下，产生和释放的能引起体温升高的物质　E. 由产 EP 细胞在磷酸激酶的作用下，产生和释放的能引起体温升高的物质。

2. X 型选择题

(1)能作为发热激活物的病原微生物有

A. 细菌　B. 螺旋体　C. 病毒　C. 真菌

(2)能引起发热的物质有

A. 肠毒素　B. 硅酸结晶　C. 红疹毒素　D. 尿酸结晶

(3)多种发热发病学的共同途径是

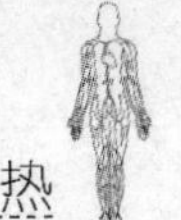

A. ET B. 抗体 C. 外毒素 D. EP

(4)产生 EP 的肿瘤细胞有

A. 骨髓单核细胞性肿瘤细胞 B. 白血病细胞 C. 霍奇金淋巴肉瘤细胞 D. 肾癌细胞

(5)细菌性致热原是指

A. 杆菌肽 B. 外毒素 C. 干扰素 D. 内毒素

(6)白细胞致热原有

A. 致热性交叉反应 B. 杀死肿瘤细胞 C. 高度抗原特异性 D. 抗病毒繁殖

(7)除巨噬细胞和某些肿瘤细胞外,还能产生 EP 的细胞有

A. 角膜上皮细胞 B. 神经胶质细胞 C. 肾小球膜细胞 D. 郎罕细胞

(8)发热体温调节中枢的正调节介质包括

A. PGE B. cAMP C. Na^+/Ca^{2+} D. CRH 和 NO

(9)发热体温调节中枢的负调节介质包括

A. AVP B. α-MSH C. Lipocortin-1 D. ANP

(10)发热产生机制的基本环节有

A. 发热激活物的作用 B. 内生致热原的作用 C. 通过中枢介质引起调定点上移 D. 调温效应器的反应

3. 名词解释

(1)发热(fever) (2)过热(hyperthermia) (3)热惊厥(febrile convulsion) (4)生理性体温升高(physiological hyperthermia) (5)内生致热原(endogenous pyrogen)

4. 问答题

(1)体温升高包括哪几种情况?

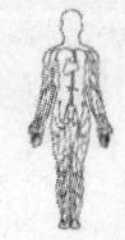
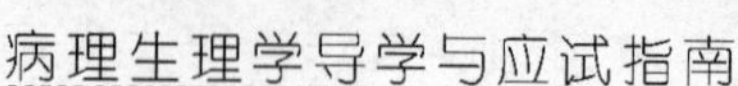

(2)试述EP引起的发热的基本机制?

(3)在发热的体温上升期的变化及其机制是怎样的?

(4)发热时机体心血管系统功能有哪些变化?

(5)发热时机体的物质代谢有哪些变化?

(二)答案及题解

1. A型选择题

(1)答案　D

题解:体温升高分为生理性体温升高和病理性体温升高,理性体温升高又有发热(调定点上移)和过热(调定点不上移)两种情况。发热是因致热原的作用是体温调节中枢的调定点上移而引起的调节性体温升高。

(2)答案　B

题解:人体的散热通过皮肤、肺和排泄物三个途径来实现,其中最主要的是皮肤,因为皮肤可通过辐射、传导、对流及蒸发等多种方式散热。

(3)答案　D

题解:在某些生理条件下,如妇女月经前期、妊娠期或剧烈运动时,体温也可超过正常值0.5℃,但他们属于生理性体温升高。流行性脑膜炎是由病原性微生物脑膜炎双球菌作为发热的激活物使体温调节中枢调定点上移而引起调节性体温升高。少数病理性体温升高,其升高的水平可超过体温调定点的水平,但这是体温调节机构失调控或调节障碍的结果,其本质不同于发热,而称为过热,如先天性无汗腺缺陷因散热障碍所致的体温升高属过热。

(4)答案　B

题解:体内某些类固醇产物对人体有明显的致热性,其典型代表是睾丸酮的中间代谢产物本胆烷醇酮(原胆烷醇酮)。

(5)答案 B

题解:发热的发生机制中共同的中介环节主要是通过内生致热原(EP),外致热原是作为发热激活物激活产内生致热原细胞,是后者产生和释放内生致热原,再通过内生致热原的作用引起发热。本题中的前列腺素、5-羟色胺和环磷酸腺苷致使许多学者推测的中枢发热介质。

(6)答案 B

题解:在白细胞致热原(LP)被发现 20 年后,又相继发现血单核细胞和组织巨噬细胞受激活后均能产生释放 LP。1980 年 Hanson 等报道,把家兔渗出白细胞分离为中性粒细胞群和单核细胞群后,以表皮葡萄球菌作为激活分别与两类细胞共同培育,发现单核细胞群产生和释放大量 LP,而中性粒细胞群产生和释放的 LP 量不及前者的 1%,从而提出单核细胞才是产 LP 的主要细胞。

(7)答案 C

题解:茶碱能抑制磷酸二酯酶活性,使 cAMP 含量增高,使体温调节中枢的调定点上移,从而使发热反应增强。

(8)答案 E

题解:当各种病原微生物如细菌、病毒、支原体、立克次体、螺旋体、霉菌以及寄生虫等侵入机体后,引起相应疾病的同时所伴随的发热称为传染性发热。

(9)答案 B

题解:革兰氏阴性菌的菌壁含有内毒素,它是一种有代表性细菌致热原,其活性成分是脂多糖。

(10)答案　A

题解:干扰素是细胞病毒感染的反应产物,是一种糖蛋白。已经证明给家兔静脉内注射干扰素,能引起单相热,其致热性不是由于污染内毒素。给猫脑室内注射也引起发热,这是一种新发现的内生致热原。

(11)答案　B

题解:再退热时,致热原的作用减弱甚至消失,体温调节中枢调定点逐渐恢复到正常,但此时中心温度高于调定点,故从以下丘脑发出的降温指令,不仅引起皮肤血管舒张,还可以大量出汗,使散热增加,故本期的热代谢特点使散热多于产热,使体温下降,直至与已回降的调定点相适应。

(12)答案　D

题解:再退热期,由于调定点水平低于中心温度,故从下丘脑发出指令,引起大量出汗。出汗是一种速效的散热反应,但大量出汗可造成脱水。

(13)答案　A

题解:发热时,由于糖的分解代谢增强,氧的供应则相对不足,糖酵解产物乳酸增多,出现乳酸血症。同时由于脂肪分解加强,大量脂肪氧化不全,酮体产生增多。乳酸、酮体等酸性代谢产物在血中堆积,可出现代谢性酸中毒。

(14)答案　E

题解:体温升高使物质代谢率增加。持续高热可使物质消耗增多和组织蛋白分解,尿氮可高于正常 2～3 倍,如果从食物中蛋白质得不到补充,可出现负氮平衡。脂肪分解和糖分解均加强。同时随着代谢亢进,维生素的消耗也增多。

(15)答案 D

题解:体温上升1℃,心率每分钟平均增加18(12～27次),若按华氏温度计算,则上升1℉,每分钟约增加10次。

(16)答案 A

题解:尼克酸能激活磷酸二酯酶,从而加速cAMP分解,减弱发热反应。

(17)答案 A

题解:IL-1是一类由单核细胞、巨噬细胞、内皮细胞,角质细胞及肿瘤细胞等多种产EP细胞在发热激活物的作用下,所产生的多肽物质。

(18)答案 B

题解:多种外致热原可诱导巨噬细胞、淋巴细胞等产生和释放TNF,其是细胞因子之一,具有与IL-1相类似的生物学活性。

(19)答案 C

题解:IL-6是一种由184个氨基酸组成的蛋白质,分子是为21kD,是由单核细胞、成纤维细胞和内皮细胞等分泌的细胞因子,能引起各种动物的发热反应。

(20)答案 D

题解:内生致热原是产生EP细胞在细菌、内毒素等发热激活物的作用下,产生和释放的能引起体温升高的物质,包括IL-1、TNF、IFN、IL-6等。

2. X型选择题

(1)答案 A、B、C、D

题解:能作为发热激活物的常见病原微生物有细菌、病毒等,细菌中包括革兰阴性细菌和革兰阳性细菌;此外,螺旋体(如钩端螺旋

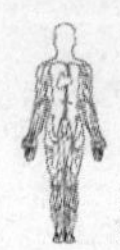

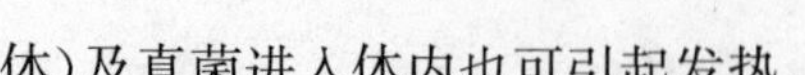

体)及真菌进入体内也可引起发热。

(2)答案　A、B、C、D

题解:从革兰氏阳性细菌能分离出有致热性的外毒素,例如从葡萄球菌分离出的肠毒素和A型溶血性链球菌分离出的红疹毒素,都是强发热激活物,引起机体发热。某些致炎物如硅酸结晶、尿酸结晶等,在体内不但可引起炎症反应,其本身还具有激活产生内生致热原细胞的作用而引起发热反应。

(3)答案　D

题解:给家兔静脉内注射内毒素,皮内、腹腔内或静脉内注射革兰氏阳性、阴性细菌或病毒或霉菌引起发热时,在血清中都出现循环EP;动物实验性急性链球菌蜂窝组织炎和肺炎球菌腹膜炎时,或给动物注射异种蛋白引起发热时,在血清中也EP。此外,在各种无菌性炎症渗出液中,包括无菌性腹膜炎、胸膜炎、炎性肉芽囊的渗出液中,都含有大量EP。因而许多学者认为EP是多种发热发病学的基本因素。

(4)答案　A、B、C、D

题解:某些肿瘤细胞如霍奇金病人的淋巴细胞和脾细胞,有明显发热的肾癌病人的癌细胞,白血病细胞和骨髓单核细胞性肿瘤细胞能自动释放EP。

(5)答案　B、D

题解:来自致病菌的外致热原称为细菌性致热原,如革兰氏阴性菌的内毒素,革兰氏阳性菌及其外毒素等。杆菌肽是某些细菌产生的一种抗生素,能抑制或杀死某些生物细胞。干扰素是宿主细胞在病毒感染时产生的一种反应产物,新近发现它是一种内生致热原。所以杆菌肽和干扰素均不属细菌性致热原。

(6)答案 A、C

题解:白细胞致热原具有高度的抗原特异性。兔抗人白细胞致热原抗体只能破坏人体白细胞致热原,而对家兔、豚鼠和猴的白细胞的致热性不能破坏。但白细胞致热原的致热性则在某些种系动物中可呈交叉反应,例如人体白细胞致热原可引起家兔或小鼠发热,大鼠白细胞致热原可引起家兔发热。白细胞致热原不能杀死肿瘤细胞,亦无抗病毒能力。

(7)答案 A、B、C、D

题解:除了巨噬细胞和某些肿瘤细胞能产生 EP 外,就目前所知的还有表皮焦化细胞、郎罕细胞、角膜上皮细胞、牙龈渗出细胞、神经胶质细胞和肾小球膜细胞也能产生 EP。

(8)答案 A、B、C、D

题解:PG、cAMP、Na^+/Ca^{2+}、CRH 都是升高体温的中枢发热介质。

(9)答案 A、B、C

题解:AVP、α-MSH、Lipocortin-1 都是降低体温或抑制体温升高的中枢发热介质。ANP 是心钠素。

(10)答案 A、B、C、D

题解:发热的发生机制比较复杂,概括起来可包括三个基本环节。第一环节是发热激活物的作用;第二环节,即共同的中介环节主要是 EP。后者有多种,它们可能以不同组合方式或先后作用于体温调节中枢,再通过发热介质参与中枢机制,在下丘脑通过中枢发热介质作用可引起体温调定点上移;第三环节是调定点上移后引起调温效应器的反应,使产热增多,散热减少,以致体温上升直至与调定点新高度相适应。

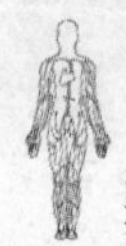

3. 名词解释

(1)答案 发热是指在致热原作用下，体温调节中枢的调定点上移而引起的调节性体温升高，当体温上移超过正常值的0.5℃时，称为发热(fever)。

(2)答案 过热(hyperthermia)是体温调节机构失调控或调节障碍所引起的一种被动性的体温升高，体温升高的程度可超过调定点水平。

(3)答案 发热时患者可表现为不同程度的中枢神经系统功能障碍，在小儿易出现全身或局部肌肉抽搐，称为热惊厥，可能与小儿中枢神经系统尚未发育成熟有关。

(4)答案 某些生理性情况下(剧烈运动、月经前期、心理性应激)也出现体温升高，由于它们属于生理反应，故称之为生理性体温升高。

(5)答案 产EP细胞在发热激活物的作用下，产生和释放的能引起体温升高的物质，称之为内生致热原。

4. 问答题

(1)答案 体温升高可见于下列情况：①生理性体温升高。如月经前期，妊娠期以及剧烈运动等生理条件，体温升高可超过正常体温的0.5℃。②病理性体温升高，包括两种情况：一是发热，是在致热原作用下，体温调节中枢的调定点上移引起的调节性体温升高；二是过热，是体温调节机构失调控或调节障碍所引起的被动性体温升高，体温升高的水平可超过体温调定点水平。见甲状腺功能亢进引起的产热异常增多，先天性汗腺缺乏引起的散热障碍等。现将体温升高的几种情况归纳如下：

(2)答案 发热激活物激活体内产内生致热原细胞，使其产生

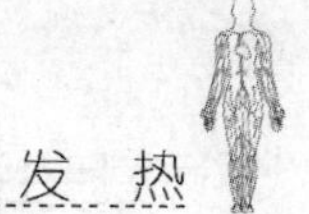

和释放 EP,作用于视前区-下丘脑前部(POAH)的体温调节中枢,通过某些中枢发热介质的参与,使体温调节中枢的调定点上移,引起发热。因此,发热发病学的基本机制包括三个基本环节:

第一环节是信息传递,激活物作用于产 EP 细胞,使后者产生和释放 EP,后者作为“信使”,经血流将其传递到下丘脑体温调节中枢;第二环节是中枢调节,即 EP 以某种方式作用于下丘脑体温调节中枢神经细胞,产生中枢发热介质,并相继促使体温调节中枢的调定点上移。于是,正常血液温度变为冷刺激,体温中枢发出冲动,引起调温效应器的反应;第三环节是效应部分,一方面通过运动神经引起骨骼肌紧张增高或寒战,使产热增加,另一方面,经交感神经系统引起皮肤血管收缩,使散热减少。于是,产热大于散热,体温升至与调定点相适应的水平。

(3)答案 发热的第一时相是中心体温开始迅速或逐渐上升,快者几小时或一昼夜就达高峰,有的需几天才达高峰,称为体温升高上升期。

主要的临床表现是畏寒、皮肤苍白,严重者寒战和鸡皮。由于皮肤血管收缩血流减少表现为皮色苍白。因皮肤血流减少,皮温下降刺激冷感受器,信息传入中枢而有畏寒感觉。鸡皮是经交感传出的冲动引起皮肤立毛肌收缩而致。寒战则是骨骼肌不随意的周期性收缩,是下丘脑发出的冲动,经脊髓侧索的网状脊髓束和红核脊髓束,通过运动神经传递到运动终板而引起。此期因体温调定点上移,中心温度低于调定点水平,因此,热代谢特点是产热增多,散热减少,体温上升。

(4)答案 体温每升高 1℃,心率增加 18 次/分。这是血温增高刺激窦房结及交感肾上腺髓质系统的结果。心率加快可增加每分

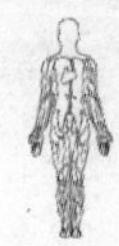

心输出量，是增加组织血液供应的代偿性效应，但对心肌劳损或有潜在性病灶的病人，则因加重心肌负担而诱发心力衰竭。寒战期动脉血压可轻度上升，是外周血管收缩，阻力增加，心率加快，使心输出量增加的结果。在高峰期由于外周血管舒张，动脉血压轻度下降。但体温骤降可因大汗而失液，严重者可发生失液性休克。

(5)答案　发热时，一般体温每升高 1℃，基础代谢率提高 13%。因此，持续高热或长期发热均可使体内物质消耗，尤其是糖、脂肪、蛋白质分解增多，使机体处于能量代谢的负平衡。

①蛋白质代谢：高热病人蛋白质加强，一个 50kg 体重的正常人，每日分解蛋白质约 12g，而发热时可增至正常的 3～4 倍，故长期发热使血浆总蛋白和白蛋白量减少，尿素氮明显增高，呈负氮平衡。

②糖与脂肪代谢：发热时糖原分解增高，血糖增高，糖原的储备减少；发热患者食欲低下，糖类摄入不足，导致脂肪分解也加强，大量脂肪分解且氧化不全可使血中酮体增加；由于糖分解代谢加强，氧供应相对不足，于是糖酵解增加，血乳酸增多。

③水、电解质与维生素代谢：发热病人维生素不足，尤其是维生素 C 和维生素 B 族缺乏；在发热的体温上升期和高热持续期，由于尿量减少，可致水、钠、氮等在体内储留。在体温下降期，由于皮肤、呼吸道大量蒸发水分，出汗增多及尿量增多，可引起高渗性脱水。发热时，组织分解代谢增强，细胞内钾释放入血，血钾增高，肾脏排钾减少，尿钾增高。严重者因乳酸、酮体增多及高钾血症，可发生代谢性酸中毒。

(三)试卷二

1. A型选择题

(1)体温调节中枢的高级部分是

A. 视前区-前下丘脑 B. 延脑 C. 桥脑 D. 中脑 E. 脊髓

(2)炎热环境中皮肤散热的主要形式是通过

A. 发汗 B. 对流 C. 血流 D. 传导 E. 辐射

(3)引起发热的最常见的病因是

A. 淋巴因子 B. 恶性肿瘤 C. 变态反应 D. 细菌感染 E. 病毒感染

(4)输液反应出现的发热其产生原因多数是由于

A. 变态反应 B. 药物的毒性反应 C. 外毒素污染 D. 内毒素污染 E. 霉菌污染

(5)下述哪种物质属内生致热原

A. 革兰氏阳性细菌产生的外毒素 B. 革兰氏阴性菌产生的内毒素 C. 体内的抗体复合物 D. 体内肾上腺皮质激素代谢产物本胆烷醇酮 E. 吞噬细胞被激活后释放的致热原

(6)近年来证明白细胞致热原(LP)与下述哪种物质相一致

A. 肿瘤坏死因子 B. 组胺 C. 淋巴因子 D. IL-1 E. IL-2

(7)茶碱增强发热反应的机制是

A. 增加前列腺素 B. 增强磷酸二酯酶活性 C. 抑制磷酸二酯酶活性 D. 抑制前列腺素合成 E. 使肾上腺素能神经末梢释放去肾上腺素

(8)多数发热的发病学第一环节是

A. 产热增多,散热减少 B. 发热激活物的作用 C. 内生致

热原的作用　D. 中枢发热介质参与作用　E. 体温调定点上移

(9)决定内毒素致热性的主要成分是

A. 多糖体　B. 蛋白质　C. 脂质A　D. 脂质B　E. 脂质C

(10)体温上升期的热代谢特点是

A. 产热和散热平衡　B. 散热大于产热　C. 产热大于散热　D. 产热障碍　E. 散热障碍

(11)发热病人最常出现

A. 代谢性酸中毒　B. 呼吸性酸中毒　C. 混乱性酸中毒　D. 代谢性碱中毒　E. 混合性碱中毒

(12)发热时体温每升高1℃,物质代谢率一般可提高

A. 1%　B. 10%　C. 13%　D. 33%　E. 66%

(13)退热期的热代谢特点是

A. 产热大于散热　B. 散热大于产热　C. 产热等于散热　D. 产热障碍　E. 散热障碍

(14)寒战是由于

A. 全身性骨骼肌不随意的周期性收缩　B. 全身性骨骼肌不随意的僵直性收缩　C. 下肢骨骼肌不随意的周期性收缩　D. 全身皮肤的立毛肌周期性收缩　E. 全身皮肤的立毛肌不随意收缩

(15)外致热原引起发热主要是

A. 激活局部的血管内皮细胞,释放致炎物质　B. 刺激局部的神经末梢,释放神经介质　C. 直接作用于下丘脑的体温调节中枢　D. 促进内生致热原的产生和释放　E. 加速分解代谢,产热增加

(16)发热激活物又称EP诱导物,包括

A. IL-1和TNF　B. CRH和NOS　C. 内生致热原和某些体外代谢产物　D. 前列腺素和其体内代谢产物　E. 外致热原和某

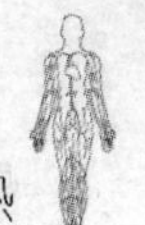

些体内产物

(17)革兰氏阳性菌的致热物质主要是

A. 全菌体和其代谢产物 B. 脂多糖 C. 肽聚糖 D. 内毒素 E. 全菌体和内毒素

(18)革兰氏阴性细菌的致热物质主要是

A. 外毒素 B. 螺旋毒素 C. 溶血素 D. 全菌体、肽聚糖和内毒素 E. 细胞毒因子

(19)病毒的致热物质主要是

A. 全菌体及植物凝集素 B. 全病毒体及血细胞凝集素 C. 全病毒体及裂解素 D. 胞壁肽及血细胞凝集素 E. 全病毒体及内毒素

(20)疟原虫引起发热的物质主要是

A. 潜隐子 B. 潜隐子和代谢产物 C. 裂殖子和疟色素等 D. 裂殖子河内毒素等 E. 疟原虫体和外毒素

2. X型选择题

(1)内毒素的特性是

A. 分子量大 B. 属发热激活物 C. 耐热性低 D. 能被蛋白酶破坏

(2)产内生致热原细胞吞噬激活物后,产生的代谢变化有

A. 耗氧量增加 B. 糖酵解增强 C. 水解酶释放 D. 蛋白分解增强

(3)白细胞致热原的特性是

A. 分子量大 B. 胃蛋白酶能破坏其活性 C. 耐热性低 D. 活性成分是脂多糖

(4)新发现的内生致热原有

A. IFN　B. TNF　C. MIP-1　D. EP

(5)中枢发热介质主要包括

A. 前列腺素　B. 环磷酸腺苷　C. 儿茶酚胺　D. Na^{+}/Ca^{2+}比值

(6)致热信号传入中枢的途径可能有以下几种

A. EP 通过交感神经将信号传入中枢　B. EP 通过血脑屏障转运入脑　C. EP 通过中板血管器作用于体温调节中枢　D. EP 通过迷走神经将信号传入中枢

(7)IL-1 除能引起发热外还能引起

A. 低铁血症　C. 低锌血症　B. 高铜血症　D. 中性粒细胞增多

(8)发热时出现心率加快的主要机制是

A. 心搏量增加　B. 交感-肾上腺髓质系统兴奋性增高　C. 代谢性酸中毒　D. 血温升高

(9)发热机体的糖代谢特点是

A. 肝糖原分解加强　B. 糖有氧分解增加　C. 血糖升高　D. 肌糖原分解减弱

(10)体温上升期患者血压略有升高的机制是

A. 末梢血管收缩　B. 血容量增加　C. 心率加快　D. 血液黏度增加

3. 名词解释

(1)下丘脑终板血管区(organum vasculosum laminae terminails,OVLT)　(2)发热激活物(fever activator)　(3)热限(febrile limit)　(4)调定点(set point)　(5)寒战与发汗(shiver and sweat)

4. 问答题

(1)急性期反应有哪些主要表现?

(2)发热反应有何生物学意义?

(3)体温升高是否就是发热,发热与过热的基本区别在哪里?为什么?

(4)外致热原通过哪些基本环节使机体发热?

(5)对发热病人的处理原则是什么?

(四)答案和题解

1. A型选择题

(1)答案　A

题解:视前区-前下丘脑是体温调节中枢的高级部分,次级部分是延脑。

(2)答案　A

题解:出汗是当环境温度高于皮肤温度情况下机体有效的散热途径,由于汗液蒸发可散掉大量体热,故是在炎热环境中皮肤散热的主要形式。

(3)答案　D

题解:发热根据病因不同,可分为传染性和非传染性发热。曾有人统计,在所有的发热中,属传染性发热的占50%～60%,其中细菌感染(包括结核菌感染在内)引起者约占43%,病毒感染引起的约占6%。可见细菌感染是引起发热最常见和最重要的原因。

(4)答案　D

题解:静脉输入生理盐水、血浆、血液或其他生物制品时,患者有时可出现寒战和高热,多数是由于输入物被污染了细菌性致热原内毒素所致。因为细菌内毒素的耐热性很高,需160℃干热2h才

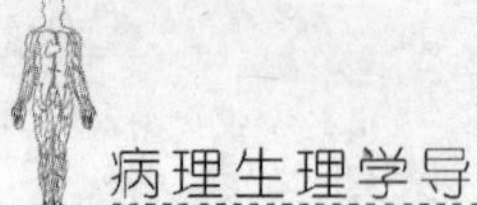

能灭活，一般常规灭菌方法难以消除。

(5)答案　E

题解：内生致热原系指在外致热原作用于体内的某些细胞（如吞噬细胞）后所形成并释放的致热原。最早认识的内生致热原，是白细胞致热原，近年又相继发现有干扰素，肿瘤坏死因子和巨噬细胞炎症蛋白-1 等新的内生致热原。本题中其他四种物质均属于外致热原。

(6)答案　D

题解：近年来证明白细胞致热原（LP）的系统研究中，发现它除引起发热外，还引起许多疾病的急性期反应，表明其生物活性与白细胞介素-1（IL-1）一致，现已公认 LP 就是 IL-1。

(7)答案　C

题解：茶碱能抑制磷酸二酯酶活性，使 Camp 含量增高，体温调节中枢的调定点上移，从而使发热反应增强。

(8)答案　B

题解：发热的发生机制比较复杂，有不少细节仍未查明，但基本的环节已比较清楚。多数发热的发病学第一环节是发热激活物的作用。

(9)答案　C

题解：内毒素的活性成分是脂多糖，它有三个组成部分，即 O-特侧链、核心多糖和脂质 A。脂质 A 是决定致热性的主要成分。

(10)答案　C

题解：发热的第一期是体温上升期，由此由于调定点上移中心温度低于调定点而引起调温反应，体温中枢发出冲动经交感神经引起皮肤血管收缩，皮肤学流量减少，散热减少；同时，由于皮肤温度

下降刺激皮肤冷感受器，通过反射引起皮肤立毛肌收缩以及骨骼肌不随意的周期性收缩，是产热明显增加。所以体温上升期机体的热代谢特点是散热明显减少和产热明显增加，由于产热大于散热，体温因而升高。

(11)答案　A

题解：发热时，由于糖的分解代谢增强，氧的供应则相对不足，糖酵解产物乳酸增多，出现乳酸血症。同时由于脂肪分解加强，大量脂肪氧化不全，酮体产生增多。乳酸、酮体等酸性代谢产物在血中堆积，可出现代谢性酸中毒。

(12)答案　C

题解：体温升高时机体的代谢过程加强，一般体温升高 1℃，物质代谢率可提高 13%。

(13)答案　B

题解：在退热时，致热原的作用减弱甚至消失，体温调节中枢调定点逐渐恢复到正常，但此时中心温度高于调定点，故从下丘脑发出降温指令，不仅引起皮肤血管舒张，还可引起大量出汗，使散热增加，故本期的热代谢特点是散热多于产热，使体温下降，直至与已回降的调定点相适应。

(14)答案　A

题解：寒战是一种全身性骨骼肌的不随意的周期性收缩，是下丘脑发出的冲动，经脊髓侧索的网状脊髓束和红河脊髓束，通过运动神经传递到运动终板而引起的。经交感神经传出的冲动引起皮肤立毛肌的收缩则出现“鸡皮”。

(15)答案　D

题解：许多外致热原(传染原或致炎刺激物)主要是激活产内生

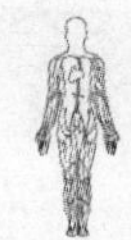

热原细胞，使后者产生和释放内生致热原，再通过某些作用方式引起发热。

(16)答案 E

题解：发热激活物是指那些能刺激产 EP 细胞产生和释放 EP 的物质，包括外致热原（如细菌、病毒等）和某些体内产物（抗原抗体复合物、本胆烷醇酮等）。

(17)答案 A

题解：革兰氏阳性细菌的全菌体和其代谢产物都是重要的致热物质。

(18)答案 D

题解：革兰氏阴性菌的典型菌群有大肠杆菌、伤寒杆菌等，这些菌群的致热性物质主要有菌体、胞壁中所含的肽聚糖和内毒素。

(19)答案 B

题解：病毒是以其全病毒体和其所含有的血细胞凝集素致热。

(20)答案 C

题解：疟原虫感染人体后，其潜隐子进入红细胞并发育成裂殖子，当红细胞破裂时，大量裂殖子和代谢产物（疟色素等）释放入血，引起高热。

2. X型选择题

(1)答案 A、B

题解：内毒素的分子量很大，达 1000～2000kD；耐热性很高，需干热 160℃才能灭活，一般灭菌方法不能清除；它能作为发热激活物激活体内产 EP 细胞产生释放 EP 引起发热。它的活性成分是脂多糖，其致热性不能被蛋白酶所破坏。

(2)答案 A、B、C

题解:产内生致热原细胞吞噬激活物后,产生一系列代谢反应,包括耗氧量增加,糖酵解增加及各种水解酶的释放等。一般在激活后1~2h,有新合成 mRNA 和蛋白质出现,不会出现蛋白分解增加。

(3)答案 B、C

题解:据目前所知,白细胞致热原是一种较小分子的蛋白质,其耐热性低,加热 70℃20 分钟即可破坏其致热活性。蛋白酶如胃蛋白酶、胰蛋白酶或链霉蛋白酶,都能破坏其致热性。EP 的活性成分不是脂多糖。

(4)答案 A、B、C

题解:近年来又发现三种内生致热原,即干扰素(IFN)、肿瘤坏死因子(TNF)和巨噬细胞炎症蛋白-1(MIP-1)。

(5)答案:A、B、D

题解:资料表明,EP 性发热的同时脑脊液内 PGE_2 含量明显增加,且阻断 PGE 合成的药物对发热具有解热作用,但最新资料不支持 PGE 的中介作用。另有资料表明,EP 可引起下丘脑 Na^+/Ca^{2+} 比值,进一步引起脑内 cAMP 的增高可能是 EP 性发热重要的中枢机制。

(6)答案 B、C、D

题解:血液循环中产生的 EP,怎样进脑内到达体温调节中枢,目前认为可能存在几种途径:①EP 通过血脑屏障转运入脑;②EP 通过中板血管器作用于体温调节中枢;③EP 通过迷走神经将信号传入中枢。

(7)答案 A、B、C、D

题解:IL-1 除具有发热效应之外,还能引起疾病急性期的多种反应,包括中性粒细胞增多、低铁血症、低锌血症、高铜血症和肝脏急性期蛋白生成增多。

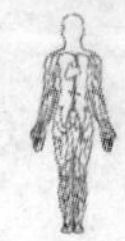

(8)答案　B、D

题解:发热时通常会出现心率加快,其机制主要与交感-肾上腺髓质系统的活动增强以及血温升高对心脏窦房结的直接刺激作用有关。

(9)答案　A、C

题解:发热时糖代谢加强,肝糖原和肌糖原分解增强,血糖因而升高,糖原储备减少;葡萄糖的无氧酵解也增强,组织内乳酸增多。

(10)答案　A、C

题解:在体温上升期,由于心率加快。心输出量增加以及末梢血管收缩而外周阻力增加,血压可略有升高。

3. 名词解释

(1)答案　OVLT 位于第三脑室壁的视上隐窝处,OVLT 神经元与视前区-下丘脑前部(POAH)有联系,EP 通过 OVLT 的有孔毛细血管作用于血管外间隙中的相关细胞(巨噬细胞、神经胶质细胞等)膜受体结合,产生新的信息(发热介质等),将致热原的信息传入 POAH。

(2)答案　①发热是由发热激活物作用于机体,激活产内生致热原细胞产生和释放内生致热原(endogenous pyrogen,EP),再经一些后继环节引起体温升高;②发热激活物又称 EP 诱导物,包括外致热原(exogenous pyrogen)和某些体内产物。

(3)答案　在发热动物的实验中发现,致热原静脉注射引起的发热效应,在一定范围内是量-效依赖关系,但达到一定水平后,再增加致热原剂量,发热效应就不再增强,体温上升被限定于一定高度,称为热限,热限是机体对调节性体温过分升高的自我限制。

(4)答案　调定点理论认为体温调节类似于恒温器的调节,在体温调节中枢内有一个调定点,体温调节机构围绕着这个调定点来

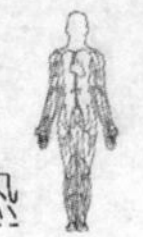

调控体温。当体温偏离调定点时，可有反馈系统(温度感受器)将偏差信息送到控制系统，后者将这些信息综合分析，与调定点比较，然后通过对效应器(产热和散热)的调控把中心温度维持在调定点相适应的水平。

(5)答案 人在寒冷的环境中主要依靠寒战来增加热量。寒战是骨骼肌发生不随意的节律性收缩的表现；其特点是骨骼肌的屈、伸肌同时收缩，所以不表现外功，但产热量很高。发汗时(或出汗)汗腺分泌汗液的一种反射活动；是减少体内余热的重要体温调节反应之一。发汗是一种速效的散热反应，由于汗液是低渗性的，所以当机体大量出汗造成脱水时，可导致高渗性脱水。

4. 问答题

(1)答案 急性期反应的主要表现包括：1)发热反应：为急性期最早出现的全身反应之一，属于自稳性升温反应：2)代谢反应：①急性期蛋白合成增多：纤维蛋白原，α_2 巨球蛋白、血浆铜蓝蛋白、血红素结合蛋白、β_1 球蛋白等增多数倍；正常浓度较低，急性期增加近百倍的有 C-反应蛋白、血清淀粉样 A 蛋白，α_2-macrofectoprotein 等。②负急性期反应蛋白，如白蛋白、前白蛋白、转铁蛋白等减少；脂蛋白脂酶、细胞色素 P450 减少。③骨骼骨蛋白合成降解加强，大量氨基酸入血。3)免疫激活：白细胞激活、T 细胞激活增生，IFN 和 IL-2 合成增多；细胞激活大量合成免疫球蛋白，NK 细胞活性加强等。4)血液造血反应：表现为循环血中性白细胞增多，造血功能激活；血中各种蛋白质及其产物浓度明显变化；血浆 Fe^{2+}、Zn^{2+} 浓度下降，Cu^{2+} 浓度升高，表现为低铁血症，低锌血症和高铜血症。5)内分泌反应：CRH、ACTH 糖皮质激素、促甲状腺激素，血管加压素增多，出现高血糖素血症。

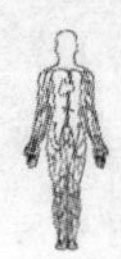

(2)答案　EPs是由IL-1、IL-6、IFN和TNF等组成的一组细胞因子。因而发热不仅限于体温调节中枢的变化，而且还有EP作用的靶细胞所引起的一系列反应，包括了损伤与抗损伤两个方面。适度的体温升高所引起的神经内分泌反应和免疫激活，可促进多种免疫功能；AVP、α-MSH等的释放增多，负调控作用加强，可限制体温升高的程度。但持久过高的发热对机体是不利的，可损害机体重要器官功能和免疫功能，使机体呈负营养平衡状态等。

(3)答案　体温升高有两种情况，即生理性体温升高和病理性体温升高，它们共同特点是体温超过正常水平0.5℃。病理性体温升高又有两种情况，即发热和过热，发热时体温调定点上移，为调节性体温升高；过热时体温调定点不上移为被动性体温升高。所以体温升高不一定就是发热。在发生原因上，发热多因疾病所致，过热多因环境温度过高或机体产热增加、散热障碍所致，在发热环节上；发热与致热原有关、过热与致热原无关；在发热机制上，发热有体温调定点上移，过热无体温调定点上移；在发热程度上，过热时体温较高，可高达41℃，发热时体温一般在41℃以下。

(4)答案　外致热原(发热激活物)激活产内生致热原细胞产生和释放内生致热原(EP)，EP通过血脑屏障后到达下丘脑，通过中枢性发热介质(正负调节介质)使体温调定点上移而引起发热。

(5)答案　对原因不明的发热病人的处理原则是：若体温不太高，不应随便退热，以免延误诊治；对于高热或持续发热的病人，在治疗原发病同时，采取解热措施，补充糖类和维生素，纠正水、电解质和酸碱平衡紊乱。

(暨南大学医学院　陆大祥　戚仁斌)

第 7 章

细胞信号转导异常与疾病

第一节　教学大纲要求

(1)掌握细胞信号转导、跨膜信号转导、细胞信号转导障碍、受体(病)等概念。

(2)掌握细胞信号转导的主要途径(膜表面受体介导的信号转导途径及核受体介导的信号途径。

(3)熟悉细胞信号转导障碍与疾病的关系(单一环节及多环节介导的细胞信号转导障碍与疾病)。

(4)了解细胞信号转导调控与疾病防治的病理生理学基础。

第二节　教材内容精要

一、细胞信号转导的相关概念

(1)细胞信号转导(cell signal transduction):指外界信号(如光、电、化学分子)与细胞表面受体作用,通过影响细胞内信使的水平变化,进而引起细胞应答反应来改变细胞的生物学活性的一系列过程。

(2)跨膜信号转导(transmembane signal transduction):亲水性化学信号分子(包括神经递质、蛋白激素、生长因子等)不能直接进入细胞,只能通过膜表面的特异受体传递信号,藉此使信号逐级传送和放大从而使靶细胞产生效应。

(3)细胞信号转导障碍(dysfunction of cellular signal transduction):是指由于受体或受体后信号转导通路中的分子因数量、结构和功能等发生异常,导致细胞信号转导过强或过弱,引起靶细胞功能和代谢障碍,导致疾病的发生发展。

(4)受体(receptor):是一种能够识别和选择性结合某种配体(如化学信号分子)的大分子物质,多为糖蛋白,根据受体存在的部位,可将受体分为细胞内受体(intracellular receptor)和细胞表面受体(cell surface receptor)。

(5)受体病(receptor disease):因受体的数量、结构或调节功能变化,使之不能介导配体在靶细胞中应有的效应所引起的疾病称为受体病。

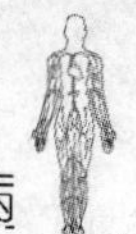

二、重点和难点

生物的细胞每时每刻都在接受来自细胞内外的各种各样信号，信号转导是生命活动的一种最基本和最重要的方式。细胞的一切生命活动都与信号有关，信号是细胞一切活动的始动因素，生理反应只是信号作用于细胞的最终结果。相同的信号作用于不同的细胞可以引发完全不同的生理反应；不同的信号作用于同一种细胞却可以引发出相同的生理反应。

(一)细胞信号转导系统

1. 组成

通过结合受体启动信号过程的细胞信号分子，又称为配体(ligand)。

配体：①分类：可以分为物理信号、化学信号和生物学信号，广泛的信号是化学信号。②作用方式：内分泌、旁分泌、自分泌。

受体：①分类：分细胞表面受体和细胞内受体。②基本结构：胞外区，跨膜区，胞内区；③类型：a. 细胞表面受体：介导亲水性信号分子的信息传递，可主要分为：离子通道型受体；G 蛋白偶联受体；酶活性受体；TNF 受体超家族。b. 细胞内受体：介导亲脂性信号分子的信息传递，如：胞内的甾体类激素受体、甲状腺素受体和维甲酸受体。

2. 受体与配体结合的三大特征　①特异性；②饱和性；③高度的亲和力。

3. 信号转导过程的终止　①配体(信号)：被降解、失活、重吸收；②受体被内吞；③第二信使被降解；④GTP 被水解；⑤信号转导蛋白被磷酸酶去磷酸化。

4. 信号转导的结果

对效应器起调节作用:①通过可逆的磷酸化与去磷酸化修饰来快速调节效应蛋白(如离子通道、运输蛋白)的活性,产生如:离子转运、代谢等生物效应;②通过调控基因的表达来产生较为缓慢的生物效应:细胞的分裂、分化、应激反应;③各条信号通路间存在“交互通话”(cross-talk),细胞命运决定于综合作用的结果。

5. 信号转导异常的后果

①细胞代谢异常(糖尿病,甲亢);②细胞功能异常(重症肌无力);③细胞增殖异常(肥大、肿瘤、癌变);④细胞凋亡异常(肿瘤、损伤、退行性变)。

(二)常见的受体信号转导途径举例

1. 膜受体介导的信号转导途径举例

(1)G 蛋白偶联型受体途径:三聚体 GTP 结合调节蛋白简称 G 蛋白,其位于质膜胞质侧,由 α、β、γ 三个亚基组成,α 和 γ 亚基通过共价结合的脂肪酸链尾结合在膜上,G 蛋白在信号转导过程中起着“分子开关”的作用,当 α 亚基与 GDP 结合时处于关闭状态,与GTP 结合时处于开启状态,α 亚基具有 GTP 酶活性,能催化所结合的 ATP 水解,恢复无活性的三聚体状态,受体胞外结构域识别胞外信号分子并与之结合,胞内结构域与 G 蛋白耦联。通过与 G 蛋白耦联,调节相关酶活性,在细胞内产生第二信使,从而将胞外信号跨膜传递到胞内。Gα 亚基可分为 Gs,Gi,Gq,G12 等,其活性可被霍乱毒素修饰。G-蛋白介导的信号转导的机制:G-蛋白循环。

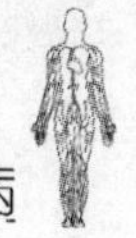

G蛋白偶联型受体包括多种神经递质、肽类激素和趋化因子的受体，由G蛋白偶联受体所介导的细胞信号通路主要包括：腺苷酸环化酶（AC）信号通路和磷脂酰肌醇（PI-3K-PKB）信号通路。

①AC-cAMP信号通路

激素→G蛋白偶联受体→G蛋白→腺苷酸环化酶（AC）→cAMP→依赖cAMP的蛋白激酶A（PKA）→基因调控蛋白→蛋白磷酸化或基因转录。

②PI-3K-PKB信号通路

激素→G蛋白偶联受体→G蛋白→磷脂酰肌醇-3激酶（PI-3K）→蛋白激酶B（PKB）/AKT→基因调控蛋白→细胞存活和抗凋亡。

（2）酶偶联型受体途径：有酪氨酸蛋白激酶（protein tyrosine kinase，PTK）型受体、与PTK连接型受体、丝/苏氨基酸蛋白激酶型受体、肿瘤坏死因子（TNF）受体家族，目前谈论最多的是RAS-MAPK系统和JAK-STAT系统，尤其是后者是新近发现的最重要的信号通道。虽然有近10年的研究，但还存在复杂性，而且这两者之间及其与其他信号系统之间存在网络效应。研究表明，细胞内信号转导是一个有严密组织的，并且是高度网络化的过程。举例说明：

①Ras-MAPK途径：生长因子等配体→受体型PTK（具酪氨酸激酶活性）→含有SH2结构域的接头蛋白（如Grb2）→鸟苷酸交换因子SOS→Ras-GTP→Rafl（MAPKKK）→MAPKK（MEK）→MAPK→转录因子→调节基因表达。

②Jak-Stat途径：细胞因子→受体（二聚体化）→Jak（非受体型PTK）→Stat→Stat二聚体（活化）→易位至核，影响基因转录。

（3）肿瘤坏死因子（TNF）受体超家族：与配体（TNF-α、FasL）

结合后，发挥促细胞增殖分化、细胞保护、细胞毒、抗病毒、促细胞凋亡与抑制凋亡等双重作用。其原因：一方面，与配体结合后，激活 caspase 家族的酶之后促发细胞凋亡；另一方面，也可以多种磷脂酶和蛋白激酶来间接激活 NF-κB 后上调相关基因的表达来抑制细胞凋亡。

(4)离子通道型受体：主要存在于运动终板和突触后膜上，是一类自身为离子通道的受体，其信号分子为神经递质。神经递质通过与受体的结合而改变通道蛋白的构象，导致离子通道的开启或关闭，改变质膜的离子通透性，通过离子的跨膜流动转导信号。

2. 核受体介导的信号转导途径举例

分布于胞浆和核内的受体，可影响核内信号转导和基因转录，统称核受体，分为二类：

(1)类固醇激素受体家族：包括位于胞浆的糖皮质激素、盐皮质激素和性激素受体等。

(2)甲状腺素受体家族：包括位于核内的甲状腺素、维生素 D 和维甲酸受体等。

配体→受体＋DNA→HERs(激素反应元件)→靶基因转录。

(三)细胞信号转导障碍异常的环节

根据各种信号刺激所导致的结果，即细胞行为变化来说，信号的分类如下：①细胞分裂、分化信号：使与 DNA 复制相关的基因表达，调节细胞周期，使细胞进入分裂和增殖阶段；使细胞内的遗传程序有选择地表达，从而使细胞最终不可逆地分化成为有特定功能的成熟细胞。②细胞代谢功能信号：使细胞摄入并代谢营养物质，提供细胞生命活动所需要的能量；使细胞释放神经递质或化学介质

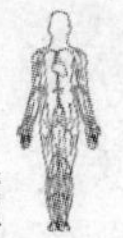

等，使细胞能够进行正常的功能活动，比如，使肌肉细胞收缩舒张、细胞骨架的形成等。③细胞凋亡信号：为了维护多细胞生物的整体利益，在局部范围内和一定数量上发生细胞的利它性自杀死亡。

在某些疾病，可因细胞信号转导系统的某个环节原发性损伤引起疾病的发生；而细胞信号转导系统的改变亦可以继发于某种疾病或病理过程，其功能紊乱又促进了疾病的进一步发展。细胞信号转导异常可涉及信号的发放、受体异常、胞内信号转导分子及转录因子等多个环节。

1. 细胞外信号发放异常与疾病

(1)体液因子过多、过少、拮抗因子过多、有自身抗体

胰岛素分泌↑或者↓→糖尿病

生长激素↑或者↓→巨人症或者侏儒症

抗利尿激素(ADH)↓→中枢性尿崩症

(2)病理性或者损伤性刺激：如应激原，可主要包括两方面：

①病原体及其产物的刺激：某些病原体及其产物与宿主细胞上的病原体受体结合后激活细胞内的信号转导途径：如脂多糖(LPS)与Toll样受体结合后激活NF-κB和MAPK等信号通路及巨噬细胞等，启动并放大炎症反应。

②导致细胞损伤的理化刺激：外界的物理或化学刺激因素(紫外线、活性氧)被细胞感受后诱发细胞内的信号转导，导致细胞的结构和功能改变，或造成细胞凋亡、坏死。

2. 受体异常与疾病

(1)遗传性受体病：受体缺陷或者受体过度激活，如：①家族性肾性尿崩症；②雄激素不敏感综合征；③遗传性胰岛素抵抗性糖尿病。

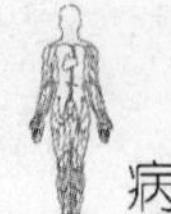

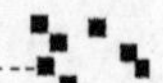

(2)自身免疫性受体病:产生了针对受体自身的抗体,如:自身免疫性胰岛素抵抗性糖尿病。

(3)继发性受体异常:配体的浓度发生变化时对受体的数量亲和力的调节,如向上调节、向下调节,如:继发性胰岛素抵抗、药物的耐受等现象。

3. 受体后信号转导通路异常与疾病

第二信使(如 Ca^{2+},NO)量的异常,信号分子结构的异常(常见原因:基因突变)等。受体后信号通路的任何环节或者成分都可能发生异常,主要见于遗传病与肿瘤;也可以由于配体异常或者病理性刺激所致。

如霍乱的发生与 G 蛋白偶联的信号转导通路异常有关:霍乱毒素能催化 ADP 核糖基共价结合到 Gs 的 α 亚基上,致使 α 亚基丧失 GTP 酶的活性,结果 GTP 永久结合在 Gs 的 α 亚基上,使 α 亚基处于持续活化状态,腺苷酸环化酶永久性活化,导致霍乱病患者细胞内 Na^{+} 和水持续外流,产生严重腹泻而脱水。

4. 多个环节细胞信号障碍造成的疾病

在许多疾病过程中,细胞信号转导异常不仅可发生在单个的信号分子或一条信号转导途径,亦可先后或同时涉及多个信息分子并影响多条信号转导过程,导致复杂的网络调节失衡,促进疾病的发生与发展。

(1)肿瘤:应从正反两类信号调控途径来考虑:一方面,促进细胞增殖的信号转导过强:①促进细胞增殖因子产生增多:多种肿瘤组织能自分泌生长因子,如 TFG、PDGF、FGF 等。②受体的改变:a. 某些生长因子受体表达异常增多,如酪氨酸蛋白激酶受体(RTK)与生长因子结合后,可以启动 Ras-Raf-MEK-ERK 通路、

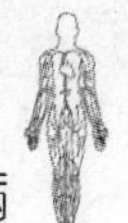

PLC-DAG-PKC 通路、PI-3K-AKT 通路等多条信号转导通路，促进基因表达和细胞周期的运行，导致细胞增殖；b. 突变使受体组成型激活：多种肿瘤组织中存在 RTK 的组成型激活突变，能持续刺激细胞的增殖和分化。③细胞内信号转导蛋白的改变，如癌基因 src 的表达增加。另一方面，抑制细胞增殖的信号转导过弱：反之亦然，生长抑制因子受体的减少、丧失及受体后的信号转导通路异常，如抑癌基因的表达减少，使得细胞的生长负调控机制减弱或丧失。

(2)心肌肥厚：①过量的儿茶酚胺可激活 PLC-PKC 通路，进而促进基因的表达，刺激细胞的增殖，导致心肌肥厚；②激活 cAMP-PKA 通路，进而使多种蛋白磷酸化，参与心肌肥厚；③激活 MAPK 家族的信号通路，进而使转录因子磷酸化，调节基因表达，参与心肌肥厚；④其他的一些物理和化学的信号可以激活心肌细胞中的 PI-3K-AKT 通路和 JAK-STAT 通路促使心肌细胞增殖和胶原沉积。

(3)心衰：①交感-神经内分泌的过度激活：如儿茶酚胺对心肌即有正性肌力作用，长期过度增高，β-受体下调，导致儿茶酚胺的正性肌力作用下降；②促进心肌凋亡的信号转导增强：如去甲肾上腺素、血管紧张素及肿瘤坏死因子均会诱导心肌细胞凋亡，细胞数量减少，心功能受损害；③其他：如自由基过量也会促发细胞凋亡参与心衰发病。

(四)细胞信号转导调控与其应用于疾病防治的病理生理学基础

随着一些重大疾病，如心血管病、糖尿病及肿瘤等发生和发展的机制逐步被阐明。在这些研究的基础上，以病变信号系统为靶点的药物设计，如受体的激动剂、拮抗剂，蛋白激酶(如 PTK、PKC、

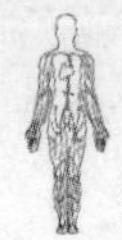

PKA、MAPK)的抑制剂的研制以及以纠正信号转导异常为目的的生物学治疗和基因治疗已成为一个热点。它们运用于心血管病和肿瘤的治疗已取得了可喜的疗效,如已研制的β肾上腺素受体阻滞剂、钙拮抗剂、血管紧张素Ⅰ转化酶抑制剂等药物在治疗心血管病领域里取得了确实的疗效,展示了广阔的发展前景。

将来的研究要倾向于基础研究和临床研究相结合,要倾向于共性研究和个性研究相结合,要用系统化、网络化的观念深入进行研究信号转导系统对探讨疾病发病机制和防治。

第三节　复习思考题

(一)试卷一

1. A型选择题

(1)下列哪种物质未参与G蛋白介导的细胞信号转导

A. IP_3　B. Ca^{2+}　C. DG　D. cGMP　E. PKC

(2)Gq激活的细胞膜磷脂酶是

A. 磷脂酶Cβ亚型　B. 磷脂酶Cγ亚型　C. 磷脂酶D　D. 磷脂酶A_2　E. 磷脂酶B

(3)可识别磷酸化酪氨酸位点的蛋白质的结构特征是含有

A. 酪氨酸蛋白激酶　B. 生长因子结合位点　C. SH2区　D. SH3区　E. 一次跨膜区

(4)介导白介素信号转导的是

A. G蛋白　B. 离子通道　C. 受体酪氨酸蛋白激酶　D. 非受体酪氨酸蛋白激酶　E. 核受体

(5)下列哪项不属于跨膜信号转导

A. 乙酰胆碱的信号转导　B. 异丙肾上腺素的信号转导　C. 胰岛素的信号转导　D. γ 干扰素的信号转导　E. 糖皮质激素的信号转导

(6)β 肾上腺素能受体激活后的主要信号转导途径是

A. Gs 介导的腺苷酸环化酶(AC)激活　B. Gi 介导的 AC 抑制　C. Gq 介导的磷脂酶 C 激活　D. Ras 介导的 ERK 激活　E. 非受体 TPK 介异的 JAK/STAT 激活

(7)可被 α_1 肾上腺素能受体直接激活的信号转导分子是

A. Gs　B. Gi　C. Gq　D. PLCβ　E. PLD

(8)G 蛋白激活的关键步骤是

A. 受体与配体结合　B. 受体与 GTP 结合　C. G 蛋白与 GTP 结合　D. G 蛋白与效应器结合　E. Gα 与 Gβγ 解离

(9)G 蛋白失活的关键步骤是

A. 受体与配体解离　B. 受体与 G 蛋白解离　C. G 蛋白与 GDP 解离　D. G 蛋白上的 GTP 水解　E. G 蛋白与效应器解离

(10)核受体的本质是

A. 配体激活的 G 蛋白偶联受体　B. 配体激活的酪氨酸蛋白激酶受体　C. 配体激活的离子通道受体　D. 配体调控的转录因子　E. 配体激活的效应器

(11)与细胞生长哪个、分化、凋亡密切相关的信号途径中的关键物质是

A. cAMP　B. MAPK　C. IP_3　D. Ca^{2+}　E. PKC

(12)编码 LDL 受体的基因突变中最常见的类型是

A. 受体合成减少　B. 受体转运障碍　C. 受体与 LDL 结合

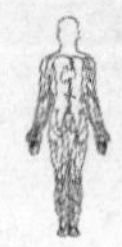

减少　D. 受体内吞障碍　E. 受体再循环减少

(13)家族性肾性尿崩症发病的关键环节是

A. 腺垂体合成和分泌 ADH 减少　B. 肾髓质病变使肾小管上皮对 ADH 反应降低　C. 基因突变使 ADH 受体减少　D. 基因突变使介导 ADH 信号的 Gs 减少　E. 基因突变使腺苷酸环化酶含量减少

(14)激素抵抗综合征是由于

A. 激素合成减少　B. 激素合成过多　C. 靶细胞对激素反应性降低　D. 靶细胞对激素反应性过高　E. 血中存在抗激素的抗体

(15)甲状腺素抵抗综合征是由于

A. 腺垂体分泌促甲状腺素不足　B. 编码甲状腺素受体的基因突变　C. 甲状腺素分泌减少　D. 介导甲状腺素信号转导的 Cs 减少　E. 体内生成阻断性促甲状腺素受体的抗体

(16)Graves 病(弥漫性甲状腺肿)的主要信号转导障碍是

A. 促甲状腺素分泌减少　B. 促甲状腺素受体下调或减敏　C. Gs 含量减少　D. 刺激性抗体与促甲状腺素受体结合　E. 阻断性受体与促甲状腺素受体结合

(17)桥本病(慢性淋巴细胞性甲状腺炎)的主要信号转导障碍是

A. 促甲状腺素分泌减少　B. 促甲状腺素受体下调或减敏　C. Gs 含量减少　D. 刺激性抗体与促甲状腺素受体结合　E. 阻断性抗体与促甲状腺素受体结合

(18)霍乱毒素对 G 蛋白的作用是

A. 促进 Gs 与受体结合　B. 刺激 Gs 生成　C. 增加 Gs 的

GTP 酶活性　D. 抑制 Gs 的 GTP 酶活性　E. 抑制 Gi 与受体结合

(19)A 型假性甲状旁腺功能减退症的信号转导障碍环节是

A. 甲状旁腺素合成减少　B. 甲状旁腺素受体减少　C. Gs 减少　D. 腺苷酸环化酶减少　E. cAMP 降解加速

(20)不属于假性甲状旁腺功能减退症的临床表现是

A. 甲状旁腺素分泌正常或增加　B. 血磷增加　C. 尿钙增加　D. 血钙增加　E. 遗传性骨营养不良

2. X 型选择题

(1)与 Gs 偶联的受体是

A. β 肾上腺素能受体　B. 胰高血糖素受体　C. α_2 肾上腺素能受体　D. M_2 胆碱能受体

(2)下列哪些物质可参与 G 蛋白介导的细胞信号转导

A. IP_3　B. Ca^{2+}　C. DG　D. cAMP

(3)下列哪些物质参与了酪氨酸蛋白激酶介导的细胞信号转导

A. ERK　B. IP_3　C. STAT　D. cGMP

(4)经非受体酪氨酸蛋白激酶途径进行信号转导的有

A. 白介素　B. 干扰素　C. 红细胞生成素　D. 表皮生长因子

(5)属于核受体家族的有

A. 前列腺素受体　B. 甲状腺素受体　C. 糖皮质激素受体　D. 胰高血糖素受体

(6)LDL 受体突变的类型有

A. 受体合成障碍　B. 受体转运障碍　C. 受体与配体结合障碍　D. 受体内吞缺陷

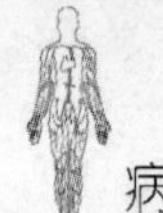

(7)促甲状腺素(TSH)激活的G蛋白是

A. Gs B. Gi C. Gq D. G12

(8)受体异常参与了以下哪些疾病的发病

A. 家族性高胆固醇血症 B. 重症肌无力 C. 假性甲状旁腺功能减退症 D. 糖尿病

(9)甲状旁腺激素(PTH)的生理作用是

A. 促进远端肾小管重吸收钙 B. 抑制近端肾小管重吸收磷酸盐 C. 促进肾小管产生1,25$(OH)_2D_3$ D. 促进骨钙和骨磷酸盐释放

(10)导致Ⅱ型糖尿病的因素有

A. 胰岛素分泌减少 B. 高胰岛素血症引起的胰岛素受体继发性下调 C. 血液中存在抗胰岛素受体的抗体 D. 编码胰岛素受体的基因突变

3. 名词解释

(1)细胞信号转导 (2)配体 (3)受体增敏 (4)核受体 (5)细胞信号转导异常

4. 问答题

(1)请介绍细胞信号转导过程的组成及其对靶蛋白活性的调节方式。

(2)请问膜受体的主要结构包括哪些?有几种膜受体类型?

(3)请举例说明G蛋白如何通过腺苷酸环化酶调节细胞的功能。

(4)请述非胰岛素依赖性糖尿病发生的分子机制。

(5)肿瘤的发生发展过程中涉及哪些信号转导过程异常?

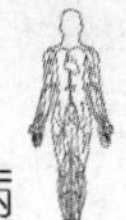

(二)答案及题解

1. A型选择题

(1)答案　D

题解:cGMP参与的是鸟苷酸环化酶信号转导途径,而其余4种物质分别参与了G蛋白介导的三种信号途径。

(2)答案　A

题解:G蛋白可以激活磷脂酶C与磷脂酶A_2,但是Gq激活的是细胞膜磷脂酶Cβ亚型,产生脂质双信使DAG和IP_3。

(3)答案　C

题解:激活的酪氨酸受体可以激活多种含有SH2区、磷酸化酪氨酸结合区、SH3区的下游信号蛋白,故选C。

(4)答案　D

题解:细胞因子受体超家族属于非受体酪氨酸蛋白激酶受体,故介导白介素信号转导的应该是非受体酪氨酸蛋白激酶。

(5)答案　E

题解:糖皮质激素的信号转导属于核受体信号转导,而其他四项属于跨膜信号转导。

(6)答案　A

题解:儿茶酚胺类物质激活β肾上腺素能受体后,通过刺激型G蛋白耦联激活腺苷酸环化酶(AC),并引发cAMP-PKA通路,故选A。

(7)答案　C

题解:儿茶酚胺通过α_1肾上腺素受体激活Gq蛋白-磷脂酶C(PLC)介导的细胞信号转导通路,促进磷脂酰肌醇分解,生成三磷

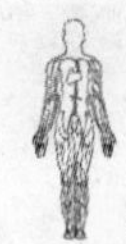

酸肌醇(IP3)和甘油二酯(DG)。

(8)答案　C

题解:G 蛋白是信号跨膜转导过程中的分子“开关”,激动剂与 G 蛋白受体结合后,G 蛋白的 α 亚基与 GDP 结合的非活性才能转变成与 GTP 结合的活性形式。

(9)答案　D

题解:G 蛋白激活后,GTP 酶迅速将 G 蛋白上的 GTP 水解,α 亚基与 GTP 结合的活性才能又转变成与 GDP 结合的非活性,G 蛋白失活。

(10)答案　D

题解:核受体的本质上为一类配体依赖的转录调节因子。其他四项是膜受体的特点。

(11)答案　B

题解:蛋白质的磷酸化构成了不同细胞外信号转导的共同通路,是细胞生长、分化、凋亡的调控中心,MAPK 家族的酶是典型的通过磷酸化的级联反应而被激活的。故选 B。

(12)答案　A

题解:编码 LDL 受体的基因突变中最常见的类型是受体合成减少,受体数量减少而导致靶细胞对 LDL 不敏感。

(13)答案　C

题解:家族性肾性尿崩症发病的关键环节是基因突变导致 ADH 受体减少使得肾小管上皮对 ADH 继发性反应降低。

(14)答案　C

题解:激素抵抗综合征是由于靶细胞对激素反应性降低,常继发于受体缺陷而使得靶细胞对相关配体不敏感。

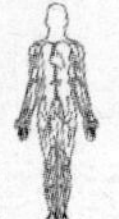

(15)答案　B

题解:根据上题中激素抵抗综合征的定义可以确定本题应选B。

(16)答案　D

题解:Graves病(弥漫性甲状腺肿)属于自身免疫性受体病,体内产生了针对自身受体的抗体所致,而Graves病产生是刺激性抗体。

(17)答案　E

题解:桥本病属于自身免疫性受体病,体内产生了针对自身受体的抗体所致,而桥本病则产生的是抑制性抗体。

(18)答案　D

题解:霍乱毒素能催化ADP核糖基共价结合到Gs的α亚基上,致使α亚基丧失GTP酶的活性,结果GTP永久结合在Gs的α亚基上,使α亚基处于持续活化状态,腺苷酸环化酶永久性活化,导致霍乱病患者细胞内Na^+和水持续外流,产生严重腹泻而脱水。

(19)答案　C

题解:假性甲状旁腺功能减退症是由于靶器官对甲状旁腺激素反应性降低而引起的一种遗传病,发病原因是编码Gs等位基因的单个基因突变,患者的GsmRNA表达减少。

(20)答案　D

题解:A、B、C、E都是假性甲状旁腺功能减退症的临床表现,患者血钙降低而不是增加,故选D。

2. X型选择题

(1)答案　A、B

题解:与Gs偶联的受体有β肾上腺素能受体、胰高血糖素受体,而α_2肾上腺素能受体与M_2胆碱能受体属于与Gi偶联的受体。

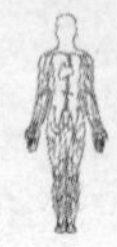

(2)答案　A、B、C、D

题解:G蛋白介导的细胞信号转导包括腺苷酸环化酶途径、IP_3-Ca^{2+}-钙调蛋白激酶途径及DG-PKC途径。故以上选项均正确。

(3)答案　A、B、C

题解:A、B参与了受体TPK途径,STAT参与了非受体TPK途径,cGMP参与的是鸟苷酸环化酶途径。故A、B、C正确。

(4)答案　A、B、C

题解:白介素、干扰素、红细胞生成素等参与免疫、炎症、造血反应的分子,均为非受体酪氨酸蛋白激酶途径;而表皮生长因子属于参与细胞生长发育的分子,为受体酪氨酸蛋白激酶途径。

(5)答案　B、C

题解:甲状腺素受体与糖皮质激素受体均属于核受体家族;而前列腺素受体、胰高血糖素受体属于膜受体家族。

(6)答案　A、B、C、D

题解:LDL受体突变导致受体缺陷的类型包括受体数量下降、受体转运障碍、受体与配体结合障碍、受体内吞缺陷,故A、B、C、D都正确。

(7)答案　A、C

题解:促甲状腺素(TSH)激活的G蛋白是Gs和Gq,从而激活相应的信号转导通路而促进基因的表达,故A、C正确。

(8)答案　A、B、D

题解:A为遗传性受体病,B为自身免疫性受体病,D可包括遗传性胰岛素受体异常、自身免疫性受体异常以及继发性受体异常等类型,C项为G蛋白异常病,故不选。

(9)答案　A、B、C、D

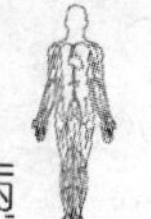

题解:甲状旁腺激素(PTH)的生理作用是促进远端肾小管重吸收钙、抑制近端肾小管重吸收磷酸盐、促进肾小管产生1,25 $(OH)_2D_3$、促进骨钙和骨磷酸盐释放,故A、B、C、D都正确。

(10)答案　B、C、D

题解:Ⅱ型糖尿病主要是由于胰岛素受体缺陷或者受体功能障碍所致,故B、C、D都是Ⅱ型糖尿病的因素,而A是Ⅰ型糖尿病的原因。

3. 名词解释

(1)答案　细胞通过位于胞膜或胞内的受体感受胞外信息分子的刺激,经复杂的细胞内信号转导系统的转换来影响细胞的生物学功能,这一过程称为细胞信号转导。信号转导的最终目的,是调节靶蛋白活性来影响效应器的生物学功能。其调节靶蛋白作用方式有两种:①通过可逆的磷酸化来快速调节效应蛋白的活性(非基因调节型,non-genomic);②通过调控基因表达产生较为缓慢的生物效应(基因调节型,genomic)。

(2)答案　配体即是化学信号,因为化学信号要通过细胞中的受体起作用,因此也被称为配体。

(3)答案　指由于受体结构或调节功能变化,使靶细胞对配体的刺激反应过度。

(4)答案　细胞内受体分布于胞浆或核内,本质上都是配体调控的转录因子,均在核内启动信号转导并影响基因转录,故统称为核受体。

(5)答案　是指信号转导蛋白量或结构的改变,导致信号转导的过强或过弱,并由此引起细胞机能和代谢的改变称为细胞信号转导异常。

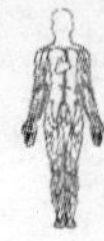

4. 问答题

(1)答案要点　信号转导系统由能接受信号的特定受体，受体后的信号转导通路以及其作用的终端所组成。不同的信号转导通路之间相互联系形成复杂的网络体系；其调节靶蛋白作用方式有两种：①通过可逆的磷酸化来快速调节效应蛋白的活性；②通过调控基因表达产生较为缓慢的生物效应。

(2)答案要点　胞膜受体的基本结构：胞外区，跨膜区，胞内区。胞膜受体的类型主要有三类：①离子通道型受体——兼备受体和离子通道的功能；②G 蛋白偶联受体——配体种类多，结构复杂，七次跨膜，效应器为一些酶和离子通道；③酶活性受体——酪氨酸蛋白激酶型受体，与酪氨酸蛋白磷酸酶连接型受体，丝/苏氨酸蛋白激酶型受体，还有 TNF 受体超家族受体等，一次跨膜，与配体结合才有活性，多数生长因子、细胞因子的受体属于此类型。

(3)答案要点　先了解 G 蛋白活化的过程：当配体与受体结合后，通过 Gs 和 Gi 可以分别激活或者抑制腺苷酸环化酶(AC)。使得 cAMP 水平升高或者降低。cAMP 水平的改变可以导致依赖 cAMP 的蛋白激酶 A(PKA)活性的改变。PKA 可以使得磷酸化酶活化调节细胞功能。

霍乱毒素能催化 ADP 核糖基共价结合到 Gs 的 α 亚基上，致使 α 亚基丧失 GTP 酶的活性，结果 GTP 永久结合在 Gs 的 α 亚基上，使 α 亚基处于持续活化状态，AC 永久性活化。导致霍乱病患者细胞内 Na^+ 和水持续外流，产生严重腹泻而脱水。

(4)答案要点　非胰岛素依赖性糖尿病(non-insulin dependent diabetes mellitus，NIDDM)又称Ⅱ型糖尿病，患者除血糖升高外，血中胰岛素含量可增高、正常或轻度降低，80％患者伴有肥胖。胰岛

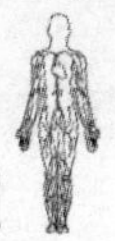

素受体前、受体和受体后异常是造成细胞对胰岛素反应性降低的主要原因，其中与信号转导障碍有关的是：

1)胰岛素受体异常，如：①遗传性胰岛素受体异常；②自身免疫性胰岛素受体异常；③继发性胰岛素受体异常，引起胰岛素抵抗综合征。

2)胰岛素受体后信号转导异常，如：胰岛素受体后信号转导异常除因 PI3K 表达的改变外，也与 IRS-1 和 IRS-2 的下调使胰岛素引起的经 PI3K 介导的信号转导过程受阻有关。

(5)答案要点　细胞癌变最基本的特征是生长失控及分化异常，绝大多数的癌基因表达产物都是细胞信号转导系统的组成成分，它们可以从多个环节干扰细胞信号转导过程，导致肿瘤细胞增殖与分化异常。

一方面，导致肿瘤细胞过度增殖的信号转导增强。如下：

1)表达生长因子样物质增多，如：VEGF(血管内皮生长因子)等。

2)受体发生改变，如：①表达生长因子受体类蛋白异常增多；②基因突变使得受体组成型活化。

3)表达信号转导蛋白的表达改变，即过度表达的癌基因可引起肿瘤发生，如：人肿瘤组织已发现有不同性质频率最高的 ras 基因突变导致 Ras 蛋白持续活化，促增殖信号增强而发生肿瘤。另外，某些癌基因如 myc、fos、jun 的表达产物位于核内，能与 DNA 结合，具有直接调节转录活性的转录因子样作用。

第二方面，抑制细胞增殖的信号转导过弱，如：生长因子受体的减少、丧失以及受体后的信号转导通路异常，细胞逃脱增殖负调控从而发生肿瘤。

总之，细胞信号转导障碍不局限于单一环节，可同时或先后累及多个环节甚至多条信号转导途径，造成调节信号转导的网络失衡，引起复杂多变的表现形式。

（中山大学中山医学院　许志威）

第 8 章

细胞增殖和凋亡异常与疾病

第一节　教学大纲要求

(1)掌握细胞周期的概念、特点、分期和调控。

(2)以肿瘤发生发展过程中细胞周期调控异常为例,熟悉细胞周期调控异常与疾病的关系。

(3)了解细胞周期调控与疾病的防治。

(4)掌握细胞凋亡的概念与基本过程,细胞凋亡的调控。

(5)熟悉细胞凋亡调控异常与常见疾病或病理过程的关系。

(6)了解调控细胞凋亡在疾病防治中的意义。

第二节　教材内容精要

一、基本概念

(一)细胞周期(cell cycle)

又称细胞增殖周期,是指增殖细胞从一次分裂结束到下一次分裂终了所经历的过程和顺序变化。分为以下四个连续阶段:G_1期→S期→G_2期→M期。其中最关键的是S期,在此期中的细胞进行DNA倍增和染色体复制。

依据细胞的增殖特性可以将机体细胞分为以下三种:

(1)周期性细胞:也称连续分裂细胞。这些细胞按G_1期→S期→G_2期→M期四个阶段循环,连续运转。如表皮基底层细胞,部分骨髓造血细胞,小肠绒毛上皮隐窝细胞等。周期性细胞始终处于增殖和死亡的动态平衡中,不断地增殖以补充衰老脱落或死亡的细胞,这种更新成为稳态更新。

(2)G_0期细胞:也称休眠细胞。这些细胞可暂时脱离细胞周期,不进行增殖,但在适当刺激下可重新进入细胞周期。如肝、肾细胞、某些免疫淋巴细胞等。G_0期细胞在遭遇损伤或应激等刺激后可返回细胞周期,进行细胞增殖,称为条件性更新。

(3)终端分化细胞:也称不分裂细胞。这些细胞不可逆地脱离细胞周期、丧失增殖能力并具一定生理机能。如神经细胞、肌肉细胞等。

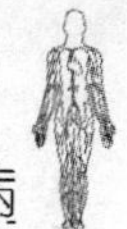

（二）细胞周期的特点

（1）单向性：即细胞只能沿 G_1期→S 期→G_2期→M 期方向推进而不能逆行。

（2）阶段性：各期细胞形态和代谢特点明显差异，细胞可因某种原因而在某时相停滞下来，待生长条件合适后细胞又可重新活跃到下一时相。

（3）检查点：各时相交叉处存在着检查点，决定细胞下一步的增殖趋向。

（4）细胞微环境：细胞周期是否顺利推进与细胞外信号和条件等密切相关。

（三）细胞周期检查点（check point）

在生物进化过程中，细胞发展出了一套保证细胞周期中 DNA 复制和染色体分配质量的检查机制，通常称为细胞周期检查点。这是一类负反馈调节机制。

细胞周期检查点分为三种：

（1）DNA 损伤检查点：在 G_1/S 交界处检查，如果 DNA，则把细胞阻滞在 G_1期，先进行 DNA 修复，然后才能复制。

（2）DNA 复制检查点：在 S/G_2交界处检查，负责检查 DNA 复制进度。

（3）纺锤体组装检查点：通过检查有功能的纺锤体形成，管理染色体的正确分配。

细胞周期检查点的意义：

在细胞周期进展中，若前一期尚未彻底准确完成，就进入下一

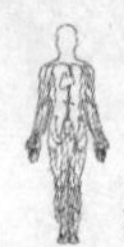

期，对细胞来说将是灾难性的。细胞周期中存在的这些检查点，可对细胞周期中前一事件(如DNA复制或DNA完整性和损伤)作出反应，如发生细胞周期的阻滞，以保证细胞增殖按质完成。细胞周期中某一检查点失灵、检查点的组成部件受损或检查点控制回路的调节障碍与肿瘤的发生、衰老等密切相关。

每一检查点工作方式由三个部分构成：第一个部分是探测器，它负责检查上一期进展的质量问题；第二个部分是传感器，它将探测器所检获的“出了质量问题”信号下传，如磷酸激酶传递给效应器；第三部分是效应器，由效应器去中断细胞周期进程并开动修复机制。

(四)细胞凋亡(apoptosis)

由体内外因素触发细胞内预存的死亡程序而导致的细胞死亡过程称为细胞凋亡，是程序性细胞死亡(programmed cell death, PCD)的形式之一。

细胞凋亡过程可分为三个阶段：诱导期、效应期和降解期，其主要变化包括形态学及生化两方面的特征变化。

(1)细胞凋亡的形态学改变：凋亡细胞有着独特的形态学改变，表现为胞浆脱水，胞膜空泡化，细胞固缩；内质网扩张并与胞膜融合、出芽，染色质边集；凋亡小体形成，这是凋亡细胞特征性的形态学改变。电镜下典型的凋亡小体由透亮的胞浆空泡和高密度不透亮的核碎片组成。

(2)细胞凋亡的生化改变：细胞凋亡过程中可出现各种生化改变，如内源性核酸内切酶激活、caspase的激活和DNA的片段化断裂，其中DNA的片段化断裂尤为重要，是细胞凋亡的主要特征。

细胞凋亡时，DNA在核小体的连接区发生断裂，故核酸电泳出现特征性梯状图谱(180～200bp或整数倍的片段)，这是判断凋亡发生的客观指标之一。在细胞凋亡过程中执行DNA切割任务的是内源性核酸内切酶，该酶在细胞凋亡时被激活。

细胞凋亡过程中蛋白质的降解主要由caspases家族完成。该酶家族是一组对底物天冬氨酸部位有特异水解作用的蛋白酶，其活性中心富含半胱氨酸，在细胞凋亡时被相继级联激活。

二、重点和难点

(一)细胞周期的调控

1. 细胞周期自身调控

细胞增殖是多阶段、多因子参与的精确有序的调节过程，它们相互协调共同操作形成一个调节网络。细胞周期的运行是由周期蛋白(cyclin)和周期蛋白依赖性激酶(cyclin dependent kinase, CDK)的结合和解聚驱动的。当cyclin与CDK形成复合体时，CDK被激活，即可推动细胞周期行进；当CDK抑制因子(Cyclin dependent kinase inhibitor, CDI)介入，形成cyclin/CDK/CDI复合体或cyclin减少时，CDK活性受到抑制，就终止细胞周期行进。这种“开与关”似的调控，在细胞周期过程中，根据实际需要有序进行，使细胞周期运行与环境和发育相一致。另外，泛素依赖的蛋白溶解系统的活化也可通过降解cyclin、CDI等细胞周期调控蛋白参与细胞周期运转的调控。最后，CDK又受Rb和p53、myc等基因的控制使之与细胞分化和细胞死亡相协调，完成细胞增殖。

细胞周期引擎分子CDK和cyclin是细胞周期调控中的重要因

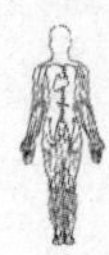

子。在哺乳动物细胞中至少存在9种CDK，即CDK1～9。Cyclin家族至今已被鉴定出有周期蛋白A、B、C、D、E、F、G、H、I、K、T等。CDK分别与相应的Cyclin结合形成异源二聚体，在一些因素调节下表现出激酶活性。其中Cyclin为调节亚基，CDK为催化亚基，不同的Cyclin-CDK复合物通过CDK激酶活性磷酸化不同底物实现其对细胞周期不同时相的推进与转换作用。

众多因素参与调节CDK的活性，除与Cyclin结合外，还包含有CDK蛋白的磷酸化和去磷酸化作用、CDI的作用和泛素依赖的蛋白溶解系统的蛋白质降解作用等。CDI类蛋白主要有Kip家族p21、p27等和Ink4家族p15、p16等，它们通过与不同的CDK作用调节细胞周期进程。其中一些种类(如p16等)被认为是抑癌基因。

2. 细胞外信号对细胞周期的调控

细胞外环境细胞因子、激素、基质、营养改变影响细胞周期。细胞外信号包括增殖和抑制信号。

增殖信号如大多数肽类生长因子等可促使G_0期细胞进入细胞周期。这些因子与细胞膜上的受体结合，启动细胞内的信号转导，促进cyclinD合成，同时下调CDI的合成，cyclinD与相应的CDK结合，使pRb磷酸化而失去抑制E2F的作用，游离的E2F激活DNA合成基因等，使细胞进入G_1期，如丝裂原刺激持续存在，细胞继而进入S期。而MAPK若被磷酸化，则可抑制降解，使细胞停留在M期。

抑制信号如转化生长因子β(transforming growth factor-β，TGFβ)在体内外能广泛抑制正常细胞和肿瘤细胞生长，使细胞阻滞于G_1期。TGFβ对细胞周期的调节是下调cyclin和CDK等的表达，主要是在G_1期抑制CDK4的表达，同时还诱导$P21^{waf1}$、$P27^{kip1}$、

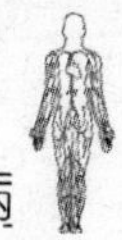

$P15^{ink4b}$等CDI产生。

细胞增殖是细胞在对不同外来信号进行整合后做出的反应，细胞休止于G_0期或进入细胞周期并有序进展，不仅取决于外来信号的种类、强度和持续时间，而且还依靠细胞内的级联反应进行调控。各种cyclin和CDI的适时合成和降解，调节各种CDK的瞬间活性，并在细胞周期检查点对前期完成的事件进行检查、校正和作出反应以调节细胞周期进展。

（二）细胞周期调控异常与疾病

细胞周期的调控是细胞在对不同信号进行整合后依靠细胞内的级联反应完成的，其任一环节发生异常则可导致细胞增殖过度或缺陷，同时也常常伴有细胞分化异常。

1. 细胞增殖过度

细胞增殖过度可导致许多疾病，其中最典型的是肿瘤。肿瘤细胞的生物学特征之一就是恶性增殖，其调控异常发生机制有如下几个方面。

①Cyclin的异常：肿瘤的发生与cyclin（主要是cyclinD、E）过度表达有关。CyclinD是生长因子感受器。$CyclinD_1$又称为bcl-1，是公认的原癌基因产物。$CyclinD_1$过表达是因为：基因扩增、染色体倒位或染色体易位。

②CDK的增多：肿瘤细胞主要见于CDK4和CDK6的过度表达。

③CDI表达不足和突变：主要见于Ink4失活（如P16基因的变异）和Kip含量减少（如$P21^{kip1}$ mRNA表达降低）。

④检查点功能障碍：如p53作为一个DNA损伤检查点分子，能

保证细胞在DNA损伤后，停顿于G_1期和在DNA复制前有充分时间对损伤进行修复。如果DNA损伤修复失败，p53则过度表达，通过直接激活bax凋亡基因或下调bcl-2抗凋亡基因表达而诱导凋亡。这样可以消除癌前病变细胞不恰当地进入S期。p53基因是人类肿瘤中突变率最高的基因。p53丢失使细胞易于产生药物诱导的基因扩增、细胞分裂和染色体准确度地降低。正常中心粒的复制开始于G1/S转变期，没有p53时，一个细胞周期中可产生多个中心粒，最终导致有丝分裂时染色体分离异常，变成恶性肿瘤细胞，而且肿瘤侵袭性、转移性及最后化疗抵抗作用均增加。

2. 细胞增殖缺陷

细胞增殖缺陷也可导致许多疾病，如糖尿病、神经退行性疾病、再生障碍性贫血等。衰老是细胞脱离细胞周期并不可逆地丧失增殖能力后进入一种相对稳定的状态。研究表明衰老细胞中的CDK及cyclin均有异常表达，但其原因和机制尚未明了。

（三）细胞凋亡的调控

1. 细胞凋亡信号的转导

凋亡信号转导系统是连接凋亡诱导因素与核DNA片断化断裂及细胞结构蛋白降解的中间环节。凋亡信号转导系统的构成和作用非常复杂，不同种类的细胞有不同的信号转导途径来转导细胞凋亡的信号，凋亡信号的转导系统与细胞增殖、分化过程中的信号转导系统在某些环节上有交叉、偶联，因此同一个信号，在不同条件下既可引起凋亡，也可刺激增殖，这样增加了凋亡信号转导的复杂性。

同时，不同的凋亡诱导因素可通过同一信号转导途径触发凋

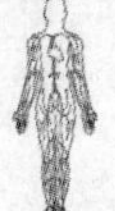

亡。这就意味着切断某一信号转导途径就有可能影响多种凋亡诱导因素引起细胞的凋亡，调制一条信号途径可能产生多种生物效应。这给精确预测、分析阻滞或激活某条信号途径的后果带来复杂性。

凋亡诱导因素可通过多条信号转导途径触发凋亡，其中研究较多的信号转导系统有：

(1)死亡受体介导的凋亡通路：死亡受体通路是由胞外 TNF 超家族的死亡配体(如 TNF-α、FasL、TWEAK 和 TRAIL 引发的。这些配体和相关的细胞表面死亡受体如 Fas、TNFR、DR3-5 结合，并启动下游的级联反应，导致细胞凋亡。目前研究较多的是 Fas 蛋白。Fas 蛋白是一种跨膜蛋白，作为膜受体可与 Fas 配体或抗 Fas 抗体结合，使神经鞘磷脂酶活性上升，神经鞘磷脂分解产生神经酰胺并作为第二信使激活相应的蛋白激酶，从而诱导细胞凋亡。也可通过胞内 Ca^{2+} 信号系统启动细胞凋亡进程。

(2)线粒体介导的凋亡通路：线粒体途径是众多细胞凋亡信号转导途径中最重要的途径之一。它主要是由死亡受体非依赖的凋亡诱导信号启动的。氧化应激引起损伤和钙稳态失衡等可作用于线粒体通透性转换孔，导致其通透性增高和膜电位的降低，细胞凋亡启动因子如：细胞色素 C、凋亡蛋白酶激活因子(Apaf)和凋亡诱导因子(AIF)等从线粒体内释放出来，激活 caspases 的级联反应和核酸内切酶，引起细胞凋亡。

2. 细胞凋亡的基因调控

目前已知的细胞凋亡相关基因多达数十种，根据功能的不同可将其分为三类：抑制凋亡基因(EIB、IAP、Bcl-2)，促进凋亡基因(Fas、Bax、ICE、p53)，双向调控基因(c-myc、Bcl-x)。

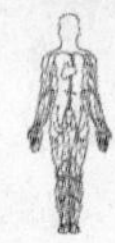

①Bcl-2 家族：Bcl-2 家族成员可分为三大类：抗凋亡成员，如 Bcl-2 和 Bcl-XL，Bcl-2 它是第一个被确认有抑制凋亡作用的基因；促凋亡成员，如 Bax 和 Bak；以及 BH3-only 死亡蛋白。

目前认为：Bcl-2 抗凋亡的主要机制是直接抗氧化；抑制线粒体释放促凋亡蛋白质，如细胞色素 C、凋亡诱导因子（AIF）；抑制促凋亡性调节蛋白 Bax、Bak 的细胞毒作用；抑制 caspases 的激活；维持细胞钙稳态。

②p53：野生型 p53 基因具有诱导细胞凋亡的功能，当该基因发生突变后反而可抑制细胞凋亡。野生型 p53 是一种 DNA 结合蛋白，能在细胞周期的 G_1 期发挥检查点的功能，有“分子警察”的美誉。

③C-myc：C-myc 是一种癌基因，它能诱导细胞增殖，也能诱导细胞凋亡，具有双向调节作用。它的作用取决于细胞接受何种信号以及细胞所处的生长环境。

3. 细胞凋亡的执行和清除

细胞凋亡的执行主要依靠 Caspases、内源性核酸内切酶来完成。Caspases 是一系列天冬氨酸特异的半胱氨酸蛋白酶的总称，包括 Caspase1～14。在凋亡信号的作用下，Caspases 级联激活后，可灭活凋亡抑制蛋白、分解细胞骨架、降解细胞结构蛋白、瓦解核结构。内源性核酸内切酶可作用于核小体的连接区，使 DNA 片段化断裂。此外，组织型转谷氨酰胺酶参与凋亡小体的形成。

凋亡细胞通过被临近细胞识别和吞噬而清除。吞噬细胞通过细胞凝集素识别凋亡细胞，也可通过血小板反应蛋白中介进行识别吞噬。此外，凋亡细胞膜的磷脂酰丝氨酸外翻可与吞噬细胞的磷脂酰丝氨酸受体结合，进而介导吞噬。

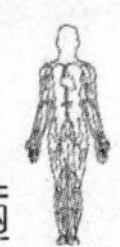

(四)细胞凋亡调控异常与疾病

细胞凋亡具有重要的生理学意义,能确保机体正常生长发育,清除多余的、失去功能价值的细胞,如:人胚肢芽发育过程中指(趾)间组织通过细胞凋亡机制而被逐渐消除,形成指(趾)间隙。此外细胞凋亡参与正常成年组织细胞更新(如上皮组织、血细胞的更新,衰老细胞的清除)、生理器官的内分泌调控(如子宫产后复原,月经期子宫内膜的脱落)以及对受损不能修复的细胞或突变细胞的清除等重要生理过程,以维持内环境的稳定。当机体受到病原微生物感染时,宿主细胞发生主动凋亡,导致被感染细胞的死亡和微生物的清除,从而发挥积极的防御功能。

细胞凋亡是机体维持细胞群体数量稳态的重要手段,细胞凋亡失调(凋亡不足或/和凋亡过度)可成为某些疾病的重要发病机制。

(1)细胞凋亡不足:这类疾病包括肿瘤、病毒感染性疾病、自身免疫病等。其共同特点是细胞凋亡相对不足,细胞群体稳态被破坏,导致病变细胞异常增多,病变组织器官体积增大,功能异常。

细胞凋亡不足与肿瘤的发生、发展以及转移密切相关。正常情况下,老化细胞、错误复制的细胞以及幼稚细胞常通过凋亡的形式予以清除,若这些细胞凋亡不足常会导致肿瘤的发生,并且由于细胞增殖与凋亡失衡,细胞凋亡相对不足,导致病变细胞异常增多,肿瘤迅速生长增大。此外,正常细胞存活依赖特异性环境因素的存在,当到达非生理部位后,由于细胞环境的改变会发生凋亡,而肿瘤细胞则丧失这种特性,从而能在非生理部位定居存活,导致肿瘤的转移。

(2)细胞凋亡过度:这类疾病共同特点是细胞凋亡过度,细胞死大于生,细胞群体的稳态被破坏,导致细胞异常减少或组织器官体

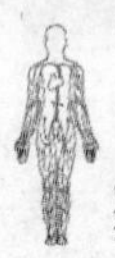

积变小，功能异常。可见于神经元退行性疾病，如：阿尔茨海默病、帕金森病、多发性硬化症等；心血管疾病，如：心肌缺血-再灌注损伤、心力衰竭；病毒感染。如：由人免疫缺陷病毒(HIV)感染引起的艾滋病(AIDS)。

心肌缺血-再灌注损伤时心肌细胞表现为坏死还是凋亡与缺血时间、程度、快慢以及细胞所处的部位有关，一般来说，轻度缺血、缺血早期、慢性缺血以及缺血区的边沿以细胞凋亡为主。缺血-再灌注心肌细胞凋亡可能与再灌注过程中自由基生成增多引起的氧化应激有关。以及缺血可引起 Fas 基因表达上调，介导凋亡的发生。缺氧还可能激活 p53 表达，促进凋亡。

艾滋病的特征性病理学改变为细胞丢失、组织器官萎缩，HIV 病毒通过多因素和多途径诱导 CD_4^+ T 淋巴细胞凋亡，从而导致相关免疫功能缺陷。

此外，由于细胞类型的差异，同一器官的各种细胞在致病因素的作用下，有些细胞可以表现为凋亡不足，而另一些细胞则表现为凋亡过度，因此在同一疾病或病理过程中两种情况也可同时并存。动脉粥样硬化即属于这种情况，对内皮细胞而言是凋亡过度，对平滑肌来说则是凋亡不足。

第三节　复习思考题

(一)试卷一

1. A 型选择题

(1)细胞增殖周期的顺序依次是

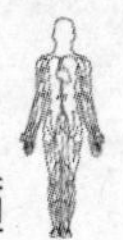

A. $G_1 \rightarrow M \rightarrow G_2 \rightarrow S$ B. $G_1 \rightarrow S \rightarrow G_2 \rightarrow M$ C. $M \rightarrow G_1 \rightarrow G_2 \rightarrow S$ D. $S \rightarrow G_1 \rightarrow M \rightarrow G_2$ E. $G_1 \rightarrow G_2 \rightarrow M \rightarrow S$

(2)人体肌肉细胞属于

A. 周期性细胞 B. G_0期细胞 C. 终端分化细胞 D. 干细胞 E. G_1期细胞

(3)下列人体细胞属于G_0期的细胞是

A. 骨髓细胞 B. 表皮细胞 C. 神经细胞 D. 心肌细胞 E. 免疫淋巴细胞

(4)肿瘤的发生与以下哪种因素有关

A. cyclinD 过度表达 B. cyclinD 低表达 C. cyclinE 低表达 D. CDI 过度表达 E. p27 过度表达

(5)CyclinD 可与 CDK4、5、6 结合,作用于

A. G_1期向 S 期转变的过程中 B. S 期向G_2期转变的过程中 C. G_2期向 M 期转变的过程中 D. M 期向G_1期转变的过程中 E. M 期向G_0期转变的过程中

(6)CyclinD、E 的表达发生在

A. G_1期 B. S 期 C. G_2期 D. M 期 E. G_0期

(7)与细胞周期驱动力无直接关系的是

A. cyclin B. CDK C. CDI D. checkpoint E. 以上都无关

(8)关于细胞凋亡与坏死的区别,下列哪项是错误的

A. 细胞凋亡是一个主动的过程,细胞坏死则是一个被动的过程 B. 细胞凋亡时,DNA 片断化,电泳呈“梯”状;细胞坏死时,DNA 弥散性降解,电泳呈均一片状 C. 细胞凋亡时,胞膜及细胞器相对完整;细胞坏死时,细胞结构全面溶解 D. 细胞凋亡过程中有新蛋白的合成,细胞坏死过程中无新蛋白的合成 E. 细胞凋亡

时局部有炎症反应，细胞坏死时局部无炎症反应

(9)细胞凋亡的特征性形态学改变是

A. 细胞肿胀　B. 炎症细胞浸润　C. 凋亡小体　D. 细胞空泡化　E. 细胞固缩

(10)关于细胞凋亡，下列哪项是错误的

A. 细胞凋亡是由基因控制的细胞死亡　B. 细胞凋亡的特征性形态学改变是凋亡小体　C. 细胞凋亡时，局部无炎症反应　D. 细胞凋亡时，DNA 片断化　E. 细胞凋亡是一个不耗能的过程

(11)下列哪种基因的激活能抑制凋亡

A. 野生型 p53　B. Bcl-2　C. Fas　D. Bak　E. Bax

(12)下列哪种物质能诱导细胞凋亡

A. TNF　B. 神经生长因子　C. 半胱氨酸蛋白酶抑制剂　D. EB 病毒　E. 人类乳头状瘤病毒

(13)细胞凋亡发生时 DNA 双链的断裂发生在

A. 链的两端　B. 高 AT 区　C. 高 GC 区　D. DNA 损伤部位　E. 核小体连接区

(14)HIV 病毒感染导致 CD_4^+ 淋巴细胞凋亡与以下哪种因素无关

A. Fas 基因上调　B. 感染细胞表达 gp120　C. TNF 分泌↑　D. 感染细胞表达 tat 蛋白　E. IL-2 分泌↑

(15)关于内源性核酸内切酶，下列哪项是错误的

A. 正常情况下以无活性的酶原形式存在于细胞核内　B. Ca^{2+} 可增强它的活性　C. Mg^{2+} 可增强它的活性　D. Zn^{2+} 可增强它的活性　E. 能在核小体连接区切断 DNA，形成 180～200bp 或其整倍数的片段

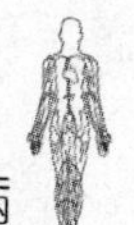

(16)下列哪种疾病的发病既有细胞凋亡不足又有细胞凋亡过度

A. 肿瘤　B. 阿尔茨海默病　C. 缺血-再灌注损伤　D. 艾滋病　E. 动脉粥样硬化

(17)下列哪项不属于细胞凋亡的范畴

A. 人胚胎肢芽发育过程中指(趾)间组织的消除　B. 皮肤、黏膜上皮更新过程中衰老细胞的清除　C. 针对自身抗原的T淋巴细胞的清除　D. 开水引起的皮肤、黏膜的烫伤　E. 子宫内膜在周期性的增生之后由于激素撤退而脱落

(18)"分子警察"指的是

A. 野生型p53　B. EIB　C. Bax　D. Fas　E. ICE

(19)关于凋亡相关基因,下列哪项是错误的

A. 细胞中预置有促进凋亡及抑制凋亡的基因　B. Bcl-2的高表达提示肿瘤的预后良好　C. Fas基因对细胞凋亡有促进作用　D. c-myc对细胞凋亡有双向调节作用　E. DNA损伤能被野生型p53发现并启动修复机制

(20)关于凋亡蛋白酶Caspases的描述,下列哪项是错误的

A. Caspases是一组对底物半胱氨酸部位有特异水解作用的蛋白酶　B. Caspases的活性中心富含半胱氨酸　C. 目前已发现的成员有Caspases1～14　D. Caspases可抑制凋亡抑制蛋白Bcl-2　E. Caspases能水解细胞的蛋白质结构,分解细胞骨架

2. X型选择题

(1)根据细胞增殖的特性,可将人体细胞分为

A. 周期性细胞　B. 终端分化细胞　C. G_0期细胞　D. G_1期细胞　E. 干细胞

(2)下列细胞属于终端分化细胞的有

A. 肝细胞　B. 骨髓细胞　C. 肌肉细胞　D. 免疫淋巴细胞　E. 神经细胞

(3)细胞周期包括

A. 分裂期　B. DNA 合成前期　C. DNA 合成后期　D. DNA合成期　E. G_0期

(4)下列疾病中哪些是属于增殖过度的疾病

A. 肝癌　B. 再生障碍性贫血　C. 肝纤维化　D. 基因缺陷无汗症　E. 前列腺肥大

(5)肿瘤细胞中常见

A. $P16^{ink4\alpha}$基因失活　B. $P21^{kip1}$ mRNA 表达降低　C. p53 基因突变　D. cyclinD 过度表达　E. CDK4 过度表达

(6)细胞凋亡过度参与了以下哪些疾病的发病

A. 肿瘤　B. 动脉粥样硬化　C. 阿尔茨海默病　D. 心肌缺血-再灌注损伤

(7)下列哪些基因的激活能促进凋亡

A. 野生型 p53　B. Bcl-2　C. Bak　D. Bax

(8)细胞凋亡与坏死的区别包括

A. 细胞凋亡时,局部无炎症反应　B. 细胞凋亡时,DNA 片段化,电泳呈“梯”状　C. 细胞坏死时,线粒体保持完整,其余的细胞器及胞核全部溶解　D. 细胞坏死时,DNA 弥漫性降解,电泳呈均一片状

(9)细胞凋亡的主要执行者是

A. 内源性核酸内切酶　B. Caspases　C. 外源性核酸内切酶　D. 粒酶

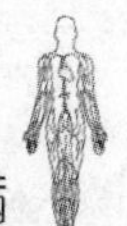

(10)下列有关艾滋病的描述中,哪些是正确的

A. CD_4^+淋巴细胞凋亡过度 B. CD_8^+淋巴细胞凋亡增多 C. 巨噬细胞凋亡增多 D. B细胞凋亡增多

3. 名词解释

(1)细胞周期(cellcycle) (2)周期性细胞 (3)终端分化细胞 (4)条件性更新(conditional renewing) (5)细胞凋亡(apoptosis)

4. 问答题

(1)细胞周期有何特点?

(2)细胞周期是如何进行自身调控的?

(3)试述细胞发生凋亡时形态和生化学方面的改变。

(4)为什么p53有分子警察的美誉?

(5)试从细胞凋亡异常的角度论述肿瘤的发生和缺血-再灌注损伤的分子机制。

(二)答案及题解

1. A型选择题

(1)答案 B

题解:细胞周期是指增殖细胞从一次分裂结束到下一次分裂结束所经历的时期和顺序变化。分为以下四个连续阶段:G_1期、S期、G_2期、M期。

(2)答案 C

题解:人体肌肉细胞已高度分化,不能再进行分裂,属于终端分化细胞。

(3)答案 E

题解:人体免疫细胞一般不进行增殖,但在适当刺激下可重新

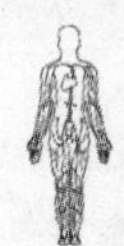

进入细胞周期进行增殖，属于 G_0 期细胞。

(4)答案　A

题解：肿瘤的发生与 cyclinD、E 过度表达和 CDI 表达不足和突变有关。

(5)答案　A

题解：cyclinD 可与 CDK4，5，6 结合，在 G_1 期向 S 期转变的过程中起重要作用。

(6)答案　A

题解：CyclinD、E 的表达发生在 G_1 期，进入 S 期即开始降解。CyclinD 的作用与 G_1 期细胞向 S 期转变有关；CyclinE 作用于 G_1 晚期，与 S 期的启动有关。

(7)答案　D

题解：细胞周期的运行是由周期蛋白(cyclin)和周期蛋白依赖性激酶(cyclin dependent kinase，CDK)的结合和解聚驱动的，CDI 可介入形成 cyclin/CDK/CDI 复合体，终止细胞周期行进。

(8)答案　E

题解：由于凋亡细胞和凋亡小体能被邻近细胞识别和吞噬，内容物不会释放，因而局部不会有炎症反应。细胞坏死时则正好相反。

(9)答案　C

题解：细胞凋亡的形态学改变包括胞膜空泡化、细胞固缩、出芽、染色质边集，特征性形态学改变：凋亡小体。

(10)答案　E

题解：细胞凋亡是一个由基因控制的、主动、耗能的过程。其特征性形态学改变为凋亡小体。由于凋亡细胞和凋亡小体能被邻近

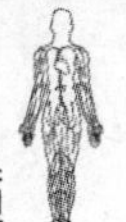

细胞识别和吞噬,内容物不会释放,因而局部不会有炎症反应。

(11)答案 B

题解:目前已知的细胞凋亡相关基因多达数十种,根据功能的不同可将其分为三类:抑制凋亡基因(Bcl-2),促进凋亡基因(Fas、Bax、Bak、野生型 p53),双向调控基因(c-myc)。

(12)答案 A

题解:TNF 能诱导多种细胞发生凋亡,EB 病毒和人类乳头状瘤病毒反而会抑制凋亡,神经生长因子能促进细胞生长、抑制凋亡,半胱氨酸蛋白酶抑制剂可减少细胞凋亡。

(13)答案 E

题解:细胞凋亡时 DNA 链的断裂发生在核小体的连接区,正因为如此,DNA 链的断裂会形成 180～200bp 或其整数倍长度的片段,电泳时呈"梯状"条带。

(14)答案 E

题解:IL-2 是一种细胞凋亡的抑制性因素,它的分泌增多会抑制细胞凋亡,因此不可能参与 HIV 感染所致的细胞凋亡。该题可用排除法选择答案。

(15)答案 D

题解:Zn^{2+} 能抑制而不是增强内源性核酸内切酶的活性。

(16)答案 E

题解:由于细胞类型的差异,同一器官的各种细胞在致病因素的作用下,有些细胞可以表现为凋亡不足,而另一些细胞则表现为凋亡过度,因此在同一疾病或病理过程中两种情况也可同时并存。动脉粥样硬化即属于这种情况,对内皮细胞而言是凋亡过度,对平滑肌来说则是凋亡不足。

(17)答案 D

题解:开水引起的皮肤、黏膜的烫伤会导致细胞坏死,可遗留瘢痕。

(18)答案 A

题解:野生型p53在细胞周期的G_1期发挥检查点的功能,负责检查染色体DNA是否有损伤,一旦发现有缺陷且无法修复,则启动细胞凋亡机制。因此被称为“分子警察”。

(19)答案 B

题解:Bcl-2是第一个被确认有抑制凋亡作用的基因,它能促进细胞的存活,因此,它的高表达提示肿瘤的预后不良。

(20)答案 A

题解:Caspases是一组对底物天冬氨酸(而不是半胱氨酸)部位有特异水解作用的蛋白酶,其活性中心富含半胱氨酸,目前已发现的成员有Caspases1~14。Caspases可抑制凋亡抑制蛋白Bcl-2并产生一些促凋亡片段。Caspases能水解细胞的蛋白质结构,分解细胞骨架。

2. X型选择题

(1)答案 ABC

题解:依据细胞的增殖特性可以将机体细胞分为周期性细胞、G_0期细胞和终端分化细胞。

(2)答案 CE

题解:神经细胞和肌肉细胞细胞不可逆地脱离细胞周期、丧失增殖能力并具一定生理机能,因此属于终端分化细胞。

(3)答案 ABCD

题解:细胞周期又称细胞增殖周期,是指增殖细胞从一次分裂

结束到下一次分裂结束所经历的时期和顺序变化。分为以下四个连续阶段：DNA 合成前期（G_1），DNA 合成期（S），DNA 合成后期（G_2），分裂期（M）。G_0 期细胞也称休眠细胞，暂时脱离细胞周期，不进行增殖，但在适当刺激下可重新进入细胞周期。

(4)答案　ACE

题解：肝癌、肝纤维化和前列腺肥大属于增殖过度的疾病，而再生障碍性贫血和基因缺陷无汗症属于增殖不足的疾病。

(5)答案　ABCDE

题解：肿瘤的发生与 cyclin（主要是 cyclinD、E）和 CDK（主要是 CDK4 和 CDK6）过度表达有关；此外也见于 CDI 表达不足和突变：如 $P16^{ink4}$ 失活、$P21^{kip1}$ 表达降低。而检查点功能障碍如 p53 基因的突变常导致肿瘤高发，p53 基因是人类肿瘤中突变率最高的基因。

(6)答案　BCD

题解：动脉粥样硬化病人血管内皮细胞凋亡过度，阿尔茨海默病患者大脑神经元大量凋亡，心肌缺血-再灌注损伤时心肌细胞凋亡过度。而肿瘤是一种细胞凋亡不足的疾病。

(7)答案　ACD

题解：Bcl-2 是抑制凋亡基因，Bax、Bak 是促进凋亡基因，野生型 p53 能通过“分子警察”机制促进细胞凋亡。

(8)答案　ABD

题解：细胞凋亡时，DNA 片段化，电泳呈“梯”状；细胞坏死时，DNA 弥散性降解，电泳呈均一片状。细胞凋亡时，胞膜及细胞器相对完整，凋亡小体形成；细胞坏死时，细胞肿胀，细胞结构全面溶解，溶酶体破裂，局部有炎症反应。细胞凋亡时溶酶体相对完整，局部无炎症反应。

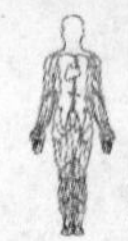

(9)答案　AB

题解:细胞凋亡的主要执行者是内源性核酸内切酶和 Caspases。内源性核酸内切酶主要引起 DNA 的片段化断裂,Caspases 则水解细胞的蛋白质结构,分解细胞骨架。

(10)答案　ABCD

题解:HIV 病毒除通过多因素和多途径诱导 CD_4^+ 淋巴细胞凋亡外,还可引起 B 细胞、CD_8^+ 淋巴细胞、巨噬细胞等多种免疫细胞凋亡增多,从而导致相关免疫功能缺陷。

3. 名词解释

(1)细胞周期又称细胞增殖周期,是指增殖细胞从一次分裂结束到下一次分裂终了的过程或间隔时间。分为以下四个连续阶段:G_1期→S 期→G_2期→M 期。

(2)也称连续分裂细胞。这些细胞按 G_1期→S 期→G_2期→M 期四个阶段循环,连续运转。

(3)也称不分裂细胞。这些细胞不可逆地脱离细胞周期、丧失增殖能力并具一定生理机能。

(4)G_0期细胞在遭遇损伤或应激等刺激后可返回细胞周期,进行细胞增殖,称为条件性更新。

(5)由体内外因素触发细胞内预存的死亡程序而导致的细胞死亡过程称为细胞凋亡,是程序性细胞死亡(programmed cell death,PCD)的形式之一。

4. 问答题

(1)细胞周期的特点:①呈单向性:即细胞只能沿 G_1→S→G_2→M 方向推进而不能逆行;②呈阶段性:各期细胞形态和代谢特点有明显差异,细胞可因某种原因而在某时相停滞下来,待生长条件适

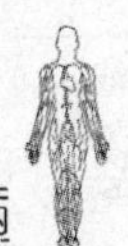

合后，细胞又可重新活跃到下一时期；③存在检查点：控制各时相交叉处存在着检查点决定细胞下一步的增殖分化趋向；④受细胞微环境影响：细胞周期是否顺利推进与细胞外信号、条件等密切相关。

(2)细胞周期的运行是由 Cyclin 和 CDK 的结合和解聚驱动。在细胞周期中，Cyclin 与 CDK 形成复合体，激活 CDK，通过 CDK 有序地磷酸化和去磷酸化来调节，推动细胞周期行进；当 CDI 介入，形成 Cyclin/CDK/CDI 复合体或 Cyclin 减少时，CDK 活性受到抑制，就终止细胞周期行进，这种“开”与“关”似的调控，根据实际需要有序进行，使细胞周期运行与环境和发育相一致。最后，CDK 又受 Rb 和 p53、myc 等基因的控制使之与细胞分化和细胞死亡相协调，完成细胞增殖。

(3)细胞凋亡的形态学改变：凋亡细胞有着独特的形态学改变，表现为胞浆脱水，胞膜空泡化，细胞固缩；内质网扩张并与胞膜融合、出芽，染色质边集；凋亡小体形成，这是凋亡细胞特征性的形态学改变。电镜下典型的凋亡小体由透亮的胞浆空泡和高密度不透亮的核碎片组成。细胞凋亡的生化改变：细胞凋亡过程中可出现各种生化改变，如内源性核酸内切酶激活、caspase 的激活和 DNA 的片段化断裂，其中 DNA 的片段化断裂尤为重要，是细胞凋亡的主要特征。细胞凋亡时，DNA 在核小体的连接区发生断裂，故核酸电泳出现特征性梯状图谱(180～200bp 或整数倍的片段)，这是判断凋亡发生的客观指标之一。在细胞凋亡过程中执行 DNA 切割任务的是内源性核酸内切酶，该酶在细胞凋亡时被激活。细胞凋亡过程中蛋白质的降解主要由 caspases 家族完成。该酶家族是一组对底物天冬氨酸部位有特异水解作用的蛋白酶，其活性中心富含半胱氨酸，在细胞凋亡时被相继级联激活。

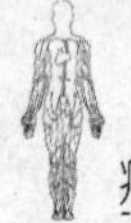

(4)野生型 p53 在细胞周期的 G_1 期发挥检查点的功能，负责检查染色体 DNA 是否有损伤。p53 作为一个 DNA 损伤检查点分子，能保证细胞在 DNA 损伤后，停顿于 G_1 期和在 DNA 复制前有充分时间对损伤进行修复。如果 DNA 损伤修复失败，p53 则过度表达，通过直接激活 bax 凋亡基因或下调 bcl-2 抗凋亡基因表达而诱导凋亡。这样可以消除癌前病变细胞不恰当地进入 S 期。p53 基因是人类肿瘤中突变率最高的基因。p53 丢失使细胞易于产生药物诱导的基因扩增，细胞分裂和染色体准确度降低。正常中心粒的复制开始于 G_1/S 转变期，没有 p53 时，一个细胞周期中可产生多个中心粒，最终导致有丝分裂时染色体变成恶性肿瘤细胞，而且肿瘤侵袭性、转移性及最后化疗抵抗作用均增加。因此 p53 有“分子警察”的美誉。

(5)细胞凋亡是机体维持细胞群体数量稳态的重要手段，细胞凋亡失调(凋亡不足或/和凋亡过度)可成为某些疾病的重要发病机制。细胞凋亡不足与肿瘤的发生、发展以及转移密切相关。其特点是细胞凋亡相对不足，细胞群体稳态被破坏，导致病变细胞异常增多，病变组织器官体积增大，功能异常。正常情况下，老化细胞、错误复制的细胞以及幼稚细胞常通过凋亡的形势予以清除，若这些细胞凋亡不足常会导致肿瘤的发生，并且由于细胞增殖与凋亡失衡，细胞凋亡相对不足，导致病变细胞异常增多，肿瘤迅速生长增大。此外，正常细胞存活依赖特异性环境因素的存在，当到达非生理部位后，由于细胞环境的改变会发生凋亡，而肿瘤细胞则丧失这种特性，从而能在非生理部位定居存活，导致肿瘤的转移。心肌缺血-再灌注损伤时存在细胞凋亡过度的现象，细胞群体的稳态被破坏，导致细胞异常减少，功能异常。心肌细胞表现为坏死还是凋亡与缺血

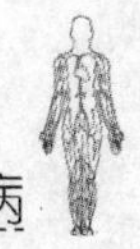

时间、程度、快慢以及细胞所处的部位有关，一般来说，轻度缺血、缺血早期、慢性缺血以及缺血区的边沿以细胞凋亡为主。缺血-再灌注心肌细胞凋亡可能与再灌注过程中自由基生成增多引起的氧化应激有关。以及缺血可引起 Fas 基因表达上调，介导凋亡的发生。缺氧还可能激活 p53 表达，促进凋亡。

（三）试卷二

1. A 型选择题

(1)细胞周期是指

A. 细胞生长、分裂和再生的过程　B. 细胞从一次分裂结束到下一次分裂开始的过程　C. 细胞从一次分裂结束到下一次分裂终了的过程　D. 细胞从一次分裂开始到分裂结束的全过程　E. 细胞从分裂前期到细胞分裂末期的全过程

(2)肝细胞属于

A. 周期性细胞　B. 终端分化细胞　C. G_0期细胞　D. G_1期细胞　E. 干细胞

(3)CDK 的中文全称是

A. 周期素　B. 周期素依赖性激酶　C. 周期素依赖性激酶抑制因子　D. 泛素　E. 细胞因子

(4)下列人体细胞属于周期细胞的是

A. 肝细胞　B. 肾细胞　C. 表皮细胞　D. 神经细胞　E. 心肌细胞

(5)CyclinA 的合成发生在

A. G_1期向 S 期转变的过程中　B. S 期向 G_2期转变的过程中　C. G_2期向 M 期转变的过程中　D. M 期向 G_1期转变的过程中

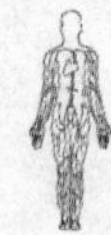

E. M 期向 G_0 期转变的过程中

(6)Li-Fraumeni 癌症综合征患者遗传一个突变的基因是

A. Rb B. p16 C. p21 D. p53 E. p51

(7)关于凋亡小体,下列哪项是正确的

A. 凋亡小体完全由固缩的核染色质组成 B. 凋亡小体完全由胞浆组成 C. 凋亡小体形成后只能被巨噬细胞吞噬、消化 D. 电镜下典型的凋亡小体由透亮的空泡和不透亮的浓密的核碎片两部分组成 E. 凋亡小体只有在电子显微镜下才能观察到

(8)关于细胞凋亡诱导信号的转导,下列哪种说法是错误的

A. 胞外的细胞凋亡诱导因素必须转化为细胞凋亡信号并通过同一胞内信号转导途径激活细胞死亡程序 B. 不同的凋亡诱导因素可通过同一信号转导系统触发细胞凋亡 C. 同一凋亡诱导因素可经过多条信号转导途径触发凋亡 D. 同一个信号在不同条件下既可引起凋亡,也可刺激增殖 E. 不同种类的细胞有不同的信号转导系统

(9)下列哪种物质能抑制细胞凋亡

A. 半胱氨酸蛋白酶抑制剂 B. HIV C. 粒酶 D. 高温 E. TNF

(10)下列哪项不属于细胞凋亡的形态学变化

A. 细胞固缩 B. 染色质边集 C. 核固缩 D. 细胞肿胀 E. 出芽

(11)关于凋亡相关基因,下列哪项是错误的

A. Bcl-2 的高表达能阻抑多种凋亡诱导因素所引起的细胞凋亡 B. 天然表达的 Fas 基因对细胞凋亡有促进作用 C. 转染表达的 Fas 基因对细胞凋亡有抑制作用 D. 野生型 p53 负责检查染

色体 DNA 是否有损伤，一旦发现有缺陷且无法修复，则启动细胞凋亡机制　E. c-myc 基因表达后，如果没有足够的生长因子持续作用，细胞就发生凋亡，反之就处于增殖状态

(12)关于细胞凋亡，下列哪项是错误的

A. 细胞凋亡时，溶酶体保持相对完整　B. 细胞凋亡的特征性形态学改变是细胞固缩　C. 细胞凋亡时，局部无炎症反应　D. 细胞凋亡时，DNA 片段化　E. 细胞凋亡时有新蛋白的合成

(13)关于艾滋病发病过程中的细胞凋亡，下列哪种说法是错误的

A. 可终止病毒的复制和表达，因此具有一定的保护意义　B. 除CD_4^+淋巴细胞凋亡外，还存在其他免疫细胞的凋亡　C. HIV 感染可使 CD_4^+ 淋巴细胞处于激活状态，因此其迅速发生增殖　D. HIV感染可通过多因素、多途径诱导 CD_4^+ 淋巴细胞发生凋亡　E. HIV 感染的 CD_4^+ 淋巴细胞可形成合胞体而凋亡

(14)关于肿瘤，下列哪种说法是错误的

A. 肿瘤是细胞增殖过度的疾病　B. 肿瘤是细胞分化不足的疾病　C. 肿瘤是细胞凋亡不足的疾病　D. Bcl-2 基因的高表达提示肿瘤的预后良好　E. p53 基因突变/缺失时，肿瘤的发生率明显增加

(15)细胞凋亡发生时 DNA 双链的断裂发生在

A. 单链的 5’端　B. 单链的 3’端　C. 核小体中心区　D. 核小体连接区　E. DNA 损伤部位

(16)下列哪项不是细胞凋亡的表现

A. 细胞固缩　B. 核固缩　C. 凋亡小体　D. DNA 片段化　E. 溶酶体破裂

(17)细胞凋亡不足参与了以下哪种疾病的发病

A. 心肌缺血 B. 肿瘤 C. 阿尔茨海默病 D. 缺血-再灌注损伤 E. 艾滋病

(18)下列关于艾滋病的描述中,哪一项是错误的

A. B细胞凋亡增多 B. CD_4^+ 淋巴细胞凋亡过度 C. CD_8^+ 淋巴细胞凋亡增多 D. 巨噬细胞凋亡增多 E. 巨噬细胞凋亡减少

2. X型选择题

(1)下列细胞属于周期性细胞的有

A. 肝细胞 B. 骨髓细胞 C. 肾细胞 D. 表皮细胞 E. 神经细胞

(2)下列人体细胞属于 G_0 期的细胞有

A. 肝细胞 B. 肾细胞 C. 表皮细胞 D. 神经细胞 E. 免疫淋巴细胞

(3)细胞周期蛋白依赖性激酶包括

A. CDK1 B. CDK2 C. CDK3 D. CDI E. CDK4

(4)肿瘤的发生与下列哪些因素有关

A. cyclinD 过度表达 B. cyclinD 低表达 C. cyclinE 过度表达 D. cyclinE 低表达 E. CDK4 过度表达

(5)关于细胞凋亡,下列哪些是正确的

A. 大剂量糖皮质激素能诱导淋巴细胞的凋亡 B. 电离辐射时可产生大量自由基,引起细胞凋亡 C. HIV 病毒感染可导致大量 CD_4^+ 淋巴细胞凋亡 D. IL-2 具有诱导细胞凋亡的作用

(6)氧化应激引起细胞凋亡的可能机制包括

A. 直接激活某些凋亡相关基因,如 p53 B. 活化 ADP 核糖转

移酶　C. Ca^{2+} 内流增加，激活 Ca^{2+}/Mg^{2+} 依赖的核酸内切酶　D. 导致线粒体膜通透性增高，AIF 释放

(7)关于阿尔茨海默病，下列哪些是正确的

A. 脑实质有大量 β-淀粉样蛋白合成　B. 大量神经元发生凋亡，大脑皮层广泛萎缩　C. p53 基因活化　D. 神经生长因子受体 $P75^{NGFR}$ 高表达

(8)下列哪些基因的激活能抑制细胞凋亡

A. Bcl-2　B. Fas　C. IAP　D. ICE

3. 名词解释

(1)细胞增殖(cell proliferation)　(2)G_0 期细胞　(3)稳态更新(steady-state renewing)　(4)凋亡小体(apoptosis body)　(5)分子警察(molecular policeman)

4. 问答题

(1)什么是细胞周期检查点，其作用方式是什么？有何意义？

(2)叙述肿瘤细胞周期调控异常的发生机制。

(3)细胞凋亡与坏死有哪些不同？

(4)试述主要的凋亡相关基因，并简述其作用机理。

(5)试述 AIDS 病人 CD_4^+ 淋巴细胞凋亡的可能机制。

(四)答案及题解

1. A 型选择题

(1)答案　C

题解：细胞周期是指细胞从一次分裂结束到下一次分裂终了的过程或间隔时间。

(2)答案　C

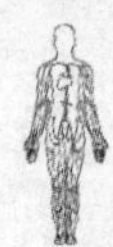

题解:人体肝细胞一般不进行增殖,但在适当刺激下可重新进入细胞周期进行增殖,属于 G_0 期细胞。

(3)答案　B

题解:CDK 为 cyclin dependent kinase 缩写,中文全称为细胞周期蛋白依赖性激酶。

(4)答案　C

题解:人体表皮细胞属于周期性细胞,它保持连续分裂,不断地增殖以补充衰老脱落或死亡的细胞。

(5)答案　A

题解:CyclinA 的合成发生在 G_1 期向 S 期转变的过程中,在 S 期 DNA 合成的启动过程中起作用。

(6)答案　D

题解:Li-Fraumeni 癌症综合征患者很容易在 30 岁前患各种癌症,是由于遗传一个突变的 p53 基因,因而肿瘤高发。

(7)答案　D

题解:有些凋亡小体可完全由固缩的核染色质组成,也有些凋亡小体可完全由胞浆组成,但典型的凋亡小体是由固缩的核染色质和胞浆两部分组成的。而且体积较大的凋亡小体用高倍光镜也可观察到。凋亡小体形成后可被临近的各种细胞吞噬、消化,如上皮细胞、肌肉细胞等。

(8)答案　A

题解:凋亡信号转导系统的构成和作用非常复杂,不同种类的细胞有不同的信号转导途径来转导细胞凋亡的信号,凋亡信号的转导系统与细胞增殖、分化过程中的信号转导系统在某些环节上有交叉、偶联,因此同一个信号,在不同条件下既可引起凋亡,也可刺激

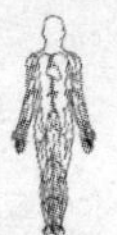

增殖，这样增加了凋亡信号转导的复杂性。同一种凋亡诱导因素可通过多条信号转导途径触发细胞凋亡，如：糖皮质激素既可通过神经酰胺信号途径触发细胞凋亡，又能通过 Ca^{2+}、cAMP-PKA 等信号系统触发细胞凋亡。同时，不同的凋亡诱导因素可通过同一信号转导途径触发凋亡。

(9)答案　A

题解：TNF 能诱导多种细胞发生凋亡，HIV 感染后会诱导细胞凋亡，高温也可诱导凋亡，半胱氨酸蛋白酶抑制剂可减少细胞凋亡。

(10)答案　D

题解：细胞凋亡的形态学改变包括胞膜空泡化、细胞固缩、出芽、核固缩和染色质边集，以及凋亡小体形成。细胞肿胀是坏死的表现。

(11)答案　C

题解：Bcl-2 是抑制凋亡基因，Fas、Bax、Bak 是促进凋亡基因，c-myc 是双向调控基因。野生型 p53 能通过“分子警察”机制启动细胞凋亡。无论是天然表达还是转染表达的 Fas 基因对细胞凋亡均有抑制作用。

(12)答案　B

题解：细胞凋亡是一个由基因控制的主动过程，有新蛋白的合成。细胞凋亡时，DNA 片段化，电泳呈“梯”状。由于凋亡细胞和凋亡小体能被邻近细胞识别和吞噬，溶酶体保持相对完整，内容物不会释放，因而局部不会有炎症反应。细胞凋亡的特征性形态学改变为凋亡小体，而不是细胞固缩。

(13)答案　C

题解：艾滋病的特征性病理学改变为细胞丢失、组织器官萎缩，

HIV 病毒除通过多因素和多途径诱导 CD_4^+ 淋巴细胞凋亡外，还可引起 B 细胞、CD_8^+ 淋巴细胞、巨噬细胞等多种免疫细胞凋亡增多，从而导致相关免疫功能缺陷。

(14)答案　D

题解：肿瘤是细胞增殖过度、分化和凋亡不足的疾病。Bcl-2 基因的高表达提示肿瘤的预后不良。p53 基因突变/缺失时，肿瘤的发生率明显增加。

(15)答案　D

题解：细胞凋亡时 DNA 链的断裂发生在核小体的连接区，正因为如此，DNA 链的断裂会形成 180～200bp 或其整数倍长度的片段，电泳时呈“梯状”条带。

(16)答案　E

题解：细胞凋亡的形态学改变包括胞膜空泡化、细胞固缩、出芽、核固缩和染色质边集，以及凋亡小体形成。细胞凋亡时，DNA 片段化，电泳呈“梯”状。由于凋亡细胞和凋亡小体能被邻近细胞识别和吞噬，溶酶体保持相对完整，内容物不会释放，因而局部不会有炎症反应。

(17)答案　B

题解：肿瘤的发病与细胞增殖过度和细胞凋亡不足有关。心肌缺血、缺血-再灌注损伤、阿尔茨海默病及艾滋病则存在细胞凋亡过度的现象。

(18)答案　E

题解：艾滋病的特征性病理学改变为细胞丢失、组织器官萎缩，HIV 病毒除通过多因素和多途径诱导 CD_4^+ 淋巴细胞凋亡外，还可引起 B 细胞、CD_8^+ 淋巴细胞、巨噬细胞等多种免疫细胞凋亡增多，

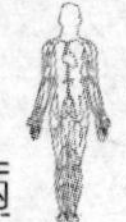

从而导致相关免疫功能缺陷。

2. X型选择题

(1)答案 BD

题解:表皮细胞和骨髓细胞始终处于增殖和死亡的动态平衡中,不断地增殖以补充衰老脱落或死亡的细胞,因此属于周期细胞。

(2)答案 ABE

题解:肝肾细胞以及免疫淋巴细胞属于 G_0 期细胞,暂时脱离细胞周期,不进行增殖,但在适当刺激下可重新进入细胞周期。

(3)答案 ABCE

题解:在哺乳动物细胞中至少存在 9 种 CDK,即 CDK1~9。CDI 是 CDK 抑制因子,不属于 CDK。

(4)答案 ACE

题解:肿瘤的发生与 cyclin(主要是 cyclinD、E)以及 CDK4 和 CDK6 过度表达有关。

(5)答案 ABC

题解:IL-2 是一种细胞凋亡的抑制性因素,它的分泌增多会抑制细胞凋亡。

(6)答案 ABCD

题解:氧化应激引起 DNA 损伤,可激活 p53 基因,引起细胞凋亡。氧化应激引起 DNA 损伤可活化 ADP 核糖转移酶,引起 DNA 快速耗竭,ATP 大量消耗,引发细胞凋亡。氧化应激引起细胞膜机构的破坏,可改变细胞膜的通透性使 Ca^{2+} 内流增加,激活 Ca^{2+}/Mg^{2+} 依赖的核酸内切酶。自由基对线粒体膜的损害导致其通透性和膜电位的变化也可诱导 AIF 释放,诱导细胞凋亡。

(7)答案 ABCD

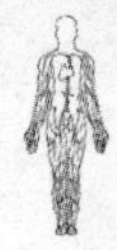

题解：致病因素作用于神经元，引起 Ca^{2+} 内流增加，神经元钙超载激活 β-淀粉样蛋白合成有关的基因，神经元内 β-淀粉样蛋白含量增加，导致大量的神经元凋亡，大脑皮层广泛萎缩。β-淀粉样变性还与 p53 基因活化有关。此外，低亲和力神经生长因子受体 $P75^{NGFR}$ 高表达，使神经元对 β-淀粉样物质致损的敏感性增高。

(8)答案　AC

题解：抑制凋亡基因（EIB、IAP、Bcl-2），促进凋亡基因（Fas、Bax、ICE、p53）。

3. 名词解释

(1)细胞增殖是指细胞分裂和再生的过程，细胞通过分裂进行增殖，使遗传信息传给子代，保持物种的延续性和数量增多。

(2)也称休眠细胞。这些细胞可暂时脱离细胞周期，不进行增殖，但在适当刺激下可重新进入细胞周期。

(3)周期性细胞始终处于增殖和死亡的动态平衡中，不断地增殖以补充衰老脱落或死亡的细胞，这种更新称为稳态更新。

(4)细胞凋亡时，胞膜皱缩内陷，分割包裹胞浆，形成泡状小体称为凋亡小体。是细胞凋亡的特征性形态学改变。

(5)野生型 P53 在细胞周期的 G_1 期发挥检查点的功能，负责检查染色体 DNA 是否有损伤，一旦发现有缺陷且无法修复，则启动细胞凋亡机制。因此 P53 被称为"分子警察"。

4. 问答题

(1)在生物进化过程中，细胞发展出了一套保证细胞周期中 DNA 复制和染色体分配质量的检查机制，通常称为细胞周期检查点。这是一类负反馈调节机制。细胞周期检查点分为三种：①DNA损伤检查点：在 G_1/S 交界处检查，如果 DNA，则把细胞阻滞在G_1期，先进行DNA修复，然后才能复制。②DNA复制检查点：在S/G_2交界处检查，负责检查DNA复制进度。③纺锤体组装检查点：通过检查有功能的纺锤体形成，管理染色体的正确分配。每一检查点工作方式由三个部分构成：第一个部分是探测器，它负责检查上一期进展的质量问题；第二个部分是传感器，它将探测器所检获的“出了质量问题”信号下传，如磷酸激酶传递给效应器；第三部分是效应器，由效应器去中断细胞周期进程并开动修复机制。细胞周期检查点的意义：在细胞周期进展中，若前一期尚未彻底准确完成，就进入下一期，对细胞来说将是灾难性的。细胞周期中存在的这些检查点，可对细胞周期中前一事件（如DNA复制或DNA完整性和损伤）作出反应，如发生细胞周期的阻滞，以保证细胞增殖按质完成。细胞周期中某一检查点失灵、检查点的组成部件受损或检查点控制回路的调节障碍与肿瘤的发生、衰老等密切相关。

(2)肿瘤细胞周期调控异常发生机制有：①细胞周期蛋白的异常：cyclin（主要是cyclin D、E）过量表达。Cyclin D是生长因子感受器。cyclin D_1(Bcl-1)是原癌基因产物。因基因扩增、染色体倒位、染色体易位引起cyclin D_1过表达。②CDK的异常：主要见于CDK4和CDK6的过度表达。CDK与Cyclin结合形成Cyclin/CDK复合体就被激活，活化增殖信号通路。高浓度的CDK4还可对抗P15的作用并能抑制细胞分化的进行。③CDI表达不足和突变：CDI基因是肿瘤抑制基因，CDI是CDK的抑制物。肿瘤细胞呈现CDI表达不足或突变。有InK4失活和Kip含量减少。④检查点功能障碍：此时，就不能确保细胞周期精确和有序地进行，会发生细胞分裂和染色体的忠实性减少，有丝分裂时染色体分离异常，遗传的不稳定性又导致染色体数目和DNA倍数改变。如失去G_2/M检查点的阻

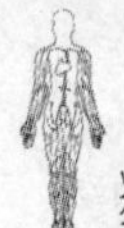

滞作用，引起染色体端粒附近 DNA 序列丢失以及染色体的重排和基因扩增。肿瘤细胞恶性增殖就可持续进行。

(3)①细胞凋亡是一个主动的过程，有新蛋白的合成且耗能，细胞坏死则是一个被动的过程，无新蛋白的合成且不耗能。②细胞凋亡时，DNA 片段化，电泳呈“梯”状；细胞坏死时，DNA 弥散性降解，电泳呈均一片状。③细胞凋亡时，胞膜及细胞器相对完整，凋亡小体形成；细胞坏死时，细胞肿胀，细胞结构全面溶解。④细胞凋亡时溶酶体相对完整，局部无炎症反应；细胞坏死时溶酶体破裂，局部有炎症反应。

(4)Bcl-2:抑制凋亡。机制:①直接抗氧化。②抑制线粒体释放促凋亡的蛋白质。③抑制促凋亡调节蛋白 Bax、Bak 的细胞毒作用。④抑制凋亡蛋白酶的激活。⑤维持细胞钙稳态。P53:促进凋亡。机制:野生型 P53 在细胞周期的 G_1 期发挥检查点的功能，负责检查染色体 DNA 是否有损伤，一旦发现有缺陷就刺激 CDI 的表达，阻止细胞进入细胞周期，并启动 DNA 修复机制；如果修复失败，如果 DNA 损伤修复失败，P53 则过度表达，通过直接激活 bax 凋亡基因或下调 bcl-2 抗凋亡基因表达而诱导调亡。c-myc 是一种癌基因，它能诱导细胞增殖，也能诱导细胞凋亡，具有双向调节作用。c-myc 基因表达后，如果没有足够的生长因子持续作用细胞就发生凋亡，反之就处于增殖状态。

(5)①感染细胞表达 gp^{120} 糖蛋白，与 CD_4^+ T 淋巴细胞表面受体结合，直接启动 CD_4^+ T 淋巴细胞的死亡程序。②合胞体形成:受 HIV 感染的 CD_4^+ T 淋巴细胞逐步融合形成合胞体，合胞体形成过程中和形成后均可发生凋亡。③HIV 感染可引起 CD_4^+ T 淋巴细胞 Fas 基因表达上调，使其对 Fas 介导的凋亡敏感性升高。④淋巴细

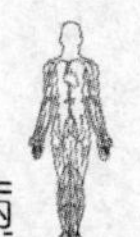

胞生长因子生成减少，激活的 CD_4^+ T 淋巴细胞处于非生理环境而凋亡。⑤受 HIV 感染的巨噬细胞分泌 TNF 分泌↑，促进细胞凋亡。⑥感染细胞表达 tat 蛋白，tat 蛋白具有很强的细胞膜通透性，能自由进入未感染细胞，使细胞对 Fas 介导的凋亡变敏感。⑦受 HIV 感染的 CD_4^+ 淋巴细胞作为效应细胞诱导未受感染的 CD_4^+ 淋巴细胞凋亡。

（中山大学中山医学院　谭红梅）

第9章

应激

第一节　教学大纲要求

(1)掌握应激、应激原的概念及种类。

(2)掌握应激时蓝斑-交感-肾上腺髓质系统及下丘脑-垂体-肾上腺皮质轴的反应及其意义;熟悉应激时其他激素的反应。

(3)掌握全身适应综合征的概念、分期及各期的神经内分泌变化。

(4)熟悉急性期反应蛋白构成及功能;熟悉热休克蛋白主要功能,了解其组成。

(5)熟悉应激时各系统机能变化的特点及其机制。

(6)掌握应激性疾病、应激相关疾病的概念;掌握应激性溃疡的发生机制;熟悉应激在心血管疾病中的作用;熟悉应激相关心理、精神障碍。

(7)了解应激的防治原则。

第二节　教材内容精要

一、基本概念

（一）应激（stress）

应激是指机体在受到内外环境因素及社会、心理因素刺激时所出现的全身性非特异性适应反应，又称为应激反应（stress response）。除了非特异性反应外，各种应激原也可能引起某些与应激原直接相关的特异性反应，但传统的应激概念并不包括这些特异性反应，一般将其纳入具体疾病中去讨论。

应激反应包括三个要素：①应激的原因为“各种内外环境因素刺激”；②应激的后果为“非特异性全身反应”；③应激可分为生理性应激（良性应激，eustress）和病理性应激（劣性应激，distress）两种。良性应激有利于调动机体潜能又不致对机体产生严重影响。劣性应激可引起机体自稳态的严重失调，甚至导致应激性疾病。

（二）应激原（stressor）

能够引起应激反应的各种刺激因素被称为应激原。根据来源不同，可将其分为三类：①外环境因素：如温度剧变、射线、噪声、病原微生物等；②内环境因素：机体的内在因素（自稳态失衡），如贫血、休克、器官功能紊乱等；③心理、社会因素：各种竞争、紧张的人际关系等。一个因素要成为应激原，必须有一定的强度，而且要持续作用一定的时间，其强度和时间因人而异。

(三)全身适应综合征(general adaptation syndrome, GAS)

全身适应综合征是指劣性应激原(如严重创伤、毒物等)持续作用于机体,应激反应表现为一个动态的连续过程,并可最终导致内环境紊乱和疾病。全身适应综合征可分为 3 期:①警觉期(alarm stage):为机体的保护防御机制的快速动员期,以交感-肾上腺髓质系统兴奋为主,警觉期反应使机体处于最佳动员状态,有利于机体的战斗或逃避。②抵抗期(resistance stage):为机体的抵抗适应阶段。以交感-肾上腺髓质系统兴奋为主的反应逐步消退,肾上腺开始肥大,糖皮质激素分泌增高,机体表现出适应、抵抗能力增强。但由于有防御贮备能力的消耗,对其他应激原的抵抗能力下降。③衰竭期(exhaustion stage):肾上腺皮质激素持续升高,但糖皮质激素受体的数量和亲和力下降,机体内环境明显失调,出现应激相关疾病甚至死亡。并非所有的应激反应都出现这 3 期变化,只有少数比较严重的应激反应才进入衰竭期。

(四)急性期蛋白(acute phase protein, APP)

应激时由于感染、炎症或组织损伤等原因可使机体产生快速反应,如体温升高、血糖升高、分解代谢增强等及血浆中某些蛋白质浓度迅速变化,这种反应称为急性期反应(acute phase response, APR),这些蛋白质被称为急性期蛋白。正常血浆中急性期蛋白浓度较低,在多种应激原的作用下,浓度可迅速升高;也有少数蛋白如白蛋白、前白蛋白、运铁蛋白在急性期反应时减少,被称为负急性期蛋白。机体的防御反应可分为 2 个时期,一个为急性反应时相,其

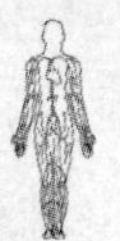

特征为急性期蛋白浓度迅速升高;一个为迟缓相或免疫时相,其特点是免疫球蛋白大量生成。急性期反应构成了机体对外界刺激的保护性系统。

(五)热休克蛋白(heat-shock protein,HSP)

在热应激原或其他应激时细胞新合成或合成增加的一组蛋白质称为热休克蛋白或应激蛋白(stress protein,SP)。HSP 能帮助蛋白质的正确折叠、移位、复性及降解,虽然其本身不是蛋白质代谢的产物或底物,但始终伴随着蛋白质代谢的许多步骤,被称为"分子伴娘"(molecular chaperone)。HSP 分子量从 8～110kD,人类以 70kD 的一组 HSP(HSP70)为主。HSP 属非分泌型蛋白。在正常状态下,某些 HSP 在细胞中具有一定量的组成型表达(constitutive expression),即基础表达,在应激状态下,上述 HSP 的诱导表达(inducible expression)可进一步增多。有些 HSP 在正常状态下表达量很少,在应激状态下,其诱导表达急剧增加,如 HSP70。

(六)应激性疾病及应激相关疾病

许多疾病或病理过程都伴有应激反应。习惯上,常将由应激所直接引起的疾病称为应激性疾病(stress disease),如应激性溃疡(stress ulcer);而将那些以应激作为条件或诱因,在应激状态下加重或加速发生发展的疾病称为应激相关疾病,如原发性高血压。

应激可由躯体因素引起,亦可由心理社会因素引起。而应激反应既可对躯体造成损害,亦可导致精神、心理的障碍。

(七)应激性溃疡(stress ulcer)

应激性溃疡是指病人在遭受各类重伤、重病和其他应激情况下(如大面积烧伤、严重创伤、休克等),出现胃、十二指肠黏膜的急性病变,主要表现为糜烂、浅溃疡、渗血等,少数溃疡可较深或穿孔。

(八)心身疾病(psychosomatic diseases)

心身疾病,又称为心理生理障碍(psychophysiological disorders),是以心理社会因素为主要病因或诱因的一类躯体疾病。例如在长期精神心理应激原的作用下,高血压的发病率明显上升,为典型的心身疾病。

(九)心因性反应

心因性反应分为急性和延迟性两种。急性心因性反应(acute psychogenic reaction)是指由于急剧而强烈的心理社会应激原作用后,在数分钟至数小时内所引起的功能性精神障碍,患者可表现为伴有情感迟钝的精神运动性抑制,如不言不语、呆若木鸡等,也可表现为伴有恐惧的精神运动性兴奋,如恐惧、叫喊,甚至痉挛发作等。急性心因性反应持续时间较短,一般在数天或一周内缓解。延迟性心因性反应(delayed psychogenic reaction)又称创伤后应激障碍(post-traumatic stress disorder,PTSD),是指严重而剧烈的精神打击(如经历了残酷的战争、严重创伤、恐怖)引起的延迟出现或长期持续存在的精神障碍,一般在遭受打击后数周至数月后发病,可表现为恶梦、易惊醒等,病程可长达数年之久。

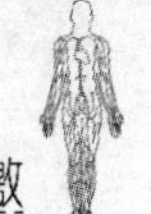

二、重点和难点

(一)应激为非特异性全身反应

任何应激原只要能达到一定的强度,持续作用一定的时间,除引起刺激因素的直接效应外,还出现以交感-肾上腺髓质系统和下丘脑-垂体-肾上腺皮质轴兴奋为主的神经内分泌反应,神经内分泌反应所引起的一组变化为全身性反应,不管刺激因素的性质如何,这一组变化都大致相似;应激反应是一个相当泛化的反应,从神经内分泌、机能代谢、体液细胞直至基因水平都有广泛的激活,其整个反应既广泛且无明显的针对性,故应激是一种"非特异性全身反应"。应激是机体整个适应、保护机制的一个重要组成部分,是适应性防御反应。这是因为:应激反应可提高机体的准备状态,有利于机体的战斗或逃跑,有利于在变动的环境中维持机体的自稳态,增强机体的适应能力。

(二)应激的神经内分泌反应

应激的神经内分泌反应主要表现为蓝斑-交感-肾上腺髓质系统轴和下丘脑-垂体-肾上腺皮质轴(HPA)强烈兴奋。

1. 蓝斑-交感-肾上腺髓质系统

(1)蓝斑-交感-肾上腺髓质系统的结构基础:脑干(主要位于蓝斑)的去甲肾上腺素能神经元及交感神经-肾上腺髓质系统。蓝斑作为该系统的中枢位点,上行主要与边缘系统和边缘皮层有密切的往返联系,成为应激时情绪、认知、行为功能变化的结构基础。下行主要至脊髓侧角,行使调节交感神经系统和肾上腺髓质系统的功能。

(2)应激时的基本效应:

①中枢效应:与应激时的兴奋、警觉有关,并可引起紧张、焦虑的情绪反应。

②外周效应:血浆肾上腺素、去甲肾上腺素浓度迅速升高。交感-肾上腺髓质系统的强烈兴奋主要参与调控机体对应激的急性反应。其防御意义为:心脏兴奋作用(心率增快,心肌收缩力加强,心输出量增加)、外周阻力血管和容量血管收缩,可使应激时组织的血液供应重新分配,使心、脑等重要器官的血液灌注得到保证。同时,儿茶酚胺可引起支气管扩张,增加肺泡通气以满足应激时机体对氧的需求。此外,α受体激活抑制胰岛素分泌,而β受体激活刺激胰高血糖素分泌,从而促进糖原分解、升高血糖,增加组织的能源供应等。

(3)不利影响:过度强烈的交感-肾上腺髓质系统兴奋可引起明显的能量消耗和组织分解,外周小血管持续收缩可导致血管痉挛、血压升高,某些部位组织缺血(如腹腔)、致死性心律失常等。

2. 下丘脑-垂体-肾上腺皮质激素轴(HPA)

(1)HPA 轴的结构基础:下丘脑的室旁核、腺垂体和肾上腺皮质。室旁核作为该系统的中枢位点,上行主要与边缘系统和边缘皮层有广泛的往返联系,特别与杏仁体有致密的神经纤维联系。下行主要通过激素(CRH)与腺垂体和肾上腺皮质进行往返联系和调控。

(2)应激时的基本效应

①中枢效应:促肾上腺皮质激素释放激素(CRH)分泌增多,调控应激时的情绪行为反应,可引起抑郁、焦虑及厌食等情绪行为改

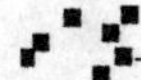
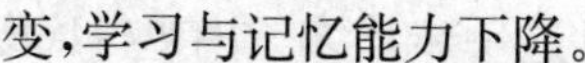

变，学习与记忆能力下降。

②外周效应：GC 分泌增加。GC 分泌增多是应激最重要的一个外周神经内分泌反应，对抵抗有害刺激起着极为重要的作用。其生理意义为：a. 升高血糖：GC 促进蛋白质的糖异生，并对儿茶酚胺、胰高血糖素等的脂肪动员起允许作用。b. 维持循环系统对儿茶酚胺的反应性。c. 抗炎、抗过敏：GC 抑制许多炎症介质、细胞因子的生成、释放和激活，并稳定溶酶体膜，减少这些因子或溶酶体酶对细胞的损伤。

(3)不利影响：慢性应激时，GC 持续增加会有一系列不利影响：对免疫炎症反应有显著的抑制效应；抑制生长激素的分泌，造成生长迟缓、行为异常等；抑制甲状腺轴、性腺轴；影响物质代谢，出现高血糖、高血脂、胰岛素抵抗等。

3. 其他激素

应激时会导致多方面的神经内分泌变化。分泌增加的激素有：β-内啡肽、抗利尿激素(ADH)、醛固酮、胰高血糖素、催乳素等；分泌减少的激素有：胰岛素、TRH、TSH、T_4、T_3、GnRH，LH 及 FSH 等；而生长激素则在急性应激时分泌增多，在慢性应激时分泌减少。

(三)应激的细胞体液反应

1. HSP

(1)HSP 的组成：HSP 可为结构性(为细胞的结构蛋白，正常时即存在于细胞内)和诱生性(由各种应激原如感染、高温、缺氧等诱导生成)。在正常状态下，某些 HSP 在细胞中具有一定量的组成型表达(constitutive expression)，即基础表达，如 HSP90β、HSC70、GRP78、HSP60、HSP27 及 αB-晶状体蛋白等；在应激状态下，上述

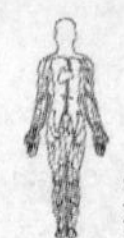

HSP 的诱导表达(inducible expression)可进一步增多。有些 HSP 在正常状态下表达量很少,在应激状态下,其诱导表达急剧增加,如 HSP70。

(2)HSP 的功能

①结构性 HSP:帮助蛋白质的正确折叠、移位、复性及降解,其本身不是蛋白质代谢的产物或底物,但始终伴随着蛋白质代谢的许多步骤,被称为“分子伴娘”。其基本结构为 N 端的一个具有 ATP 酶活性的高度保守序列和 C 端一个相对可变的基质识别序列,后者易于蛋白质的疏水结构区结合,而这些结构区在天然蛋白质中通常被折叠隐藏于内部而无法接近,即 HSP 倾向于与尚未折叠或因有害因素破坏了其折叠结构的肽链结合,并靠其 N 端的 ATP 酶活性,利用 ATP 促进这些肽链的正确折叠(或再折叠)、移位、修复或降解。

②诱生性 HSP:与受损蛋白质修复或移除有关。正常时这些 HSP 与一种细胞固有表达的因子 HSF(热休克转录因子)相结合。多种应激原常会引起蛋白质结构的损伤,从而暴露出与 HSF 的结合部位,HSF 与受损蛋白结合后释放出游离的 HSF,游离的 HSF 倾向于聚合成三聚体,后者则具有向核内移位并与热休克基因上游的启动序列相结合的功能,从而启动 HSP 的转录合成,使 HSP 增多,增多的 HSP 可在蛋白质水平起防御、保护作用。

③提高细胞对多种应激原的耐受能力,如耐热能力等,在分子水平上起保护作用。

2. 急性期蛋白(APP)

(1)APP 的主要构成及来源:APP 主要由肝细胞合成,单核吞噬细胞、成纤维细胞亦可产生少数的 APP。APP 主要构成为:①凝血蛋白:纤维蛋白原、凝血酶原等;②蛋白酶抑制剂:α_1 蛋白酶抑制剂、α_1 抗糜蛋白酶等;③运输蛋白:铜蓝蛋白、结合珠蛋白等;④补体:C1s、C4、C2 等;⑤其他:C 反应蛋白等。

(2)APP 的生物学功能:APP 种类繁多,其生物学功能十分广泛,可大致包括下述几个方面:①抑制蛋白酶活化:多种蛋白酶抑制剂可抑制蛋白酶对组织的过度损伤;②清除异物和坏死组织:如 C 反应蛋白;③抑制自由基产生:如铜蓝蛋白等;④抗感染、抗损伤:C 反应蛋白、补体的增多可增强机体的抗感染能力,凝血蛋白类增高可增强机体的抗出血能力。

(四)应激时机体的代谢和功能变化

1. 代谢变化

应激时代谢的特点是分解增加,合成减少,代谢率明显升高,为机体应付紧急情况提供了足够的能源。但持续的应激状态可使机体能源物质大量消耗,导致消瘦、贫血、抵抗力下降、创面愈合迟缓等。

2. 功能变化

(1)中枢神经系统(CNS):与应激最密切相关的 CNS 部位包括:边缘系统的皮层、杏仁体、海马、下丘脑及脑桥的蓝斑结构等。这些部位在应激时可出现活跃的神经传导、神经递质和神经内分泌的变化,并出现相应的功能改变,如应激时蓝斑区 NE 神经元激活和反应性增高,持续应激还使该区的酪氨酸羟化酶活性(NE 合成的限速酶)增强,蓝斑投射区的 NE 水平升高,机体会出现紧张、专注程度升高;NE 过度升高则会产生焦虑、害怕或愤怒等情绪反应。

(2)心血管系统:应激时交感-肾上腺髓质系统介导的心血管系

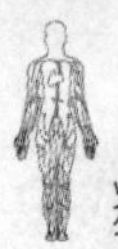

统的基本变化为：心率增快、心肌收缩力增强，心输出量增加，血压升高，血管总外周阻力视应激的具体情况而异，如失血、心源性休克或某些精神应激时，血管外周阻力可升高；如与运动、战斗有关的应激，总外周阻力下降（交感兴奋引起的骨骼肌血管的明显扩张，可抵消交感兴奋所引起的其他部位血管收缩导致的外周阻力上升）。此外，应激时冠状动脉血流量通常是增加的，但精神应激在某些情况下可引起冠状动脉痉挛，甚至心肌缺血坏死。交感-肾上腺髓质强烈兴奋还能诱发心律失常等。

(3)消化系统：慢性应激时，消化系统的典型表现为食欲减退，严重时甚至可有神经性厌食。食欲降低可能与 CRH 的分泌增加有关。但也有部分人会出现食欲增加，这可能与内啡肽和单胺类介质在下丘脑水平升高有关。应激时胃酸分泌可升高、降低或正常，但胃黏液蛋白分泌常降低。此外，应激还能引发应激性溃疡等。

(4)免疫系统：急性应激时，机体非特异性免疫反应增强，外周血吞噬细胞数目增多、活性增强，补体、C 反应蛋白等非特异性抗感染的 APP 升高等。但持续强烈的应激反应由于 GC 和儿茶酚胺的大量分泌而造成免疫功能的抑制，甚至功能障碍，诱发自身免疫病。上述免疫系统的变化受到神经内分泌的调控。

各种应激原引起应激反应通常需要神经系统的感知功能，但病毒、细菌、毒素、抗原等刺激确不能为一般意义上的感觉系统所感知，而免疫系统对此类刺激却极为敏感。当免疫系统接受这些刺激后，通过产生抗体、细胞因子等免疫防御反应以清除有害刺激，同时免疫细胞还可产生各种神经内分泌激素和细胞因子，使神经-内分泌系统得以感知这些非识别刺激。由于免疫系统的游走性，这些激素可在局部产生较为显著的作用，亦可进入循环系统产生相应的内

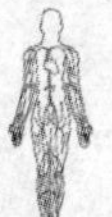

分泌激素样作用。

(5)血液系统:急性应激时血液系统表现出非特异性抗感染能力增强、血液黏滞度升高,红细胞沉降率增快等,既有利于抗感染、抗损伤出血等,也会促进血栓、DIC发生。慢性应激时,常有类似于缺铁性贫血的表现,由于单核吞噬细胞系统的破坏而使红细胞寿命缩短。

(6)泌尿生殖系统:应激时由于交感-肾上腺髓质兴奋使肾血管收缩、GFR降低,尿量减少;RAS激活引起肾血管收缩、GFR降低、水钠排出减少;ADH分泌增多可促进肾对水的重吸收。因此,应激时泌尿系统的主要变化为尿量减少、尿比重增高、尿钠浓度降低。应激时下丘脑分泌的促性腺激素分泌激素(GnRH)降低或分泌规律紊乱,可使女性出现月经紊乱、闭经等。

(五)应激与疾病

1. 应激性溃疡

应激性溃疡是指病人在遭受各类重伤、重病和其他应激情况下(如大面积烧伤、严重创伤、休克等),出现胃、十二指肠黏膜的急性病变,其发生机制如下:

(1)黏膜缺血(最基本条件):应激时由于儿茶酚胺增多,内脏血流量减少,胃肠黏膜缺血。黏膜缺血使上皮细胞能量产生不足,不能产生足量的碳酸氢盐和黏液,使胃黏膜屏障功能遭到破坏。胃腔内的 H^+ 将顺浓度差弥散进入黏膜,而黏膜血流量减少又不能将侵入黏膜内的 H^+ 及时运走,使 H^+ 在黏膜内积聚而造成损伤(H^+ 在黏膜内聚集损伤小血管,刺激平滑肌收缩,加重胃缺血等)。

(2)糖皮质激素的作用:应激时明显增多的糖皮质激素一方面

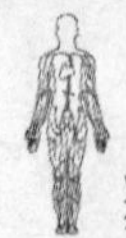

抑制胃黏液的合成和分泌,另一方面可使胃黏膜细胞的蛋白质合成减少,分解增加,从而使黏膜的再生能力降低,黏膜屏障功能降低。

(3)其他:酸中毒时血流对黏膜内 H^+ 的缓冲能力降低;胆汁逆流可损害黏膜的屏障功能,使黏膜通透性升高,H^+ 反向逆流至黏膜增多。

应激性溃疡起病急剧,在应激原作用后数小时即可发生,这与经典的消化性溃疡呈慢性经过有所不同。如果及时消除应激原,应激可在数日愈合,不留瘢痕。

2. 心身疾病

心身疾病,又称为心理生理障碍,是以心理社会因素为主要病因或诱因的一类躯体疾病。例如在长期精神心理应激原的作用下,高血压的发病率明显上升。应激引起原发性高血压的可能机制:①应激引起交感-肾上腺髓质系统的兴奋,激活血管紧张素分泌,使外周血管收缩,外周阻力增加;②醛固酮、抗利尿激素分泌增加,导致水钠潴留;③GC 分泌增加使血管平滑肌对升压因素更为敏感;④应激引起遗传易感性的激活。

3. 应激相关心理、精神障碍

应激反应涉及到中枢神经系统的许多结构,特别是与边缘系统有非常密切的联系,因此,绝大多数应激反应都包含有心理、情绪上的反应。应激可引起认知功能的改变,一定程度的应激尤其是良性应激有利于神经系统的发育,增强认知功能,但持续的劣性应激可损害认知功能。社会心理应激原还能直接导致功能性精神疾病的发生发展。

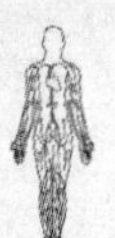

第三节 复习思考题

(一)试卷一

1. A 型选择题

(1)应激是机体在受到各种刺激时所出现的

A. 代偿性反应 B. 特异性全身反应 C. 非特异性全身反应 D. 损害性反应 E. 防御性反应

(2)能作为应激原的是

A. 噪声 B. 器官功能障碍 C. 人际关系紧张 D. 考试 E. 以上都是

(3)全身适应综合征(GAS)的抵抗期体内起主要作用的激素是

A. 儿茶酚胺 B. 胰岛素 C. 糖皮质激素 D. ACTH E. 胰高血糖素

(4)下述有关热休克蛋白的描述最准确的是

A. 烧伤时分解的组织蛋白 B. 烧伤时产生的保护性蛋白 C. 发热时产生的一种可致休克的蛋白 D. 细胞内的一种“分子伴娘” E. 一种急性期蛋白

(5)蓝斑-交感-肾上腺髓质系统的中枢位点是

A. 室旁核 B. 腺垂体 C. 肾上腺髓质 D. 大脑边缘系统 E. 蓝斑

(6)应激时蓝斑-交感-肾上腺髓质系统的外周效应是

A. CRH 释放 B. ACTH 释放 C. 糖皮质激素分泌增加 D. 血浆肾上腺素、去甲肾上腺素浓度迅速升高 E. 引起兴奋、警

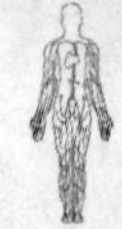

觉、紧张、焦虑等情绪反应

(7)在全身适应综合征的警觉期起主要作用的激素是

A. CRH B. 儿茶酚胺 C. 胰岛素 D. 糖皮质激素 E. β-内啡肽

(8)应激时交感-肾上腺髓质系统兴奋所产生的防御反应是

A. 心率增快 B. 促进糖原分解、升高血糖 C. 可使组织的血液供应更充分、合理 D. 心肌收缩力加强 E. 以上都对

(9)下列关于热休克蛋白的描述哪个是错误的

A. 亦称应激蛋白 B. 属分泌型蛋白 C. 可由各种应激原诱导生成 D. 可为细胞的结构蛋白 E. 具有"分子伴娘"的功能

(10)应激时 CRH 增多最主要的功能是

A. 调控应激时的情绪行为反应 B. 促进内啡肽释放 C. 刺激 ACTH 的分泌进而增加 GC 的分泌 D. 促进蓝斑-去甲肾上腺素能神经元的活性 E. 升高血糖

(11)应激时糖皮质激素持续分泌增加会产生哪些不利影响

A. 抑制甲状腺轴 B. 抑制生长激素的分泌 C. 抑制免疫炎症反应 D. 胰岛素抵抗 E. 以上都对

(12)应激时下列何种激素分泌可减少

A. 胰岛素 B. 胰高血糖素 C. 催乳素 D. 抗利尿激素 E. β-内啡肽

(13)急性期蛋白主要来自下列哪种细胞

A. 单核吞噬细胞 B. 成纤维细胞 C. 肝细胞 D. 肥大细胞 E. 血管内皮细胞

(14)C-反应蛋白是一种

A. 酶 B. 转录因子 C. 核蛋白 D. 急性期蛋白 E. 热休

克蛋白

(15)中枢神经系统在应激反应中

A. 常处于兴奋状态 B. 是重要的调控中心 C. 只是应激反应的一个靶器官,并无主要作用 D. 只在心理应激反应中起作用 E. 应激反应不需要中枢神经系统的参与

(16)免疫系统

A. 不参与应激反应 B. 通常被应激反应激活 C. 通常被应激反应抑制 D. 是保护性应激反应的中心环节 E. 能感知某些应激原,启动应激反应,是应激反应的重要组分

(17)应激性溃疡是一种

A. 消化性溃疡 B. 外伤后的一种皮肤表浅溃疡 C. 重病、重伤情况下出现的胃、十二指肠黏膜的表浅溃疡 D. 心理应激时出现的口腔溃疡 E. 癌性溃疡

(18)应激性溃疡形成的最基本条件是

A. 代谢性酸中毒 B. 代谢性碱中毒 C. 胃腔内 H^+ 向黏膜内的反向弥散 D. 胃黏膜缺血 E. 胆汁返流

(19)心血管系统的应激反应常表现为

A. 心率减慢、心输出量下降 B. 心率加快、心输出量增加 C. 心率和心输出量皆无明显变化,但外周总阻力明显升高 D. 心率和心输出量皆无明显变化,但外周总阻力明显降低 E. 冠脉血流量下降、心肌缺血

(20)急性期蛋白具有哪些生物学功能

A. 抑制蛋白酶对组织的过度损伤 B. 清除异物和坏死组织 C. 抗感染、抗损伤 D. 结合、运输功能 E. 以上都对

2. X型选择题

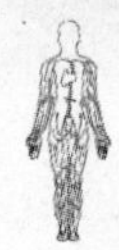

(1)诱导细胞产生热休克蛋白的应激原有　A. 感染　B. 缺氧　C. 中毒　D. 高温

(2)下丘脑-垂体-肾上腺皮质激素系统的基本组成单位是

A. 交感神经-肾上腺髓质系统　B. 室旁核　C. 腺垂体　D. 肾上腺皮质

(3)热休克蛋白具有哪些功能

A. 提高耐热能力　B. 与受损蛋白质修复或移除有关　C.“分子伴娘”　D. 清除异物和坏死组织

(4)能够产生 APP 的细胞有

A. 成纤维细胞　B. 淋巴细胞　C. 肝细胞　D. 单核吞噬细胞

(5)与应激最密切相关的中枢神经系统部位包括

A. 蓝斑　B. 海马　C. 下丘脑　D. 边缘系统的皮层

(6)应激性溃疡形成的机制是

A. 胆汁返流　B. 酸中毒　C. 胃黏膜缺血　D. 糖皮质激素分泌增多

(7)情绪心理应激因素与心血管疾病关系较为密切的为

A. 冠心病　B. 心肌炎　C. 原发性高血压　D. 心律失常

(8)急性应激时血液系统的表现包括

A. 非特异性抗感染能力增强　B. 血液黏滞度升高　C. 红细胞沉降率增快　D. 可有类似于缺铁性贫血性的表现

(9)应激时内分泌功能障碍包括

A. 儿童生长缓慢　B. 性欲减退　C. 性腺轴的明显紊乱或受抑　D. 月经紊乱

(10)下面属于心身疾病有

A. 原发性高血压 B. 消化性溃疡 C. 应激性溃疡 D. 支气管哮喘

3. 名词解释

(1)应激(stress) (2)应激原(stressor) (3)应激性疾病(stress disease) (4)"分子伴娘"(molecular chaperone) (5)急性心因性反应(acute psychogenic reaction)

4. 问答题

(1)试述应激时神经内分泌反应的表现。

(2)试分析应激时糖皮质激素大量分泌的利弊。

(3)急性期反应蛋白的组成和生物学功能如何。

(4)为什么说应激是一个非特异性全身反应?

(5)试述应激性溃疡的发生机制?

(二)答案及题解

1. A型选择题

(1)答案 C

题解:机体在受到各种刺激时所出现的非特异性全身反应为应激。

(2)答案 E

题解:各种因素只要能够达到一定程度均可成为应激原。

(3)答案 C

题解:GAS抵抗期体内起主要作用的激素是GC。

(4)答案 D

题解:在热应激原或其他应激时细胞合成或合成增加的一组蛋白质称为热休克蛋白(HSP)。HSP能帮助蛋白质的正确折叠、移

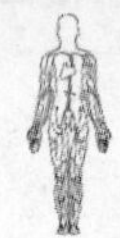

位、维持和降解即为“分子伴娘”。

(5)答案　E

题解:蓝斑作为蓝斑-交感-肾上腺髓质系统的中枢位点,上行主要与边缘系统和边缘皮层有密切的往返联系,而室旁核、肾上腺髓质和腺垂体是下丘脑-垂体-肾上腺皮质激素系统的组成部分。

(6)答案　D

题解:兴奋等情绪反应是应激时蓝斑-交感-肾上腺髓质系统的中枢效应。CRH、ACTH 和 GC 分泌增加是下丘脑-垂体-肾上腺皮质激素系统的反应。

(7)答案　B

题解:警觉期为机体的保护防御机制的快速动员期,以交感-肾上腺髓质系统兴奋为主,起主要作用的激素儿茶酚胺。

(8)答案　E

题解:交感-肾上腺髓质系统兴奋所产生的防御意义为:心脏兴奋作用(心率增快、心肌收缩力加强、CO 增加)、外周阻力血管和容量血管收缩,可使应激时组织的血液供应更充分、合理;促进糖原分解、升高血糖,增加组织的能源供应等。

(9)答案　B

题解:热休克蛋白属非分泌型蛋白,在细胞内发挥生理功能。

(10)答案　C

题解:CRH 最主要功能是刺激 ACTH 的分泌进而增加 GC 的分泌,而调控应激时的情绪行为反应、促进内啡肽释放及促进蓝斑-去甲肾上腺素能神经元的活性则是它的其他作用。升高血糖是 GC 的功能。

(11)答案　E

题解:GC持续增加会明显抑制免疫炎症反应;抑制生长激素的分泌;抑制甲状腺轴、性腺轴;影响物质代谢等。

(12)答案 A

题解:应激时,胰高血糖素、催乳素、抗利尿激素、β-内啡肽等分泌增加;胰岛素分泌减少,有利于升高血糖,提供能量。

(13)答案 C

题解:APP主要由肝细胞合成,单核吞噬细胞、成纤维细胞亦可产生少数的AP。

(14)答案 D

题解:C-反应蛋白是一种急性期蛋白,具有清除异物和坏死组织的功能。

(15)答案 B

题解:中枢神经系统是应激反应的重要调控中心,在应激时可出现活跃的神经传导、神经递质和神经内分泌的变化,并出现相应的功能改变,如应激时蓝斑区NE神经元激活和反应性增高,蓝斑投射区的NE水平升高,机体会出现紧张、专注程度升高;NE过度升高则会产生焦虑、害怕或愤怒等情绪反应。

(16)答案 E

题解:免疫系统受应激时的神经内分泌的调控,急性应激时,免疫系统被激活,但持续强烈的应激反应由于GC和儿茶酚胺的大量分泌可造成免疫功能的抑制。此外,病毒、细菌、毒素、抗原等刺激确不能为一般意义上的感觉系统所感知,而免疫系统对此类刺激却极为敏感。当免疫系统接受这些刺激后,通过产生抗体、细胞因子等免疫防御反应以清除有害刺激,同时免疫细胞还可产生各种神经内分泌激素和细胞因子,使神经-内分泌系统得以感知这些非识别

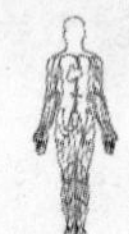

刺激。

(17)答案　C

题解:应激性溃疡是指病人在遭受各类重伤、重病和其他应激情况下,出现胃、十二指肠黏膜的急性病变,主要表现为糜烂、浅溃疡、渗血等,少数溃疡可较深或穿孔。

(18)答案　D

题解:应激性溃疡形成的最基本条件是胃黏膜缺血。

(19)答案　B

题解:应激时心血管系统的基本变化为:心率增快、心肌收缩力增强,心输出量增加,血压升高,血管总外周阻力视应激的具体情况而异,如失血、心源性休克或某些精神应激时,血管外周阻力可升高,如与运动、战斗有关的应激,总外周阻力可下降。此外,应激时冠状动脉血流量通常是增加的,但精神应激在某些情况下可引起冠状动脉痉挛,甚至心肌缺血坏死。

(20)答案　E

题解:AP 种类繁多,其生物学功能十分广泛,其生物学功能包括:抑制蛋白酶对组织的过度损伤,清除异物和坏死组织,抗感染、抗损伤及结合、运输功能。

2. X 型选择题

(1)答案　ABCD

题解:能诱导细胞产生热休克蛋白的应激原很多如有感染、缺氧、中毒、高温及饥饿等。

(2)答案　BCD

题解:室旁核、腺垂体、肾上腺皮质是下丘脑-垂体-肾上腺皮质激素系统的基本组成单位。

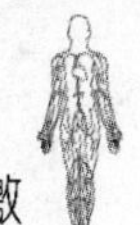

(3)答案 ABC

题解:APP具有清除异物和坏死组织的功能。

(4)答案 ACD

题解:肝细胞、单核吞噬细胞、成纤维细胞可产生APP。

(5)答案 ABCD

题解:与应激最密切相关的中枢神经系统部位包括:边缘系统的皮层、杏仁体、海马、下丘脑及脑桥的蓝斑结构等。

(6)答案 ABCD

题解:应激性溃疡的机制包括胃黏膜缺血、糖皮质激素分泌增多、酸中毒及胆汁逆流等。

(7)答案 ACD

题解:情绪心理应激因素与心血管疾病关系较为密切的为原发性高血压、冠心病和心律失常。

(8)答案 ABC

题解:类似于缺铁性贫血的表现见于慢性应激。

(9)答案 ABCD

题解:慢性应激可引起儿童生长缓慢;急、慢性应激时都能引起性腺轴的明显紊乱或受抑,出现月经紊乱、性欲减退等。

(10)答案 ABD

题解:原发性高血压、消化性溃疡、支气管哮喘属于常见心身疾病,以心理社会因素为主要病因或诱因。

3. 名词解释

(1)机体在受到各种内外环境因素刺激时所出现的非特异性全身反应称为应激或应激反应。

(2)能够引起应激反应的各种刺激因素被称为应激原。应激原

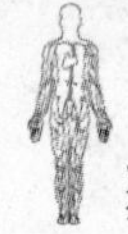
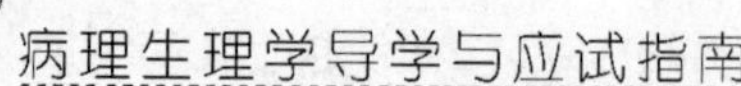

包括:外环境因素,机体的内在因素,心理、社会环境因素。

(3)由应激所直接引起的疾病称为应激性疾病,如应激性溃疡等。

(4)HSP能帮助蛋白质的正确折叠、移位、复性及降解,虽然其本身不是蛋白质代谢的产物或底物,但始终伴随着蛋白质代谢的许多步骤,被称为“分子伴娘”。

(5)是指由于急剧而强烈的心理社会应激原作用后,在数分钟至数小时内所引起的功能性精神障碍,患者可表现为伴有情感迟钝的精神运动性抑制,如不言不语、呆若木鸡等,也可表现为伴有恐惧的精神运动性兴奋,如恐惧、叫喊,甚至痉挛发作等。

4. 问答题

(1)应激的神经内分泌反应主要表现为蓝斑-交感-肾上腺髓质系统和下丘脑-垂体-肾上腺皮质轴(HPA)强烈兴奋,两大系统分别有其不同的中枢和外周效应。①蓝斑-交感-肾上腺髓质系统兴奋与应激时的兴奋、警觉有关,并可引起紧张、焦虑的情绪反应。交感-肾上腺髓质系统的兴奋使心率增快,心肌收缩力加强,心输出量增加,外周阻力血管和容量血管收缩,可使应激时组织的血液供应重新分配,使心、脑等重要器官的血液灌注得到保证。同时,儿茶酚胺可引起支气管扩张,增加肺泡通气以满足应激时机体对氧的需求。此外,α受体激活抑制胰岛素分泌,而β受体激活刺激胰高血糖素分泌,从而促进糖原分解、升高血糖,增加组织的能源供应等。②HPA强烈兴奋使糖皮质激素分泌增多,促进蛋白质的糖异生;糖皮质激素对许多炎症介质、细胞因子的生成、释放和激活具抑制作用,并稳定溶酶体膜,减少这些因子和溶酶体酶对细胞的损伤;糖皮质激素还是维持循环系统对儿茶酚胺正常反应性的必需因素。

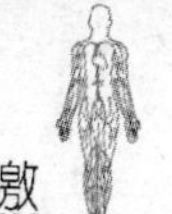

(2)糖皮质激素分泌增多是应激最重要的一个反应,对抵抗有害刺激起着极为重要的作用。糖皮质激素升高是应激时血糖增加的重要机制,它促进蛋白质的糖异生,并对儿茶酚胺、胰高血糖素等的脂肪动员起容许作用;糖皮质激素对许多炎症介质、细胞因子的生成、释放和激活具抑制作用,并稳定溶酶体膜,减少这些因子和溶酶体酶对细胞的损伤;糖皮质激素还是维持循环系统对儿茶酚胺正常反应性的必需因素。但慢性应激时,糖皮质激素持续增加会有一系列不利影响:如对免疫炎症反应有显著的抑制效应;抑制生长激素的分泌;抑制甲状腺轴、性腺轴;影响物质代谢等。

(3)APP其主要构成为:①凝血蛋白;②蛋白酶抑制剂;③运输蛋白;④补体;⑤其他。APP的生物学功能:APP种类繁多,其生物学功能十分广泛,可大致包括下述几个方面:①抑制蛋白酶活化:多种蛋白酶抑制剂可抑制蛋白酶对组织的过度损伤;②清除异物和坏死组织:如C反应蛋白;③抑制自由基产生:如铜蓝蛋白等;④抗感染、抗损伤:C反应蛋白、补体的增多可增强机体的抗感染能力,凝血蛋白类增高可增强机体的抗出血能力。

(4)将应激定义为一种"非特异性全身反应"是因为:①引起应激的刺激(应激原)是非特异的,并不需要特定刺激;任何刺激只要能达到一定的强度均可引起应激。②应激反应是非特异的,各种不同的应激原所引起的应激反应大致相似。不管刺激因素的性质如何,都出现以交感-肾上腺髓质系统和下丘脑-垂体-肾上腺皮质轴兴奋为主的神经内分泌反应。③应激反应相当广泛,几乎涉及全身各个系统,从神经内分泌、机能代谢、体液细胞直至基因水平都有广泛的激活,其整个反应既广泛且无显著的针对性,故应激是一种"非特异性全身反应"。

(5)应激性溃疡的机制包括胃黏膜缺血、胃腔内 H^+ 向黏膜内的反向弥散、酸中毒及胆汁逆流等。①胃黏膜缺血是应激性溃疡发生的最基本条件。应激时由于儿茶酚胺增多,内脏血流量减少,胃肠黏膜缺血。黏膜缺血使上皮细胞能量产生不足,不能产生足量的碳酸氢盐和黏液,使胃黏膜屏障功能遭到破坏,胃腔内的 H^+ 将顺浓度差弥散进入黏膜,而黏膜血流量减少又不能将侵入黏膜内的 H^+ 及时运走,使 H^+ 在黏膜内积聚而造成损伤。②糖皮质激素的作用:应激时明显增多的糖皮质激素一方面抑制胃黏液的合成和分泌,另一方面可使胃黏膜细胞的蛋白质合成减少,分解增加,从而使黏膜的再生能力降低,黏膜屏障功能降低。③其他:酸中毒时血流对黏膜内 H^+ 的缓冲能力降低;胆汁逆流可损害黏膜的屏障功能,使黏膜通透性升高,H^+ 反向逆流至黏膜增多。

(三)试卷二

1. A 型选择题

(1)应激是指

A. 机体对刺激的非特异性反应　B. 机体对刺激的特异性反应　C. 机体对刺激的功能性反应　D. 机体对刺激的生化、代谢反应　E. 机体对刺激的保护性反应

(2)急性期蛋白中具有清除异物和坏死组织作用的蛋白是

A. 铜蓝蛋白　B. 结合珠蛋白　C. 补体　D. C 反应蛋白　E. 蛋白酶抑制剂

(3)急性应激时免疫系统可表现为

A. 外周血吞噬细胞数目增多　B. C 反应蛋白减少　C. 补体水平等降低　D. 外周血吞噬细胞活性降低　E. A+B+C

(4)慢性应激时血液系统的表现是

A. 非特异性抗感染能力增强 B. 血液黏滞度升高 C. 红细胞沉降率增快 D. 可有类似于缺铁性贫血的表现 E. 以上都对

(5)应激时下列哪项不是泌尿系统的表现

A. GFR 降低 B. 尿量减少 C. 尿钠浓度降低 D. 尿比重增高 E. 尿钾浓度增高

(6)下列哪个为应激性疾病

A. 原发性高血压 B. 应激性溃疡 C. 动脉粥样硬化 D. 支气管哮喘 E. 溃疡性结肠炎

(7)应激性溃疡的发生主要是因为

A. 幽门螺杆菌感染 B. 胃酸过多 C. 胃蛋白酶分泌过多,消化自身胃黏膜 D. 胃黏膜缺血和 H^+ 反向扩散 E. A+B+C

(8)应激时影响情绪反应的主要结构基础是

A. 大脑皮质 B. 大脑边缘系统 C. 下丘脑 D. 中脑 E. 间脑

(9)一般应激时体内分泌减少的激素是

A. ADH B. 胰高血糖素 C. 胰岛素 D. 糖皮质激素 E. 醛固酮

(10)全身适应综合征的哪个时期,体内肾上腺素水平最高

A. 警觉期 B. 反应期 C. 抵抗期 D. 衰竭期 E. 全部时期

(11)下面有关全身适应综合征(GAS)的描述哪项是错误的

A. GAS 可表现为一个动态的连续过程,并可最终导致内环境紊乱和疾病 B. 警觉期以糖皮质激素增多为主 C. 抵抗期有防御贮备能力的消耗 D. 衰竭期机体内环境明显失调 E. 只有少

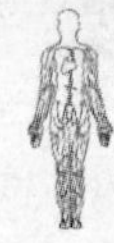

数比较严重的应激反应才进入衰竭期

(12)下丘脑-垂体-肾上腺皮质激素系统(HPA)的中枢位点是

A. 腺垂体 B. 肾上腺皮质 C. 大脑边缘系统 D. 蓝斑 E. 室旁核

(13)下列哪种蛋白为负急性期蛋白

A. 纤维蛋白原 B. 铜蓝蛋白 C. α_1 蛋白酶抑制剂 D. 白蛋白 E. C反应蛋白

(14)下面有关急性期反应的描述哪项不正确

A. 急性期反应少数蛋白浓度可降低 B. 急性期反应构成了机体对外界刺激的保护性系统 C. APP包括C反应蛋白、补体等 D. 急性反应时相的特点是免疫球蛋白大量生成 E. APP主要由肝细胞合成

(15)下面哪项不是应激时消化系统的表现

A. 胃黏膜缺血 B. 胃酸分泌总是增多 C. 胃黏液蛋白分泌常减少 D. 可有胃黏膜糜烂 E. 可有食欲降低

(16)应激时应激性溃疡的发生机制中和下列哪项无关

A. 胆汁返流 B. 黏膜缺血不能及时运走黏膜内的 H^+ C. 幽门螺旋杆菌感染 D. 胃腔内 H^+ 向黏膜内的反向弥散 E. 上皮细胞能量产生不足

(17)应激所致内分泌功能障碍可表现为

A. 慢性应激可致儿童生长发育缓慢 B. 慢性心理应激时GH分泌减少 C. 甲状腺轴可受抑 D. 性腺轴可受抑 E. 以上都对

(18)下面有关应激的心理性反应不正确的

A. 绝大多数应激都包含心理、情绪上的反应 B. 总是损害认

知功能 C. 应激可引起情绪改变 D. 应激可致社会行为改变 D. 情绪反应可能会成为左右应激反应的关键因素

(19)应激时免疫系统参与对神经内分泌的调控是通过

A. 感知病毒等非识别刺激 B. 通过免疫防御反应清除有害刺激 C. 免疫细胞可产生各种神经内分泌激素 D. 激素进入体循环,产生内分泌激素样作用 E. 以上都对

(20)下面对应激时由交感-肾上腺髓质系统介导的心血管系统的描述不准确的是

A. 心肌收缩力增强 B. 冠状动脉血流量通常增加 C. 血管总外周阻力增高 D. 精神应激时冠状动脉可痉挛 E. 心率增快

2. X型选择题

(1)全身适应综合征(GAS)包括下列哪些时期

A. 适应期 B. 警觉期 C. 衰竭期 D. 抵抗期

(2)应激时下列哪些激素可降低

A. LH B. 胰岛素 C. GnRH D. β-内啡肽

(3)下面哪项是有关"分子伴娘"的正确描述

A. 能提高细胞对多种应激原的耐受能力 B. 与受损蛋白质修复或移除有关 C. 帮助蛋白质的正确折叠、移位、维持和降解 D. 诱生性 HSP 即是一类重要的"分子伴娘"

(4)应激时对消化系统的影响描述正确的是

A. 慢性应激时可有食欲减退 B. 食欲降低可能与 CRH 的分泌增加有关 C. 胃黏液蛋白分泌增加 D. 可引发应激性溃疡

(5)应激时中枢神经系统可表现为

A. 蓝斑区酪氨酸羟化酶活性降低 B. 蓝斑区 NE 神经元激活和反应性增高 C. 机体会产生焦虑、害怕或愤怒等情绪反应

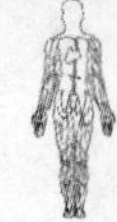

D. 机体会出现紧张、专注程度升高

(6)应激时泌尿系统的表现是

A. GFR 降低 B. 尿量减少 C. 尿比重增高 D. 尿钠浓度升高

(7)下列哪些属应激相关疾病

A. 原发性高血压 B. 冠心病 C. 动脉粥样硬化 D. 支气管哮喘

(8)应激时免疫功能障碍可有哪些表现

A. 抵抗力下降 B. 免疫功能低下 C. 自身免疫病 D. 胸腺、淋巴结可萎缩

(9)应激引起冠心病、心律失常的可能机制有

A. 通过β受体引起冠状动脉收缩痉挛 B. 血液黏滞度增高 C. 交感-肾上腺髓质系统激活通过β受体兴奋降低心室纤颤的阈值 D. 心肌电活动异常

(10)应激时有关心理性反应的描述哪些是正确的

A. 其主要结构基础是大脑边缘系统 B. 所有应激反应都有此反应 C. 有的应激反应可增强认知功能 D. 可有社会行为的改变

3. 名词解释

(1)热休克蛋白(heat shock protein) (2)急性期蛋白(acute phase protein) (3)全身适应综合征(general adaptation syndrome,GAS) (4)应激性溃疡(stress ulcer) (5)心身疾病(psychosomatic diseases)

4. 问答题

(1)交感-肾上腺髓质系统兴奋对机体会产生哪些影响?

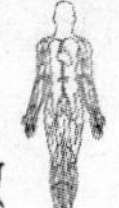

(2)简述热休克蛋白的组成和功能?

(3)试述全身适应综合征的分期及各期的神经内分泌变化。

(4)试述应激时心血管系统的变化。

(5)如何理解应激时免疫系统除受神经内分泌的调控外,又反过来参与对应激的调控。

(四)答案及题解

1. A型选择题

(1)答案 A

题解:应激是指机体在受到内外环境因素及社会、心理因素刺激时所出现的全身性非特异性反应。

(2)答案 D

题解:APP种类繁多,其生物学功能十分广泛,其中C反应蛋白具有清除异物和坏死组织的功能。

(3)答案 A

题解:免疫系统受应激时的神经内分泌的调控,急性应激时,免疫系统被激活,外周血吞噬细胞数目增多、活性增强,补体、C反应蛋白的非特异性抗感染的AP升高等。

(4)答案 D

题解:急性应激时血液系统表现出非特异性抗感染能力增强、血液黏滞度升高、红细胞沉降率增快等。慢性应激时,常有类似于缺铁性贫血的表现。

(5)答案 E

题解:应激时由于交感-肾上腺髓质兴奋、RAS激活、ADH分泌增多等使GFR降低,出现尿量减少、尿比重增高、尿钠浓度降低。

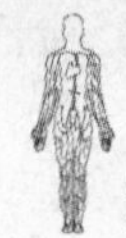

(6)答案　B

题解:应激性溃疡是应激所直接引起的疾病,其他几种疾病属应激相关疾病。

(7)答案　D

题解:应激性溃疡的发生主要是因为胃黏膜缺血和 H^+ 反向扩散,A+B+C 常为消化性溃疡的发病机制。

(8)答案　B

题解:应激时影响情绪反应涉及到 CNS 的很多结构,特别是与边缘系统有非常密切的联系。

(9)答案　C

题解:应激时,胰高血糖素、糖皮质激素、抗利尿激素(ADH)、醛固酮等分泌增加;胰岛素分泌减少,有利于升高血糖,提供能量。

(10)答案　A

题解:警觉期为机体的保护防御机制的快速动员期,交感-肾上腺髓质系统强烈兴奋,使机体处于最佳动员状态,有利于机体的战斗或逃避。抵抗期为机体的抵抗适应阶段,以肾上腺皮质激素分泌增高为主。衰竭期肾上腺皮质激素可再次上升。

(11)答案　B

题解:GAS 警觉期以交感-肾上腺髓质系统兴奋,儿茶酚胺分泌增多为主。

(12)答案　E

题解:下丘脑的室旁核是 HPA 的中枢位点。

(13)答案　D

题解:少数蛋白如白蛋白、前白蛋白、运铁蛋白在急性期反应时减少,被称为负急性期反应蛋白。

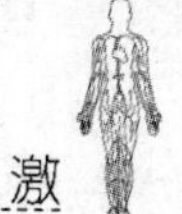

(14)答案　D

题解:免疫球蛋白大量生成是迟缓相的特点。

(15)答案　B

题解:应激时胃酸分泌可升高、降低或正常。

(16)答案　C

题解:幽门螺旋杆菌感染与消化性溃疡的发生有关,与应激性溃疡的发生无关。

(17)答案　E

题解:慢性应激可引起儿童生长缓慢(GH减少、甲状腺轴受抑);急、慢性应激时都能引起性腺轴的明显紊乱或抑制。

(18)答案　B

题解:良性应激可增强认知功能,持续的劣性应激可损害认知功能。

(19)答案　E

题解:免疫系统受应激时的神经内分泌的调控,急性应激时,免疫系统被激活,通过免疫防御反应清除有害刺激。此外,病毒、细菌、毒素、抗原等刺激确不能为一般意义上的感觉系统所感知,而免疫系统对此类刺激却极为敏感。当免疫系统接受这些刺激后,通过产生抗体、细胞因子等免疫防御反应以清除有害刺激,同时免疫细胞还可产生各种神经内分泌激素和细胞因子,使神经-内分泌系统得以感知这些非识别刺激。

(20)答案　C

题解:应激时血管总外周阻力视应激的具体情况而异,如失血或某些精神应激时,血管外周阻力可升高;如与运动、战斗有关的应激,总外周阻力下降。

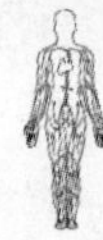

2. X型选择题

(1)答案　BCD

题解:GAS包括警觉期、抵抗期和衰竭期。

(2)答案　ABC

题解:应激时,胰岛素、GnRH、TRH、TSH及LH等分泌减少,β-内啡肽等分泌增加。

(3)答案　ABCD

题解:热休克蛋白为"分子伴娘",能帮助蛋白质的正确折叠、移位、维持和降解,与受损蛋白质修复或移除有关,能提高细胞对多种应激原的耐受能力。

(4)答案　ABD

题解:应激时,胃黏液蛋白分泌减少。

(5)答案　BCD

题解:应激时蓝斑区酪氨酸羟化酶活性增强。

(6)答案　ABC

题解:应激时由于RAS激活等使尿钠浓度降低。

(7)答案　ABCD

题解:原发性高血压、冠心病、动脉粥样硬化、支气管哮喘等均为应激相关疾病,应激可为它们的条件或诱因,可加重它们的发生发展。

(8)答案　ABCD

题解:应激所致的免疫功能障碍主要表现为自身免疫病和免疫抑制(如抵抗力下降、免疫功能低下)。持续应激时,患者的胸腺、淋巴结可萎缩。

(9)答案　BCD

题解:应激时通过α受体引起冠状动脉收缩痉挛。

(10)答案 ACD

题解:绝大多数应激反应都包含有心理、情绪上的反应。

3. 名词解释

(1)在热应激原或其他应激时细胞合成或合成增加的一组蛋白质称为热休克蛋白或应激蛋白。

(2)应激时由于感染、炎症或组织损伤等原因可使血浆中某些蛋白质浓度迅速增高,这种反应成为急性期反应,这些蛋白质被称为急性期蛋白。

(3)GAS是指劣性刺激原持续作用于机体,则应激可表现为一个动态的连续过程,并最终导致内环境紊乱和疾病。GAS可分为警觉期、抵抗期、衰竭期。

(4)应激性溃疡是指病人在遭受各类创伤、重病和其他应激情况下,出现胃、十二指肠黏膜的急性病变,主要表现为糜烂、浅溃疡、渗血等,少数溃疡可较深或穿孔。

(5)又称为心理生理障碍,是以心理社会因素为主要病因或诱因的一类躯体疾病。例如在长期精神心理应激原的作用下,高血压的发病率明显上升,为典型的心身疾病。

4. 问答题

(1)交感-肾上腺髓质系统兴奋对机体的影响:①中枢效应:与应激时的兴奋、警觉有关,并可引起紧张、焦虑的情绪反应。②外周效应:血浆肾上腺素、去甲肾上腺素浓度迅速升高。交感-肾上腺髓质系统的强烈兴奋主要参与调控机体对应激的急性反应。其防御意义为:心脏兴奋作用(心率增快,心肌收缩力加强,心输出量增加)、外周阻力血管和容量血管收缩,可使应激时组织的血液供应重

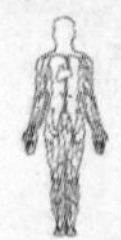

新分配，使心、脑等重要器官的血液灌注得到保证。同时，儿茶酚胺可引起支气管扩张，增加肺泡通气以满足应激时机体对氧的需求。此外，α受体激活抑制胰岛素分泌，而β受体激活刺激胰高血糖素分泌，从而促进糖原分解、升高血糖，增加组织的能源供应等。此外，过度强烈的交感-肾上腺髓质系统兴奋可引起明显的能量消耗和组织分解，外周小血管持续收缩可导致血管痉挛、血压升高，某些部位组织缺血（如腹腔）、致死性心律失常等。

（2）HSP的组成：HSP可分为结构性和诱生性两类，分子量从8～110kD。HSP的功能：①结构性HSP：帮助蛋白质的正确折叠、移位、复性及降解，其本身不是蛋白质代谢的产物或底物，但始终伴随着蛋白质代谢的许多步骤，被称为"分子伴娘"。②诱生性HSP：与受损蛋白质修复或移除有关，增多的HSP可在蛋白质水平起防御、保护作用。③提高细胞对多种应激原的耐受能力，如耐热能力等，在分子水平上起保护作用。

（3）全身适应综合征分为3期：①警觉期（alarm stage）：为机体的保护防御机制的快速动员期，以交感-肾上腺髓质系统兴奋为主，警觉期反应使机体处于最佳动员状态，有利于机体的战斗或逃避。②抵抗期（resistance stage）：为机体的抵抗适应阶段。以交感-肾上腺髓质系统兴奋为主的反应逐步消退，肾上腺开始肥大，糖皮质激素分泌增高，机体表现出适应、抵抗能力增强。但由于有防御贮备能力的消耗，对其他应激原的抵抗能力下降。③衰竭期（exhaustion stage）：肾上腺皮质激素持续升高，但糖皮质激素受体的数量和亲和力下降，机体内环境明显失调，出现应激相关疾病甚至死亡。

（4）应激时由交感-肾上腺髓质系统介导的心血管系统的基本变化为：心率增快，心肌收缩力增强，心输出量增加，血压升高，血管

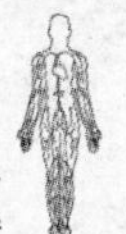

总外周阻力视应激的具体情况而异可高可低。此外，应激时冠状动脉血流量通常是增加的，但精神应激在某些情况下可引起冠状动脉痉挛，甚至心肌缺血坏死。交感-肾上腺髓质强烈兴奋还能诱发心律失常等。

(5)免疫系统受应激时的神经内分泌调控：各种应激原引起应激反应通常需要神经系统的感知功能，急性应激时，机体非特异性免疫反应增强，外周血吞噬细胞数目增多、活性增强，补体、C反应蛋白等非特异性抗感染的APP升高等。病毒、细菌、毒素、抗原等刺激确不能为一般意义上的感觉系统所感知，而免疫系统对此类刺激却极为敏感。当免疫系统接受这些刺激后，通过产生抗体、细胞因子等免疫防御反应以清除有害刺激，同时免疫细胞还可产生各种神经内分泌激素和细胞因子，使神经-内分泌系统得以感知这些非识别刺激。

（中山大学中山医学院　谭红梅）

第10章

缺血-再灌注损伤

第一节　教学大纲要求

(1)掌握缺血-再灌注损伤、氧反常、钙反常和pH反常的概念，掌握自由基、氧自由基、钙超载、无复流现象的概念；掌握缺血-再灌注的发生机制。

(2)熟悉缺血预适应的概念；熟悉缺血-再灌注损伤时机体的功能及代谢变化和心、脑、肠、肾等重要器官缺血-再灌注损伤的特点。

(3)了解缺血-再灌注损伤的主要原因、发生条件，了解临床防治缺血-再灌注的病理生理基础。

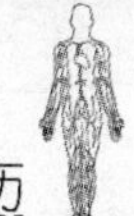

第二节　教学内容精要

一、基本概念

1. 缺血-再灌注损伤(ischemia-reperfusion injury)

组织缺血一段时间重新恢复血流后,组织的损伤程度较缺血时反而进一步加重、器官功能进一步恶化的现象。

2. 氧反常(oxygen paradox)

组织和细胞在缺氧一定时间后,再恢复正常氧供应后,组织细胞的损伤反而加重。

3. 钙反常(calcium paradox)

心肌组织缺钙一定时间后,再用含钙溶液灌注时,反而引起心肌细胞酶释放增多,肌纤维过度收缩和心肌电信号异常。

4. pH 反常(pH paradox)

组织缺血引起的代谢性酸中毒是细胞功能和代谢紊乱的重要原因,但在再灌注时迅速纠正缺血组织的酸中毒,反而会加重组织的损伤。

5. 自由基(free radical)

外层轨道上有未配对电子的原子、原子团或分子的总称。由于自由基含有未配对的电子,故化学性质非常活泼,极易与其生成部位的其他物质发生反应,这是在自由基含量增多时容易引起生物分子结构变化,进而导致组织损伤和功能损害的分子基础。

6. 氧自由基(oxygen free radical,OFR)

由氧诱发的自由基称为氧自由基。

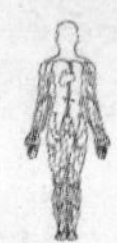

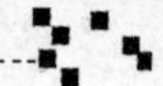

7. 钙超载(calcium overload)

各种原因引起的细胞内钙含量异常增多并导致细胞结构损伤和功能代谢障碍的现象。

8. 无复流现象(no-reflow phenomenon)

局部组织缺血后,通过输液或血管再通等方法是血流中心开放,但缺血区并不能得到充分的血流灌注,毛细血管血流仍不能恢复,称为无复流现象。

9. 心肌顿抑(myocardial stunning)

缺血心肌在恢复血液灌注后一段时间内出现可逆性收缩功能降低的现象,是心肌缺血-再灌注损伤的表现形式之一。与心肌梗死引起的心肌收缩功能异常不同,本概念的重点在于"可逆性",此时心肌并没有坏死,经过一定时间后其收缩和舒张功能可以完全恢复正常。

10. 缺血预适应(ischemic preconditioning,IPC)

缺血预适应,简称预适应(preconditioning,PC),是短期缺血应激使机体组织对随后更长时间缺血再灌注损伤产生明显保护作用的一种适应性机制。

二、重点和难点

(一)缺血-再灌注发生的原因和条件

凡是在组织器官缺血基础上的血液再灌注都可能造成缺血-再灌注损伤,包括:

(1)全身循环障碍后恢复血液供应:如休克微血管的疏通和心脏骤停后心肺复苏等。

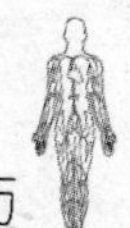

(2)组织器官缺血后血流恢复:如体外循环下的心脏手术和器官移植及断肢再植术等。

(3)某一血管再通后:如后动脉搭桥术、经皮冠状动脉腔内成型术(percutaneous transluminal coronary angioplasty,PTCA)、溶栓疗法及冠状动脉痉挛缓解后等。

(二)缺血-再灌注发生的条件

并不是所有缺血的器官组织在血流恢复后都会发生缺血-再灌注损伤。是否发生及其严重程度与下列因素有关。

(1)缺血时间的长短:缺血时间过短或过长都不易发生再灌注损伤;短暂的缺血不足以引起病理改变,缺血时间过长可能使血液灌流无法恢复。

(2)侧支循环的代偿:缺血后侧支循环容易形成者,因可缩短缺血时间和减轻缺血程度,而不易发生再灌注损伤。

(3)组织需氧程度的高低:对氧需求量高的组织器官,如心、脑等易发生再灌注损伤。

(4)再灌注条件:再灌注的条件,如低压、低温、低 pH、低钠、低钙液灌流等,可使心肌再灌注损伤减轻、心功能迅速恢复。反之,高压、高温、高钠、高钙液灌注可诱发或加重再灌注损伤,其原因与再灌注损伤的发生机制有关。

缺血组织再灌注后可以引起损伤,但不能机械地理解为假如不恢复血流就没有损伤。不恢复组织的血液灌流只会引起组织的坏死和器官功能的进一步损害。根据影响缺血再灌注损伤程度的几个条件,处理上应该是尽快恢复组织血液灌流,尽量缩短缺血时间,促进侧支循环的形成以及创造良好的再灌注条件等。

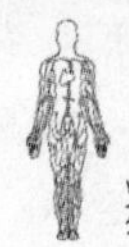

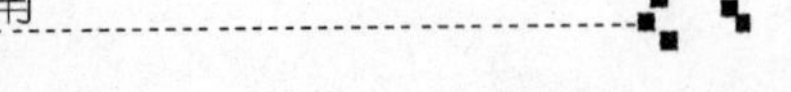

(三)缺血-再灌注损伤的发生机制

1. 自由基的作用

(1)自由基的概念和分类:在掌握自由基概念的前提下,要熟悉自由基的分类如氧自由基、脂性自由基和其他自由基,要记住有代表性的自由基。

(2)自由基的代谢:细胞线粒体在将分子氧还原为水的过程中产生能量,同时会产生少量自由基。氧获得1个电子还原生成超氧阴离子($O_2^{\bar{\cdot}}$)、获得2个电子还原生成过氧化氢 H_2O_2,获得3个电子还原生成羟自由基(OH·)。在生理状态下,98%的氧通过细胞色素氧化酶系统接受4个电子还原为水,同时释放能量。仅1%~2%的氧经单电子还原成 $O_2^{\bar{\cdot}}$,这是其他自由基和活性氧产生的基础。另外,在血红蛋白、肌红蛋白、儿茶酚胺及黄嘌呤氧化酶等氧化过程中也可产生 $O_2^{\bar{\cdot}}$,并可在 Fe^{3+} 或 Cu^{2+} 的催化下与 H_2O_2 反应生成OH·,这种由金属离子催化的反应称Fenton反应。

(3)缺血-再灌注时自由基生成增多的机制

某种物质在体内含量的增多不外乎生成增加和清除减少。在生理情况下,细胞内存在的抗氧化物质可以及时清除自由基,使自由基的生成与降解处于动态平衡,对机体并无有害影响。病理情况下,由于活性氧生成过多或机体抗氧化能力不足,可引发氧化应激反应,自由基含量明显增加,从而导致细胞损伤甚至细胞死亡。

导致自由基生成增多主要有三个氧化酶途径,即血管内皮细胞的黄嘌呤氧化酶途径、激活的白细胞的NADPH氧化酶途径和线粒体的细胞色素氧化酶途径。应激条件下大量分泌的儿茶酚胺的氧化产物也是造成细胞损害的因素。而机体清除自由基能力下降则

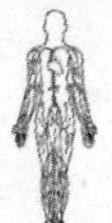

是导致自由基含量增多的另一途径。

(4)自由基引起缺血-再灌注损伤的机制

由于自由基化学性质活跃，可以与各种生物靶分子发生反应，因此导致多种大分子物质的结构变化，功能损伤，从而导致组织损害和器官功能障碍。具体见表10-1。

表10-1　自由基的损伤作用

靶分子	化学结构的改变	生理功能的改变
脂质	双键氧化、脂质交联	膜通透性改变、细胞器功能受损、受体构型改变
蛋白质	巯基氧化、双键氧化	蛋白质变性、受体构型改变、抑制酶活性
核酸	双键氧化、DNA断裂	碱基修饰、突变
糖类	双键氧化	受体构型改变、糖蛋白变性

2. 钙超载

(1)钙超载的概念：钙超载是指各种原因引起的细胞内钙含量异常增多并导致细胞结构损伤和功能代谢障碍的现象。此处指的“细胞内钙含量”指的是胞浆部分游离钙离子的含量，如果没有特指，一般不包括贮存钙的细胞器如线粒体和肌浆网内的钙。

(2)缺血-再灌注时钙超载的发生机制

细胞内钙浓度的变化主要与细胞外钙的内流、肌浆网钙的释放有关，研究证明主要是细胞外钙的内流增多在缺血-再灌注时起作用。

①Na^+/Ca^{2+}交换异常：细胞外钙的内流主要与细胞膜上的Na^+/Ca^{2+}交换蛋白的活性有关，任何直接或间接引起Na^+/Ca^{2+}交换蛋白激活的因素都可以导致钙内流的增多。细胞内高Na^+对

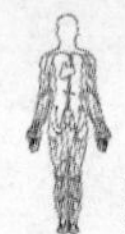

Na^+/Ca^{2+}交换蛋白的直接激活、细胞内高H^+对Na^+/Ca^{2+}交换蛋白的间接激活和蛋白激酶C活化对Na^+/Ca^{2+}交换蛋白的间接激活都可导致缺血-再灌注时Ca^{2+}更多地进入细胞。

②生物膜损伤：细胞的膜结构对钙的低通透性是维持细胞内外离子平衡的重要结构。缺血-再灌注时缺血和自由基等的作用使细胞膜屏障功能下降，线粒体ATP生成减少，导致肌浆网消耗能量的钙泵不能把胞浆的钙离子重新摄取，致使胞浆钙浓度升高。

(3)钙超载引起缺血-再灌注损失损伤的机制

钙超载引起缺血-再灌注损失损伤的机制与钙离子在细胞内的功能密切相关。钙离子可以激活相关的氧化酶导致氧自由基生成增多；钙离子作为第二信使可以激活信号通路过程的多种酶，加重酸中毒和膜磷脂的降解；钙离子可以与磷酸根化合物结合，影响线粒体的氧化磷酸化；作为动作电位的组成部分可以影响心律，细胞收缩过程对钙的依赖使钙超载时出现肌原纤维的过度收缩等。

3. 白细胞的作用

缺血再灌注时白细胞聚集、激活介导的微血管和细胞损伤是缺血-再灌注损伤的重要机制之一。

(1)白细胞在缺血-再灌注组织聚集、激活的机制

缺血和再灌注时白细胞和血管内皮细胞黏附分子表达的增多和功能的增强可导致白细胞与内皮细胞的广泛黏附和聚集；而细胞膜磷脂降解产物如花生四烯酸等趋化因子以及激活的中性粒细胞释放的具有趋化作用的炎性介质如白介素等，又可以促进更多的白细胞聚集和浸润。

(2)白细胞介导缺血-再灌注损伤的机制

①无复流现象：缺血和再灌注时白细胞在黏附分子的作用下易

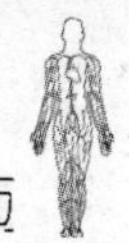
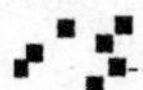

于与内皮细胞黏附，加上本身体积大、变形能力弱和组织水肿、内皮损伤、血栓形成等原因，导致微血管内血液流变学改变，血流阻塞，形成无复流现象；缺血-再灌注时多种白细胞、内皮细胞和血小板等缩血管物质释放的增加和扩血管物质生成的减少导致血管的痉挛，加重无复流现象。

②炎性介质对组织细胞的直接损伤：白细胞和内皮细胞激活后释放的大量炎性介质等对组织细胞可以直接造成损伤。

（四）缺血-再灌注损伤时机体的功能、代谢变化

缺血-再灌注损伤时机体的功能、代谢变化是以组织器官为特点阐述的。其中心肌顿抑、再灌注性心律失常、脑再灌注损伤时细胞代谢的变化及其机制是重点内容。

（五）缺血-再灌注损伤防治的病理生理基础

缺血-再灌注损伤的防治应从其发生的原因、条件和发生机制入手，主要包括消除缺血病因，尽早恢复血流、控制再灌注条件、改善缺血组织的代谢、清除自由基、减轻钙超载抑制白细胞激活、保护组织细胞等。其中要了解主要的自由基清除剂如低分子清除剂维生素 E、半胱氨酸、维生素 C、还原型谷胱甘肽等和酶性清除剂如过氧化氢酶(CAT)和超氧化物歧化酶(SOD)等。

缺血预适应，简称预适应(preconditioning，PC)，又可称缺血预处理，是短期缺血应激使机体组织对随后更长时间缺血再灌注损伤产生明显保护作用的一种适应性机制。缺血预适应可以激活一系列的细胞信号转导机制，如激活腺苷受体并通过 PI3K 信号途径，激活线粒体钾离子通道，最终减少再灌注时胞浆和线粒体的钙超

载，降低线粒体膜孔的通透性，维持细胞的结构和功能。

第三节　复习思考题

（一）试卷一

1. A型选择题

(1)黄嘌呤脱氢酶转化为黄嘌呤氧化酶需要有

A. 镁依赖性蛋白水解酶　B. 锌依赖性蛋白水解酶　C. 钙依赖性蛋白水解酶　D. 钼依赖性蛋白水解酶　E. 铜依赖性蛋白水解酶

(2)一般认为再灌注时氧自由基最早来自于

A. 线粒体　B. 儿茶酚胺　C. 脂质过氧化　D. 中性粒细胞　E. 内皮细胞

(3)再灌注时氧自由基的增多与下列因素有关

A. 线粒体功能障碍　B. 儿茶酚胺的增加和氧化　C. 中性粒细胞呼吸爆发　D. 内皮细胞黄嘌呤氧化酶途径激活　E. 以上都是

(4)人们认识最早和研究最多的缺血-再灌注损伤是哪个器官

A. 心　B. 脑　C. 肺　D. 肾　E. 肠

(5)钙反常首先发现于

A. 临床病人治疗　B. 整体动物实验　C. 离体器官灌流　D. 离体组织培养　E. 离体肌浆网实验

(6)以下哪一条不是白细胞浸润引起组织损伤的机制

A. 消耗大量ATP，加剧高能磷酸化合物的缺乏　B. 机械嵌塞在微循环,引起无复流现象　C. 增高毛细血管通透性引起组织水肿　D. 释放溶酶体酶,消化组织细胞　E. 通过“呼吸爆发”,产生大量氧自由基破坏组织

(7)呼吸爆发是指

A. 缺血-再灌注性肺损伤　B. 肺通气量代偿性增强　C. 中性粒细胞氧自由基生成大量增加　D. 线粒体呼吸链功能增加　E. 呼吸中枢兴奋性增高

(8)心肌缺血-再灌注损伤时钙代谢障碍不表现为

A. 胞浆钙超载　B. 肌浆网摄钙能力下降　C. 线粒体钙聚集　D. 肌浆网钙聚集　E. 线粒体中磷酸钙沉积

(9)缺血后再灌注时细胞内钙超载的机制与下列哪项无关

A. 钠的平衡障碍　B. 细胞膜通透性增高　C. 溶酶体酶的释放　D. 线粒体受损　E. 钙泵功能障碍

(10)钙反常发生的钙超载损伤原因是

A. 复钙期钙浓度过高　B. 线粒体膜流动性降低　C. 缺氧后又给氧　D. 无钙期引起钙泵功能障碍　E. 无钙灌流期出现的细胞膜外板与糖被表面的分离

(11)缺血再灌注损伤细胞的钙代谢障碍不包括

A. 胞浆钙超载　B. 线粒体钙超载　C. 内质网摄钙能力下降　D. 内质网钙积聚　E. 胞膜 Na^{+}/Ca^{2+} 交换增加

(12)无复流现象与下列哪项因素无关

A. 心肌细胞肿胀　B. 心肌细胞损伤　C. 血管内皮细胞肿胀　D. 心肌细胞收缩　E. 微血管堵塞

(13)黄嘌呤氧化酶主要存在于

A. 内皮细胞内　B. 巨噬细胞内　C. 肌细胞内　D. 结缔组

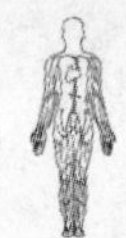

织细胞内　E. 白细胞内

(14)再灌注时氧自由基的原发来源一般认为是

A. 线粒体　B. 儿茶酚胺　C. 脂质过氧化　D. 中性粒细胞　E. 内皮细胞

(15)由氧诱发的自由基称氧自由基,它不包括

A. $O_2^{\bar{}}$　B. OH·　C. LO·　D. H_2O_2　E. LOO·

(16)自由基是指

A. 具有单价电子的原子、分子、原子团　B. 在水中可以被解离的物质　C. 具有不配对电子的原子、分子、原子团　D. 极容易被电离的物质　E. 极容易起氧化还原反应的物质

(17)脑缺血-再灌注损伤时细胞内第二信使的变化为

A. cAMP↓和cGMP↓　B. cAMP↑和cGMP↑　C. cAMP↑和cGMP↓　D. cAMP↓和cGMP↑　E. cAMP和cGMP均正常

(18)评价脑缺血再灌注损伤的主要代谢指标是

A. ATP、CP及葡萄糖减少　B. 乳酸增多　C. cAMP增多　D. cGMP减少　E. 过氧化脂质生成增多

(19)缺血-再灌注性心律失常最常见的类型

A. 房性心律失常　B. 室性心律失常　C. 房室交界部阻滞　D. 房室传导阻滞　E. 房颤

(20)下述情况可使氧反常损伤的程度加重,除了

A. 缺氧的时间越长　B. 缺氧时的温度越高　C. 缺氧时酸中毒程度越重　D. 重给氧时氧分压越高　E. 再灌时pH纠正缓慢

2. X型选择题

(1)心肌缺血再灌注时ATP减少的原因为

A. ATP 消耗过多 B. 无氧酵解生成 ATP 减少 C. ATP 合成前体腺苷池减少 D. 线粒体受损 E. 组织氧供应不足

(2)再灌注损伤时 ATP 及总腺苷也下降的原因为

A. 再灌注时对氧的利用障碍 B. ATP 合成的前身物质在再灌注时被冲走 C. 线粒体进一步受损 D. 无复流现象 E. 葡萄糖、脂肪酸等能量物质供应不足

(3)自由基对机体的损伤是通过

A. 引发脂质过氧化使脂质交联 B. 蛋白质交联 C. 引起葡萄糖交联 D. 引起染色体畸变 E. 膜流动性增强

(4)在再灌注时黄嘌呤氧化酶催化何种底物从而产生氧自由基

A. 黄嘌呤 B. 腺嘌呤核苷 C. 肌苷 D. 次黄嘌呤 E. 尿酸

(5)缺血-再灌注时氧自由基来自

A. 黄嘌呤氧化酶系统 B. 吞噬细胞呼吸爆发 C. 线粒体 D. 肌浆网 E. 溶酶体

(6)再灌注时激活细胞 Na^{+}/Ca^{2+} 交换的因素是包括

A. 细胞内高 Na^{+} B. 细胞内高 H^{+} C. 细胞脂质过氧化 D. PKC 活化 E. 细胞内高 K^{+}

(7)防治再灌注损伤的措施为

A. 尽早恢复血流 B. 再灌注时采用低流、低温及低压 C. 改善缺血时组织代谢 D. 减少自由基产生，清除自由基 E. 降低细胞内钙离子浓度

(8)缺血-再灌注损伤是细胞膜通透性升高的原因有

A. 自由基造成膜结构损伤 B. 细胞内蛋白酶的释放 C. 离子泵功能的抑制 D. 磷脂酶 C 的激活 E. 缺氧损伤膜结构

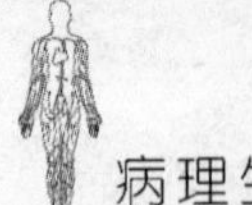

(9)激活的内皮细胞和中性粒细胞可以释放下列物质

A. 氧自由基 B. 黏附分子 C. 趋化因子 D. 缩血管物质 E. 蛋白酶

(10)脑缺血-再灌注损伤时增多的神经递质有

A. 谷氨酸 B. 天门冬氨酸 C. 甘氨酸 D. γ-氨基丁酸 E. 丙氨酸

3. 名词解释

(1)无复流现象 (2)自由基清除剂 (3)氧反常 (4)钙反常 (5)心肌顿抑

4. 问答题

(1)钙超载的发生与哪些因素有关?

(2)以心肌缺血-再灌损伤为例,说明无复流现象产生的机制。

(3)自由基在缺血-再灌注损伤中如何引发组织损伤。

(4)目前已知的缺血组织再灌注后发生的反常现象有哪几种?

(5)缺血-再灌注时氧自由基生成增多的机制是什么?

(二)答案及题解

1. A型选择题

(1)答案 C

题解:本题知识点为判断黄嘌呤脱氢酶转化为黄嘌呤氧化酶的条件。黄嘌呤氧化酶主要存在于毛细血管内皮细胞内,其前身是黄嘌呤脱氢酶。正常时90%以脱氢酶形式存在,只有10%以氧化酶形式存在。缺血时ATP减少,膜泵失灵,钙进入细胞内激活钙依赖性蛋白水解酶,使黄嘌呤脱氢酶大量转化为黄嘌呤氧化酶。故选择C。

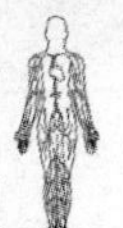

(2)答案　E

题解:本题知识点为判断再灌注时氧自由基的主要和早期来源。由于再灌注时内皮细胞受损最早,一般认为是产生氧自由基的重要来源。来自内皮细胞的黄嘌呤氧化酶在再灌注损伤时作用于次黄嘌呤和黄嘌呤产生超氧阴离子。线粒体的功能障碍和中性粒细胞的激活也可以产生大量自由基,但一般出现较晚。故选择E。

(3)答案　E

题解:本题知识点为判断再灌注时自由基产生的主要机制。缺血再灌注损伤时氧自由基的产生主要来自内皮细胞黄嘌呤氧化酶活性的升高,中性粒细胞呼吸爆发时NADPH氧化酶的激活,线粒体细胞色素氧化酶系统功能的障碍和儿茶酚胺的增加和氧化。故选择E。事实上机体对自由基物质清除能力的下降也可以导致氧自由基的含量增多。

(4)答案　A

题解:本题知识点为对缺血-再灌注研究的历史和判断缺血-再灌注损伤最常发生的器官。机体缺血-再灌注损伤最常见于心脏,因临床上常对心脏病人作冠状动脉搭桥,对心肌梗死病人施行溶栓疗法,以及心脏外科行体外循环,故常见缺血再灌注损伤发生。故选择A。

(5)答案　C

题解:本题知识点为判断首次发现钙反常现象的实验设计内容。1966年Zimmerman首先发现用离体大鼠心脏以无钙生理灌流2分钟后,再用正常含钙溶液灌注,出现了严重的功能和结构损伤及钙超载现象。故选择C。

(6)答案　A

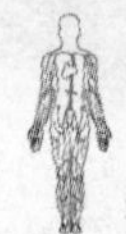

题解:本题知识点为白细胞激活和浸润引起组织损伤的机制。缺血再灌注过程中白细胞可通过嵌顿、堵塞毛细血管而形成无复流现象;白细胞浸润过程的同时引起内皮细胞屏障功能变化,增加血管通透性,导致组织水肿;白细胞激活通过产生氧自由基和释放溶酶体酶等方式直接损伤组织器官。通过这种排列法发现剩余选项A与白细胞浸润引起组织损伤没有直接关系,故答案选择A。

(7)答案　C

题解:本题知识点是缺血-再灌注时中性粒细胞聚集和激活导致自由基生成增多的机制。呼吸爆发又称氧爆发,是指激活的中性粒细胞耗氧量显著增加,摄取的氧通过NADPH氧化酶系统接受电子,形成氧自由基,目的是用以杀灭病原微生物。但缺血-再灌注时由于氧自由基的大量生成,对组织细胞造成损害。

(8)答案　D

题解:本题知识点是心肌组织缺血-再灌注时钙超载发生机制中生物膜损伤的作用。其中,自由基的作用和膜磷脂的降解可造成肌浆网膜损伤,使其钙泵功能障碍,对钙的摄取减少,因此不会引起钙在肌浆网的积聚。而其他选项均符合生物膜损伤导致钙超载的机制。故选择D。

(9)答案　C

题解:本题知识点也是缺血-再灌注时钙超载的发生机制。其中钠的平衡障碍、细胞膜通透性增高、线粒体受损和钙泵功能障碍均可导致胞浆钙超载。而溶酶体酶的释放是白细胞激活后直接导致组织损伤的机制,与钙超载无关。故选择C。

(10)答案　E

题解:本题的知识点属于钙反常现象发生的机制,教科书中未

展开此内容。钙反常是指心肌组织缺钙一定时间后，再用含钙溶液灌注时，反而引起心肌细胞酶释放增多，肌纤维过度收缩和心肌电信号异常的现象。其特点在于有一个无钙灌流期，正常时细胞膜外板和糖被膜(glycoclayx)由钙连接在一起，无钙灌流后导致二者分离，胞膜失去屏障，使对钙的通透性增加。故选择E。

(11)答案　D

题解：本题的知识点与第(8)题类似，只是此时泛指所有组织细胞而不仅是心肌细胞。缺血-再灌注时组织细胞的内质网摄钙能力下降，不会造成内质网的钙积聚。故选择D。

(12)答案　B

题解：本题知识点是无复流现象发生的主要机制。缺血-再灌注损伤时微血管内血液流变学的改变和血管口径的狭窄都可以导致再灌注时血流难以恢复，心肌细胞、内皮细胞的肿胀和心肌细胞过度收缩可以压迫血管，微血管堵塞均可导致血管的无复流，而心肌细胞损伤不会直接影响微血管的血液流变学和血管口径。故选择B。

(13)答案　A

题解：本题知识点是缺血-再灌注时自由基生成增多的机制。黄嘌呤氧化酶的前身黄嘌呤脱氢酶，主要存在于毛细血管的内皮细胞。缺血时在钙依赖性蛋白水解酶的作用下大量黄嘌呤脱氢酶转变为黄嘌呤氧化酶。进而使自由基生成增多。故选择A。

(14)答案　E

题解：一般认为，缺血-再灌注时由内皮细胞中的黄嘌呤氧化酶的作用而产生的自由基是原发的、主要的，这些自由基作用于细胞膜后产生的趋化因子等吸引白细胞的聚集和激活，再进一步生成大

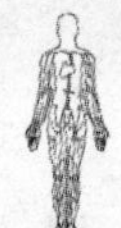

量自由基。因此认为自由基的原发来源是内皮细胞。故选择E。

(15)答案 D

题解:本题知识点涉及自由基和氧自由基等的概念。自由基是指具有不配对电子的原子、分子、原子团;氧自由基是指由氧诱发的自由基;脂性自由基是指由氧自由基与多价不饱和脂肪酸作用后生成的有不配对电子的中间代谢产物。题目列举的例子包括了氧自由基和脂性自由基。虽然H_2O_2的氧化作用很强,可与氧自由基共同组成活性氧,但其本身没有不配对电子,不是自由基。故选择D。

(16)答案 C

题解:本题知识点仍然是自由基的概念。只有C符合准确的对自由基概念的描述,故选择C。

(17)答案 C

题解:本题知识点是脑缺血-再灌注时能量代谢变化的特点。脑缺血后短时间内ATP、肌酸磷酸(CP)、葡萄糖、糖原等均减少,乳酸明显增加。缺血时cAMP含量增加,而cGMP含量减少。再灌注后脑内cAMP进一步增加,cGMP进一步下降,这表明缺血-再灌注时脂质过氧化反应增强。故选择C。

(18)答案 E

题解:本题知识点是脑缺血-再灌注代谢变化的后果。脑器官富含磷脂,再灌注后cAMP升高可导致磷脂酶激活,使膜磷脂降解,游离脂肪酸增多,尤以花生四烯酸及硬脂酸增多为著。自由基与游离脂肪酸的作用明显增多了过氧化脂质的生成,从而加剧了脑神经细胞能量代谢的紊乱。故选择E。

(19)答案 B

题解:本题知识点是再灌注性心律失常的主要类型。再灌注后

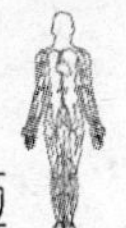

是否发生心律失常，与再灌区存在可恢复细胞的多少、再灌注前缺血时间的长短、缺血心肌的数量、缺血程度和恢复速度等都有关。实验和临床所见以室性心律失常居多，故选择 B。

(20)答案 E

题解：本题知识点是氧反常和 pH 反常的现象和意义。氧反常是指组织和细胞在缺氧一定时间后，再恢复正常氧供应后，组织细胞的损伤反而加重。pH 反常是指组织缺血引起的代谢性酸中毒是细胞功能和代谢紊乱的重要原因，但在再灌注时迅速纠正缺血组织的酸中毒，反而会加重组织的损伤。因此从题目的选项中，可发现再灌后缓慢纠正 pH 才不会加重氧反常导致的组织损伤。故选择 E。

2. X 型选择题

(1)答案 BCD

题解：本题知识点为判断心肌缺血导致 ATP 减少的原因。缺血组织再灌注后，氧的供给并未减少，而氧的利用能力受限。腺苷、肌苷和次黄嘌呤等 ATP 合成的前身物质在再灌注时被冲洗出去而减少，氧自由基诱发的脂质过氧化使线粒体受损，这些都造成高能磷酸化合物减少。再灌注时没有 ATP 消耗过多的证据，由于血流再灌注，应该不存在组织氧供应不足。故选择 BCD。

(2)答案 ABCD

题解：本题知识点与前一道题类似。答题的窍门在于已恢复灌注的组织，理论上应该没有氧气和其他营养物质的缺失，所以前一道题的氧和本题的葡萄糖、脂肪酸等物质供应没有不足。采取这种方法可以得到正确的答案。

(3)答案 ABD

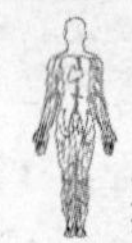

题解：本题的知识点是自由基引起缺血-再灌注损伤的机制。自由基的主要作用是引起脂质和蛋白质等大分子物质的交联，使膜流动性下降，通透性升高；还可以导致染色体的畸变。自由基虽然可以攻击葡萄糖引起双键氧化等，但不引起其交联。故选择 ABD。

(4)答案　AD

题解：本题的知识点是自由基生成增多机制中黄嘌呤氧化酶的作用底物。顾名思义，黄嘌呤和次黄嘌呤才是黄嘌呤的底物，故选择 AD。

(5)答案　ABC

题解：本题的知识点仍然是自由基生成增多的机制。缺血-再灌注损伤时氧自由基的产生主要来自内皮细胞黄嘌呤氧化酶活性的升高，中性粒细胞呼吸爆发时 NADPH 氧化酶的激活，线粒体细胞色素氧化酶系统功能的障碍以及儿茶酚胺的增加和氧化等。肌浆网在缺血-再灌注损伤中的作用主要是由于摄钙能力的下降导致细胞浆钙超载；细胞损伤导致溶酶体酶的释放可以进一步引起组织损伤，二者与自由基的生成没有直接关系。故选择 ABC。

(6)答案　ABD

题解：本题的知识点是再灌注时细胞内钙超载的发生机制。细胞内钙超载的原因是钙内流增加，而不是钙外流减少。细胞内的高 Na^{+}、高 H^{+} 和 PKC 的激活可以分别直接或间接地激活 Na^{+}/Ca^{2+} 交换蛋白，导致反向转运把细胞内 Na^{+} 排出，细胞外以 Ca^{2+} 进入细胞增多。缺血-再灌注的膜脂质过氧化可以间接抑制膜蛋白功能，也可能抑制 Na^{+}/Ca^{2+} 交换蛋白的正向转运，但不是激活 Na^{+}/Ca^{2+} 交换蛋白的因素。缺血-再灌注的酸中毒会导致细胞内低钾。故选择 ABD。

(7)答案　ABCDE

题解:本题的知识点是缺血-再灌注损伤防治的病理生理基础。所有选项都符合防治的原则。

(8)答案　ABDE

题解:本题的知识点是缺血-再灌注时生物膜损伤的机制。其中缺血可造成细胞膜正常结构的破坏;再灌注时生成的大量自由基引发细胞膜的脂质过氧化,进一步加重膜结构的破坏;细胞内过多的钙可以激活磷脂酶,使膜磷脂降解,增加膜的通透性;细胞蛋白酶的释放更会进一步损伤组织细胞,影响其通透性。而由于缺血-再灌注时离子分布的异常,离子泵如 Na^+/Ca^{2+} 交换蛋白等是被激活的。故选择 ABDE。

(9)答案　ABCDE

题解:本题的知识点是缺血-再灌注时白细胞等激活的原因和机制。选项中列举的都是内皮细胞和中性粒细胞激活后释放的物质,其中还包括大量细胞因子和炎性介质等。可进一步加重缺血-再灌注损伤。

(10)答案　CDE

题解:研究证明,缺血-再灌注损伤时,动物脑组织神经递质性的氨基酸代谢发生明显的变化,表现为兴奋性氨基酸(如谷氨酸、天门冬氨酸等)随着缺血时间的延长而逐渐减少;而抑制性氨基酸(丙氨酸、甘氨酸、牛磺酸和 γ-氨基丁酸)等在早期就明显升高。故选择 CDE。

3. 名词解释

题解:(1)、(3)、(4)、(5)的名词解释请参照第二节“教学内容精要”中基本概念的内容。

(2)答案　自由基的产生既然是有机体在正常和病理条件下的常见现象,因此,在进化过程中也形成了一系列对抗自由基、防止其损伤作用的系统,这类物质通称为自由基清除剂。包括低分子清除剂如维生素E、维生素A、半胱氨酸、维生素C、还原型谷胱甘肽等和酶性清除剂如过氧化氢酶(CAT)和超氧化物歧化酶(SOD)等。

4. 问答题

(1)答案要点　按照书本的内容,以 Na^+/Ca^{2+} 交换异常和生物膜损伤为要点展开回答。①Na^+/Ca^{2+} 交换异常:缺血缺氧致细胞内酸中毒,钠离子与氢离子交换使细胞内钠增加,钠平衡障碍又通过钠离子与钙离子交换使钙离子过多地进入细胞。其中细胞内高 Na^+ 可以直接激活 Na^+/Ca^{2+} 交换蛋白,细胞内高 H^+ 和蛋白激酶C可以间接激活 Na^+/Ca^{2+} 交换蛋白。②生物膜的损伤包括了细胞膜、肌浆网膜和线粒体膜的损伤。其中缺血可造成细胞膜正常结构的破坏;再灌注时生成的大量自由基引发细胞膜的脂质过氧化,进一步加重膜结构的破坏;细胞内过多的钙可以激活磷脂酶,使膜磷脂降解,增加膜的通透性;细胞蛋白酶的释放更会进一步损伤组织细胞,影响其通透性。自由基的作用和膜磷脂的降解也可以破坏肌浆网膜和线粒体膜损伤,前者使钙泵功能障碍,对钙的摄取减少,使细胞内钙超载;后者可以导致氧化磷酸化抑制,使ATP生成障碍,肌膜及肌浆网膜钙泵功能障碍,不能排出和摄取细胞浆中过多的钙,使游离钙增加。

(2)答案要点　心肌缺血-再灌注时,有多种改变可以引起微血管血液流变学的变化和微血管口径的狭窄,从而导致无复流现象。①白细胞的堵塞:激活的白细胞与血管内皮细胞之间相互作用,在微血管聚集、激活并堵塞微血管;②血小板激活聚集导致微血管收

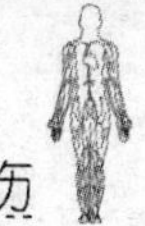

缩和堵塞:内皮细胞的损伤和血小板的激活导致 PGI_2/TXA_2 平衡失调,TXA_2 的增多使血管收缩,血小板聚集形成血管;③血管内皮细胞肿胀:氧自由基损伤内皮细胞膜,钠水进入内皮细胞;④心肌细胞收缩:缺血使细胞过度收缩,压迫微血管;⑤心肌细胞肿胀:膜钠泵功能障碍,使细胞内钠水潴留,广泛的心肌细胞肿胀使血管受压。

(3)答案要点　自由基过多导致的机体损伤作用主要是由于自由基化学性质活跃,可以与各种生物靶分子发生反应,因此导致多种大分子物质的结构变化,功能损伤,从而导致组织损害和器官功能障碍。表现为氧自由基引起①脂质双键氧化、脂质交联,导致膜通透性改变、细胞器功能受损、受体构型改变;②引起蛋白质巯基氧化、双键氧化,导致蛋白质变性、受体构型改变、抑制酶活性;③引起核酸双键氧化、DNA 断裂,导致碱基修饰、突变;④引起糖类双键氧化,导致受体构型改变、糖蛋白变性等。特别是自由基引发的脂质过氧化可迅速造成组织损伤。组织及血浆脂质过氧化产物增高,超微结构严重受损;脂质过氧化改变膜酶,离子通道的脂质微环境,使膜功能受损,引发钙超载;脂质过氧化使线粒体膜受损,能量生成障碍,加重钙超载;脂质过氧化造成细胞成分间交联(脂质、蛋白、胶原相互交联),使细胞丧失功能;脂加氧酶、环加氧酶激活,产生前列腺素/血栓素失衡,加重无复流现象。

(4)答案要点　目前已知的缺血组织再灌注后发生的反常现象被统称为再灌注损伤,再灌注损伤是一种反常现象,指组织在缺血、缺氧等条件下恢复灌注反而引起更为强烈的损伤。主要有①氧反常:组织和细胞在缺氧一定时间后,再恢复正常氧供应后,组织细胞的损伤反而加重。②钙反常:心肌组织缺钙一定时间后,再用含钙溶液灌注时,反而引起心肌细胞酶释放增多,肌纤维过度收缩和心

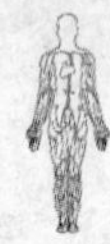

肌电信号异常。③pH 反常:组织缺血引起的代谢性酸中毒是细胞功能和代谢紊乱的重要原因,但在再灌注时迅速纠正缺血组织的酸中毒,反而会加重组织的损伤。

(5)答案要点　某种物质在体内含量的增多不外乎生成增加和清除减少。在生理情况下,细胞内存在的抗氧化物质可以及时清除自由基,使自由基的生成与降解处于动态平衡,对机体并无有害影响。病理情况下,由于活性氧生成过多或机体抗氧化能力不足,可引发氧化应激反应,自由基含量明显增加,从而导致细胞损伤甚至细胞死亡。

导致自由基生成增多主要有三个氧化酶途径,即血管内皮细胞的黄嘌呤氧化酶途径、激活的白细胞的 NADPH 氧化酶途径和线粒体的细胞色素氧化酶途径:①血管内皮细胞的黄嘌呤氧化酶生成增多:缺血时膜泵失灵,钙离子入胞激活钙离子依赖性蛋白水解酶,使黄嘌呤脱氢酶转化为黄嘌呤氧化酶,后者可催化黄嘌呤和次黄嘌呤生成大量超氧阴离子和 H_2O_2。②中性粒细胞的 NADPH 氧化酶途径增强:中性粒细胞吞噬时消耗的氧气大部分转变为氧自由基,杀伤病原或组织细胞;③线粒体的细胞色素氧化酶途径:线粒体功能受损时细胞色素氧化酶系统功能失调,使氧还原成自由基。另外,应激条件下大量分泌的儿茶酚胺的氧化产物也是造成细胞损害的因素。而此时机体清除自由基能力下降则是导致自由基含量增多的另一途径。

(三)试卷二

1. A型选择题

(1)心、肺骤停后下列哪种器官复苏最困难

A. 心 B. 肺 C. 脑 D. 肝 E. 肾

(2)体内对缺血缺氧最敏感的器官是

A. 心 B. 脑 C. 肺 D. 肾 E. 肠

(3)心脏缺血再灌注损伤时血浆内乳酸脱氢酶和肌酸磷酸激酶含量变化为

A. 增加 B. 降低 C. 先增加后降低 D. 先降低后增加 E. 不变

(4)人们认识较早和研究最多的缺血-再灌注损伤器官是

A. 心 B. 脑 C. 肺 D. 肾 E. 肠

(5)氧在线粒体氧化磷酸化过程中接受2个电子后可生成

A. $O_2^{\bar{\cdot}}$ B. OH· C. H_2O_2 D. H_2O E. LOO·

(6)氧反常损伤程度主要与下列哪项无关

A. 缺氧时间 B. 灌流液温度 C. 灌流液pH D. 灌流液钙浓度 E. 重给氧时的氧分压

(7)钙反常损伤程度主要与

A. 无钙灌注的时限有关 B. 灌注液的温度有关 C. 灌注液的pH有关 D. 再灌注时钙浓度有关 E. 再灌注时氧分压有关

(8)钙反常首先发现于

A. 临床病人治疗 B. 整体动物实验 C. 离体器官灌流 D. 离体组织培养 E. 离体肌浆网实验

(9)再灌注损伤是指

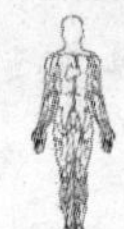

A. 缺血后恢复血流灌注引起的结果　B. 缺血后恢复血流灌注引起的组织损伤　C. 无钙后再用含钙溶液灌注引起的钙超载　D. 缺氧再用富含氧溶液灌流引起的组织损伤　E. 以上均可以

(10)抑制黄嘌呤氧化酶的酶性自由基清除剂是

A. 别嘌呤醇　B. 去铁胺　C. 谷胱甘肽过氧化物酶　D. 二甲基亚砜　E. 异搏定

(11)谷胱甘肽过氧化物酶能清除

A. $O_2^{\overline{\cdot}}$　B. HO·　C. H_2O_2　D. CO_2　E. LOO·

(12)造成再灌注时钙超载的最主要途径是

A. K^+/Na^+交换　B. Na^+/Ca^{2+}交换　C. Na^+/H^+交换　D. L型通道　E. 肌浆网钙释放通道

(13)催化中性粒细胞产生自由基的是

A. 黄嘌呤氧化酶　B. NADPH 氧化酶　C. 蛋白激酶 C　D. 磷脂酶　E. 超氧化物歧化酶

(14)有关氧反常说法不对的是

A. 指缺血后组织需氧增加　B. 可见于细胞培养　C. 发生于离体器官　D. 参与缺血再灌注损伤的发生发展　E. 低氧或缺氧溶液灌注组织一定时间后，再恢复正常氧供应，组织损伤不仅没有恢复，反而更趋严重

(15)下列哪一种因素易诱发缺血再灌注损伤

A. 缺血时间过长　B. 组织侧支循环丰富　C. 对氧的需求程度低　D. 高压灌流　E. 低 pH 值灌流

(16)下列说法正确的是

A. 所有缺血的组织器官在血流恢复后都会发生缺血-再灌注损伤　B.. 缺血时间越长越容易发生缺血-再灌注损伤　C. 心、脑较

其他器官易发生再灌注损伤　D. 低温(25℃)低压灌注可诱发再灌注损伤　E. 高钙灌注可减轻再灌注损伤

(17)下列哪项不是缺血再灌注时氧自由基生成增多的机制

A. 内皮细胞黄嘌呤氧化酶增加　B. 线粒体功能障碍　C. 儿茶酚胺代谢增强　D. 细胞内酸中毒　E. 中性粒细胞激活

(18)线粒体功能受损导致自由基产生增多的主要机制是

A. 线粒体肿胀　B. 线粒体崩解　C. XO活性降低　D. 细胞色素氧化酶系统功能失调　E. 清除自由基能力降低

(19)在代谢过程中能产生氧自由基的体液性因素是

A. 儿茶酚胺　B. 血管紧张素　C. 血栓素　D. 前列腺素　E. 内皮素

(20)肌浆网膜损伤引起钙超载的机制是

A. 肌浆网对 Ca^{2+} 的通透性增高　B. 蛋白激酶C活化激活 Na^{+}/Ca^{2+} 交换蛋白　C. 肌浆网钙泵摄 Ca^{2+} 减少　D. Ca^{2+} 从肌浆网流入胞浆增多　E. 以上均不是

2. X型题

(1)下列关于缺血-再灌注损伤时自由基的说法哪几种是正确的

A. 生理情况下体内自由基的生成与降解处于动态平衡　B. 再灌注损伤时活性氧生成增多　C. 自由基的增多可抑制磷脂酶的活性　D. 自由基与生物膜发生脂质过氧化反应造成生物膜的结构和功能异常　E. 机体清除自由基的能力下降

(2)磷脂酶C激活导致 Na^{+}/Ca^{2+} 交换异常并引起钙超载的细胞信号转导途径有

A. 腺苷酸环化酶途径　B. 三磷酸肌醇-Ca^{2+}-钙调蛋白激酶途

径 C. 甘油二酯-蛋白激酶C途径 D. 受体酪氨酸蛋白激酶途径 E. 鸟苷酸环化酶途径

(3)钙超载引起缺血-再灌注损伤的机制包括

A. 干扰线粒体的氧化磷酸化 B. 导致膜磷脂的降解 C. 引起缺血-再灌注性心律失常 D. 使氧自由基生成增多 E. 激活多种酶的活性导致细胞结构损伤

(4)再灌注时血管内皮细胞与白细胞的激活可产生并释放

A. 细胞粘附分子 B. 黄嘌呤 C. 氧自由基 D. 白三烯 E. 次黄嘌呤

(5)缺血-再灌注导致细胞内钙超载的机制包括

A. Na^+/Ca^{2+}交换异常 B. 黏附分子生成增多 C. 无复流现象 D. 线粒体及肌浆网膜损伤 E. 细胞膜损伤

(6)自由基引起膜脂质过氧化的后果主要表现在

A. 破坏膜的正常结构 B. 间接抑制膜蛋白的功能 C. 进一步促进自由基生成 D. 减少ATP的生成 E. 促进其他生物活性物质生成

(7)膜脂质过氧化增强对膜蛋白功能的抑制表现在

A. 膜的流动性降低 B. 膜的液态性增强 C. 导致细胞信号转导障碍 D. 抑制钠泵和钙泵功能 E. 抑制受体和G蛋白与效应器的偶联

(8)心脏缺血-再灌注损伤表现为

A. 再灌注性心律失常 B. 心肌顿抑 C. 线粒体肿胀 D. 心脏扩大 E. 肌纤维收缩带形成

(9)白细胞激活和内皮细胞作用引起组织损伤的主要机制包括

A. 引起微血管血液流变学改变 B. 释放缩血管物质导致管

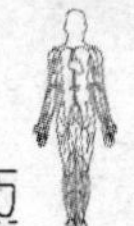

腔狭窄 C. 增高毛细血管通透性引起组织水肿 D. 释放溶酶体酶分解组织细胞 E. 通过“呼吸爆发”产生大量氧自由基破坏组织

(10)脑缺血-再灌注损伤的表现为

A. 富含磷脂的脑细胞游离脂肪酸增多 B. 环磷酸腺苷含量增加 C. 环磷酸鸟苷含量也增加 D. 兴奋性氨基酸含量降低 E. 抑制性氨基酸含量升高

3. 名词解释

(1)自由基 (2)SOD (3)缺血-再灌注损伤 (4)pH 反常 (5)活性氧簇(reactive oxygen species)

4. 问答题

(1)缺血-再灌注损伤中白细胞积聚对组织损伤的机制有哪些?

(2)脑缺血-再灌注损伤时有哪些变化?

(3)心脏缺血-再灌注后最易发生哪种类型的心律失常?发生机制是什么?

(4)根据缺血-再灌注发生的机制和防治的病理生理基础,如何控制缺血组织的再灌注条件?

(5)缺血-再灌注后出现心肌顿抑的发生机制是什么?

(四)答案及题解

1. A 型题

(1)答案 C

题解:因为脑组织耐受缺氧的时间最短,如家兔脑缺血 30 分钟进行再灌注时就可出现再灌注损伤,因此复苏也困难。

(2)答案 B

题解:因为脑组织的活动主要依靠葡萄糖的有氧氧化提供能

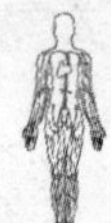

量，对缺氧的敏感性最强，一旦缺血时间较长，即可引起严重的不可逆性损伤。

(3)答案　A

题解：心肌中乳酸脱氢酶和肌酸磷酸激酶的含量丰富，缺血-再灌注损伤时因为心肌细胞破坏而大量释放，使正常时含量较少的血浆乳酸脱氢酶和肌酸磷酸激酶含量增加。

(4)答案　A

题解：心肌的缺血性疾病和再灌注损伤常见，加上冠状动脉搭桥术、心肌梗死溶栓疗法和体外循环心脏外科手术的实施，使人们认识和研究心脏的缺血-再灌注较早较多。

(5)答案　C

题解：细胞线粒体在将分子氧还原为水的过程中产生能量，同时会产生少量自由基。氧获得 1 个电子还原生成超氧阴离子($O_2^{\bar{\cdot}}$)、获得 2 个电子还原生成过氧化氢 H_2O_2，获得 3 个电子还原生成羟自由基(OH·)。在生理情况下，98%的氧通过细胞色素氧化酶系统接受 4 个电子还原为水，同时释放能量。仅 1%～2%的氧经单电子还原成超氧阴离子($O_2^{\bar{\cdot}}$)。缺血-再灌注时线粒体细胞色素氧化酶功能障碍，使氧经单电子还原生成氧自由基增多。

(6)答案　D

题解：氧反常的发生主要受组织缺氧时间、灌流液的温度、灌流液 pH 和氧分压有关。灌流液钙离子浓度主要影响组织细胞钙超载损伤的程度。

(7)答案　A

题解：钙反常是指组织缺钙一定时间后，再用含钙溶液灌注时，反而引起心肌细胞酶释放增多，肌纤维过度收缩和心肌电信号异常。因此钙反常的损伤程度受无钙灌注的时限影响。

(8)答案 C

题解：本题知识点是判断首次发现钙反常的实验设计内容。1966 年 Zimmerman 首先发现用离体大鼠心脏以无钙生理灌流 2 分钟后，再用正常含钙溶液灌注，出现了严重的功能和结构损伤及钙超载现象。故选择 C。

(9)答案 B

题解：如果缺血时间很短，缺血后恢复血流灌注不一定会导致组织损伤；缺血时间过长的组织出现坏死，也不发生再灌注损伤；所以再灌注损伤专指组织缺血一段时间，当血流重新恢复后，组织的损伤程度较缺血时进一步加重、器官功能进一步恶化的综合征。C 和 D 分别指的是钙反常和氧反常的现象，都不符合再灌注损伤的定义。

(10)答案 A

题解：别嘌呤醇是黄嘌呤氧化酶的抑制剂，可以预防再灌注时内皮细胞黄嘌呤氧化酶系统的激活，减少氧自由基的生成，从而降低缺血-再灌注中的组织损伤。

(11)答案 C

题解：谷胱甘肽过氧化物酶的作用是催化过氧化氢分解为水和氧，可以清除大分子物质的过氧化物，保护细胞的膜结构和生物大分子的功能。

(12)答案 B

题解：研究证明缺血-再灌注期钙超载的主要原因是钙内流增加，而不是钙外流减少。而钙内流增加的只要原因是细胞内高钠和高氢以及蛋白激酶 C 的激活都可以介导 Na^{+}/Ca^{2+} 交换蛋白的激

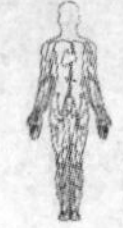

活，增加 Na^+/Ca^{2+} 交换，导致钙超载。

(13)答案　B

题解：中性粒细胞在激活吞噬活动时耗氧量明显增加，所摄取的氧主要通过细胞内的 NADPH 氧化酶系统的催化，接受电子形成氧自由基，目的是杀灭病原微生物，在缺血-再灌注时则导致组织损伤。

(14)答案　A

题解：氧反常是指组织和细胞在缺氧一定时间后，再恢复正常氧供应后，组织细胞的损伤反而加重，参与了缺血-再灌注损伤的发生。这种现象在离体器官和细胞模型上都得到了证实。

(15)答案　D

题解：本题知识点是影响缺血再灌注损伤的发生和严重程度的因素。其中缺血时间过长使组织坏死无法实现再灌注，不发生再灌注损伤，如果组织侧支循环丰富，对氧的需求较低，灌流液 pH 较低，则可以减轻组织的再灌注损伤。而高压灌流会在短期内灌注大量的氧气等导致自由基生成的增多，诱发再灌注损伤。故选择 D。

(16)答案　C

题解：本题知识点涉及缺血-再灌注的概念和再灌注条件的控制。是否发生再灌注损伤与缺血时间长短有关。缺血时间过短或过长都不易发生再灌注损伤；短暂的缺血不足以引起病理改变，缺血时间过长可能使血液灌流无法恢复。而低温、低压灌注可以通过降低组织代谢和减少氧自由基的生成等预防再灌注损伤；低钙灌流可以减轻钙超载引起的组织损伤。心脏和脑是对缺氧最敏感的器官，最易发生再灌注损伤，故只有 C 是正确的。

(17)答案　D

题解：缺血-再灌注时氧自由基可分别来自内皮细胞、中性粒细胞和线粒体，儿茶酚胺氧化代谢的增强和机体清除自由基能力的下降也使氧自由基增多。细胞内酸中毒是缺血再灌注的后果。故选择 D。

(18)答案　D

题解：缺血-再灌注时，缺血缺氧使 ATP 含量减少，Ca^{2+} 进入线粒体增多，使线粒体功能受损，细胞色素氧化酶系统功能失调，以致进入细胞内的氧经单电子还原而形成的氧自由基增多；再灌注时，线粒体氧化磷酸化功能障碍，损伤的电子传递链成为氧自由基的重要来源。也有研究证明 Ca^{2+} 进入线粒体可使锰-超氧化物歧化酶减少，对自由基的清除能力降低，进而使自由基含量增加。但细胞色素氧化酶系统的功能障碍是主要的机制，故选择 D。

(19)答案　A

题解：缺血应激条件下，大量分泌的儿茶酚胺的氧化能产生氧自由基，也是造成细胞损害的因素。

(20)答案　C

题解：缺血-再灌注时，自由基和膜磷脂的降解造成肌浆网膜损伤，主要的变化是钙泵功能障碍，使其摄 Ca^{2+} 能力下降，导致细胞浆钙离子不能及时被肌浆网摄取，导致细胞钙超载。没有研究证明此时肌浆网对 Ca^{2+} 的通透性增高而导致 Ca^{2+} 从肌浆网流入细胞。Na^{+}/Ca^{2+} 交换蛋白功能的激活使细胞膜部位的 Ca^{2+} 内流增多，与肌浆网无关。故选择 C。

2. X 型题

(1)答案　ABDE

题解：缺血-再灌注损伤时自由基的增多可以激活磷脂酶的活

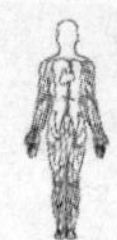

性，并破坏生物膜结构，引起组织细胞的损伤。其他选项都符合对自由基的描述。

(2)答案 BC

题解：本题的知识点与磷脂酶C下游的细胞信号转导途径有关。缺血-再灌注时，儿茶酚胺经 α_1 肾上腺素能受体，通过G蛋白激活磷脂酶C；磷脂酶C分解磷脂酰肌醇，生成三磷酸肌醇和甘油二酯，并分别通过 Ca^{2+} 和PKC途径，促进细胞外 Ca^{2+} 内流。故选择BC。

(3)答案 ABCDE

题解：钙超载引起缺血-再灌注损伤的机制包括促进自由基的生成，破坏细胞膜结构，导致线粒体功能障碍和激活其他酶活性等途径，可导致心肌细胞动作电位时程的变化等，引起心律失常。故所有选项都是正确的。

(4)答案 ACD

题解：内皮细胞和白细胞的激活可导致黏附分子和趋化因子以及炎性物质，包括氧自由基、白三烯类和蛋白酶等。黄嘌呤和次黄嘌呤主要在内皮细胞内被氧化酶氧化生成氧自由基，并不释放到细胞外。故选择ACD。

(5)答案 ADE

题解：缺血-再灌注导致细胞内钙超载的机制主要包括 Na^+/Ca^{2+} 交换蛋白的激活和功能异常，生物膜(包括细胞膜、线粒体膜和肌浆网膜)的损伤。黏附分子的增多是白细胞聚集激活的机制，而无复流现象是白细胞激活导致缺血-再灌注损伤的机制，与钙超载关系不大。故选择ADE。

(6)答案 ABCDE

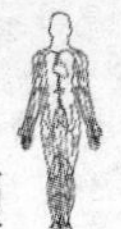

题解:膜脂质过氧化是自由基引起缺血-再灌注损伤的主要机制,通过破坏膜结构导致其流动性下降和通透性升高;膜脂质的交联间接抑制了膜蛋白的功能;可以进一步激活磷脂酶催化花生四烯酸代谢,生成更多自由基和其他生物活性物质;线粒体膜结构的破坏还可导致ATP生成减少。故所有选项都是正确地。

(7)答案　ACDE

题解:本题与上一题的知识点类似,但强调了膜脂质过氧化对膜蛋白功能的影响。膜蛋白主要包括离子泵和受体蛋白,膜脂质过氧化和脂质交联等抑制了离子泵和受体等功能。另外膜脂质过氧化可以导致膜流动性和液态性降低,通透性升高。因此,选项B是错误的,其余均正确。

(8)答案　ABCE

题解:心肌的缺血-再灌注损伤是一个急性的过程,可以出现心肌顿抑、心律失常,由于心肌细胞结构的破坏而出现肌纤维收缩带,线粒体肿胀等。而心脏扩大一般是慢性心力衰竭的代偿表现,不是缺血-再灌注的表现。故选择ABCE。

(9)答案　ABCDE

题解:本题知识点是白细胞介导缺血-再灌注损伤的机制。激活的白细胞与内皮细胞相互作用,可以导致微血管和组织细胞的损伤。微血管的损伤包括了微血栓形成等血液细胞流变学的变化、微血管收缩导致管腔狭窄以及微血管通透性的增加。细胞的损伤与激活的白细胞产生大量自由基和释放蛋白酶、溶酶体酶有关。因此所有选项都是正确的。

(10)答案　ABDE

题解:脑缺血-再灌注损伤时的主要变化体现在脑能量代谢、氨

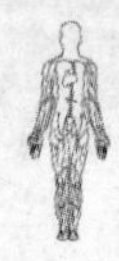

基酸代谢和组织学的变化上。①其能量代谢障碍导致 cAMP 含量升高,cGMP 含量减少,二者比例的变化可以激活磷脂酶,降解膜磷脂,生成大量的游离脂肪酸,加重脂质过氧化;②氨基酸代谢变化使兴奋性氨基酸含量减少,抑制性氨基酸增多;③组织学上体现的是脑水肿和脑细胞的坏死。选项中 C 不符合上述描述。故选择 ABDE。

3. 名词解释

题解:名词解释(1)、(3)、(4)的答案请参照第二节"教学内容精要"中的基本概念部分。

(2)答案　SOD 是超氧化物歧化酶(superoxide dismutase)的英文缩写,是一种金属酶,属于酶性自由基清除剂。SOD 通过歧化反应清除 H_2O_2 和 · OH 的前身氧自由基,从而保护细胞免受毒性氧自由基的损伤。

(5)答案　活性氧簇(reactive oxygen species,ROS)是需氧细胞在代谢过程中产生的一系列氧活性物质,由氧自由基 $O_2^{\overline{\cdot}}$、羟自由基 · OH、单线态氧 $^1O_2$ 和过氧化氢 H_2O_2 等共同组成。

4. 问答题

(1)答案要点　缺血-再灌注损伤时白细胞聚集激活对组织造成损伤的机制包括①嵌顿、堵塞毛细血管造成无复流现象;②与内皮细胞相互作用释放缩血管物质导致微血管管腔狭窄,加重无复流现象;③释放的炎症介质可增加血管通透性、引发组织水肿;④激活的中性粒细胞释放溶酶体酶,使组织蛋白水解;⑤中性粒细胞可产生氧自由基损伤组织。

(2)答案要点　脑是对缺血最敏感的组织,缺血-再灌注损伤时的主要变化体现在脑能量代谢、氨基酸代谢和组织学的变化上。

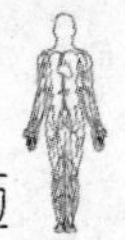

①其能量代谢障碍导致 cAMP 含量升高，cGMP 含量减少，二者比例的变化可以激活磷脂酶，降解膜磷脂，生成大量的游离脂肪酸，加重脂质过氧化；②氨基酸代谢变化使兴奋性氨基酸含量减少，抑制性氨基酸增多；③组织学上体现的使脑水肿和脑细胞的坏死。

(3)答案要点　心脏缺血-再灌注后最易发生室性心律失常，发生机制与下列因素有关。①由于心肌细胞缺血程度的不一致性导致动作电位恢复不同，动作电位时程有异，已发生折返型心律失常；②由于 Na^+/Ca^{2+} 交换蛋白活性增加并反向运转，导致动作电位延迟后除极，造成传导减慢和多发性心律失常；③自由基的损伤和儿茶酚胺的增加等影响心肌细胞电生理表现，促使再灌注心律失常的出现。研究还提示此时心律失常的出现可能与 NO 水平的下降有关。

(4)答案要点　根据缺血-再灌注发生的机制，对缺血组织进行再灌注时应注意控制再灌注的条件，采取低温、低压、低 pH、低流量、低钙、低钠和高钾溶液的灌注。低压和低流量灌注可以避免缺血组织氧气和能量供应的过快增加而生成大量自由基；适当低温灌注可以降低组织的需氧程度，减少组织代谢和耗氧量，防止代谢产物的堆积；低 pH 灌注可以防止细胞间液 H^+ 浓度的迅速下降而导致的细胞内外 H^+ 显著的 pH 梯度差，从而防止细胞内高 H^+ 对 Na^+/Ca^{2+} 交换蛋白的激活，可以减轻钙超载。另外低 pH 灌注还可能减轻细胞内液碱化，抑制一些需要碱性条件的磷脂酶和蛋白酶(如精氨酸酶)对细胞的损伤；低钙灌流可减轻钙超载引起的细胞功能障碍；低钠灌注可减轻细胞水肿；适当的高钾灌注可补充缺血组织因为酸中毒而导致的细胞内钾的丢失。

(5)答案要点　心肌顿抑指的是缺血心肌在恢复血液灌注后一

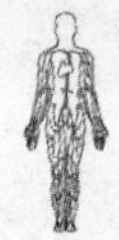

段时间内出现可逆性收缩功能降低的现象，是心肌缺血-再灌注损伤的表现形式之一。与心肌梗死引起的心肌收缩功能异常不同，本概念的重点在于“可逆性”，此时心肌并没有坏死，经过一定时间后其收缩和舒张功能可以完全恢复正常。自由基爆发性的生成和细胞内钙超载是心肌顿抑发生的主要机制。

（南方医科大学　黄巧冰）

第11章

休　克

第一节　教学大纲要求

(1)掌握:休克的概念;休克的发展过程(休克代偿期、进展期、难治期的变化特点和机制);休克发病的神经-体液机制中的血管活性胺的作用;休克时肺功能、心功能和肾功能的变化;多器官功能障碍综合征的概念。

(2)熟悉:休克的病因与分类、休克时脑功能、胃肠道功能、肝功能、凝血-纤溶系统功能、免疫系统功能的变化;休克发病的神经-体液机制中的调节肽、炎症介质的作用;休克发病机制中的组织-细胞机制;多器官功能障碍综合征的发病机制。

(3)了解:休克认识和研究的四个发展阶段;休克发展过程中各期的临床表现;多器官功能障碍综合征的病因与发病经过;休克和多器官功能障碍综合征防治的病理生理基础。

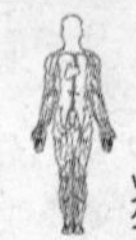

第二节　教材内容精要

一、基本概念

(一)休克

休克是多病因、多发病环节,由多种体液因子参与的,以循环系统功能,特别是微循环功能紊乱和组织细胞灌注不足为主要特征,并可导致多器官功能障碍或衰竭的复杂的全身调节紊乱性病理过程。

引起休克的病因很多,而且不同病因导致休克的发病环节也有所不同。由于休克时神经-体液系统被激活,细胞因子网络等也相继被激活,大量的血管活性胺、各种调节肽,以及各种促炎、抗炎细胞因子等均参与了休克的发生发展,它们错综复杂的相互作用直接影响休克的发生发展和转归。可见,休克是一个非常复杂的病理过程。休克发展到晚期往往累及多个器官功能。导致多器官功能障碍或衰竭,甚至死亡。

(二)自身输血

休克代偿期由于儿茶酚胺等血管收缩性活性胺分泌增多,使肌性微静脉、小静脉、和肝脾储血库等血管收缩,从而使储存其中的血液迅速释放入血循环中,增加回心血量。这种作用相当于“自身输血”,起到增加有效循环血量的代偿作用。

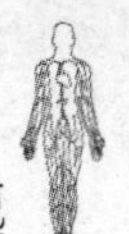

(三)自身输液

休克代偿期,交感-肾上腺髓质系统兴奋,儿茶酚胺分泌增多,由于微动脉、后微动脉、毛细血管前括约肌对儿茶酚胺的敏感性比微静脉强,因而收缩更明显,导致毛细血管前阻力大于后阻力,使毛细血管内流体静压下降,促进组织液回流入血液而增加回心血量。这一作用相当于"自身输液",起到增加血容量的代偿作用。

(四)低血容量性休克

由于血容量减少而引起的休克。常见于由于大失血、失液、大面积烧伤等原因所致的血容量减少而导致的休克。

(五)心源性休克

心源性休克是指由于心脏泵血功能衰竭,心输出量急剧减少,有效循环血量不足而导致的休克。常见于心肌梗塞,严重的心肌炎、心律失常,瓣膜性心脏病等情况。

(六)分布异常性休克

分布异常性休克是指由于血管床容积增大,虽然此时血容量并没有减少,但大量血液淤积在扩大的血管床内(即血液分布异常),使有效循环血量相对不足,回心血量减少,组织细胞灌流量减少所致的休克。常见于过敏反应、感染和神经源性等原因引起的休克。

(七)高排-低阻型休克

高排低阻型休克是指具有心输出量增多,总外周阻力降低的血

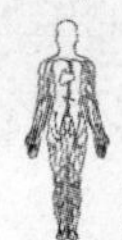

流动力学特点的休克。此型休克通常血压稍低,脉压增大。由于皮肤血管扩张,使皮肤血流量增多,皮肤温度增高,故又称“暖休克”。皮肤血管扩张或动-静脉吻合支的开放可使外周阻力降低和回心血量增加,从而产生高排低阻的血流动力学特点。

(八)低排-高阻型休克

低排高阻型休克是指具有心输出量降低,总外周阻力增高的血流动力学特点的休克。低排高阻型休克与高排低阻型休克相反,脉压明显缩小,由于皮肤血管收缩,血流量减少,皮肤温度降低,故又称为“冷休克”。常见于低血容量和心源性原因所致的休克。

(九)低排-低阻型休克

低排低阻型休克是指具有心输出量减少,总外周阻力也降低的血流动力学特点的休克。各种休克晚期往往具有这种血流动力学特点。

(十)炎症瀑布反应

无论是感染性因素,还是非感染性因素引起的休克时,多种炎细胞均可被直接或间接激活,活化的炎细胞可产生多种促炎性细胞因子(如:TNF-α、IL-1、IL-2、IL-6、IL-8、LTs 等),这些促炎性细胞因子又可进一步激活炎症细胞,产生更多的炎性细胞因子,如此反复,互为因果,形成炎症的瀑布反应,称为炎症瀑布反应。

(十一)全身炎症反应综合征

炎症瀑布反应中产生的大量促炎性化学介质进入血液循环后,

引起全身性的炎症反应，称为全身炎症反应综合征。

（十二）多器官功能障碍综合征

多器官功能障碍综合征是指在严重创伤、感性和休克时，原无器官功能障碍的患者同时或在短时间内相继出现两个以上器官系统的功能障碍，使机体的内环境稳定必须靠临床干预才能得以维持的综合征。

（十三）代偿性抗炎反应综合征

代偿性抗炎反应综合征是指感染或创伤时机体产生可引起免疫功能降低和对感染易感性增加的过强的内源性抗炎反应。

（十四）混合性拮抗反应综合征

当全身炎症反应综合征与代偿性抗炎反应综合征并存、并相互加强时，可导致炎症反应和免疫功能更为严重的紊乱，对机体产生更强的损伤，称为混合性拮抗反应综合征。

二、重点和难点

（一）休克代偿期微循环变化的代偿意义

休克初期属于休克代偿期，各种病因可导致有效循环血量的减少和血压的降低，这可导致机体的交感-肾上腺髓质系统兴奋，儿茶酚胺产生增多。

交感-肾上腺髓质系统兴奋和增多的儿茶酚胺，一方面可致微循环血管收缩，加重微循环血流灌注不足。并可使动-静脉吻合支

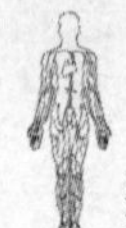

血管平滑肌的β-受体兴奋，产生动-静脉吻合支开放，减少微循环血流灌注，导致组织细胞缺血、缺氧。这是对机体不利的影响。

但另一方面，交感-肾上腺髓质系统兴奋和增多的儿茶酚胺可使机体产生明显的代偿作用，概括如下：

1. 维持血压

由于大部分血管平滑肌有交感缩血管神经纤维支配，并以α肾上腺素能受体为主，因而交感-肾上腺髓质系统兴奋和儿茶酚胺增多可使血管收缩，其中阻力血管收缩，可增加外周阻力；另外，儿茶酚胺增多还可增强心肌收缩力，使心输出量增多。心输出量增多和外周阻力增高均可提高血压，使休克初期的血压降低不明显。血压的维持则有利于心、脑的血液供应。

2. 血液重分布

皮肤、内脏血管平滑肌以α肾上腺素能受体为主，且受体密度高，因而交感-肾上腺髓质系统兴奋和儿茶酚胺增多可引起这些血管明显收缩，血流量明显减少。而心脏血管的舒、缩主要取决于局部产生的血管活性物质，如：腺苷、PGI_2及$[H^+]$等，休克初期由于心脏血液灌注减少而缺氧，使心肌产生大量腺苷、PGI_2及$[H^+]$等代谢产物，这些物质可使冠状动脉等心脏血管舒张，流向心脏的血流量增加。而脑血管平滑肌对儿茶酚胺反应不敏感，因而脑血流量减少不明显。因而休克初期血液发生了重新分布，结果使皮肤、内脏（特别是肾）血流量明显减少，而对维持生命极为重要的心、脑血流量却得到了保障。

3. 有利于恢复血容量

(1)交感-肾上腺髓质系统兴奋和儿茶酚胺增多除可收缩阻力血管外，同时也可致容量血管收缩，使小静脉和微静脉收缩，储存在

肝脾的血液可迅速释放入血液循环中，通过这种“自身输血”作用，有利于血容量的恢复。这一作用虽然迅速，但量是有限的。

(2)交感-肾上腺髓质系统兴奋和儿茶酚胺增多，可使微循环血管收缩，其中动脉端血管(微动脉、后微动脉、毛细血管前括约肌)平滑肌对儿茶酚胺的敏感性明显高于静脉端血管(微静脉)平滑肌，结果使毛细血管前阻力大于后阻力，毛细血管内流体静压明显降低，使组织液回流入血管内，通过这种“自身输液”的作用增加血容量。这种作用虽然不如“自身输血”迅速，但量相对可观。

(二)休克进展期的失代偿

休克进展期微循环变化的特点是：微循环血管舒张，大量血液进入并淤积在毛细血管网中，组织细胞产生淤血性缺氧。造成微循环障碍的机制如下：

1. 持续缺氧，细胞糖酵解增强，乳酸产生增多，导致酸中毒

酸中毒可使血管平滑肌对儿茶酚胺的反应性降低，微血管舒张。

2. 局部舒血管物质增多

缺氧、酸中毒可使血管周围的肥大细胞释放组胺；由于ATP分解增强产生的AMP增多，进而分解产生的腺苷增多；激肽系统激活后产生的激肽等增多。休克进展期组胺、腺苷及激肽等舒血管物质增多，可致微循环血管舒张。此外，由于酸中毒等可使细胞内K^+外流增加，K^+外流可通过抑制电压门控性Ca^{2+}通道，使Ca^{2+}内流减少，血管平滑肌细胞内Ca^{2+}减少，兴奋-收缩偶联障碍，收缩性降低，使微血管舒张。

此外，严重感染所致的休克时可有大量内毒素入血，其他类型

休克时，有时也可发生肠源性内毒素血症。内毒素可激活巨噬细胞，促进一氧化氮产生增多，一氧化氮也有较强的舒血管作用。

3. 血液流变学变化

由于微循环血管舒张、淤血，血流速度减慢。特别是在正常时血流速度就较慢的微静脉，此时血流速度明显变慢。因而红细胞易聚集于此。由于血流速度减慢，白细胞可产生滚动、贴壁、黏附于微血管内皮细胞。尤其是白细胞嵌塞在毛细血管或微静脉时，可造成毛细血管后阻力明显增高。毛细血管后阻力增高可使毛细血管流体静压增高；加之组胺增多可致微血管通透性增高；以及局部激活的白细胞，释放大量活性氧和溶酶体酶类对组织细胞和微血管壁的损伤等情况，均可导致血管内液体大量外渗，回心血量更趋减少，微循环灌流量进一步减少，组织细胞缺氧更为严重，形成恶性循环。此时，休克早期的“自身输血”和“自身输液”已不复存在，休克进展为失代偿期。

（三）休克难治期微循环的变化及难治的机制

休克发展到晚期已很难通过治疗得到恢复。因此，有人称为“不可逆”性失代偿期。目前认为，休克晚期难治的原因主要与弥散性血管内凝血有关。此外，也与休克晚期时来自肠道的细菌和内毒素入血有关。现概述如下：

1. 休克晚期 DIC 发生的机制及后果

(1)机制：休克晚期往往发生 DIC，原因有：①血液处于高凝状态：休克晚期微循环血管平滑肌对缩血管物质已失去反应，处于麻痹状态，因而淤血更为严重，甚至血流停止。由于酸中毒及组胺等作用，大量血浆外渗，血液浓缩，红细胞压织增大，纤维蛋白原等凝

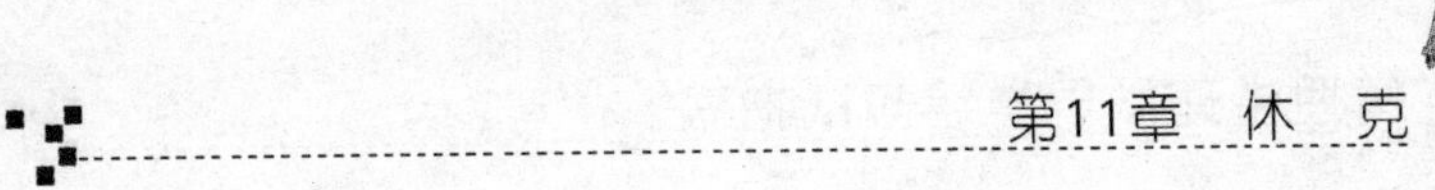

血因子浓度增加，血液处于高凝状态。易发生 DIC。②凝血系统被启动：休克的不同原因可通过不同的方式激活外源性凝血系统，从而启动凝血系统。例如：感染性休克时，大量细菌、内毒素入血，可通过激活单核-吞噬细胞和血管内皮细胞，使其释放组织因子，启动凝血系统。非感染原因的其他类型休克晚期也会发生肠源性内毒素血症，导致组织因子释放。有些类型休克的原因可直接造成组织损伤释放组织因子，启动凝血系统。如产科意外、严重创伤、烧伤、大手术等。

(2)DIC 造成的后果

1)有效循环血量显著减少，微循环障碍加重。①休克进展期时微循环中血液浓缩，大量红细胞聚集，白细胞黏附、嵌塞等已造成回心血量的明显减少。休克晚期上述变化更趋加重，加之微循环中又形成大量微血栓，这样可使回心血量锐减。②凝血系统被激活后，纤溶系统、激肽系统和补体系统也相继被激活，这些系统被激活后的产物，如：纤维蛋白(原)降解产物、激肽及某些补体产物(C3a、C5a 等)，可进一增加微血管通透性或舒张微血管，使回心血量进一步减少。③由于大量微血栓形成消耗了大量的凝血因子和血小板，使血液处于低凝状态，加之纤溶系统被激活，此时可有明显的出血倾向，使原已减少的循环血量进一步减少。

2)器官功能障碍：上述微循环障碍所致的严重缺氧，可使组织细胞的功能代谢发生障碍，能量代谢障碍时 ATP 产生不足，同时产生大量乳酸导致细胞酸中毒，ATP 不足可引起钠泵失灵，Na^+ 进入细胞内可致细胞水肿，严重时可致细胞死亡。酸中毒则可导致溶酶体膜稳定性降低，释放大量溶酶体酶，引起细胞死亡。并可影响周围细胞，引起更多细胞死亡。细胞缺氧也可使活性氧产生增多、清

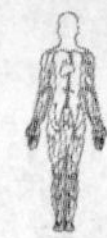

除不足，活性氧也可导致细胞受损和死亡。细胞功能受损和死亡，严重时则可导致器官功能障碍和衰竭。

2. 肠源性内毒素血症的作用

休克晚期难治的原因除与DIC以外，与休克晚期发生的肠源性内毒素血症也有一定的关系。休克晚期由于肠道细胞持续的严重缺氧，可造成损伤或死亡，使其屏障功能降低；同时，由于休克时机体的免疫功能也降低，这样一来，肠道细菌和内毒素大量入血，产生肠源性内毒素血症，可使单核-吞噬细胞系统激活，释放大量促炎性细胞因子和抗炎性细胞因子等，使促炎介质与抗炎介质失衡，甚至导致全身性炎症反应和多器官功能障碍。这也是休克晚期难治的重要原因之一。

（四）休克的发病机制

休克是以微循环功能紊乱和组织细胞受损为主要特征的病理过程。因而在探讨休克发病机制时，多从神经-体液因素和组织细胞的功能代谢角度来阐明休克的发病机制。

1. 神经-体液机制

引起休克的各种动因作用于机体后，机体会产生一系列的代偿反应。其中主要是交感-肾上腺髓质系统、下丘脑-垂体-肾上腺皮质系统的激活。随着休克的发生发展，肾素-血管紧张素-醛固酮系统以及诸多具有分泌功能的细胞和炎症细胞等也相继被激活。这些系统和细胞的激活，大量神经递质、血管活性胺，以及调节肽和促炎、抗炎介质释放入血，这些物质的生物效应及其相互作用，在休克的发生、发展中具有十分重要的作用。现将主要的神经和体液因子及其作用分述如下：

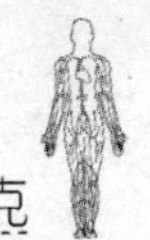

(1)血管活性胺

1)儿茶酚胺:包括去甲肾上腺素、肾上腺素和多巴胺。交感神经兴奋后,交感神经的节后纤维可释放儿茶酚胺,直接作用于有交感神经末梢分布的微循环血管平滑肌引起收缩。没有交感神经末梢分布的毛细血管前括约肌等,则受来自血液的儿茶酚胺的作用而收缩。血液中的儿茶酚胺则主要来源于肾上腺髓质的分泌。肾上腺髓质可在交感神经节前纤维末梢释放的乙酰胆碱的作用下分泌儿茶酚胺类神经递质。因此,交感-肾上腺髓质系统兴奋,可使儿茶酚胺的产生增多。并导致微循环血管收缩和使心跳加快、心肌收缩力增强,心输出量增加等休克早期的表现。同时,由于各组织器官血管平滑肌的受体类型和对儿茶酚胺的反应性不同,儿茶酚胺的增多,可导致有利于心脑血液供应的全身血液重分布。这种选择性收缩血管的作用与下述其他缩血管物质是不同的。

2)5-羟色胺:休克时由于缺氧,血管内皮细胞和肥大细胞可释放 5-羟色胺,此外,血小板被激活后也可释放 5-羟色胺。5-羟色可使微静脉强烈收缩,并增加毛细血管通透性,从而促进淤血和血液浓缩;加之,作为血小板激活剂的 5-羟色胺,还有促进血小板聚集的作用,因此,休克时 5-羟色胺的增多可促进 DIC 的发生。

3)组胺:休克时,由于缺氧等可使血管周围的肥大细胞激活,脱颗粒,释放组胺等化学介质。过敏性休克时,除肥大细胞外,血液中的嗜碱性粒细胞也可脱颗粒,释放组胺等。组胺可舒张微血管和增加微血管通透性,因而可致休克时微循环血管舒张、血浆渗出、血液浓缩等改变。对休克的发生发展有一定作用。

(2)调节肽:休克时很多调节肽参与了休克的发生发展,但大部分调节肽在休克中的作用尚不十分明确,主要调节肽的作用见表 11-1。

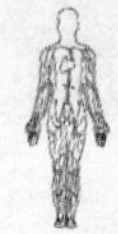

表 11-1　调节肽在休克中的作用

种　类	休克时产生增多原因	休克中的作用
内皮素	缺血、缺氧、血小板聚集、凝血酶及肾上腺素等促其合成、释放	促进微血管收缩，促进心房钠尿肽和降钙素基因相关肽的释放
血管紧张素Ⅱ	肾、心、脑、肺、血管等 组织肾素-血管紧张素系统激活	早期增多、使微血管收缩，有代偿作用 晚期抑制其过度分泌有利抗休克
血管升压素	有效循环血量减少、疼痛 晶体渗透压升高、AgⅡ增多	早期增多，促进微血管收缩和抗利尿 有代偿作用
心房钠尿肽	休克时血浆中含量增多原因不清	利钠、利尿不利于循环血量的维持，可拮抗肾素-血管紧张素-醛固酮系统功能，与其协同有利于水、电解质平衡
血管活性肠肽	小肠血流量减少、缺血 分泌增多	早期：增强心肌收缩力、增加心输出量 晚期：参与低血压及再灌注损伤
降钙素基	小肠缺血、内毒素及很	血管舒张，改善器官血液供应和保护细胞

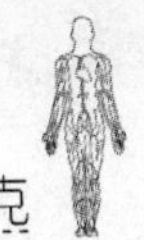

续表

种 类	休克时产生增多原因	休克中的作用
因相关肽	多炎症介质促其释放增多	晚期可致低血压、肠水肿坏死,抑制免疫
激 肽	激肽系统激活	扩张微静脉、毛细血管前括约肌、微动脉
内源性	休克时血中β-内啡肽增多	收缩小静脉,增加毛细血管通透性
阿片肽		降低血压,减慢心率、减少心输出量

(3)炎症介质:引起休克的各种病因均可激活单核-吞噬细胞系统,例如:感染性休克时的细菌、内毒素,严重创伤、烧伤时坏死组织,以及其他类型休克时发生的肠源性的内毒素等。这些物质均可被单核-吞噬细胞系统中的单核细胞、巨噬细胞、中性粒细胞、嗜酸性粒细胞等所吞噬处理。同时,通过自分泌、旁分泌等方式产生大量细胞因子,其中有些是促炎性介质,有些属抗炎性介质。两者相互作用、密切配合,即可以通过炎症反应清除内毒素等致病物质;又可控制炎症反应的扩大化所带来的对机体的损伤。

炎症介质与抗炎介质的彼此消长,直接影响休克的发生发展及预后。例如:某些情况下,炎症细胞被激活后产生的促炎介质,可进一步激活其他炎症细胞,并促其产生更多的促炎介质;这些促炎介质可再激活更多的炎症细胞产生促炎介质,如此反复,则可导致"炎症瀑布反应"。"炎症瀑布反应"产生的大量促炎介质若进入血液循环,则可导致远隔器官,乃至全身的炎症反应,发生所谓的全身炎症反应综合征。进入循环的大量促炎介质可在多个器官组织引起强烈的炎症反应，造成严重的损害作用，甚至导致多个脏器的功能障碍，发生多器官功能障碍综合征。

常见的促炎介质有：TNF-α、IFN、白介素类中的 IL-1、IL-2、IL-6、IL-8。白三烯类中的 LTB_4、LTC_4、LTD_4 和 LTE_4。血栓素 A_2（TXA_2）以及溶酶体酶、活性氧等。常见的抗炎介质有：白细胞介素类中的：IL-1ra、IL-4、IL-10、IL-13。前列腺素类中的 PGI_2、PGE_2。以及 NO 等。

2. 组织细胞机制

休克的原始动因可直接损伤细胞；休克过程中微循环紊乱产生的缺氧等也可损伤细胞。细胞损伤后可发生功能代谢障碍，甚至结构的破坏或死亡。

（1）细胞的损伤

1）细胞膜的变化：休克时，细胞最早受损部位是细胞膜。休克过程中产生的很多促炎性细胞因子、释放的溶酶体酶、活性氧等，以及由于缺氧造成的细胞 ATP 不足和酸中毒等均可损伤细胞膜。细胞膜受损伤主要表现为膜上的各种离子转运“泵”功能障碍，特别是“钠泵”功能障碍时，可造成 Na^+ 内流增加和细胞内水肿，严重时可使细胞发生死亡（胀亡）。同时也会发生 K^+ 的外流增加（可发生高钾血症）和 Ca^{2+} 的内流减少等。

2）线粒体的变化：早期缺氧可致线粒体氧化-磷酸化功能障碍，ATP 合成减少。晚期可导致线粒体严重受损，导致线粒体肿胀、致密结构和嵴消失等形态改变。

3）溶酶体变化：休克中的缺氧、酸中毒可引起溶酶体肿胀、空泡形成和释放溶酶体酶，溶酶体酶为多种蛋白水解酶，可造成细胞自

溶、死亡。细胞释放的溶酶体酶，还可作用周围细胞引起细胞的破坏。增多的溶酶体酶若进入血液循环后，也可影响远隔器官的功能。如：产生的心肌抑制因子可抑制心脏功能等。

休克时，细胞损伤的结果是引起细胞的死亡。细胞死亡的形式可分为程序性死亡，包括凋亡和自噬等；以及非程序性死亡，如：坏死等。休克时随着细胞死亡数量的增加，最终可促进器官的功能障碍。

(2)细胞的代谢障碍：休克时，细胞代谢变化最早表现为：供能方式从优先利用脂肪酸转为优先利用葡萄糖。休克时，由于缺氧，细胞氧耗减少，糖酵解增强。脂肪和蛋白质合成减少而分解增加。脂肪分解增加：血中游离脂肪酸和酮体增多。蛋白分解增加：血清尿素氮增高，尿氮排泄增多，出现负氮平衡。

休克时，由于细胞缺氧，使有氧氧化障碍，糖酵解增强。有氧氧化障碍时，三羧酸循环障碍，产生的 ATP 减少，钠泵失灵，可导致细胞水肿和高钾血症等。糖酵解增强产生的乳酸增多，可致酸中毒。

(五)休克时主要的器官功能变化

1. 肾功能的变化

休克时最易受损的器官是肾。这是因为：休克早期交感-肾上腺髓质系统兴奋，儿茶酚胺增多，可使肾血管收缩，使肾血流量明显减少，肾小球滤过率显著降低，发生急性肾功能衰竭，出现少尿、氮质血症、代谢性酸中毒、高钾血症等临床表现。若休克得到控制，有效循环血量得以恢复，则肾功能可很快恢复。因此，属功能性急性肾功能衰竭。但是，若休克进展，由于长时间肾缺血、缺氧、DIC 以及产生的各种促炎性细胞因子和活性氧、溶酶体酶等的损伤作用，

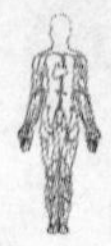

可导致肾小管上皮细胞变性坏死，发生急性肾小管坏死。急性肾小管坏死属器质性肾功能衰竭。

2. 肺功能的变化

休克时，某些休克病因可直接损伤肺泡膜，引起肺损伤；休克过程中被激活的白细胞、巨噬细胞、血小板等易聚集于肺（肺丰富的毛细血管网相当于体循环的滤器），并释放大量的炎症介质、溶酶体酶和活性氧等，损伤肺泡上皮细胞、毛细血管内皮细胞等，并使血管通透性增高。导致肺淤血、间质水肿和出血等。同时，肺泡Ⅱ型上皮细胞合成的肺泡表面活性物质减少和分解增加，可使肺泡表面张力增高，导致肺泡的微萎陷和肺泡水肿。上述炎症介质等损伤血管内皮细胞，使血管内皮细胞的抗凝作用减弱，内毒素等又可促进组织因子释放，启动凝血系统，肺微循环可形成大量微血栓。总之，休克时，肺在形态上可出现：肺淤血、出血、水肿（间质或肺泡），肺泡微萎陷，肺微血栓和肺泡透明膜形成（血浆蛋白沉积在肺泡腔所致）等改变。这些变化若引起的肺功能障碍较轻，可称为急性肺损伤。若病情发展，严重影响了肺通气、换气功能，引起动脉血氧分压明显降低；由于低氧血症引起的呼吸加深加快，患者产生明显的呼吸窘迫感，发生所谓的呼吸窘迫综合征。此时，由于大量 CO_2 被呼出，$PaCO_2$ 往往低于正常，可发生Ⅰ型（低氧血症型）呼吸衰竭。

3. 心功能的变化

休克早期由于全身血液重分布，可保证冠脉血流量供应，心功能无明显变化。休克进一步发展可出现急性心力衰竭。其发生机制如下：①休克进入失代偿期后，血压降低，心冠脉血液灌注明显减少，心肌缺血、缺氧，能量代谢障碍，心肌收缩降低。此时，由于交感-肾上腺髓质系统兴奋，使心率增加，心率加快缩短了舒张期，使

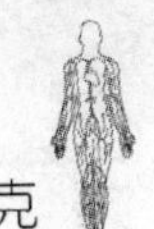

冠脉充盈不足(冠脉充盈于舒张期);同时心率加快也使本已缺氧的心肌耗氧量增加,更加重了心肌缺氧。导致心输出量明显减少,发生心力衰竭。②休克时,由于缺氧引起的有氧氧化障碍和糖酵解增强,钠泵等细胞膜上的离子转运载体功能障碍,可导致高钾血症、低钙血症和代谢性酸中毒等,其中,高钾可使心肌受损,引起心律紊乱等。而细胞内低钙可使心肌兴奋-收缩偶联障碍。心肌细胞内[H^+]增多,可取代 Ca^{2+} 与肌钙蛋白结合,也可使心肌兴奋-收缩偶联障碍。这些情况均可促进心力衰竭的发生。③休克时,由于胰腺细胞的缺血、缺氧而产生的心肌抑制因子也可抑制心肌收缩,促进心力衰竭的发生。④休克时,内毒素可直接或通过激活炎症反应损伤心肌,引起心力衰竭的发生。⑤心肌内 DIC 形成,阻塞微循环血流,导致心肌细胞变性坏死,引起出血等均可加重心肌的损伤,促进心力衰竭的发生。

4. 脑功能的变化

休克早期由于代偿性全身血液重分布,脑血流灌注减少不明显,缺氧不明显,可无脑功能障碍。但此时由于蓝斑-交感-肾上腺髓质系统兴奋,其中脑桥蓝斑区可释放去甲肾上腺素增多,产生紧张、焦虑等中枢效应。休克进一步发展,血压明显降低,当平均动脉压低于 50mmHg 时,可使脑血流量明显减少,导致脑细胞缺氧、酸中毒和离子紊乱等。可出现神志不清、昏迷等神经精神症状。严重时可出现脑水肿、脑疝和死亡。

休克时除上述肾、肺、心、脑功能障碍外,机体其他器官系统功能也可累及。例如:休克时消化系统可出现应激性溃疡和肠源性内毒素血症等变化;肝功能也可出现变化,患者可有黄疸和肝功能不全。休克时凝血-抗凝和纤溶系统也将发生平衡失调,产生 DIC 等。

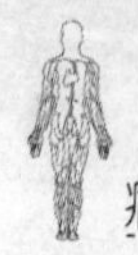

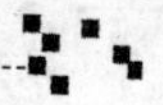

免疫系统直接参与休克的发生发展,可出现明显而复杂的一系列功能变化。总的特点是:非特异免疫系统功能亢进,特异性免疫系统功能降低。特异免疫系统功能降低,可使炎症反应失控,使感染易于扩散,产生菌血症、败血症等严重后果。

(六)多器官功能障碍综合征的发病机制

1. 多器官功能障碍综合征的病因和类型

病因可分为:感染性病因:常见于败血症和严重感染等。非感染性病因:常见于大手术和严重创伤等。

类型:速发单相型:发展较快,病变进程只有一个时相,器官功能损伤只有一个高峰,又称原发型多器官功能障碍综合征。常见于多发性创伤,直接导致两个以上器官系统功能障碍。迟发双相型:病情较重,病程中有两个高峰出现、呈双相,又称继发型多器官功能障碍综合征。此时,创伤、感染、失血等可作为第一次打击作用于机体引起休克等。经过治疗等病情得到控制,机体处于一相对稳定的缓解期。以后又受到致炎因子的第二次打击而发生多器官系统功能障碍。

2. 多器官功能障碍综合征的发病机制

(1)全身炎症反应失控:机体的组织细胞受到损伤时,机体会产生炎症反应。炎症反应是多种细胞和多种因子参与的复杂反应。参与炎症反应的主要有:激素、促炎和抗炎介质、趋化因子和粘附分子等。

各种病因可引起微循环障碍和细胞损伤等,由于局部微循环障碍,微静脉扩张、血流变慢,白细胞可发生着边,进而在粘附分子作用下与内皮细胞粘附。同时,由于白细胞等激活后可产生溶酶体酶等破坏血管基底膜，进入炎症灶内。炎症灶内被激活的炎细胞可产生趋化因子及移动抑制因子等，吸引更多的白细胞等炎细胞进入炎症灶并被局限于炎症局部。活化的炎细胞可释放促炎性细胞因子，在局部发挥防御作用。但是当局部的这种炎症反应失去控制时，可通过前已提及的炎症瀑布反应产生大量的促炎介质，这些炎症介质泛滥进入血浆，可引起远隔器官乃至全身的炎症反应。这是导致多器官功能障碍综合征的重要机制之一。

(2)促炎-抗炎介质平衡紊乱：炎症反应是机体防御功能之一，促炎介质有利于清除致病因子，但对正常组织细胞却有潜在的损伤作用。为防止产生损伤作用，在促炎介质产生的同时，抗炎介质也将产生。两者在炎症局部维持平衡，即发挥防御作用，又防止炎症扩大和产生损伤作用。但是，抗炎介质虽然可防止炎症反应的扩大和损伤，同时却可导致机体免疫功能的抑制。若抗炎介质产生过多，则发生所谓的代偿性抗炎反应综合征。此时，由于免疫功能受到抑制，增加了对感染的易感性，反而不利于机体。严重的炎症反应时，往往促炎介质和抗炎介质均可泛滥入血，导致全身炎症反应综合征和代偿性抗炎反应综合征同时存在。当前者占优势，可导致细胞死亡和器官功能障碍。当后者占优势时，则可导致免疫功能降低和对感染的易感性增高。因此，两者同时存在，相互加强，可导致对机体更强的损伤，被称为混合性拮抗反应综合征。促炎-抗炎介质平衡紊乱也是导致多器官功能障碍和衰竭的重要原因。

(3)其他机制：除上述机制外，微循环灌注障碍时，由于细胞缺血、缺氧，能量代谢障碍，ATP 不足，cAMP 生成减少等细胞功能障碍也是促进器官功能障碍的原因。创伤后，由于交感-肾上腺髓质系统兴奋，儿茶酚胺增多，可使机体处于高代谢状态。高代谢状态

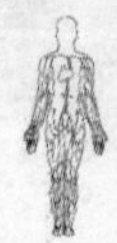

可导致器官耗氧量增加，能量消耗增加，加上原已存在的微循环障碍所致的缺氧、氧化磷酸化障碍等，可加重细胞的代谢障碍和损伤，促进器官功能障碍和衰竭。此外，在复苏过程中产生的缺血-再灌注损伤等在器官功能障碍中也有一定的作用。

第三节　复习思考题

（一）试卷

1. A型选择题

(1)休克的主要特征是

A. 血压下降为主要特征　B. 微循环功能紊乱和组织细胞灌注不足为主要特征　C. 心输出量急性降低引起的微循环衰竭为主要特征　D. 动-静脉吻合支开放为主要特征　E. 机体应激反应能力增高为主要特征

(2)高排低阻型休克的特点不是

A. 总外周阻力增高　B. 心输出量增高　C. 脉压增大　D. 皮肤温度增高　E. 动-静脉吻合支开放

(3)不属于休克代偿期微循环变化特点的是

A. 微动脉血管平滑肌收缩　B. 毛细血管前括约肌收缩　C. 真毛细血管网关闭　D. 动-静脉吻合支血管平滑肌收缩　E. 少灌少流，灌少于流

(4)休克代偿期产生“自身输血”的主要原因是

A. 动-静脉吻合支开放，回心血量增加　B. 醛固酮增多，肾小管上皮细胞对钠水重吸收增加　C. 抗利尿激素增多，远曲小管对

水重吸增加 D. 容量血管收缩，回心血量增加 E. 缺血缺氧使红细胞生成增多

(5)休克代偿期产生“自身输液”是由于

A. 容量血管收缩，回心血量增加 B. 毛细血管内流体静压降低，组织液回流增多 C. 醛固酮增多，肾小管上皮细胞对钠水重吸收增加 D. 抗利尿激素增多，肾重吸收水增加 E. 动-静脉吻合支开放，回心血量增加

(6)休克进展期与微血管扩张有关的介质是

A. 儿茶酚胺 B. 组胺 C. 血管紧张素 D. ADH E. 5-羟色胺

(7)下列哪型休克易发生 DIC

A. 感染性休克 B. 心源性休克 C. 过敏性休克 D. 失血性休克 E. 神经源性休克

(8)休克时细胞最早受损的部位是

A. 微粒体 B. 线粒体 C. 溶酶体 D. 高尔基体 E. 细胞膜

(9)休克时细胞供能方式变化的特点是

A. 优先利用酮体的分解供能 B. 优先利用蛋白质的分解供能 C. 优先利用乳酸分解供能 D. 优先利用脂肪酸供能 E. 优先利用葡萄糖供能

(10)参与休克发生的血管活性胺是

A. 内皮素 B. 5-羟色胺 C. 心房钠尿肽 D. 激肽 E. 血管紧张素Ⅱ

(11)下列哪种体液因子不具有收缩血管的作用

A. 儿茶酚胺 B. 5-羟色胺 C. 内皮素 D. 心房钠尿肽

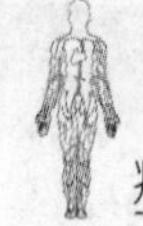

E. 血管紧张素Ⅱ

(12)全身炎症反应综合征时，通常不会发生

A. 细胞大量凋亡　B. 全身高代谢状态　C. 全身耗氧量增高　D. 心输出量增加　E. 多种炎症介质释放

(13)MODS 最常见的病因是

A. 营养不良　B. 严重创伤和感染　C. 输液过多　D. 吸氧浓度过高　E. 机体免疫力低下

(14)MODS 发生率最高的休克类型是

A. 过敏性休克　B. 心源性休克　C. 感染性休克　D. 失血性休克　E. 神经源性休克

(15)MODS 时肺部的主要病理变化不包括

A. 肺毛细血管内微血栓形成　B. 肺泡上皮细胞增生　C. 肺水肿形成　D. 肺泡微萎陷　E. 透明膜形成

(16)休克代偿期发生急性肾功能障碍时，一般不出现

A. 少尿或无尿　B. 蛋白尿　C. 高钾血症　D. 代谢性酸中毒　E. 氮质血症

(17)重度低血容量性休克最易受损的器官是

A. 心　B. 脑　C. 肾　D. 肺　E. 肝

(18)休克代偿期急性肾功能衰竭的发生是由于

A. 急性肾小管上皮细胞变性坏死　B. 持续性肾缺血、缺氧　C. 肾毒素的作用　D. 肾血液灌流不足　E. 肾微血栓形成

(19)非心源性休克时，心功能障碍的原因不是

A. 心输出量急剧减少　B. 心肌发生局灶性坏死　C. 高钾血症　D. 心肌抑制因子的作用　E. 内毒素的作用

(20)休克早期选择扩血管药物舒张微血管应首先

A. 纠正酸中毒 B. 改善心脏功能 C. 应用皮质激素 D. 充分扩容 E. 给予细胞保护剂

2. X型选择题

(1)低血容量性休克的典型表现为

A. 动脉血压降低 B. 中心静脉压降低 C. 心输出量降低 D. 总外周阻力降低

(2)血管源性休克的原因有

A. 过敏 B. 大失血 C. 烧伤 D. 高位脊髓损伤

(3)休克进展期导致血管扩张的物质是

A. 腺苷 B. 组胺 C. 激肽 D. 酸性代谢产物

(4)休克难治期诱发DIC的原因是

A. 纤维蛋白原浓度增加 B. 血流速度减慢 C. 组织因子释放 D. 异性输血

(5)休克时细胞损伤的表现为

A. 溶酶体肿胀 B. 糖酵解增强 C. 线粒体ATP合成减少 D. 钠泵功能障碍

(6)具有收缩血管作用的调节肽有

A. 儿茶酚胺 B. 血管紧张素Ⅱ C. 内皮素 D. 心房钠尿肽

(7)具有收缩血管作用的血管活性胺有

A. 儿茶酚胺 B. 血管紧张素Ⅱ C. 内皮素 D. 5-羟色胺

(8)具有促炎作用的细胞因子有

A. IL-1 B. IL-4 C. IL-2 D. IL-10

(9)具有抗炎作用的细胞因子有

A. TNF-α B. IFN C. IL-1Rα D. IL-13

(10)休克代偿期微循环的变化可有

A. 微循环血管收缩　B. 动-静脉吻合支开放　C. 毛细血管内压降低,组织回流增多　D. 微循环有微血栓形成

3. 名词解释

(1)休克　(2)自身输血　(3)自身输液　(4)多器官功能障碍综合征　(5)全身炎症反应综合征

4. 问答题

(1)试述休克代偿期微循环变化的代偿意义。

(2)试述休克进展期微循环血管扩张、淤血的主要原因。

(3)试述休克难治期 DIC 产生的机制。

(4)试述休克难治期 DIC 造成的后果。

(5)试述多器官功能障碍综合征的发病机制。

(二)答案及题解

1. A 型选择题

(1)答案　B

题解:休克是多因素,多种体液因子参与的复杂的病理过程。以循环系统功能,特别是微循环功能紊乱和组织细胞灌注不足为主要特征。

(2)答案　A

题解:此型休克时,皮肤血管扩张和动-静脉吻合支的开放,可使外周阻力降低和回心血量增加,从而产生心输出量增高,总外周阻力降低的血流动力学特点。此型休克通常血压稍低,脉压增大。

(3)答案　D

题解:休克早期,由交感-肾上腺髓质系统兴奋,儿茶酚胺增多,

以α-肾上腺素能受体占优势的微动脉、后微动脉、毛细血管前括约肌、微静脉等血管平滑肌均收缩，毛细血管网处于关闭状态。而以β-肾上腺素能受体占优势的动-静脉吻合支的血管平滑肌舒张，因而产生动-静脉短路开放。

(4)答案 D

题解：休克代偿期由于儿茶酚胺等血管收缩性活性胺分泌增多，使肌性微静脉、小静脉、和肝脾储血库等血管收缩，从而使储存其中的血液迅速释放入血循环中，增加回心血量。相当于“自身输血”，起到增加有效循环血量的代偿作用。

(5)答案 B

题解：休克代偿期，交感-肾上腺髓质系统兴奋，儿茶酚胺分泌增多，由于微动脉、后微动脉、毛细血管前括约肌对儿茶酚胺的敏感性比微静脉强，因而收缩更明显，导致毛细血管前阻力大于后阻力，使毛细血管内流体静压下降，促进组织液回流入血液而增加回心血量。相当于“自身输液”，起到增加血容量的代偿作用。

(6)答案 B

题解：组胺可扩张微血管平滑肌，并使血管通透性增加。其他介质主要有缩血管作用。

(7)答案 A

题解：感染性休克易发生DIC，因为细菌、内毒素可封闭单核-吞噬细胞功能，使其清除促凝物质功能障碍，使血液处于高凝状态。同时，内毒素可通过多种途径，使单核细胞、内皮细胞等释放组织因子，启动凝血系统。因此，易发生DIC(详见DIC章)。

(8)答案 B

题解：休克早期即可由于缺氧，使线粒体氧化-磷酸化功能障

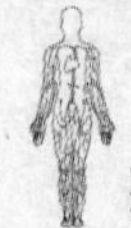

碍。晚期可使线粒体结构破坏，发生肿胀、致密结构破坏和嵴消失等。

(9)答案　E

题解：休克时细胞代谢变化最早表现为供能方式从优先利用脂肪酸转化为优先利用葡萄糖。

(10)答案　B

题解：参与休克发生的血管活性胺是5-羟色胺，作用是可使微静脉强烈收缩，并增加毛细血管通透性，从而促进淤血和血液浓缩；加之，作为血小板激活剂的5-羟色胺，还有促进血小板聚集的作用，因此，休克时5-羟色胺的增多可促进DIC的发生。其他各项是参与休克发生发展的调节肽。

(11)答案　D

题解：心房钠尿肽主要是由心房分泌产生的具有利尿、利钠作用。可拮抗肾素-血管紧张素-醛固酮系统功能，与其协同有利于水、电解质平衡。

(12)答案　D

题解：全身炎症反应综合征时，多种炎症介质大量释放入血，细胞耗氧量增加，处于全身高代谢状态，细胞可大量死亡，其中包括凋亡。而通常心功能障碍，心输出量减少。

(13)答案　B

题解：临床上，严重创伤和严重感染是引起多器官功能障碍的最常见的病因。

(14)答案　C

题解：严重感染导致的感染性休克是临床上发生多器官功能障碍综合征发生率最高的休克类型。主要是内毒素可直接激活各种

炎症细胞,释放各种炎症介质,易引起炎症瀑布反应,使全身炎症反应失控。促炎-抗炎介质平衡紊乱等,导致多器官功能障碍综合征的发生。

(15)答案 B

题解:多器官功能障碍综合征时,肺在形态上可出现:肺间质和肺泡水肿、肺淤血出血、肺泡透明膜形成和肺微血栓形成以及肺泡微萎陷等病理变化。而肺泡上皮细胞可破坏。

(16)答案 B

题解:休克早期,交感-肾上腺髓质系统兴奋,儿茶酚胺增多,肾血管收缩,肾血流量减少,肾小球滤过率降低。可出现少尿或无尿,氮质血症、高钾血症、代谢性酸中毒等急性肾功能衰竭的临床表现。但此时为功能性急性肾功能衰竭,肾小管上皮细胞并无明显损伤,因此,一般不会出现明显的蛋白尿。

(17)答案 C

题解:重度的血容量减少,可使交感-肾上腺髓质系统兴奋,儿茶酚胺增多,全身血液重分布,使皮肤和肾脏血流量明显减少,从而保证生命重要器官的心、脑血液供应。休克早期肾血流量即可减少,并可发生急性肾功能衰竭。因此,低血容量休克时肾是最易受损的器官。

(18)D

题解:休克早期发生的急性肾功能衰竭是功能性的,此时没有器质性损伤,主要是由于肾血流量减少所致。

(19)A

题解:非心源性休克发生心功能障碍的机制与内毒素、高钾血症、心肌抑制因子等对心肌的损害和抑制有关。也与心肌发生 DIC

后导致的心肌局灶性坏死有关。一旦发生心功能障碍其结果是心输出量明显减少。而引起心源性休克的原因是心输出量急剧减少。

(20)答案　D

题解:休克早期由于微循环血管强烈收缩,可采用扩血管药物扩张微血管,以改善微循环的灌流不足。有利于休克抢救。但是由于血管容量的扩大,可使血压一过性降低,为此,应首先在充分扩充血容量基础上,使用扩血管药物。

2. X型题

(1)答案　ABC

题解:低血容量性休克时血流动力学特点是心输出量减少而总外周阻力增高。此时,中心静脉压降低,动脉血压降低。

(2)答案　AD

题解:过敏反应可导致血液中的嗜碱性粒细胞和血管周围肥大细胞释放组胺等血管活性胺,可导致血管舒张,血管容积扩大,有效循环血量明显减少,微循环障碍导致休克。而大失血和烧伤引起休克的始动环节不是血管容量的扩大,而是血容量的减少。

(3)答案　ABCD

题解:休克进展期由于持续缺氧可导致酸性代谢产物和腺苷产生增多。由于激肽系统被激活,产生的激肽增多。肥大细胞由于缺氧和酸中毒释放组胺增多。这些物质均可导致血管扩张。

(4)答案　ABCD

题解:休克晚期由于微循环障碍加重,血流减慢,血液浓缩,纤维蛋白原等凝血因子浓度增加,血液处于高凝状态。此时由于内毒素等作用,组织因子大量释放,这些均可促进微循环形成大量微血栓,导致DIC形成。此外,若异型输血导致休克时,红细胞大量破

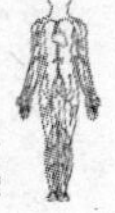

坏,细胞膜磷脂增多也可促进凝血过程,导致DIC。

(5)答案 ACD

题解:休克时细胞受损伤主要表现为:膜钠泵等离子转运载体功能障碍,溶酶体、线粒体损伤,线粒体能量代谢障碍,ATP合成减少。而糖酵解增强属细胞代谢障碍。

(6)答案 BC

题解:血管紧张素Ⅱ、内皮素、心房钠尿肽属调节肽。其中心房钠尿肽无血管收缩作用。儿茶酚胺属血管活性胺,不属调节肽。

(7)答案 AD

题解:儿茶酚胺和5-羟色胺均属有收缩血管作用的血管活性胺。其他二项虽也有收缩血管作用,但为调节肽。

(8)答案 AC

题解:主要由巨噬细胞释放的IL-1和主要由淋巴细胞释放的IL-2均为促炎性细胞因子它们在炎症反应中具有十分重要的作用。而巨噬细胞释放的IL-4和IL-10具有抗炎作用。

(9)答案 CD

题解:巨噬细胞释放的IL-1Rα可干扰IL-1起到抗炎作用。Th2型T淋巴细胞释放的IL-13可抑制巨噬细胞产生细胞因子而起到抗炎作用。其他为促炎性细胞因子。

(10)答案 ABC

题解:休克早期儿茶酚胺增多,微循环血管收缩。毛细血管前阻力增加,毛细血管内流体静压降低,组织液回流增加。以β肾上腺素能受体为主的动-静脉吻合支血管平滑肌因舒张而开放。休克代偿期一般微循环尚未发生DIC。

3. 名词解释

(1)答案　休克:休克是多病因、多发病环节,由多种体液因子参与的,以循环系统功能,特别是微循环功能紊乱和组织细胞灌注不足为主要特征,并可导致多器官功能障碍或衰竭的复杂的全身调节紊乱性病理过程。

(2)答案　自身输血:休克代偿期由于交感肾上腺髓质系统兴奋,儿茶酚胺等血管收缩性活性胺分泌增多,使肌性微静脉、小静脉、和肝脾储血库等血管收缩,从而使储存其中的血液迅速释放入血循环中,增加回心血量。这种作用被称为自身输血。

(3)答案　自身输液:休克代偿期,交感-肾上腺髓质系统兴奋,儿茶酚胺分泌增多,由于微动脉、后微动脉、毛细血管前括约肌对儿茶酚胺的敏感性比微静脉强,因而收缩更明显,导致毛细血管前阻力大于后阻力,使毛细血管内流体静压下降,促进组织液回流入血液而增加回心血量。这一作用被称为自身输液。

(4)答案　多器官功能障碍综合征:多器官功能障碍综合征是指在严重创伤、感染和休克时,原无器官功能障碍的患者同时或在短时间内相继出现两个以上器官系统的功能障碍,使机体的内环境稳定必须靠临床干预才能得以维持的综合征。

(5)答案　全身炎症反应综合征:各种感染或非感染性因素激活炎症细胞并释放多种促炎介质,这些炎症介质可进一步激活更多的炎症细胞,释放更多的促炎介质,产生所谓的炎症瀑布反应。炎症瀑布反应中产生的大量促炎性化学介质进入血液循环后,引起全身性的炎症反应,称为全身炎症反应综合征。

4. 问答题

(1)答案要点

1)维持血压:交感-肾上腺髓质系统兴奋和儿茶酚胺增多可使

阻力血管收缩，增加外周阻力。儿茶酚胺增多可增强心肌收缩力，使心输出量增多。心输出量增多和外周阻力增高均可提高血压，使休克初期的血压降低不明显。血压的维持则有利于心、脑的血液供应。

2）血液重分布：由于机体组织器官血管平滑肌对儿茶酚胺的反应性不同，使休克初期血液发生了重新分布，结果使皮肤、内脏（特别是肾）血流量明显减少，而对维持生命极为重要的心、脑血流量却得到了保障。

3）有利于恢复血容量：①交感-肾上腺髓质系统兴奋和儿茶酚胺增多可致容量血管收缩，使小静脉和微静脉收缩，储存在肝脾的血液可迅速释放入血液循环中，通过这种“自身输血”作用，有利于血容量的恢复。②交感-肾上腺髓质系统兴奋和儿茶酚胺增多，可使微循环血管收缩，其中，动脉端血管（微动脉、后微动脉、毛细血管前括约肌）平滑肌对儿茶酚胺的敏感性明显高于静脉端血管（微静脉）平滑肌，结果使毛细血管前阻力大于后阻力，毛细血管内流体静压明显降低，使组织液回流入血管内，通过这种“自身输液”的作用增加血容量。

（2）答案要点

1）持续缺氧，细胞糖酵解增强，乳酸产生增多，导致酸中毒。酸中毒可使血管平滑肌对儿茶酚胺的反应性降低，微血管舒张。

2）局部舒血管物质增多：休克进展期由于持续缺氧和酸中毒，微循环局部产生的组胺、腺苷、激肽等舒血管物质增多。可致微循环血管舒张、淤血。

3）酸中毒等可使细胞内 K^+ 外流增加，K^+ 外流可通过抑制电压门控性 Ca^{2+} 通道，使 Ca^{2+} 内流减少，血管平滑肌细胞内 Ca^{2+} 减少，

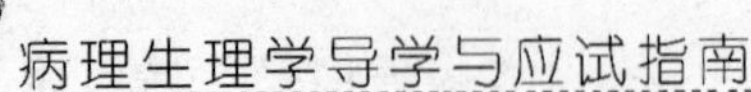

兴奋-收缩偶联障碍，收缩性降低，使微血管舒张。

4)内毒素可激活巨噬细胞，促进一氧化氮产生增多，一氧化氮也有较强的舒血管作用。

上述情况是导致休克进展期微循环血管扩张、淤血的主要原因。

(3)答案要点

1)血液处于高凝状态：休克晚期微循环血管平滑肌对缩血管物质已失去反应，处于麻痹状态，因而淤血更为严重，甚至血流停止。由于酸中毒及组胺等作用，大量血浆外渗，血液浓缩，红细胞压积增大，纤维蛋白原等凝血因子浓度增加，血液处于高凝状态。易发生 DIC。

2)凝血系统被启动：休克的不同原因可通过不同的方式激活外源性凝血系统，从而启动凝血系统。例如：感染性休克时，大量细菌、内毒素入血，可通过激活单核-吞噬细胞和血管内皮细胞，使其释放组织因子，启动凝血系统。非感染原因的其他类型休克晚期也会发生肠源性内毒素血症，导致组织因子释放。有些类型休克，如产科意外、严重创伤、烧伤、大手术等，可造成组织损伤，释放组织因子启动凝血系统。

(4)答案要点

1)微循环障碍加重，有效循环血量显著减少。原因为：①休克进展期时微循环中血液浓缩，大量红细胞聚集，白细胞黏附、嵌塞等已造成回心血量的明显减少。休克晚期上述变化更趋加重，加之微循环中又形成大量微血栓，这样可使回心血量锐减。②凝血系统被激活后，纤溶系统、激肽系统和补体系统也相继被激活，这些系统被激活后的产物，如：纤维蛋白(原)降解产物、缓激肽及某些补体产物

(C3a、C5a 等),可进一增加微血管通透性或舒张微血管,使回心血量进一步减少。③由于大量微血栓形成消耗了大量的凝血因子和血小板,使血液处于低凝状态,加之纤溶系统被激活,此时可有明显的出血倾向,使原已减少的循环血量进一步减少。

2)器官功能障碍:①上述微循环障碍所致的严重缺氧,可使组织细胞的功能代谢发生障碍,能量代谢障碍时 ATP 产生不足,同时产生大量乳酸导致细胞酸中毒,ATP 不足可引起钠泵失灵,Na^+ 进入细胞内可致细胞水肿,严重时可致细胞死亡。②酸中毒则可导致溶酶体膜稳定性降低,释放大量溶酶体酶,引起细胞死亡。并可影响周围细胞,引起更多细胞死亡。③细胞缺氧也可使活性氧产生增多、清除不足,活性氧也可导致细胞受损和死亡。

细胞功能受损和死亡,严重时则可导致器官功能障碍和衰竭。

(5)答案要点

1)全身炎症反应失控:当各种病因造成机体某一组织器官局部损伤后,即可发生炎症反应。炎症局部的多种炎症细胞可释放多种炎症介质,在局部发挥防御作用,同时,也产生一定的抗炎介质,控制炎症反应的扩大和对组织的损伤。当这一平衡失控时,可使炎症介质泛滥进入血浆,引起远隔器官乃至全身的炎症反应。这是导致多器官功能障碍综合征的重要机制之一。

2)促炎-抗炎介质平衡紊乱:促炎介质有利于清除致病因子,但对正常组织细胞却有潜在的损伤作用。为防止产生损伤作用,在促炎介质产生的同时,抗炎介质也将产生。两者在炎症局部维持平衡,即发挥防御作用,又防止炎症扩大和产生损伤作用。但是,抗炎介质虽然可防止炎症反应的扩大和损伤,同时却可导致机体免疫功能的抑制。若抗炎介质产生过多,则发生所谓的代偿性抗炎反应综

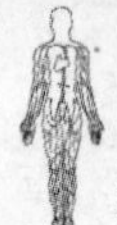

合征。此时,由于免疫功能受到抑制,增加了对感染的易感性,反而不利于机体。严重的炎症反应时,往往促炎介质和抗炎介质均可泛滥入血,导致全身炎症反应综合征和代偿性抗炎反应综合征同时存在。当前者占优势,可导致细胞死亡和器官功能障碍。当后者占优势时,则可导致免疫功能降低和对感染的易感性增高。因此,两者同时存在,相互加强,可导致对机体更强的损伤,被称为混合性拮抗反应综合征。促炎-抗炎介质平衡紊乱也是导致多器官功能障碍和衰竭的重要原因。

3)其他机制:除上述机制外,微循环灌注障碍时,由于细胞缺血、缺氧,能量代谢障碍,ATP 不足,cAMP 生成减少等细胞功能障碍也是促进器官功能障碍的原因。创伤后,由于交感-肾上腺髓质系统兴奋,儿茶酚胺增多,可使机体处于高代谢状态。高代谢状态可导致器官耗氧量增加,能量消耗增加,加上原已存在的微循环障碍所致的缺氧、氧化磷酸化障碍等,可加重细胞的代谢障碍和损伤,促进器官功能障碍和衰竭。此外,在复苏过程中产生的缺血-再灌注损伤等在器官功能障碍中也有一定的作用。

（中国医科大学　张海鹏）

第12章

凝血与抗凝血平衡紊乱

第一节 教学大纲要求

(1)掌握弥散性血管内凝血(disseminated intr avascular coagulation,DIC)的概念、病因及发病机制。

(2)掌握 DIC 时机体功能代谢的变化及发生机制。

(3)掌握组织因子、微血管病性溶血性贫血的概念。

(4)熟悉 DIC 发生发展的因素。

(5)熟悉凝血与抗凝血平衡紊乱的常见原因与基本机制;熟悉其主要成分或专用术语的作用和意义,如凝血因子Ⅻ、组织因子途径抑制物(TFPI)、抗凝血酶Ⅲ(AT-Ⅲ)、血栓调节蛋白(TM)-蛋白质 C(PC)系统、组织型纤溶酶原激活物(tissue plasminogen activator,t-PA)、尿激酶型纤溶酶原激活物(urokinase plasminogen activator,u-PA)、纤溶酶原激活物抑制物(PAI-1)以及血浆鱼精蛋白副凝试验(plasma protamine paracogulation test,3P 试验)、FDP、D-

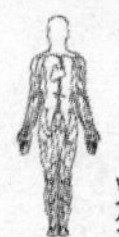

二聚体和裂体细胞的概念。

(6)了解 DIC 的分期,分型及防治的病理生理学基础。

第二节　教材内容精要

一、基本概念

(一)DIC

由于某些致病因子的作用,凝血因子和血小板被激活,大量促凝物质入血,凝血酶增加,进而微循环中形成广泛的微血栓。微血栓形成中消耗了大量凝血因子和血小板,同时继发性纤维蛋白溶解功能增强,导致患者出现明显的出血,休克,器官功能障碍和溶血性贫血等临床表现。

DIC 是一种凝血功能失常为主要特征的病理过程。在凝血功能失常的过程中,凝血酶大量生成是关键环节,从高凝状态(微血栓形成)转为低凝状态(出血)是其变化规律。其主要的形态学变化为:广泛微血栓形成。临床特点为:四大改变(出血,休克,器官功能障碍,贫血)。DIC 是一种病理过程,不是一种独立疾病,在临床上是一种危重的临床综合征。

注意事项:因为机体凝血与抗凝血(包括纤溶)机制平衡失调均可导致凝血功能失常,但并非所有凝血功能失常均属于 DIC。注意与下列两种情况区分:①血栓形成素质:凝血机制增强和/或抗凝血机制减弱;②出血素质:凝血机制减弱和/或抗凝血机制增强。

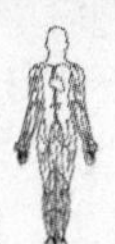

(二)组织因子(tissue factor,TF)

组织因子(即凝血因子Ⅲ)是有263个氨基酸残基构成的跨膜糖蛋白。平时不与血液直接接触的组织细胞(如血管的平滑肌细胞、成纤维细胞、周细胞、星型细胞等),可恒定表达TF,一旦血管壁损伤可致TF释放,并通过Ca^{2+}形成TF-Ca^{2+} Ⅶ复合物,同时Ⅶ激活为Ⅶa,从而启动外源性凝血系统的凝血反应。

(三)FDP

纤溶酶水解纤维蛋白原(Fbg)和纤维蛋白(Fbn)产生的多肽片段,如X、Y、D、E片段、各种二聚体、多聚体及复合物,称为纤维蛋白降解产物(FgDP或Fibrinogen degradation products,FDP/FgDP)。这些片段中,X、Y、D片段均可妨碍纤维单体聚合。Y、E片段有抗凝血酶的作用。此外,多数碎片可与血小板膜结合,降低血小板的黏附、聚集和释放等功能。

(四)血浆鱼精蛋白副凝试验(plasma protamine paracogulation test,3P试验)

其原理是:将鱼精蛋白加入患者血浆后,可与FDP结合,使血浆中原与FDP结合的纤维单体分离并彼此聚合而凝固,形成可见的白色沉淀。这种不需酶的作用而使纤维蛋白聚合的现象称为副凝试验。DIC存在时,3P试验往往呈现“+”,但晚期也可为“-”。

(五)D-二聚体

D-二聚体(D-dimer,DD)是纤溶酶分解纤维蛋白(Fbn)的产物。

只有当纤维蛋白原(Fbg)首先在凝血酶的作用下产生纤维蛋白多聚体,然后纤溶酶在分解 Fbn,才能出现 D-二聚体。也就是说 D-二聚体是反映继发性纤溶亢进的重要指标,也是 DIC 诊断的重要指标。

(六)微血管病性溶血性贫血(microangiopathic hemolytic anemia,MHA)

DIC 时可伴发一种特殊类型的贫血,即微血管病性溶血性贫血。这种贫血属于溶血性贫血,周围血涂片中可见一些特殊形态的异型红细胞,如盔甲型、星型、新月型等,统称为裂体细胞(Schistocyte)。裂体细胞脆性高,容易发生溶血,继而导致贫血。

二、重点和难点

(一)凝血与抗凝血平衡紊乱

1. 凝血系统功能异常

(1)凝血系统的激活:凝血系统包括外源性凝血系统和内源性凝血系统。主要由多种凝血因子组成,包括 FⅠ(纤维蛋白原)、FⅡ(凝血酶原)、FⅢ(组织因子)、FⅣ(Ca^{2+})以及Ⅴ～ⅩⅢ。

目前认为,启动凝血过程中起主要作用的是外源性凝血系统的激活。该系统的激活是以 TF 的释放为开始。当有血管壁损伤,TF 释放入血,并通过 Ca^{2+} 形成 TF-Ca^{2+} Ⅶ复合物,同时Ⅶ激活为Ⅶa,从而启动外源性凝血系统,TF-Ⅶa 可激活 FX,进一步形成凝血酶原激活物,使凝血酶原转变为凝血酶,分解纤维蛋白原产生纤维蛋白,并可激活血小板,启动凝血过程。

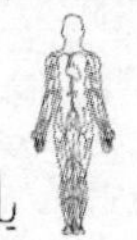

内源性凝血系统通常以胶原暴露、Ⅻ激活开始，逐步激活 FX，后续过程与外源性凝血一样，序列形成凝血酶原激活物、凝血酶、纤维蛋白，产生止血作用。

外源性凝血系统和内源性凝血系统并非独立过程，而是互相联系。TF-Ⅶa 除激活 FX 外，还可激活 IX，与Ⅷa、PL-Ca^{2+} 形成 FX 激活物，从而产生更多凝血酶，起放大效应。此外，外源性凝血系统激活而产生的凝血过程的维持还涉及纤维蛋白形成和血小板的活化。纤维蛋白可结合凝血酶，血小板可促进凝血酶诱导的 FIX 活化，进一步促进凝血酶的产生，从而维持凝血过程所需的高浓度凝血酶。但是应注意的是：在正常情况下，TF 释放后启动的凝血反应仅限于局部，并不能扩大，因为组织中还存在组织因子途径抑制物(tissue factor pathway inhibitor)。

(2)凝血因子的异常：①与出血倾向有关的凝血因子异常：遗传性血浆凝血因子缺乏，如血友病(FⅧ、FIX、或 FXI 缺乏)、血管性假血友病(vWF 缺乏)；获得性血浆凝血因子减少，如 VitK 缺乏或严重肝病导致凝血因子合成减少。②与血栓倾向有关的凝血因子异常：凝血和抗凝成分因子基因的改变；病理因素下的凝血因子浓度增加均能引起血栓。

2. 抗凝系统和纤溶系统功能异常

(1)抗凝系统功能异常

机体的抗凝系统包括细胞抗凝系统和体液抗凝系统。所谓细胞抗凝系统是指单核巨噬细胞系统对凝血因子、组织因子、凝血酶原激活物及可溶性纤维蛋白单体的吞噬、清除作用。体液抗凝系统主要包括：丝氨酸蛋白酶抑制物类(以抗凝血酶-Ⅲ，AT-Ⅲ为代表)、以蛋白 C 为主体的蛋白酶类以及组织因子途径抑制物。抗凝系统

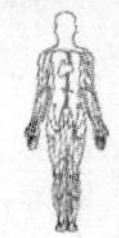

功能异常时，临床上多表现为血栓形成倾向。

①抗凝血酶-Ⅲ减少或缺乏与血栓形成倾向。AT-Ⅲ缺乏可由获得性因素所致，如肠道吸收蛋白障碍、肝脏功能障碍以及外服雌激素等可致AT-Ⅲ合成减少；而肾病患者和烧伤患者则使AT-Ⅲ丢失增多。此外由于遗传因素引起的AT-Ⅲ基因变异，也可导致AT-Ⅲ缺乏、异常症的发生。AT-Ⅲ缺乏、异常症通常可产生反复性、家族性深部静脉血栓症。

②蛋白C和蛋白S缺乏与血栓形成倾向。A. 获得性缺乏：Vit K缺乏或应用Vit K拮抗剂、严重肝病、肝硬化以及口服避孕药、妊娠等情况均可致蛋白C和蛋白S的获得性缺乏；B. 遗传性缺乏和APC抵抗。PC缺乏、异常症属常染色体显性遗传，包括数量缺乏和结构异常。临床上多发生深部静脉血栓症；PS是APC分解FVa、FⅧa的辅助因子。PS缺乏、异常症往往可导致深部静脉的血栓形成倾向；APC抵抗。

应熟悉的几个概念：

抗凝血酶Ⅲ(antithrombin，AT-Ⅲ)概念：AT-Ⅲ是丝氨酸蛋白酶抑制物家族中最重要的成员，可与属于丝氨酸蛋白酶的Ⅱa、Ⅶ、Ⅸa、Ⅹa、Ⅺ、Ⅻa等凝血因子的活性中心-丝氨酸残基结合，从而封闭了这些因子的活性中心并使之失活，具有明显的抗凝作用。AT-Ⅲ的活性可被肝素显著增强。

蛋白C概念：蛋白C是一种由肝脏合成的糖蛋白，属蛋白酶类抑制物。它以酶原形式存在于血液中，凝血酶可将其激活，即激活的蛋白C(APC)，APC可水解凝血因子Va、Ⅷa的功能，起抗凝作用。存在于血管内皮细胞和血小板膜上的蛋白S可协同APC的作用。

血栓调节蛋白(thrombomodulin，TM)概念：TM是内皮细胞膜

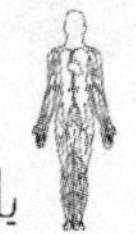

上凝血酶受体之一。它与凝血酶结合后，一方面降低凝血酶的凝血活性；另一方面大大增强了激活的蛋白C的作用。因此，TM是使凝血酶由促凝转向抗凝的重要的血管内抗凝成分。

APC抵抗的概念：正常情况下，若在血浆中加入APC，由于APC可使FVa和FⅧa失活，而使部分凝血激酶时间(APTT)延长。但一部分静脉血栓形成患者的血浆标本，若想获得同样的APTT延长时间，则必须加入比正常时更多的APC，通常将这一现象称为APC抵抗。常见原因：抗PC抗体、PS缺乏和抗磷脂抗体以及FV或FⅧ基因突变。

(2)纤溶系统功能异常：纤溶系统主要包括纤溶酶原激活物、纤溶酶原、纤溶酶、纤溶抑制物等。其主要功能是使纤维蛋白凝块溶解，保证血流通畅，另外，也参与组织的修复和血管的再生等。

①纤溶系统的激活。纤溶酶原激活物通过两条途径形成。内源性途径主要指内源性凝血系统激活时，产生的激肽释放酶、Ⅻa、Ⅺa以及凝血酶等。外源性途径指组织和内皮细胞合成的组织型纤溶酶原激活物(tissue plasminogen activator，t-PA)、尿激酶型纤溶酶原激活物(urokinase plasminogen activator，u-PA)。纤溶系统激活后产生的纤溶酶可降解纤维蛋白或水解凝血酶、凝血因子，参与抗凝作用。此外，体内也存在有抑制纤溶系统的物质，如PAI-1，TAFI等。

②纤溶因子的异常。

A. 纤溶功能亢进引起的出血倾向：a. 获得性纤溶功能亢进：器官严重损伤时释放大量纤溶酶原激活物；某些恶性肿瘤可释放大量tPA入血；肝功障碍时合成PAI减少及tPA灭活减少；DIC时可产生继发性纤溶亢进；溶栓疗法时，溶栓药物等可引起纤溶亢进。

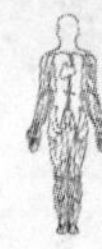

b. 遗传性纤溶亢进。

B. 纤溶功能降低与血栓形成倾向：a. 遗传性原因所致纤溶功能低下：PAI-1 基因多态性改变、先天性 PLg 异常症。b. 获得性血浆纤溶活性降低：血栓前状态、动、静脉血栓形成性疾病、高脂血症、缺血性中风及口服避孕药等患者往往有 tPA 降低及 PAI-1 增高等纤溶功能降低。

3. 血管、血细胞的异常

血管及各种血细胞在机体的凝血与抗凝平衡过程中发挥重要作用。

(1)血管的异常

①血管内皮细胞的损伤。当各种原因损伤血管内皮细胞后，可使其减少 TFPI、tPA、PAI-1、ADP 酶和 PGI2 等物质的产生，从而使凝血、抗凝和纤溶功能平衡发生紊乱，导致明显的血栓形成倾向。

②血管的异常壁结构的损伤。如，Ⅰ型、Ⅲ型超敏反应导致获得性血管壁损伤或先天性血管壁异常。

(2)血细胞的异常

①血小板在凝血中的作用及其异常：血管内皮细胞损伤后，暴露胶原，血小板膜糖蛋白可与胶原结合，使血小板产生粘附作用。活化的血小板膜糖蛋白复合物与纤维蛋白原结合，引起血小板的扁平、伸展及聚集。胶原、凝血酶、ADP、肾上腺素、$TXTA_2$、PAF 等均可作为血小板激活剂，激活血小板，使之产生一系列变化。如使血小板产生伪足，同时引起释放反应。其中致密颗粒释放 ADP、5-羟色胺等；α-颗粒释放纤维蛋白原、凝血酶敏感蛋白、纤维连接蛋白，进一步激活血小板。活化的血小板与结合在其磷脂表面的凝血因子使凝血酶大量产生和凝血块回缩，使止血过程更加坚固。血小板

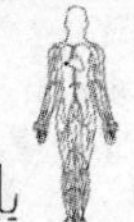

减少、增多或功能异常可涉及出血或血栓形成倾向。

②白细胞异常：白细胞增多时阻塞毛细血管，导致微循环障碍；激活的白细胞分泌炎性细胞因子，使内皮细胞、单核细胞等释放大量组织因子，启动凝血系统；也可通过炎症介质损伤血管基底膜和基质，使毛细血管通透性增高、液体外渗、血液浓缩，有利于血栓形成；急性白血病早期 40％患者可有出血倾向。

③红细胞异常：红细胞数量的增多使血液黏滞度增高；红细胞释放 ADP 增多促进血小板的聚集；红细胞的大量破坏可发生 DIC。

（二）DIC 的病因及发病机制

1. DIC 由多种病因引起

原因很多，其中最常见是感染性疾病，如细菌、病毒、螺旋体感染等；其次为恶性肿瘤，特别是肿瘤转移，急性早幼粒白血病；产科意外也较常见，如羊水栓塞，胎盘早剥，宫内死胎等；其他还有严重创伤，大手术、组织坏死、烧伤等以及血管内溶血、毒蛇或有毒动物咬伤、肝脏疾病、心脏和外周血管疾病等也可致 DIC。

2. 发病机制

(1)组织因子释放，外源性凝血系统被激活，启动凝血系统：在严重的创伤、大手术、挤压综合征、烧伤等；产科意外，如，羊水栓塞、胎盘早剥、宫内死胎等；感染、恶性肿瘤或实质性脏器坏死等情况下发生组织、细胞严重破坏，大量 TF 释放，并与凝血因子Ⅶ/Ⅶa 结合，在磷脂和 Ca^{2+} 存在条件下，Ⅶa-TF 复合物激活凝血因子Ⅹ和Ⅸ，进一步激活凝血酶，凝血酶又可反馈激活Ⅹ、Ⅸ、Ⅺ、Ⅻ等，扩大凝血反应，促进 DIC 发生。

(2)血管内皮细胞损伤，凝血、抗凝调控失调：缺氧、酸中毒、抗原-抗体复合物、严重感染、内毒素等原因，可损伤血管内皮细胞，内皮细胞损伤可产生如下作用：①损伤的血管内皮细胞可释放 TF，启动凝血系统。②血管内皮细胞的抗凝作用降低。③产生 tPA 减少，PAI-1 增多，纤溶活性降低。④血管内皮细胞损伤可使 NO、PGI_2、ADP 酶等产生减少，抑制血小板黏附、聚集的功能降低，而胶原的暴露可使血小板的黏附、活化和聚集功能增强。⑤带负电荷的胶原暴露可使血浆中的激肽释放酶原 PK-FⅪ-高分子激肽原（HK）复合物与 FⅫa 结合，激活因子Ⅻ，启动内源性凝血系统；另一方面复合物中的 PK 被 FⅫa 分解为激肽释放酶，激活激肽系统，进而激活补体系统，激肽和补体也可促进 DIC 的发生。

一定量的羊水、转移的癌细胞或某些大分子颗粒进入血液，可以通过表面接触而激活因子Ⅻ，启动内源性凝血系统。

（3）血细胞大量破坏，血小板被激活

①红细胞的大量破坏：异型输血、疟疾等，血液中红细胞大量破坏，释放大量 ADP，促进血小板黏附、聚集等导致凝血。红细胞膜磷脂则可浓缩，局限Ⅶ、Ⅸ、Ⅹ及凝血酶原等凝血因子，导致大量凝血酶生成，促进 DIC 的发生。

②白细胞的破坏或激活：急性早幼粒白血病患者，在化疗、放疗等白细胞大量破坏时，释放 TF 样物质，促进 DIC 发生。血液中的单核细胞、中性粒细胞在内毒素、IL-1、TNF-α 等刺激下，可诱导表达 TF，启动凝血。

血小板被激活。凝血酶、胶原等可激活血小板，使之聚集、活化、脱颗粒，进一步吸附凝血因子，促凝和凝血块回缩，使止血过程更加坚固。在 DIC 的发生和发展中，血小板主要为继发作用。

（4）促凝物质进入血液：急性胰腺炎时，大量胰蛋白酶入血，可

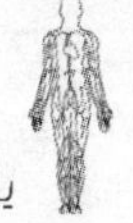

激活凝血酶原，促进凝血酶形成。蛇毒含有的凝血成分可激活凝血因子或直接使凝血酶原变为凝血酶。

3. 注意问题

(1)DIC 的发生原因。DIC 可以由单一原因或同时由多种原因引起。常见的有：①感染性疾病；②肿瘤性疾病；③妇产科疾病；④创伤与手术；⑤血管内溶血和毒蛇咬伤等。其中感染性疾病占第一位，约占到 DIC 原发疾病的 1/3。不要误认为 DIC 最常见的疾病是组织损伤。

(2)DIC 的发生机制。DIC 的发生机制的要从两方面考虑：其一是凝血系统被激活的机制：①组织因子(tissue factor，TF)释放，启动凝血系统。②血管内皮细胞损伤，凝血、抗凝调控失调。③血细胞大量破坏，血小板被激活。④促凝物质进入血液。其二是凝血功能失常的变化规律及机制，即凝血功能从高凝状态转变为低凝状态的机制：①DIC 发生发展过程的共同规律是血液首先处于高凝状态，然后转入低凝状态。②在凝血系统被启动后，大量凝血酶的产生是关键环节。循环中有广泛微血栓形成。③广泛的微血栓的形成必然消耗大量的凝血因子和血小板，加上继发性纤溶系统功能亢进及纤维蛋白(原)降解产物(FDP 或 FgDP)形成，使血液进入低凝状态，出现多部位出血。多数情况下，DIC 的病因可通过多种途径，引起 DIC 的发生和发展。

(3)严重感染，尤其是 G^- 感染引起 DIC 发生的可能机制。①严重感染时产生的细胞因子作用于内皮细胞可使 TF 表达增加；而同时又可使内皮细胞上的 TM、HS 的表达明显减少，使血管内皮细胞由抗凝变为促凝状态。②内毒素可损伤血管内皮细胞，暴露胶原，同时释放 ADP、TXA_2 等血小板激活剂，促进血小板的活化、聚

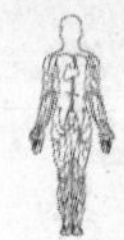

集，从而促进血栓形成。③白细胞激活可释放炎症介质，损伤血管内皮细胞。④细胞因子可使血管内皮细胞产生 tPA 减少，而 PAI-1 产生增多，使纤溶活性降低，促进微血栓形成。

(4)产科意外引起 DIC 发生的可能机制。产科意外，如胎盘早期剥离、宫内死胎、羊水栓塞等发生时，易发生 DIC。①妊娠末期孕妇血液处于高凝状态。②胎盘早期剥离可使损伤的蜕膜中的组织因子释放入血，启动外源性凝血系统。③羊水中含有丰富的组织因子，故羊水栓塞时也可启动外源性凝血系统。此外，羊水中的角化上皮细胞、胎粪、胎脂等颗粒物质，进入血液后可通过表面接触而激活凝血因子Ⅻ，启动内源性凝血系统。羊水中还含有纤溶酶原激活物，激活纤溶系统，使血液迅速由高凝状态转入低凝状态，发生严重产后大出血。

（三）影响 DIC 发生发展的因素

(1)单核吞噬细胞系统（MPS）功能受损，可使血液中的凝血酶、纤维蛋白原和其他促凝物质清除发生障碍，或者由于大量吞噬坏死物质、细菌等使其功能封闭时，则可促进 DIC 的发生，如全身性 Shwartzman 反应（GSR）。

(2)肝功能严重障碍，可导致抗凝物质（AT-Ⅲ，PC，PS）以及促纤溶物质（纤溶酶原）合成减少；灭活凝血因子（Ⅸa，Ⅹa，Ⅺa）能力降低；若肝细胞大量坏死，可释放 TF，启动凝血。

上述因素可导致凝血、抗凝、纤溶紊乱，进一步诱发 DIC。

(3)血液的高凝状态，可见于：妊娠、酸中毒、抗磷脂综合征。

妊娠第三周开始，孕妇血液中血小板及凝血因子增多；而具有抗凝及纤溶物质减少；来自胎盘的纤溶抑制物增多。血液渐趋高凝状态,到妊娠末期最明显。因此,产科意外时易发生 DIC。

酸中毒可损伤血管内皮细胞,启动凝血系统;另一方面,pH 降低,可使肝素活性降低、凝血因子活性增高以及血小板聚集性加强,使血液处于高凝状态,引起 DIC。

(4)微循环障碍:休克导致的严重微循环障碍,常有血浆外渗、血细胞聚集、血液黏度增加、血液淤滞,甚至可呈泥化淤滞,这些均有利于 DIC 的发生。此外,巨大血管瘤时微血管血流缓慢,出现涡流以及低血容量时肝肾抗凝和纤溶功能受损,也是 DIC 促发因素。

(四)DIC 的分期与分型

1. 分期

(1)血液高凝期:凝血系统激活,凝血酶增多,微血栓形成,血液高凝状态。

(2)消耗性低凝期:凝血因子、血小板被消耗而减少,纤溶系统激活。表现为血液凝固性降低、出血。

(3)继发性纤溶亢进期:纤溶酶增多及 FDP 增多,表现为血液凝固性明显降低,出血加重。

2. DIC 的分型

(1)按发生速度分:急性 DIC,亚急性 DIC,慢性 DIC。

(2)按代偿情况分:代偿型,失代偿型,过度代偿型。

(五)DIC 的功能代谢变化

1. 出血

虽然微血栓的形成是 DIC 典型的病理变化,但不易及时发现。临床上出血常成为 DIC 最早的临床表现。多部位严重的出血倾向

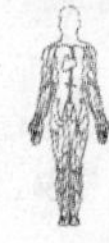

是DIC的特征性表现及重要诊断依据之一。病人可出现皮肤淤斑和紫绀、呕血和黑便、血尿、阴道出血、牙龈和鼻出血等。有时可出现多部位出血,来势凶猛。但有时又以隐蔽或轻微的形式出血。

(1)凝血物质被消耗而减少:在DIC发生过程中,各种凝血因子和血小板被大量消耗,特别是纤维蛋白原、凝血酶原、因子Ⅴ、Ⅷ、Ⅹ和血小板普遍减少,使凝血过程障碍,导致出血。

(2)纤溶系统激活:血液中Ⅻ因子激活为Ⅻa的同时,激肽系统也被激活,产生激肽释放酶,进而激活纤溶系统;另一方面,一些富含纤溶酶原激活物的器官,当其微血管内形成大量微血栓而发生缺血、缺氧、变性坏死时,可释放大量纤溶酶原激活物,此外血管内皮细胞损伤以及应激时肾上腺素的作用也可致内皮细胞释放纤溶酶原激活物增多,从而激活纤溶系统;过多的纤溶酶一方面使纤维蛋白降解增快;另一方面还可水解多种凝血因子,如Ⅴ、Ⅷ、凝血酶、Ⅻa等,使凝血过程障碍,导致出血。

(3)FDP的抗凝作用:纤溶酶水解纤维蛋白原(Fbg)和纤维蛋白(Fbn)产生的各种片段,通称为纤维蛋白(原)降解产物(FDP)。功能为妨碍纤维蛋白单体聚合,抗凝血酶,降低血小板的粘附,聚集和释放,加重出血倾向。

鱼精蛋白与FDP结合,使原本与FDP结合的纤维蛋白单体分离并彼此聚合而凝固。DIC患者"3P"试验阳性。而D-二聚体(D-dimer,DD)是纤溶酶分解纤维蛋白的产物,是反映继发性纤溶亢进的重要指标,也是DIC诊断的重要指标。

2. 器官功能障碍

DIC是由于各种凝血系统被激活,全身微血管内微血栓形成,导致缺血性器官功能障碍,严重或持续时间较长可导致受累脏器功

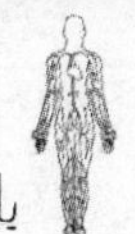

能衰竭。累及脏器不同可有不同临床表现。如发生在肾脏可累及入球小动脉或毛细血管，严重时，可导致双侧肾皮质坏死及急性肾衰。出现少尿、蛋白尿、血尿等。如为肺，可出现呼吸困难、肺出血，导致呼吸衰竭等。肝脏受累可出现黄疸、肝功能衰竭等。消化系统则可出现呕吐、腹泻、消化道出血。累及肾上腺时可引起皮质出血性坏死，导致沃-弗综合征。累及垂体发生席-汉综合征。神经系统受累可出现神志模糊、嗜睡、昏迷、惊厥等非特异症状。

3. 休克

急性型DIC常伴有休克，发生率为50%～80%。重度及晚期休克又可促进DIC的形成。二者互为因果，形成恶性循环。DIC时，可通过如下机制使微循环有效血流量降低，引起组织器官血液灌流不足而发生休克。

(1)广泛微血栓形成：DIC时，广泛微血栓形成可直接引起组织器官血液灌流不足及回心血量明显减少。

(2)心泵功能障碍：心肌受累损伤，使心输出量减少。

(3)广泛出血使血容量减少。

(4)微血管扩张，通透性↑：DIC形成过程中，凝血因子Ⅻ的激活，可相继激活激肽系统、补体系统和纤溶系统，产生血管活性物质，如激肽、补体成分(C3a、C5a)。C3a、C5a可使嗜碱性粒细胞和肥大细胞释放组胺等，激肽、组胺均可使微血管平滑肌舒张，通透性增高，使外周阻力降低，回心血量减少。FDP的某些成分可增强组胺，激肽的作用，促进微血管的舒张。

4. 微血管病性溶血性贫血(microangiopathic hemolytic anemia，MHA)

DIC时可伴发一种特殊类型的贫血，即微血管病性溶血性贫血。这种贫血除具有溶血性贫血的一般特点外，周围血中可发现一些特殊形态的异型红细胞，如，盔甲型、星型、新月型等，统称为裂体细胞(Schistocyte)。由于微血管内存在纤维蛋白丝形成的细网，血流中的红细胞流过网孔时，红细胞被切割、挤压而引起破裂，故外周血涂片中可见各种裂体细胞。裂体细胞脆性高，容易发生溶血，继而导致贫血。

第三节　复习思考题

(一)试卷一

1. A型选择题

(1)DIC最主要的病理生理学特征是

A. 大量微血栓形成　B. 凝血功能失常　C. 纤溶过程增强　D. 凝血物质大量被消耗　E. 溶血性贫血

(2)下列哪项不是引起DIC的直接原因

A. 血管内皮细胞受损　B. 组织因子释放入血　C. 微循环障碍　D. 白细胞大量受损　E. 异物颗粒大量入血

(3)在DIC的原发病中，下列哪种疾病最为常见

A. 胎盘早期剥离　B. 羊水栓塞　C. 肿瘤性疾病　D. 严重创伤　E. 感染性疾病

(4)DIC时血液凝固失常表现的一般规律是

A. 血液凝固性持续增高　B. 血液纤溶活性明显增加　C. 血液先发生高凝然后转为低凝　D. 血液先发生低凝然后转为高凝　E. 血液高凝和低凝同时均衡发生

(5)急性DIC过程中,各种凝血因子均可显著减少,其中减少最为突出的是

A. 纤维蛋白原　B. 凝血酶原　C. Ca^{2+}　D. 凝血因子Ⅹ　E. 凝血因子Ⅻ

(6)宫内死胎主要是通过激活下述哪一种系统而引起DIC的

A. 外源性凝血系统　B. 内源性凝血系统　C. 纤溶系统　D. 补体系统　E. 激肽系统

(7)单核吞噬系统功能障碍时容易诱发DIC的原因是

A. 循环血液中促凝物质的生成增加　B. 循环血液中促凝物质的清除减少　C. 循环血液中凝血活酶生成增加　D. 血管内皮细胞受损　E. 循环血液中纤溶酶清除过多

(8)导致DIC发生的关键环节是

A. 凝血因子Ⅻ的激活　B. 凝血因子Ⅴ的激活　C. 凝血酶大量生成　D. 纤溶酶原激活物的形成　E. 单核吞噬系统功能受损

(9)关于凝血系统激活的描述,哪些是错误的

A. 在启动凝血过程中起主要作用的是内源性凝血系统的激活　B. 外源性凝血系统的激活是以组织因子的大量释放开始的　C. 正常情况下,组织因子启动的凝血仅限于局部,这与血液中组织因子途径抑制物的存在有关　D. 启动和维持凝血需要内源性凝血和外源性凝血互相配合　E. 正常时血管内没有组织因子释放

(10)下述哪一项不是直接引起DIC出血的原因

A. 凝血因子大量消耗　B. 单核吞噬细胞系统功能下降　C. 血小板大量消耗　D. 纤维蛋白降解产物的作用　E. 继发性纤溶亢进

(11)由于DIC引起的贫血属于

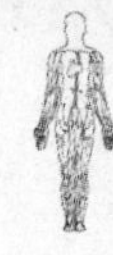

A. 溶血性贫血　B. 失血性贫血　C. 中毒性贫血　D. 再生障碍性贫血　E. 缺铁性贫血

(12)下列哪一项功能障碍不可能是 DIC 引起的

A. 急性肾功能衰竭　B. 急性呼吸功能衰竭　C. 黄疸及肝功能衰竭　D. 沃-弗综合征　E. 再生障碍性贫血

(13)下列哪项实验项目属于 DIC 的筛选实验内容

A. 血块溶解实验　B. 血浆 FgDP 测定　C. 凝血酶原时间　D. 凝血酶时间　E. 部分凝血活酶时间

(14)对于 DIC 的治疗,下列说法哪一项不恰当

A. 去除引起 DIC 的病因　B. DIC 早期应使用肝素　C. 早期补充凝血因子　D. 酌情使用溶栓剂　E. 改善微循环

(15)血浆鱼精蛋白副凝实验(3P)实验主要检测

A. 纤维蛋白原含量　B. 纤维蛋白单体含量　C. 纤维蛋白(原)降解产物　D. 组织因子　E. 凝血酶活性

(16)凝血酶原时间测定能反映下列哪些凝血因子含量

A. 凝血因子Ⅱ、Ⅴ、Ⅸ、Ⅹ　B. 凝血因子Ⅱ、Ⅴ、Ⅶ、Ⅹ　C. 凝血因子Ⅺ、Ⅴ、Ⅸ、Ⅻ　D. 凝血因子Ⅷ、Ⅴ、Ⅸ、Ⅺ　E. 凝血因子Ⅱ、Ⅰ、Ⅶ、Ⅺ

(17)有关 DIC 的实验室检查,下列哪种说法是错误的

A. 凝血酶时间是检查血浆中凝血酶活性　B. 凝血酶原时间是检查外源性凝血系统凝血因子消耗情况　C. 纤维蛋白原定量测定是检查凝血物质消耗情况　D. 鱼精蛋白副凝实验是检查血液中 FDP 含量　E. 优球蛋白溶解时间是检查血液中纤溶活性

(18)关于 D-二聚体的表述,哪一条是错误的

A. 在继发性纤溶亢进时,血中 D-二聚体升高　B. 在原发性纤

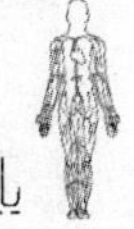

溶亢进时，血中 FDP 升高，但 D-二聚体并不增高　C. D-二聚体是纤溶酶分解纤维蛋白的产物　D. D-二聚体是纤溶酶分解纤维蛋白原的产物　E. D-二聚体是 DIC 的重要诊断指标

(19)诱发动物全身性 Shwartzman 反应时，第一次注入小剂量内毒素的作用是

A. 激活凝血系统　B. 使肝功能受损　C. 使血管内皮系统广泛受损　D. 使单核吞噬细胞系统功能封闭　E. 使抗凝活性降低

(20)在 DIC 的病理过程中，下列哪一项不会发生

A. 急性肾衰　B. 出血　C. 贫血　D. 原发性纤溶　E. 动脉血压下降

2. X 型选择题

(1)内毒素导致 DIC 发生的机制有

A. 使内皮细胞抗凝力降低　B. 使血管内皮细胞受损　C. 使白细胞受损并释放凝血因子Ⅲ　D. 使血小板损伤并将其激活　E. 使内皮细胞纤溶活性降低，促进血栓形成

(2)在 DIC 的发病过程中，凝血因子Ⅻa，具有下面哪些作用

A. 激活内源性凝血系统　B. 激活外源性凝血系统　C. 激活激肽系统　D. 激活纤溶系统　E. 激活补体系统

(3)异型输血导致 DIC 的机制是

A. 红细胞释放 ADP，激活血小板　B. 凝血因子Ⅻ被激活　C. 大量组织因子入血　D. 红细胞膜磷脂的促凝作用　E. 激活外源性凝血途径

(4)酸中毒促进 DIC 形成的机制是

A. 损伤血管内皮细胞　B. 肝素抗凝活性降低　C. 血小板释放抗凝因子　D. 凝血因子活性升高　E. 血小板释放促凝因子

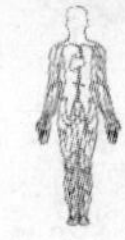

(5)血小板在凝血中的作用

A. 释放组织因子 B. 释放凝血因子Ⅻ C. 内皮细胞损伤，胶原暴露可激活血小板 D. 提供钙离子 E. 活化的血小板可浓缩、局限并激活凝血因子

(6)下面哪些情况可出现大量组织因子入血

A. 严重创伤 B. 恶性肿瘤 C. 胎盘早剥 D. 宫内死胎 E. 外科手术

(7)DIC 导致出血的原因是

A. 凝血因子大量消耗 B. 血管通透性增加 C. 血管内皮细胞受损 D. FDP 生成增加 E. 继发性纤溶亢进

(8)急性 DIC 易伴发休克是由于

A. 微血栓形成阻塞微血管 B. 微血管壁通透性增加 C. 心肌缺血缺氧、心肌收缩力降低 D. 出血导致血容量降低 E. 外周血管阻力降低

(9)在 DIC 发病过程中容易发生功能衰竭的脏器是

A. 心脏 B. 肾脏 C. 肝脏 D. 肺脏 E. 肠道

(10)严重肝功能障碍时，容易诱发 DIC 的原因是

A. 肝脏合成抗凝物质减少 B. 引起肝功能障碍的某些病因激活凝血因子 C. 肝细胞大量坏死释放出组织因子 D. 肝脏解毒功能降低 E. 肝脏合成凝血因子障碍

3. 名词解释

(1)弥漫性血管内凝血(disseminated intravascular coagulation,DIC) (2)微血管病性溶血性贫血(microangiopathic hemolytic anemia,MHA) (3)FDP(fibrin degradation products)

4. 问答题

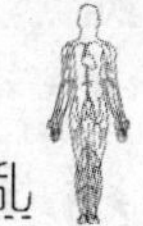

(1)急性 DIC 时为何常伴发休克?

(2)试述 DIC 的发生机制。

(3)为什么孕妇患急性肝炎时特别容易并发 DIC。

(4)试述 DIC 引起出血的机制及其临床特点。

(二)答案及题解

1. A 型选择题

(1)答案　B

题解:DIC 是在某些致病因子作用下,凝血因子或血小板被激活,而引起的一个以凝血功能失常为主要特征的病理过程。DIC 时的凝血功能失常,即包括 DIC 早期凝血活性增强而形成大量的微血栓,也包括由于凝血物质大量消耗及继发性纤溶增强所引起的广泛出血。

(2)答案　C

题解:凡能引起凝血系统广泛激活的因素,均成为 DIC 的原因。微循环障碍本身并不直接激活凝血过程,所以不是 DIC 的直接原因,但可作为有利于 DIC 发生发展的条件。

(3)答案　E

题解:在引起 DIC 原发疾病中,常以感染性疾病占第一位,约占到 DIC 原发疾病的 1/3。

(4)答案　C

题解:DIC 发生发展过程的共同规律是血液首先处于高凝状态,然后转入低凝状态。在凝血系统被启动后,大量凝血酶产生,循环中有广泛微血栓形成。广泛的微血栓的形成必然消耗大量的凝血因子和血小板,加上继发性纤溶系统功能亢进及纤维蛋白(原)降

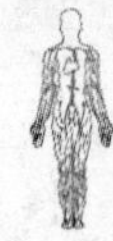

解产物(FDP 或 FgDP)形成,使血液进入低凝状态,出现多部位出血。

(5)答案　A

题解:在急性 DIC 发生过程中,由于各种病因激活了体内的凝血系统,微血管内形成了大量的微血栓,造成了血浆凝血物质的大量消耗,尤其以纤维蛋白原消耗最为显著,纤维蛋白原浓度只会降低,而不可能增加。

(6)答案　A

题解:宫内死胎组织可以通过组织因子大量释放,进而激活外源性凝血系统。

(7)答案　B

题解:单核吞噬系统具有清除循环血液中的凝血酶、纤维蛋白原及其他促凝物质的功能,对其维持机体正常的凝血及纤溶稳定性有着重要的作用。当其功能障碍时,循环血液中促凝物质的清除减少,则机体血液的凝血与抗凝血功能之间失衡,易诱发 DIC。

(8)答案　C

题解:各种病因激活了机体的内源性/外源性凝血系统而诱发 DIC,内源性/外源性凝血系统激活的关键环节是凝血酶大量生成。

(9)答案　A

题解:目前认为,在启动凝血过程中起主要作用的是外源性凝血系统的激活,外源性凝血系统的激活是以组织因子的大量释放开始的。正常时血管内没有组织因子释放,所以即使血液中有少量激活的Ⅶa,凝血过程也不启动。TF-Ⅶa 除激活 FX 外,还可激活Ⅸ,与Ⅷa、PL-Ca^{2+} 形成 FX 激活物,从而产生更多凝血酶,起放大效应。此外,外源性凝血系统激活而产生的凝血过程的维持还涉及纤

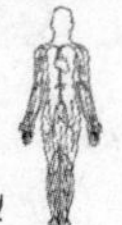

维蛋白形成和血小板的活化。纤维蛋白可结合凝血酶，血小板可促进凝血酶诱导的FⅨ活化，进一步促进凝血酶的产生，从而维持凝血过程所需的高浓度凝血酶。但是应注意的是：在正常情况下，TF释放后启动的凝血反应仅限于局部，并不能扩大，因为组织中还存在组织因子途径抑制物。

(10)答案　B

题解：当单核吞噬细胞系统功能障碍时，循环血液中促凝物质的清除减少，则机体血液的凝血与抗凝血功能之间失衡，易诱发DIC，单核吞噬细胞系统功能下降并不是引起DIC出血的直接原因。

(11)答案　A

题解：DIC时微血管内沉积的纤维蛋白网将红细胞割裂成碎片而造成溶血，具备溶血性贫血的特征。

(12)答案　E

题解：DIC是由于各种凝血系统被激活，全身微血管内微血栓形成，导致缺血性器官功能障碍，严重或持续时间较长可导致受累脏器功能衰竭。累及脏器不同可有不同临床表现。但是不可能出现再生障碍性贫血。

(13)答案　C

题解：临床上一般为血小板计数、凝血酶原时间和纤维蛋白原含量测定三项实验作为DIC的初步筛选实验。因此本题应选择C。

(14)答案　C

题解：在DIC的高凝期，常用肝素抗凝，在恢复期可酌情补充凝血因子或抗纤溶治疗。

(15)答案　C

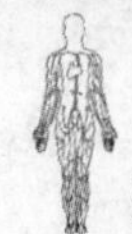

题解：血浆鱼精蛋白副凝试验（plasma protamine paracoagulation test，3P试验）：主要是检查FDP，即纤维蛋白（原）降解产物的存在。

(16)答案 B

题解：凝血酶原时间测定是给血浆加入富含TF的兔脑粉和钙离子后，观察待测血浆与正常血浆发生凝血所需时间的差异，主要检查外源性凝血系统的活力。

(17)答案 A

题解：凝血酶时间检测是在受检血浆中加入标准化的凝血酶溶液后，测定血浆凝固所需时间，用来反映凝血第三阶段（纤维蛋白生成阶段）和抗凝血功能。在DIC时，由于高凝过程消耗了大量纤维蛋白原，而在继发性纤溶亢进阶段又会生成大量的FDP而抑制凝血过程，故凝血酶时间测定常延长。

(18)答案 D

题解：D-二聚体（D-dimer，DD）是纤溶酶分解纤维蛋白的产物，是反映继发性纤溶亢进的重要指标，也是DIC诊断的重要指标。

(19)答案 D

题解：内毒素具有激活凝血因子Ⅻ，促使血小板聚集和血管收缩等作用，故能引起DIC。给动物第一次注入小剂量内毒素后，单核吞噬系统细胞吞噬了内毒素等物质，使单核吞噬细胞系统功能"封闭"。这样，当第二次注射内毒素时，就容易引起DIC。

(20)答案 D

题解：在某些致病因子作用下，凝血因子和血小板被激活，大量促凝物质入血，凝血酶增加，进而微循环中形成广泛的微血栓。微血栓形成中消耗了大量凝血因子和血小板，继发性纤维蛋白溶解功

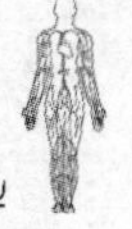

能增强，导致患者出现出血，休克，器官功能障碍和溶血性贫血等临床表现。

2. X型选择题

(1)答案 ABCDE。

题解：①严重感染时产生的细胞因子作用于内皮细胞可使TF(凝血因子Ⅲ)表达增加；而同时又可使内皮细胞上的TM、HS的表达明显减少，使血管内皮细胞由抗凝变为促凝状态。②内毒素可损伤血管内皮细胞，暴露胶原，同时释放ADP、TXA_2等血小板激活剂，促进血小板的活化、聚集，从而促进血栓形成。③白细胞激活可释放炎症介质，损伤血管内皮细胞。④细胞因子可使血管内皮细胞产生tPA减少，而PAI-1产生增多，使纤溶活性降低，促进微血栓形成。

(2)答案 ACD

题解：凝血因子Ⅻa启动内源性凝血系统；可作用于血浆激肽释放酶原，使之转化为激肽释放酶；还可使纤溶酶原活化为纤溶酶。纤溶酶可激活补体系统，但Ⅻa本身不能直接激活补体系统。

(3)答案 AD

题解：血液中的红细胞大量破坏，特别是伴有较强免疫反应的急性溶血时，可释放大量ADP，ADP作为血小板激活剂，促进血小板黏附、聚集，导致凝血。红细胞膜磷脂可浓缩和局限凝血因子，导致大量凝血酶生成，促进DIC发病。

(4)答案 ABDE

题解：酸中毒可损伤血管内皮细胞，启动凝血系统；另一方面，pH降低，可使肝素活性降低、凝血因子活性增高以及血小板聚集性加强，使血液处于高凝状态，引起DIC。

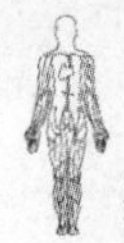
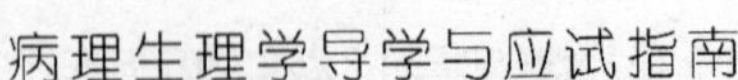

(5)答案　CE

题解:血管内皮细胞损伤后,暴露胶原,血小板膜糖蛋白可与胶原结合,使血小板产生黏附作用。活化的血小板膜糖蛋白复合物与纤维蛋白原结合,引起血小板的扁平、伸展及聚集。胶原、凝血酶、ADP、肾上腺素、TXA_2、PAF等均可作为血小板激活剂,激活血小板,使之产生一系列变化。如使血小板产生伪足,同时引起释放反应。其中致密颗粒释放ADP、5-羟色胺等;α-颗粒释放纤维蛋白原、凝血酶敏感蛋白、纤维连接蛋白,进一步激活血小板。活化的血小板与结合在其磷脂表面的凝血因子使凝血酶大量产生和凝血块回缩,使止血过程更加坚固。血小板减少、增多或功能异常可涉及出血或血栓形成倾向。

(6)答案　ABCDE

题解:以上类型均可出现大量组织因子入血,启动外源性凝血途径。

(7)答案　ADE

题解:在DIC发生发展过程中,各种凝血因子和血小板被大量消耗,血液进入低凝状态是引起出血的主要原因。DIC引起出血的机制是:凝血物质被消耗而减少,纤溶系统的激活和FDP的形成。其中继发性纤溶亢进是引起DIC晚期出血的主要原因。血管内皮细胞受损可启动凝血,但不是引起出血的原因。此外血管通透性增高也会导致出血,但在DIC出血的发生中不起主要作用。

(8)答案　ABCD

题解:DIC可引起微循环障碍、器官血液灌流量不足和细胞功能代谢障碍:广泛微血栓形成,使回心血量减少;心泵功能障碍;广泛出血使血容量减少;DIC时补体及激肽系统激活和FDP大量形

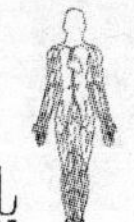

成，造成微血管扩张，通透性增高。这些因素的共同作用引起休克并促进休克的发展。

(9)答案 BD

题解：根据临床资料，在DIC发病过程中最容易发生功能衰竭的脏器是肾脏和肺脏。

(10)答案 ABCDE

题解：肝功能严重障碍，可导致合成凝血因子减少；抗凝物质(AT-Ⅲ，PC，PS)以及促纤溶物质(纤溶酶原)合成减少；灭活凝血因子(Ⅸa，Ⅹa，Ⅺa)能力降低；若肝细胞大量坏死，可释放TF，启动凝血。上述因素可导致凝血、抗凝、纤溶紊乱，进一步诱发DIC。

3. 名词解释

(1)答案 在某些致病因子作用下，凝血因子和血小板被激活，大量促凝物质入血，凝血酶增加，进而微循环中形成广泛的微血栓。微血栓形成中消耗了大量凝血因子和血小板，继发性纤维蛋白溶解功能增强，导致患者出现出血、休克、器官功能障碍和溶血性贫血等临床表现。这种病理过程被称为DIC。

(2)答案 DIC时微血管内沉积的纤维蛋白网将红细胞割裂成碎片而引起的贫血。

(3)答案 纤溶酶水解纤维蛋白原(Fbg)和纤维蛋白(Fbn)产生的多肽片段，如X、Y、D、E片段、各种二聚体、多聚体及复合物，称为纤维蛋白降解产物(FgDP或Fibrinogen degradation products，FDP/FgDP)。这些片段中，X、Y、D片段均可妨碍纤维单体聚合。Y、E片段有抗凝血酶的作用。此外，多数碎片可与血小板膜结合，降低血小板的黏附、聚集和释放等功能。

4. 问答题

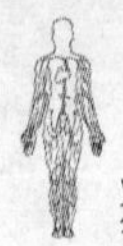

(1)答案要点　DIC可引起微循环障碍、器官血液灌流量不足和细胞功能代谢障碍:广泛微血栓形成,使回心血量减少;心泵功能障碍;广泛出血使血容量减少;DIC时补体及激肽系统激活和FDP大量形成,造成微血管扩张,通透性增高。这些因素的共同作用引起休克并促进休克的发展。

(2)答案要点　DIC的发生始于凝血系统的激活,各种病因可通过下述机制导致DIC。组织因子(tissue factor,TF)释放,启动外源性凝血系统;血管内皮细胞损伤,激活Ⅻ因子,可触发内源性凝血系统;同时激活激肽释放酶,激活补体系统及纤溶系统,形成DIC;血细胞大量破坏,血小板被激活;其他促凝物质进入血液,启动凝血系统。在凝血系统被启动后,大量凝血酶产生,循环中有广泛微血栓形成;广泛的微血栓的形成必然消耗大量的凝血因子和血小板,加上继发性纤溶系统功能亢进及纤维蛋白(原)降解产物(FDP或FgDP)形成,使血液进入低凝状态,出现多部位出血。

(3)答案要点　妊娠后期血液中纤维蛋白原、凝血酶原、凝血因子Ⅴ、凝血因子Ⅷ、凝血因子Ⅹ等、PAⅠ等含量增多,血小板黏附、聚集性能显著增强,血浆中出现较多的可溶性纤维蛋白复合物。同时ATⅢ减少,纤维蛋白原的含量虽然有所增加,但PAⅠ也增加,使总的纤溶活力有所减弱,使孕妇处于高凝状态。

急性肝炎时肝脏释放大量组织因子,激活外源性凝血系统,造成肝细胞损伤的病毒活性物质可损伤内皮细胞,同时ATⅢ显著减少,使吞噬功能显著降低。加上孕妇处于高凝状态,极易诱发DIC。

(4)答案要点　凝血物质被消耗而减少;纤溶系统被激活;纤维蛋白(原)降解产物的形成。临床特点:出血常为DIC患者的最初表现;多部位严重出血倾向是DIC的特征性表现。

(三)试卷二

1. A型选择题

(1)妊娠末期的产科意外容易诱发DIC,主要是由于

A. 单核吞噬细胞系统功能低下 B. 血液处于高凝状态 C. 微循环血流淤滞 D. 纤溶系统活性增高 E. 血中促凝物质含量增加

(2)急性胰腺炎时诱发DIC的机制与下列哪项有关?

A. 大量胰蛋白酶入血激活凝血酶原 B. 大量组织凝血活酶入血 C. 单核吞噬细胞系统功能增强 D. 发热和粒细胞破坏增多 E. 大量胰脂肪酶入血激活凝血酶原

(3)在DIC病理过程的晚期发生明显出血时,是因为体内

A. 凝血系统被激活 B. 纤溶系统被激活 C. 凝血和纤溶系统都被激活 D. 凝血系统的活性远大于纤溶系统的活性 E. 纤溶系统的活性远大于凝血系统的活性

(4)在DIC患者中,血小板和纤维蛋白原含量升高的现象可见于

A. 代偿型DIC B. 失代偿DIC C. 急性DIC早期 D. 慢性DIC E. 以上都不是

(5)下列哪种物质不属于纤维蛋白溶解系统

A. 纤溶酶原 B. 血浆纤溶酶原激活物 C. 尿激酶 D. PAI-1 E. 肝素

(6)可直接诱发血液高凝状态的自身抗体是

A. 抗血小板抗体 B. 抗精子抗体 C. 抗核抗体 D. 抗磷脂抗体 E. 抗红细胞抗体

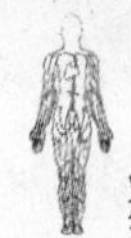

(7)肝素抗凝的中心环节是

A. 提高纤溶酶活性,加快微血栓溶解　B. 阻断凝血酶作用,防止微血栓形成　C. 促进纤维蛋白溶解　D. 抑制血小板降解　E. 提高血中抗凝物质浓度

(8)子宫、肺等脏器手术或损伤时容易出血的主要原因是该类脏器

A. 释放抑制凝血酶的物质　B. 血运特别丰富,不容易形成凝血块　C. 富含纤溶酶原激活物　D. 能释放大量链激酶　E. 富含肝素类物质

(9)凝血因子和血小板的生成超过消耗的情况可见于

A. 代偿型 DIC　B. 亚急性 DIC　C. 急性 DIC　D. 轻度 DIC　E. 恢复期 DIC

(10)鉴别血小板减少性紫癜和 DIC 引起的皮下出血,以下哪一个实验室检查无意义?

A. 凝血酶原时间　B. 部分凝血活酶时间　C. 纤维蛋白原含量测定　D. 3P 实验　E. 血小板记数

(11)能反映微血管病性溶血性贫血的最常见实验室检查是

A. 红细胞计数　B. 网织红细胞计数　C. 血球压积测定　D. Hb 浓度测定　E. 以上均不是

(12)关于血小板激活在 DIC 发病中的作用是

A. 大多起原发的作用　B. 凝血酶原可与血小板膜糖蛋白结合使血小板聚集　C. 暴露的血管内皮细胞下胶原通过血管性假血友病因子使血小板黏附　D. 被激活的血小板膜磷脂分布发生改变,促使纤维蛋白生成　E. 被激活的血小板释放组胺,促使血小板聚集

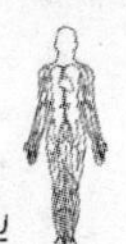

(13)导致血管内皮损伤,凝血和抗凝失调最常见于

A. 外科大手术 B. 胎盘早期剥离 C. 异型输血 D. 恶性肿瘤 E. 败血症

(14)关于凝血因子Ⅶ的表述,哪一项是错误的

A. TF可将因子Ⅶ激活成Ⅶa B. 凝血因子Ⅻa可将因子Ⅶ激活成Ⅶa C. 胶原可将因子Ⅶ激活成Ⅶa D. 因子Ⅹa可将因子Ⅶ激活成Ⅶa E. 凝血酶可将因子Ⅶ激活成Ⅶa

(15)关于抗凝血酶-Ⅲ的描述,哪些是错误的

A. 属于丝氨酸蛋白酶抑制物类 B. 雌激素可导致抗凝血酶-Ⅲ升高 C. 肾病综合征和大面积烧伤患者均可导致抗凝血酶-Ⅲ大量丢失 D. 肝功能严重障碍可导致抗凝血酶-Ⅲ合成减少 E. 肝素和硫酸乙酰肝素与抗凝血酶-Ⅲ结合可促进其作用。

(16)下列哪种物质不是血小板的激活剂

A. 胶原 B. 凝血酶 C. TXA_2 D. ADP E. 蛋白C

(17)连接在磷脂表面上的Ca^{2+}、凝血因子Ⅹa和Ⅴa形成的复合物具有下列哪种作用

A. 激活激肽释放酶原 B激活凝血酶原 C. 激活凝血因子ⅧD. 激活凝血因子Ⅻ E. 使纤维蛋白原转变为纤维蛋白多聚体

(18)关于蛋白C、蛋白S和血栓调节蛋白的描述下列哪项是错误的

A. 蛋白C在肝脏合成并以酶原形式存在于血液中 B. 蛋白C可水解FⅤa、FⅧa C. 存在于内皮细胞上的蛋白S可与活化的蛋白C协同作用 D. 血栓调节蛋白是内皮细胞上凝血酶受体之一,与凝血酶结合后,促进其凝血活性 E. 活化的蛋白C可促进纤溶酶原激活物释放

2. X型选择题

(1)确定DIC患者是否已进入继发性纤溶亢进期，须做下列哪项实验室检查

A. 凝血酶原时间 B. 凝血酶时间 C. 纤维蛋白原含量测定 D. 纤溶酶原含量测定 E. 3P实验

(2)引起急性DIC的常见原因是

A. 恶性肿瘤 B. 严重创伤 C. 严重感染 D. 异型输血 E. 以上都不是

(3)可引起局部型DIC的原因是

A. 静脉瘤 B. 主动脉瘤 C. 心脏室壁瘤 D. 体外循环 E. 脂肪瘤

(4)肝病基础上发生出血，如何判定是否发生DIC

A. 血小板计数 B. 凝血因子Ⅷ含量测定 C. 凝血酶原时间测定 D. 3P实验 E. 凝血时间测定

(5)DIC发展过程中，激活纤溶系统的因素是

A. 应激 B. 激肽释放酶 C. 凝血酶 D. 血管内皮细胞受损 E. 纤溶酶原激活物释放

(6)凝血因子Ⅻa可直接激活

A. 凝血系统 B. 激肽系统 C. 纤溶系统 D. 补体系统 E. 抗凝系统

(7)与血栓形成倾向有关的凝血与抗凝血紊乱可涉及下列哪些

A. 遗传性抗凝血酶缺乏 B. 蛋白C和蛋白S基因突变 C. 先天性PLg异常症 D. 口服避孕药 E. 某些病理状态，如高脂血症、缺血性中风、糖尿病等

(8)下列各项中，主要参与血管内壁抗凝机制的物质有

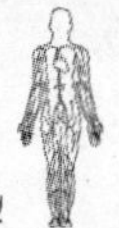

A. 蛋白C　B. 肝素　C. 抗凝血酶Ⅲ　D. 组织因子途径抑制物　E. 血栓调节蛋白

3. 名词解释

(1)"3P"试验(plasma protamia paracoagulation test)　(2)裂体细胞(schistocyte)　(3)APC抵抗

4. 问答题

(1)为什么G-菌感染容易引起DIC?

(2)试述DIC的发展过程及实验室检查的特点。

(3)为什么妊娠妇女发生胎盘早剥或羊水栓塞容易引起DIC。

(4)为什么DIC与休克可互为因果,形成恶性循环?

(四)答案与题解

1. A型选择题

(1)答案　B

题解:妊娠3周开始孕妇血液中血小板及凝血因子(Ⅰ、Ⅱ、Ⅴ、Ⅶ、Ⅸ、Ⅹ、Ⅻ等逐渐增多;而AT-Ⅲ、t-PA. u-PA降低;胎盘产生的纤溶酶原激活物抑制物增多。血液渐趋高凝状态。故当产科意外(胎盘早期剥离、宫内死胎、羊水栓塞等)时,易发生DIC。

(2)答案　A

题解:急性胰腺炎诱发DIC的机制,主要是大量胰蛋白酶入血后,通过促使凝血酶原转变为凝血酶而诱发DIC。

(3)答案　E

题解:DIC晚期纤溶系统活性显著增强,而凝血系统活性比早期明显降低。在激活凝血的病因消除前,凝血系统仍在被不断激活,但其活性没有DIC早期强,故其正确答案应为E。

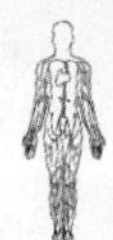

(4)答案　D

题解:在慢性 DIC 或 DIC 的恢复期,由于机体代偿功能较佳,凝血因子和血小板生成加速,甚而超过消耗,因此可出现血小板、纤维蛋白原和其他凝血因子暂时性升高,称这种类型的 DIC 为过度代偿型。

(5)答案　E

题解:纤溶系统主要包括纤溶酶原激活物、纤溶酶原、纤溶酶、纤溶抑制物等。

(6)答案　D

题解:多种自身免疫病及反复多次输血等可使体内产生不同抗体,迄今所知,抗磷脂抗体是可以直接诱发血液高凝状态的唯一抗体。

(7)答案　B

题解:使用肝素是治疗 DIC 的重要措施之一。其主要机制是在抗凝血酶-Ⅲ协同作用下,抑制凝血酶的激活,抑制凝血酶对纤维蛋白原的作用及阻止凝血酶对因子Ⅴ和Ⅷ的促进作用并抑制其他几种凝血因子的激活,从而阻止微血栓形成。

(8)答案　C

题解:在人体,除肝脏和胎盘外几乎所有组织都含有组织纤溶酶原激活物,其中在子宫、肺、肾上腺、前列腺、甲状腺和卵巢等脏器的含量较高,这些脏器受损可致组织纤溶酶原激活物释放,激活纤溶系统。

(9)答案　E

题解:在慢性 DIC 或 DIC 的恢复期,由于机体代偿功能较佳,凝血因子和血小板生成加速,甚而超过消耗,因此可出现血小板、纤

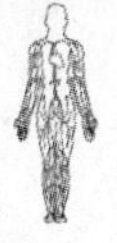

维蛋白原和其他凝血因子暂时性升高，称这种类型的DIC为过度代偿型。

(10)答案 E

题解：血小板减少性紫癜是由于血小板生成减少、破坏增多或体内分布异常，导致循环血液中血小板减少而诱发的出血性疾病。而DIC的发生过程既有血小板消耗性减少，也有其他凝血因子大量消耗而减少，此外还伴随继发纤溶亢进。可见血小板记数不能用于血小板减少性紫癜和DIC所致出血的鉴别诊断。

(11)答案 E

题解：微血管病性溶血性贫血是DIC时伴发的一种特殊类型的贫血。这种贫血主要特点是周围血中可发现一些特殊形态的异型红细胞，如，盔甲型、星型、新月型等，统称为裂体细胞（Schistocyte)。裂体细胞脆性高，容易发生溶血，继而导致贫血。上述检查均不能反映这一特点。

(12)答案 C

题解：血管内皮细胞损伤后，暴露胶原，血小板膜糖蛋白可与胶原结合，使血小板产生黏附作用。活化的血小板膜糖蛋白复合物与纤维蛋白原结合，引起血小板的扁平、伸展及聚集。胶原、凝血酶、ADP、肾上腺素、TXA_2、PAF等均可作为血小板激活剂，激活血小板，使之产生一系列变化。如使血小板产生伪足，同时引起释放反应。其中致密颗粒释放ADP、5-羟色胺等；α-颗粒释放纤维蛋白原、凝血酶敏感蛋白、纤维连接蛋白，进一步激活血小板。活化的血小板与结合在其磷脂表面的凝血因子使凝血酶大量产生和凝血块回缩，使止血过程更加坚固。在DIC发病中血小板主要为继发作用。

(13)答案 E

题解：外科大手术、胎盘早期剥离及恶性肿瘤组织坏死等情况下，可释放大量组织因子入血，首先激活外源性凝血，并进一步放大启动凝血系统；异型输血主要导致红细胞大量破坏，促进血小板聚集和凝血反应；而败血症则主要通过血管内皮细胞损伤，凝血和抗凝失调，促进 DIC 发生。

(14)答案　C

题解：正常人血液中Ⅶ主要以酶原形式存在，TF 释放入血，可通过 Ca^{2+} 形成 TF-Ca^{2+} Ⅶ复合物，同时Ⅶ激活为Ⅶa，TF-Ⅶa 可激活 FIX、FX，而 FIX、FX 又可反馈激活Ⅶ，此外，Ⅻa、凝血酶以及Ⅶa 自身也可激活Ⅶ，但胶原不能直接激活Ⅶ。

(15)答案　B

题解：雌激素成分不但可增加凝血因子；还可使抗凝血酶-Ⅲ和 PS 等抗凝成分减少，只有选项 B 是错误的。

(16)答案　E

题解：胶原、凝血酶、TXA_2、ADP、肾上腺素和 PAF 等均可使血小板活化。蛋白 C 不能激活血小板，激活的蛋白 C 可水解凝血因子Ⅴa、Ⅷa。

(17)答案　B

题解：凝血因子Ⅹa 和Ⅴa 及 Ca^{2+} 连接在磷脂表面上，形成凝血酶原激活物而激活凝血酶原。在内源性凝血系统磷脂是指血小板磷脂，在外源性凝血系统磷脂是指组织因子中的磷脂。

(18)答案　D

题解：血栓调节蛋白(TM)是内皮细胞上凝血酶受体之一，与凝血酶结合后，降低其凝血活性，却大大加强其激活蛋白 C 的作用。因此，TM 是使凝血酶由促凝转为抗凝的重要血管内凝血抑制因

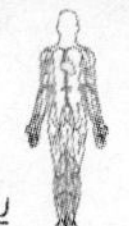

子。所以选项D是错误的。

2. X型选择题

(1)答案　BD

题解:当DIC发展到继发性纤溶亢进期时大量纤溶酶原被激活为纤溶酶,从而使纤溶酶原含量降低;纤溶产物(FDP)可抑制凝血酶的活性,而使凝血酶时间延长。因此,凝血酶原测定和纤溶酶原含量测定可为DIC进入继发性纤溶亢进期的诊断提供依据。

(2)答案　BCD

题解:虽然恶性肿瘤也是引起DIC的原因之一。但它不是常见的原因。急性型DIC的常见原因有严重感染、严重创伤、异型输血及急性移植排斥反应。

(3)答案　ABCD

题解:局部型DIC是指静脉瘤、主动脉瘤、心脏室壁瘤、体外循环、器官移植后的免疫排斥反应等情况,病变局部有凝血过程的激活,产生局限于某一器官的多发性微血栓,全身有轻度的血管内凝血存在。局部型DIC是全身性DIC的一种局部表现。脂肪瘤不会引起任何类型的DIC。

(4)答案　BD

题解:不伴有DIC的肝病患者,3P阴性,凝血因子Ⅷ的含量正常或较高,凝血酶原时间测定延长,血小板计数正常或减少;而伴有DIC的肝病患者3P实验大多数阳性,凝血因子Ⅷ的含量常减少,凝血酶原时间测定延长,血小板计数减少。由于两者的凝血因子Ⅷ的含量和3P实验结果差别明显,故须测定这两项。

(5)答案　ABCDE

题解:内源性凝血系统激活时,产生的激肽释放酶、Ⅻa、Ⅺa以

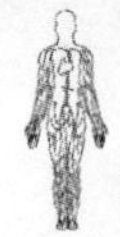

及凝血酶等可激活纤溶系统。此外内皮细胞损伤以及应激时产生的肾上腺素也可促进内皮细胞合成和释放纤溶酶原激活物，激活纤溶系统。

(6)答案 ABCE

题解：凝血因子Ⅻa可通过激活激肽系统，进而激活补体系统，而不能直接激活补体系统。

(7)答案 ABCDE

题解：遗传性抗凝血酶缺乏、蛋白C和蛋白S基因突变导致抗凝血功能低下，增加血栓形成倾向；先天性PLg异常症可致血浆纤溶酶原活性降低，纤溶功能降低；口服避孕药可使抗凝和纤溶活性均降低；高脂血症、缺血性中风、糖尿病等病理状态下，可使部分凝血因子增多，也可致纤溶活性降低。

(8)答案 ACDE

题解：血管内皮细胞正常时不表达TF，却可产生TFPI，防止局部凝血扩大化；可生成PGI_2，NO及ADP酶等扩血管物质，抑制PLT聚集；产生tPA、uPA等纤溶酶原激活物，促进纤溶；表达TM，通过TM-PC系统产生抗凝；也可表达肝素样物质（硫酸乙酰肝素）并与抗凝血酶Ⅲ产生抗凝作用，而肝素则不涉及血管内壁抗凝机制。

3. 名词解释

(1)答案 血浆鱼精蛋白副凝试验（plasma protamine paracogulation test，3P试验）。其原理是：将鱼精蛋白加入患者血浆后，可与FDP结合，使血浆中原与FDP结合的纤维单体分离并彼此聚合而凝固，形成可见的白色沉淀。这种不需酶的作用而使纤维蛋白聚合的现象称为副凝试验。DIC存在时，3P试验往往呈现“+”，但

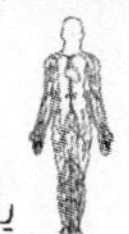

晚期也可为"－"。

(2)答案　指DIC时，患者外周血涂片中出现的一些外形呈盔形、星形、新月形等特殊形态的红细胞碎片。裂体细胞脆性高，容易发生溶血，继而导致贫血。

(3)答案　正常情况下，若在血浆中加入APC，由于APC可使FVa和FⅧa失活，而使部分凝血激酶时间(APTT)延长。但一部分静脉血栓形成患者的血浆标本，若想获得同样的APTT延长时间，则必须加入比正常时更多的APC，通常将这一现象称为APC抵抗。常见原因:抗PC抗体、PS缺乏和抗磷脂抗体以及FV或FⅧ基因突变。

4. 问答

(1)答案要点　严重的感染性疾病容易引起DIC的发生，其中革兰氏阴性菌产生的内毒素起重要作用。内毒素引起DIC的机制可能是:内毒素表面带有负电荷，可通过表面接触而直接激活凝血因子Ⅻ;使血管内皮细胞受损，一方面，使基底膜胶原暴露，通过接触激活凝血因子Ⅻ，启动内源性凝血系统;另一方面，使TF释放增加，同时启动外源性凝血系统;第三，严重感染产生的细胞因子可使内皮细胞上的TM、HS表达减少，因而使血管内皮细胞表面的抗凝状态变为促凝状态;也可使血管内皮细胞tPA产生减少，而PAI-1产生增多，使纤溶过程减弱，参与微血栓形成;第四，严重感染产生的细胞因子可激活白细胞，激活的白细胞可释放蛋白酶和活性氧等炎症介质，损伤血管内皮细胞，并使其抗凝功能降低。其他:损害单核吞噬细胞系统;引起内毒素休克，导致微循环障碍。

(2)DIC分三期　血液高凝期:凝血系统激活，血液凝固性增高，微血栓形成;消耗性低凝期:凝血因子、血小板被消耗，纤溶系统

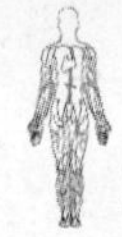

激活。表现为血液凝固性降低、出血;继发性纤溶亢进期:纤溶酶增多及 FDP 增多,表现为血液凝固性明显降低,出血加重。

DIC 的筛选实验主要包括:临床上一般为血小板计数、凝血酶原时间和纤维蛋白原含量测定三项实验作为 DIC 的初步筛选实验。判断是否已进入继发性纤溶亢进,须进一步做下列实验:凝血酶时间、纤溶酶原含量测定、D-二聚体实验。当 DIC 发展到继发性纤溶亢进时,大量纤溶酶原被激活为纤溶酶,从而使纤溶酶原含量降低;纤溶产物(FDP)可抑制凝血酶的活性,而使凝血酶的时间延长。3P 试验和 D-二聚体实验可用于 FDP 测定,FDP 形成提示患者出血倾向进一步加重。但应注意的是原发和继发性纤溶亢进时,FDP 均可增高,但只有在继发性纤溶亢进时,才有 D-二聚体升高。此外,优球蛋白溶解时间实验也可用于测定纤溶活性。血浆优球蛋白组分中含有纤维蛋白原、纤溶酶原及激活物,血浆优球蛋白在酸性环境下沉淀,当再溶解于缓冲液中并给予钙或凝血酶时,其中的纤维蛋白原变成纤维蛋白凝块,凝块的溶解时间称为优球蛋白溶解时间。DIC 时纤溶酶活性增加,使优球蛋白溶解时间缩短。

(3)答案要点　妊娠末期孕妇血液处于高凝状态;胎盘早期剥离可使损伤的蜕膜中的组织因子释放入血,启动外源性凝血系统;羊水中含有丰富的组织因子,故羊水栓塞时也可启动外源性凝血系统。此外,羊水中的角化上皮细胞、胎粪、胎脂等颗粒物质,进入血液后可通过表面接触而激活凝血因子Ⅻ,启动内源性凝血系统。羊水中还含有纤溶酶原激活物,激活纤溶系统,使血液迅速由高凝状态转入低凝状态,发生严重产后大出血。

(4)答案要点　①论述 DIC 如何引起休克,即 DIC 引起微循环障碍、器官血液灌流量不足和细胞功能代谢障碍的发生机制。要

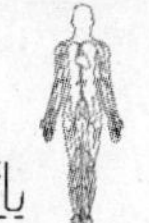

点:广泛微血栓形成;心泵功能障碍;广泛出血使血容量减少;微血管扩张,通透性↑。②论述休克如何引起DIC,即休克引起凝血系统激活和凝血酶大量生成的机制。要点:各型休克进入微循环淤血性缺氧期后,血液浓缩、血液凝固性增高,加上血流变慢、酸中毒加重、肠源性内毒素产生增多等,可引起DIC发生;感染性休克时,病原体及毒素可损伤血管内皮细胞,激活内源性凝血系统;创伤性休克时,TF释放入血,激活外源性凝血系统。

(中山大学中山医学院　雷俊霞)

第13章

心功能不全

第一节　教学大纲要求

(1)掌握心功能不全、心力衰竭的概念。

(2)掌握心力衰竭的发病机制。

(3)熟悉心力衰竭的原因、诱因。

(4)熟悉心力衰竭的代偿方式及其意义。

(5)熟悉心力衰竭时代谢机能的变化。

(6)了解心力衰竭的分类、防治原则。

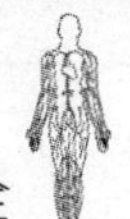

第二节 教材内容精要

一、基本概念

(一)心力衰竭的定义

在各种致病因素的作用下心脏的收缩或/和舒张功能发生障碍,使心输出量绝对或相对下降,即心泵功能减弱,以至不能满足机体代谢需要的病理过程或综合征称为心力衰竭(heart failure)。这个定义有三个要点:①心力衰竭发病的基本机制是心肌收缩或/和舒张功能障碍;②发病的关键环节是心输出量减少;③心泵功能与代谢需要之间的平衡被破坏。

(二)心力衰竭与心功能不全的关系

心功能不全包括了两个发展阶段,即心功能减弱但处于完全代偿阶段和心功能减弱的失代偿的阶段,心力衰竭属于后一阶段,换言之,心力衰竭是心功能不全的严重阶段。

二、心力衰竭的病因与诱因

(一)心力衰竭的病因

(1)心肌舒缩功能障碍。

(2)心脏负荷过重:容量负荷过重,压力负荷过重。

(二)心力衰竭的诱因

(1)感染。
(2)水电解质代谢和酸碱平衡紊乱。
(3)心律失常。
(4)妊娠与分娩。

三、心力衰竭的分类

(一)心力衰竭的发生部位

(1)左心衰竭(left heart failure)。
(2)右心衰竭(right heart failure)。
(3)全心衰竭(whole heart failure)。

(二)按心肌收缩与舒张功能障碍分类

(1)收缩性心力衰竭(systolic heart failure)。
(2)舒张性心力衰竭(diastolic heart failure)。

(三)按心输出量高低分类

(1)低输出量性心力衰竭(low output heart failure)。
(2)高输出量性心力衰竭(high output heart failure)。

四、心功能不全时机体的代偿

(一)神经-体液调节机制激活

(1)交感神经系统激活。

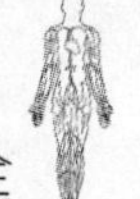

(2)肾素-血管紧张素-醛固酮系统激活。

(二)心脏本身的代偿反应

(1)心率加快。

(2)心脏扩张：紧张源性扩张，肌源性扩张。

(3)心肌收缩性增强。

(4)心室重塑(remodeling)。

1)心肌细胞重塑：①心肌肥大：向心型肥大，离心性肥大。②心肌细胞表型改变。

2)非心肌细胞及细胞外基质变化。

(三)心脏以外的代偿

(1)血容量增加。

(2)血流重新分布。

(3)红细胞增多。

(4)组织利用氧的能力增加。

五、心力衰竭的发病机制

尽管引起心力衰竭的病因是多种多样的，但各种病因都可通过削弱心肌舒缩功能从而引起心力衰竭发病，这是心力衰竭最基本的发病机制。

(一)心肌收缩功能减弱

心肌收缩性减弱使血液循环的原动力不足，心输出量下降。引起心肌收缩性减弱的基本机制是：

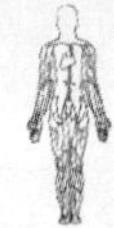

1. 心肌收缩相关蛋白质改变

(1)心肌细胞数量减少:细胞坏死,细胞凋亡。

(2)心肌结构改变:病理性心肌肥大,细胞外基质纤维化。

(3)心室扩张:心肌细胞之间错位或/和侧滑,心腔扩大,室壁变薄。

2. 心肌能量代谢紊乱

(1)能量生成障碍。

(2)能量利用障碍。

(3)能量储存减少。

3. 心肌兴奋-收缩耦联障碍

(1)肌浆网钙转运功能障碍:Ca^{2+}的摄取、储存、释放障碍。

(2)胞外Ca^{2+}内流障碍:心肌去甲肾上腺素含量下降,β-受体密度、亲合力下降。

(3)肌钙蛋白与Ca^{2+}结合障碍:酸中毒,H^{+}竞争性抑制Ca^{2+}与肌钙蛋白的结合。

(二)舒张功能异常

没有正常的心室舒张,便没有心室的血液充盈,也就没有心输出量。因此,心室的舒张与收缩对正常心输出量的维持是同等重要。

心肌舒张功能障碍的可能机制包括:①钙离子复位延缓。②肌球-肌动蛋白复合体解离障碍。③心室顺应性降低。④心室舒张势能减少。

(三)心脏各部舒缩活动的不协调性

各种类型的心律失常可使心脏各部舒缩活动的协调性遭到破

坏，导致心输出量下降。

六、心衰临床表现的病理生理基础

从血流动力学角度来看，心力衰竭的临床表现大致可归纳为三大临床主症：肺循环充血、体循环淤血、心输出量不足。

（一）肺循环充血

肺循环充血的主要表现是：呼吸困难和肺水肿。

1. 呼吸困难

（1）劳力性呼吸困难。

（2）端坐呼吸。

（3）夜间阵发呼吸困难（paroxysmal nocturnal dyspnea）或心性哮喘（cardiac asthma）。

2. 肺水肿

（二）体循环淤血

体循环淤血是全心衰或右心衰竭的结果，主要表现在体循环静脉系统过度充盈，压力增高，内脏器官充血、水肿等。

（1）静脉淤血和静脉压升高。

（2）水肿。

（3）肝肿大压痛和肝功能异常。

（三）心输出量不足

心力衰竭最具有特征性的血流动力学变化是心输出量绝对或相对减少，心输出量下降可引起一系列外周血液灌注不足的症状与体征，严重时将发生心源性休克。

(1)皮肤苍白或发绀。

(2)疲乏无力、失眠、嗜睡。

(3)尿量减少。

(4)心源性休克。

七、心衰防治的病理生理基础

(一)防治病因，消除诱因

各种心力衰竭的病因是心力衰竭发病的“源头”，要从根本上防治心力衰竭就必须切断这个“源头”，由此而引发的一系列病理反应链才有可能被中止。

(二)改善心脏舒缩功能

(1)增强心肌收缩功能：针对心肌收缩性减弱，可采用各类强心药物。

(2)改善心肌舒张性能：可以改善心肌舒张性不良的药物有：钙拮抗剂，β受体阻断剂，硝酸酯类等。

(三)调整心脏前、后负荷

1. 降低心脏后负荷

选用β-阻滞剂、血管紧张素转换酶抑制剂(ACEI)可抑制过度激活的神经内分泌系统，降低周围阻力，减轻心脏后负荷。血管扩张剂，如动脉血管扩张剂(肼苯达嗪)、钙拮抗剂可直接扩张血管，降低心脏后负荷。

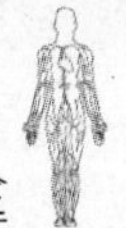

2. 调整心脏前负荷

适度的前负荷是维持心功能稳态的条件重要之一。前负荷过高可引起或加剧心力衰竭,前负荷过低会导致心输出量下降,加剧心衰。心力衰竭时,前负荷过高可使用静脉血管扩张剂如:硝酸甘油,以减少回心血量,减轻心脏的前负荷;同时适当控制钠盐摄入和使用利尿剂有利于降低血容量,降低前负荷。

前负荷过低时,在中心静脉压或肺毛细血管楔压的严密监测下,适当补充血容量,以利心输出量的增加,防止心衰恶化。

(四)改善心肌能量代谢

二、重点与难点

(一)心力衰竭的发病机制

在学习心力衰竭的发病机制时应注意:学习每一具体的发病机制时应充分掌握其内涵,包括该机制的概念、形成该机制的生理、生化基础以及该机制启动后产生的外显的病理反应等。例如:心肌收缩相关蛋白质破坏是心肌收缩性减弱的机制之一,细胞坏死和细胞凋亡是心肌收缩相关蛋白质破坏两种类型。心肌收缩相关蛋白质,如:肌球蛋白和肌动蛋白组成的收缩蛋白,肌钙蛋白和向肌球蛋白组成的调节蛋白,这些蛋白质是心肌收缩物质基础。多种致病因素如:缺血、感染、中毒等均可引起心肌细胞的死亡(细胞坏死或/和细胞凋亡),从而使这些蛋白质随着心肌细胞的解体而被分解、破坏,心肌的收缩性自然也就减弱了,外显的病理反应是心输出量下降以及相应的临床表现。

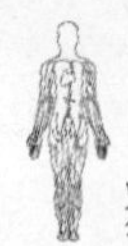

(二)心肌兴奋-收缩耦联障碍在心力衰竭发病中的作用

心肌的兴奋是电活动而心肌的舒缩是机械活动，将两者耦联在一起的是钙离子，钙离子在把兴奋的电信号转化为收缩的机械活动中发挥了极为重要的中介作用，任何影响钙离子转运，分布的因素都会干扰心肌的兴奋收缩-耦联，影响心肌的收缩、舒张功能。掌握下列要点有助于突破这个难点：

1. 心肌细胞胞浆游离钙浓度的舒张阈值是10^{-7}mol/L，收缩阈值是10^{-5}mol/L。这两个阈值是控制心肌舒张和收缩的关键点。如果心肌要舒张，胞浆游离钙浓度必须达到舒张阈值；反之，亦然。

2. 下列机制有助胞浆游离钙浓度从高于舒张阈值的水平下降，达到舒张阈值：①肌浆网上的“钙泵”可将胞浆内的钙离子摄入其中并加以储存，②细胞膜上的“钙泵”可将胞浆内的钙离子排到细胞外。“钙泵”的运转需要能量，心力衰竭时由于ATP不足，不能为“钙泵”运转提供足够能量，故在心肌需要舒张时，由于胞内钙离子浓度未能及时、有效地降至舒张阈值，因此，心肌在收缩后不能充分舒张，不利于心室的充盈。

3. 下列机制有助胞浆游离钙浓度从低于收缩阈值的水平上升至收缩阈值：

①肌浆网内的钙离子可通过肌浆网上的释放通道进入胞浆，使胞浆游离钙浓度迅速上升。心衰时，由于肌浆网钙储存量减少，导致心肌收缩时释放到胞浆的钙离子减少，难以达到收缩阈值。如果有酸中毒存在，钙离子与钙储存蛋白结合较紧密，不易解离，也可使钙离子释放减少。②细胞外钙离子进入细胞内也是升高胞内游离

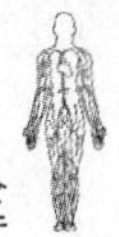

钙浓度的重要机制，其主要途径：一是经过钙通道内流，另一是经过钠钙交换体。心衰时，由于心肌内去甲肾上腺素减少、心肌细胞膜上的β-受体密度或/和亲和力降低、使钙内流下降，难以达到收缩阈值。

此外，心衰若有酸中毒存在，[H^+]可降低β-受体对去甲肾上腺素的敏感性，使 Ca^{2+} 内流受阻。细胞外液的 K^+ 与 Ca^{2+} 在心肌细胞有竞争作用，因此，在高钾血症时 K^+ 可阻止 Ca^{2+} 的内流。导致胞内 Ca^{2+} 浓度降低，难以达到收缩阈值。

4. 钙蛋白与 Ca^{2+} 结合也是心肌兴奋-收缩耦联的重要环节之一，心肌从兴奋的电活动转为收缩的机械活动，这个转变的关键点就在 Ca^{2+} 与肌钙蛋白的结合，它不但要求胞浆的 Ca^{2+} 浓度迅速上升到足以启动收缩的阈值 10^{-5} mol/L，同时还要求肌钙蛋白要有正常活性，迅速与 Ca^{2+} 结合，如此方能启动心肌收缩。如果胞内 Ca^{2+} 浓度达不到收缩阈值或/和肌钙蛋白与 Ca^{2+} 结合的活性下降均可导致兴奋-收缩耦联中断。例如：各种原因引起心肌细胞酸中毒时，由于 H^+ 与肌钙蛋白的亲和力比 Ca^{2+} 大，H^+ 占据了肌钙蛋白上的 Ca^{2+} 结合部位，此时即使胞浆 Ca^{2+} 浓度已上升到"收缩阈值"，也无法再与肌钙蛋白结合，心肌的兴奋-收缩耦联就此受阻。心肌缺血缺氧导致 ATP 生成不足和酸中毒，ATP 不足可使肌浆网钙泵运转 Ca^{2+} 能力下降，酸中毒使肌浆网对 Ca^{2+} 亲和力增大，最终两者都使肌浆网在心肌收缩时不能释放足量 Ca^{2+}，使胞浆 Ca^{2+} 浓度难以达到"收缩阈值"，此时即使肌钙蛋白的 Ca^{2+} 结合活性是正常的也难以启动正常的收缩。

（三）联系临床

学习每一具体的发病机制时应注意联系其对应的临床疾病或

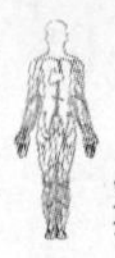

病理过程，切忌单纯死记硬背发病机制。例如：心肌能量代谢紊乱引起心肌收缩性减弱可分成两种基本类型：一种是能量生成障碍；另一种是能量利用障碍。前者见于 Vit B_1 缺乏，心肌的缺血缺氧（如：冠心病、严重贫血等）；后者见于各种原因引起的心肌肥大导致心肌肌球蛋白 ATP 酶活性下降，不能充分利用 ATP(如：高血压)。

（四）综合分析

每一疾病或病理过程引发心力衰竭时，可能不只一个发病机制同时或先后起作用，故应予综合分析。例如；心肌缺血引起心力衰竭时可能有多个机制介入其中，首先心肌缺血可引起心肌细胞的死亡，缺血、缺氧引起 ATP 生成不足，ATP 不足可引起肌浆网钙摄取能力下降，最终导致心肌收缩性减弱。与此同时，ATP 不足可引起钙离子复位延缓和肌球-肌动蛋白复合体解离障碍，引起心肌舒张障碍。此外，心肌缺血、冠脉灌流减少，引起心室舒张势能下降以及 ATP 不足引起“钠泵”运转失灵，大量水分进入心肌细胞内，心肌细胞水肿，心室顺应性降低，最终导致心肌舒张功能障碍。心肌缺血时，由于心肌收缩性减弱和舒张功能障碍同时存在，因此心衰病情常常重笃。从上述可知，至少有 7 个机制参与了心肌缺血引起的心力衰竭。

（五）心衰代偿反应的两面性

全面正确理解心衰代偿反应的两面性是心衰病理生理向临床过渡的重要连接点之一。心力衰竭发病的关键环节是心输出量的减少，为防止心输出量的减少，机体会动员各种代偿机能来维持心输出量的稳定(已如前述)。但当心衰的代偿反应达到一定水平而

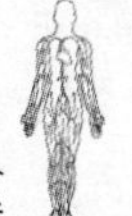

心衰病因又不能及时有效清除时，在代偿期启动的原本用于对抗心输出量减少的各种反应（代偿反应）此时将可能转化为加重病情的不利反应（失代偿），此即心衰的代偿与失代偿。这相当于中医阴阳理论中的“阳中有阴”，因此在看到代偿反应的积极作用的同时，对可能发生的失代偿反应所带来的负面影响，应有清醒的认识，不致于在病情急转直下时，措手不及。

完全代偿：通过代偿反应，心输出量能满足机体正常活动而暂时不出现心力衰竭临床表现者称为完全代偿。

不完全代偿：心输出量仅能满足机体在安静状态下的需要，已发生轻度心力衰竭者称为不完全代偿。

失代偿或代偿失调：如果经过代偿，心输出量仍不能满足机体安静状态下的需要，并出现明显的心力衰竭表现者谓之失代偿或代偿失调。

机体的代偿反应在很大程度上决定了心力衰竭是否发生，以及发病的快慢和病情的轻重。

机体主要的代偿反应有：

1. 心脏代偿反应

(1)心率加快，这是一种快速代偿反应，由于交感神经兴奋，心率加快，心率加快在一定范围内可提高心输出量，这对于维持动脉压和保证对心、脑的灌流有积极意义。但这种代偿也有一定的局限性，心率加快，耗氧量增加；心率加快到一定程度（成人 180 次/分），会影响冠脉灌流，以致引起心肌缺血，引发或加重心衰。

(2)心脏扩张：心力衰竭时心脏的扩张分两种类型：

1)紧张源性扩张：心力衰竭病人由于心搏出量下降，因此心室扩张（即扩大舒张末期容积），能增强收缩力，心搏出量上升。无疑

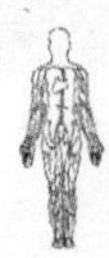

这是心力衰竭一种有价值的代偿方式，这种心脏扩张，容量加大并伴有收缩力增强的心脏扩张称为紧张源性扩张。

2）肌源性扩张：当心腔过度扩张，使肌节的初长度超过 Lmax 时，收缩力下降，心搏出量减少，这种心肌的拉长不伴有收缩力增强的心脏扩张称为肌源性扩张。肌源性扩张已丧失代偿意义。

肌节过度拉长是心脏扩张从代偿转向失代偿的关键因素。除此之外，心腔扩大，张力增加，心肌耗氧量增多，也是失代偿的重要因素。

（3）心肌肥大：心肌肥大是指心肌细胞体积增大，重量增加。当心肌肥大达到一定程度如成人心脏重量超过 500 克，或左室重量超过 200 克时，心肌细胞还可有数量上的增多。心肌肥大有两种类型：

1）心肌向心性肥大：长期压力负荷过大（如：高血压病），引起心肌纤维呈并联性增生，肌纤维变粗，心室壁厚度增加，心腔无明显扩大，室腔直径与室壁厚度的比值小于正常，称为心肌向心性肥大。

2）心肌离心性肥大：长期容量负荷增加（如：主动脉瓣闭锁不全），引起心肌纤维呈串联性增生，肌纤维长度增加，心脏明显扩大，室腔直径与室壁厚度的比值等于或大于正常称为心肌离心性肥大。

心肌肥大是心肌细胞和间质细胞对生长因子和激素所作出的应答反应。心力衰竭也正是通过各种生长因子和激素来启动心肌肥大过程。

心肌肥大可在两个方面发挥代偿作用：一是可以增加心肌的收缩力，有助于维持心输出量，二是降低室壁张力，降低心肌耗氧量，有助于减轻心脏负担。因此，心肌肥大有积极的代偿作用，但这个作用也是有限度的，当心力衰竭的病因不能被及时清除而持续存在

时，心肌肥大将继续发展直至出现功能性缺氧，线粒体功能受损，能量代谢紊乱，心肌收缩力下降，心输出量不再维持在代偿水平，心力衰竭发生或加重。

2. 心外代偿反应

(1)血容量增加：心力衰竭时，机体为维持循环“稳态”通过增加血容量来提高心室的充盈度，有助于增加心输出量。肾脏是增加血容量的主要器官，它主要通过增加肾小管对水钠的重吸收和降低肾小球滤过率来增加血容量。

血容量扩大在增加心室充盈，提高心输出量和维持动脉血压方面均有正面的代偿意义。但与此同时，也应注意血容量增加可能产生的负面影响，例如：水钠潴留引起心性水肿的潜在风险加大；心脏前后负荷加大，心肌耗氧量增加；以及血容量扩大过程中产生的水、电解质紊乱对心脏的不利影响等。

(2)血流重分布：心力衰竭时由于交感-肾上腺髓质系统兴奋，使皮肤、肾脏、胃肠等内脏的血管收缩，而血流量减少，脑和心脏血管扩张，因此血液较多地流向心脏和脑，这样不但可保证心、脑重要生命器官的供血，同时也有助于维持动脉血压。但是，周围器官的长期供血不足可导致脏器的功能紊乱如肝、肾功能不全；同时，外周血管长时间收缩，外周阻力上升还可引起心脏后负荷增大。

(3)红细胞增多，血液红细胞增多，血液携氧功能增强，有助于改善周围组织的供氧，有积极的代偿意义，但红细胞过多，可引起血液粘度增大，心脏负荷增加。

(4)组织细胞利用氧的能力增强。心力衰竭时，由于血液循环系统对周围组织的供氧减少，组织细胞通过自身机能、结构、代谢的调整来加以代偿，以克服供氧不足带来的不利影响。但心衰病因不

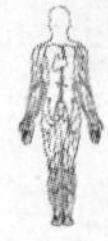

除，周围组织长时间处于缺氧状态，组织细胞在机能、结构、代谢方面的调整，最终因细胞的变性、死亡而失去代偿意义。

3. 神经-体液的代偿反应

(1)交感-肾上腺髓质系统兴奋：心衰时，心输出量显著下降，周围组织器官灌流不足而缺血、缺氧，这对机体是一个严重的应激信号，此时神经-体液率先作出快速代偿反应，其中交感-肾上腺髓质系统激活首当其冲，交感-肾上腺髓质的兴奋使心率立刻增加，心肌收缩增强，心输出量迅速回升，外周血管收缩，血压上升，组织灌注压也随之升高，有利于组织灌流的改善。与此同时在“血流重分布”效应中，肝、脾等贮血脏器通过血管收缩将血液挤入循环中，肾血管收缩减少了水盐的排出，这样确保有足够的循环血量来维持心输出量，使生命重要器官，特别是心、脑等重要脏器的供血得到保证。

(2)其他神经-体液因素的变化：交感-肾上腺髓质系统的激活也带动了其他神经-体液因素的变化。如肾血管的收缩激活肾素-血管紧张素-醛固酮系统，其中血管紧张素Ⅱ(AgⅡ)强化交感-肾上腺髓质系统的心血管效应，醛固酮加强水钠的重吸收，有利于血浆的扩容。AgⅡ的形成又可刺激内皮素的合成和释放，后者具有更强的缩血管作用和正性肌力作用。此外，交感-肾上腺髓质系统的兴奋也可刺激垂体后叶大量分泌抗利尿素，增强远曲小管对水分的重吸收，使血浆容量扩大。上述反应在维持心功能方面有积极意义。

但是，如果心衰病因不能及时、有效清除，上述代偿反应会长期持续下去，其有利的一面逐步减弱，相关的消极因素将逐步转化为矛盾的主要方面，如：心脏负荷增大、心肌重构、心肌氧耗量增加、心律失常、细胞因子的消极作用、氧化应激、水钠潴留等，使心衰的发展转入恶性循环。

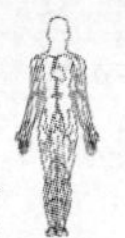

第三节　复习思考题

(一)试题一

1. A型选择题

(1)以下血流动力学变化哪项是心力衰竭特征性的变化

A. 肺动脉循环充血　B. 动脉血压下降　C. 心输出降低　D. 毛细血管前阻力增大　E. 体循环静脉淤血

(2)下列哪种疾病可引起低心输出量性心衰

A. 甲亢症　B. 严重贫血　C. 心肌梗死　D. 脚气病(Vit B_1缺乏)　E. 动-静脉瘘

(3)下述有关高输出量性心衰的描述,哪项是错误的

A. 代偿期机体处于高动力循环状态　B. 一旦失代偿心输出量就显著低于正常值　C. 严重贫血是主要发病因素之一　D. 循环血容量增加　E. 失代偿期心输出量下降,但仍高于正常值

(4)心衰时,以下反映心功能的指标哪项是错误的

A. 心室收缩末容积(VESV)增大　B. 射血分数上升　C. 心脏指数下降　D. 心输出量下降　E. 肺毛细血管楔压(PCWP)

(5)下述有关慢性心衰代偿反应的描述,哪项是错误的

A. 红细胞增多　B. 血容量扩大　C. 心率加快　D. 肾脏水钠重吸收下降　E. 组织利用氧能力增加

(6)下列哪项因素与心室舒张功能障碍无关

A. 钙离子复位延迟　B. 心室舒张势能减弱　C. 心肌顺应性降低　D. 心室僵硬度加大　E. 肌浆网Ca^{2+}释放能力下降

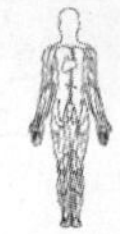

(7)下列哪种疾病可引起左室后负荷增大

A. 甲亢症 B. 严重贫血 C. 心肌炎 D. 心肌梗塞 E. 高血压病

(8)下列哪种情况可引起右室前负荷增大

A. 肺动脉高压 B. 肺动脉栓塞 C. 室间隔缺损 D. 心肌炎 E. 肺动脉瓣狭窄

(9)在冠心病心肌梗死引起的急性心衰下列哪项变化不会发生

A. 心率加快 B. 肺水肿 C. 心肌肥大 D. 血压下降 E. 皮肤苍白

(10)下列哪种情况可引起心肌向心性肥大

A. 心肌梗塞 B. 主动脉瓣闭锁不全 C. 脚气病 D. 高血压病 E. 严重贫血

(11)在心衰血容量增加的代偿反应中起主要作用的脏器是

A. 心 B. 肝 C. 脾 D. 肺 E. 肾

(12)下列哪项因素与心肌兴奋-收缩耦联障碍无关

A. 肌钙蛋白活性下降 B. 肌球蛋白 ATP 酶活性下降 C. 肌浆网 Ca^{2+} 释放能力下降 D. 肌浆网 Ca^{2+} 储存量下降 E. Ca^{2+} 内流障碍

(13)心肌缺血引起心肌收缩性减弱,与下列哪个因素无关

A. ATP 生成减少 B. 心肌细胞死亡 C. 酸中毒 D. 肌浆网 Ca^{2+} 摄取能力降低 E. 肌球-肌动蛋白复合体解离障碍

(14)下列哪项不是心脏向心性肥大的特点

A. 肌纤维变粗 B. 心室壁显著增厚 C. 心腔无明显扩大 D. 心肌纤维呈串联性增大 E. 室壁厚度与心腔半径之比增大

(15)下列哪种疾病引起的心衰不属于低心输出量性心衰

A. 冠心病 B. 心肌炎 C. 二尖瓣狭窄 D. 甲亢症 E. 主动脉瓣狭窄

(16)下列哪项属于心衰时肺循环淤血的表现

A. 肝颈静脉返流征阳性 B. 肝肿大压痛 C. 下肢水肿 D. 夜间阵发性呼吸困难 E. 颈静脉怒张

(17)下列哪项反应已失去代偿意义

A. 心率加快 B. 心肌肥大 C. 肌源性扩张 D. 红细胞增多 E. 血流重分布

(18)下列哪项不是心衰时心输出量减少的征象

A. 皮肤苍白 B. 脉压变小 C. 端坐呼吸 D. 尿少 E. 嗜睡

(19)心衰病人使用静脉扩张剂可以

A. 增强心肌收缩功能 B. 改善心肌舒张功能 C. 降低心脏后负荷 D. 降低心脏前负荷 E. 控制水肿

(20)心衰时,下列哪项代偿反应主要由肾脏引起?

A. 红细胞增多 B. 血流重分布 C. 紧张源性扩张 D. 肌红蛋白增加 E. 细胞线粒体数量增多

2. X型选择题

(1)酸中毒引起心肌收缩性减弱的机制是

A. 使 Ca^{2+} 与肌浆网钙储存蛋白结合紧密 B. 降低 β-受体对去甲肾上腺素的敏感性 C. H^+ 进入心肌细胞,与 K^+ 进入交换,形成高钾血症 D. H^+ 与肌钙蛋白结合

(2)心衰时,血容量扩大的负面影响是

A. 增加心室充盈 B. 维持动脉压 C. 水钠潴留 D. 心脏容量负荷增大

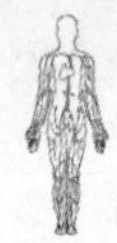

(3)心衰引起血容量扩大主要通过下列哪些环节实现

A. 降低肾小球滤过率　B. 增加淋巴回流　C. 扩张血管　D. 增加肾小管对水钠的重吸收

(4)心肌肥大引起心肌收缩性减弱的主要机制是

A. 心肌交感神经分布密度下降　B. 心肌线粒体数量增加不足　C. 肥大心肌毛细血管数量不足　D. 肌球蛋白 ATP 酶活性下降

(5)心肌缺血引起心力衰竭的发病机制是

A. ATP 生成不足　B. 酸中毒　C. 心肌细胞死亡　D. 肌浆网钙处理功能障碍

(6)心肌离心性肥大的特点是

A. 心肌并联性增生　B. 心脏明显扩大　C. 心肌纤维长度增大　D. 室壁厚度与心腔半径之比基本正常

(7)下列哪些情况可阻止 Ca^{2+} 内流

A. 酸中毒　B. 高钾血症　C. 高钠血症　D. 高钙血症

(8)下列哪些情况可引起低输出量性心衰

A. 主动脉瓣狭窄　B. 妊娠　C. 严重贫血　D. 冠心病

(9)下列哪些因素可引起心肌细胞凋亡

A. TNF　B. 氧自由基　C. 线粒体功能异常　D. 细胞钙稳态失衡

(10)下列哪些因素可影响心肌能量的生成,利用障碍引发心衰

A. 严重贫血　B. 心肌肥大　C. $VitB_1$ 缺乏　D. 冠心病

3. 名词解释

(1)心力衰竭(heart failure)　(2)紧张源性扩张　(3)低输出量性心力衰竭(low output heart failure)　(4)夜间阵发性呼吸困难

(paroxysmal nocturnal dyspnea) (5)心肌向心性肥大(concentric hypertrophy)

4. 问答题

(1)试述心肌梗塞引起心力衰竭的发病机制。

(2)试述持久、过度的神经-体液代偿反应引发心力衰竭的主要因素。

(3)试述长期高血压引起心力衰竭的发病机制。

(4)试述心力衰竭时心脏的代偿反应。

(5)试述 Ca^{2+} 转运结合,分布异常对心肌兴奋-收缩耦联的影响。

(二)答案及题解

1. A型选择题

(1)答案 C

题解:根据心力衰竭的定义,心输出量相对或绝对下降以致不能满足周围组织代谢需要的病理状态称为心力衰竭。

(2)答案 C

题解:由于心肌梗死,大量收缩相关蛋白被破坏,以及 ATP 生成不足,酸中毒及兴奋收缩-耦联障碍等因素导致心肌收缩性减弱心输出量减少。

(3)答案 B

题解:高输出量性心衰一旦发病,虽然心输出量有所下降,但仍可高于正常值。

(4)答案 B

题解:心衰时,射血分数下降。

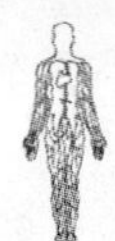

(5)答案　D

题解:慢性心衰时由于肾素-血管紧张素-醛固酮系统激活及ADH分泌增多,PGF_2和心房利尿肽分泌减少,水钠重吸收增加。

(6)答案　E

题解:肌浆网Ca^{2+}释放能力下降可引起心肌收缩性减弱。

(7)答案　E

题解:高血压病因周围小动脉收缩、阻力加大,引起左室后负荷增加。

(8)答案　C

题解:室间隔缺损时,由于左心室压力大于右心室故血流从左向右分流,使右室前负荷增加。

(9)答案　C

题解:心肌肥大通常是因心脏长期承受过重负荷而发生,急性心衰起病急、病程短不会出现心肌肥大。

(10)答案　D

题解:心肌向心性肥大通常发生在长期压力负荷增大如高血压病。在B、C、E三种情况如果发生心肌肥大,应属离心性肥大。而A则引发急性心衰通常不引起心肌肥大。

(11)答案　E

题解:肾脏通过降低肾小球滤过率和增加肾小管对水钠的重吸收来增加血容量。

(12)答案　B

题解:肌球蛋白ATP酶与能量利用有关。

(13)答案　E

题解:肌球-肌动蛋白复合体解离障碍与心肌舒张功能异常

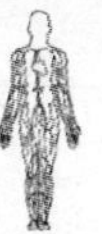

有关。

(14)答案　D

题解:心肌串联性增生是离心性肥大的特点。

(15)答案　D

题解:甲亢症由于交感神经兴奋通常存在高动力循环状态,血容量扩大,故心输出量相对增加。

(16)答案　D

题解:夜间阵发性呼吸困难是肺循环淤血的表现。

(17)答案　C

题解:发生肌源性扩张时虽然心肌拉长,心脏容量扩大,由于超过了肌节最适长度(Lmax),收缩力并未增强,无助与心输出量的增加,故失去代偿意义。

(18)答案　C

题解:端坐呼吸是肺循环淤血的表现。

(19)答案　D

题解:使用静脉扩张可扩张周围静脉,适当减少回心血量,使右心前负荷下降,有助于减轻心脏容量负荷。

(20)答案　A

题解:心衰时由于机体发生低动力性缺氧刺激肾脏产生促红细胞生成素,增强骨髓造血功能,使红细胞增多。

2. X型选择题

(1)答案　ABCD

题解:A 可使肌浆网 Ca^{2+} 释放量减少,B. 可使 Ca^{2+} 内流受阻,C. H^{+} 与肌钙蛋白竞争性结合,抑制了 Ca^{2+} 与肌钙蛋白的结合。D. H^{+} 竞争性与肌钙蛋白的结合阻止了 Ca^{2+} 与肌钙蛋白的结合,

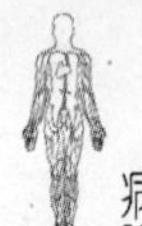

心肌兴奋-收缩耦联障碍。

(2)答案　CD

题解:C 水钠潴留可导致全身性水肿,D 心脏容量负荷增大,心脏扩张,室壁能力增大、耗氧量增大。

(3)答案　AD

题解:A. 减少水钠的排出,让更多水钠留于体内,D. 增加了水钠的重吸收。

(4)答案　ABCD

题解:A. 减少了胞外 Ca^{2+} 内流 B. 心肌能量代谢障碍 ATP 产生减少。心肌舒张功能障碍,心肌缺氧导致无氧酵解增强,乳酸产生增大,引起酸中毒心肌收缩性减弱。C. 心肌供氧不足,能量代谢障碍致 ATP 生成不足。D. 能量利用障碍。

(5)答案　ABCD

题解:A. 心肌缺血,由于供氧不足,有氧氧化发生障碍,ATP 生成减少,心肌舒缩功能障碍。B. 心肌缺氧导致无氧糖酵解增强,乳酸产生增多,引起酸中毒,心肌收缩性减弱。C. 心肌缺血可产生过多氧自由基、钙超载、酸中毒线粒体受损引起细胞坏死和凋亡。D. 由于心肌缺血,ATP 不足引起肌浆网钙 ATP 酶运转失灵或钙通道失活使肌浆网 Ca^{2+} 摄取储存,释放功能障碍,影响心肌舒缩功能。

(6)答案　BCD

题解:A 属于心肌向心性肥大的特点,BCD 才是离心性肥大的特点。

(7)答案　AB

题解:A. H^{+} 降低 β-受体对去甲肾上腺体素的敏感性,使 Ca^{2+}

内流受阻。B. 细胞外 K^+ 与 Ca^{2+} 在心肌细胞膜离子转运上有竞争作用，高血钾时 K^+ 与 Ca^{2+} 在心肌细胞膜屏障作用加大，钠内流受抑制，主要影响心肌的兴奋性和传导性，故高钙血症不阻止 Ca^{2+} 内流。

(8)答案　AD

题解：A. 由于主动脉狭窄，影响血液流出，心输出量减少。BC 均可出现高动力循环状态，血容量扩大，心输出量相对增加。D. 由于心肌缺血使心肌舒缩功能障碍心输出量下降。

(9)答案　ABCD

题解：NTF、OFR 及细胞内钙稳态失衡均可直接诱导心肌细胞凋亡，线粒体功能异常时，线粒体膜通透性增大多种诱导细胞凋亡的因子从线粒体内释出，诱导心肌凋亡。

(10)答案　ABCD

题解：A. 导致供 O_2 不足有氧氧化受阻。B. 引起肌球蛋白 ATP 酶活性下降，能量利用障碍。C. 葡萄糖有氧氧化受阻，能量生成障碍。D. 心肌缺血，O_2 及能量底物供应减少，APT 生成减少。

3. 名词解释

(1)答案　在各种致病因素的作用下心脏的收缩和(或)舒张功能发生障碍，即心泵功能减弱，使心输出量绝对或相对下降，以至不能满足机体代谢需要的病理生理过程或综合征称为心力衰竭(heart failure)。

(2)答案　心脏扩张，容量加大并伴有收缩力增强的心脏扩张称为紧张源性扩张。

(3)答案　心衰时心输出量低于正常，常见于冠心病、高血压病、心瓣膜病、心肌炎等引起的心力衰竭。

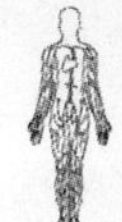

(4)答案　患者夜间入睡后因突感气闷被惊醒，在端坐咳喘后缓解，称为夜间阵发呼吸困难，这是左心衰竭的典型表现。

(5)答案　由于心脏长期后负荷(压力负荷)增加，如高血压病，心肌肌节呈并联性增生，心室壁显著增厚，室壁厚度与室腔半径之比增大，此即心脏向心性肥大。

4. 论述题

(1)答案　①收缩相关蛋白破坏，(形式：坏死，凋亡)。②能量代谢紊乱(包括能量生成障碍和利用障碍)。③兴奋-收缩耦联障碍(包括肌浆网对 Ca^{2+} 摄取、储存、释放障碍，胞外 Ca^{2+} 内流障碍和肌钙蛋白与 Ca^{2+} 结合障碍)。④心室舒功能异常(包括 Ca^{2+} 复位延缓，肌球-肌动蛋白复合体解离障碍，心室舒张势能减少)。

(2)答案　①心脏负荷增大；②心肌耗氧量增加；③心律失常；④细胞因子的损伤作用；⑤氧化应激；⑥心肌重构；⑦水钠潴留。

(3)答案　1)压力负荷过重→心肌肥大。

2)心肌肥大的不平衡生长：①心肌交感神经分布密度下降，心肌去甲肾上腺素含量下降；②心肌线粒体数目增加不足，心肌线粒体氧化磷酸化水平下降；③心肌毛细血管数增加不足，微循环灌流不良；④心肌肌球蛋白 ATP 酶活性下降；⑤胞外 Ca^{2+} 内流和肌浆网 Ca^{2+} 释放异常。

(4)答案　①心率加快(发生机制及病理生理意义)。②心脏扩大(紧张源性扩张，肌源性扩张)。③心肌肥大(向心性肥大、离心性肥大、心肌肥大的病理生理学意义)。

(5)答案　①肌浆网 Ca^{2+} 处理功能障碍(含 Ca^{2+} 摄取储存、释放障碍)。②胞外 Ca^{2+} 内流障碍(Ca^{2+} 内流的途径，心肌肥大酸中毒、高血钾对 Ca^{2+} 内流的影响。③肌钙蛋白与 Ca^{2+} 结合障碍(从肌钙蛋白活性和Ca^{2+}“收缩阈值”两方面论述)。

(三)试题二

1. A型选择题

(1)下列哪种疾病可引起左室前负荷增大

A. 主动脉瓣关闭不全 B. 高血压病 C. 肺动脉瓣狭窄 D. 肺栓塞 E. 慢支、肺气肿

(2)下列哪种情况可引起右室后负荷增大

A. 动脉瓣狭窄 B. 动-静脉瘘 C. 室间隔缺损 D. 甲亢症 E. 肺动脉瓣关闭不全

(3)下列哪种是心肌向心性肥大的特征

A. 肌纤维长度增加 B. 心肌纤维呈并联性增生 C. 心腔扩大 D. 室壁增厚不明显 E. 室壁直径与室壁厚度比值大于正常

(4)下列哪项不是心衰时肺循环充血的表现

A. 劳力性呼吸困难 B. 端坐呼吸 C. 心性哮喘 D. 颈静脉怒张 E. 肺水肿

(5)下列哪种疾病可引起右室容量负荷过重

A. 主动脉瓣狭窄 B. 高血压病 C. 肺栓塞 D. 室间隔缺损 E. 肺动脉狭窄

(6)下列哪种疾病可引起左室压力负荷过重

A. 肺动脉瓣关闭不全 B. 动-静脉瘘 C. 甲亢症 D. 室间隔缺损 E. 主动脉瓣狭窄

(7)下列哪种疾病可引起高输出量性心力衰竭

A. 甲状腺机能亢进 B. 冠心病 C. 病毒性心肌炎 D. 二尖瓣狭窄 E. 高血压病

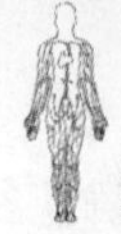

(8)下列哪种疾病常引起急性心衰

A. 高血压病　B. 心肌梗死　C. 肺动脉高压　D. 肺动脉瓣闭锁不全　E. 主动脉瓣狭窄

(9)心肌过度肥大引起心衰的诸因素中哪项是涉及胞外钙内流障碍

A. 心肌毛细血管数生成不足　B. 心肌去甲肾上腺素含量下降　C. 肌球蛋白 ATP 酶活性下降　D. 心肌线粒体数增加不足　E. 肌浆网 Ca^{2+} 释放量减少

(10)下列哪项与心力衰竭时心肌收缩功能障碍有关

A. 肌浆网 Ca^{2+} 释放量下降　B. 肌浆网 Ca^{2+} 摄取能力减弱　C. 钠钙交换体 Ca^{2+} 亲和力下降　D. 肌膜钙 ATP 酶活性下降　E. 肌球-肌动蛋白复合体解离障碍

(11)心肌过度肥大引起心衰的诸因素中哪项是涉及心肌能量利用障碍

A. 心肌交感神经分布密度下降　B. 心肌线粒体氧化磷酸化水平下降　C. 肌浆网 Ca^{2+} 释放量下降　D. 肌球蛋白 ATP 酶活性下降　E. 心肌去甲肾上腺素下降

(12)下列 Ca^{2+} 转运、结合、分布的异常哪项可影响心脏舒张功能

A. 肌钙蛋白与 Ca^{2+} 结合障碍　B. 胞外 Ca^{2+} 内流障碍　C. 肌浆网 Ca^{2+} 释放量减少　D. 肌浆网 Ca^{2+} 摄取功能减弱　E. 肌浆网 Ca^{2+} 储存量减少

(13)下列哪项与心衰时心肌舒张功能障碍有关

A. 钙离子复位延缓　B. 心肌细胞凋亡、坏死　C. 胞外钙内流障碍　D. 肌钙蛋白与 Ca^{2+} 结合障碍　E. 肌浆网 Ca^{2+} 释放量

下降

(14)下列哪项不是因ATP不足而发生的障碍

A. 肌球-肌动蛋白复合体解离障碍　B. 肌膜钙ATP酶活性下降　C. 肌球蛋白ATP酶活性下降　D. 肌浆网钙ATP酶活性下降　E. 钙离子复位延缓

(15)下列哪项与心衰时心肌收缩功能减弱有关

A. 肌膜钙ATP酶活性下降　B. 钠钙交换体的 Ca^{2+} 亲和力下降　C. 肌浆网 Ca^{2+} 摄取量下降　D. 肌球-肌动蛋白复合体解离障碍　E. 肌钙蛋白与 Ca^{2+} 结合障碍

(16)下列哪项是急性左心衰竭的表现

A. 颈静脉怒张　B. 肝颈静脉返流征(+)　C. 肺水肿　D. 肝脏肿大　E. 下肢水肿

(17)下列哪项提示心输出量不足

A. 皮下水肿　B. 端坐呼吸　C. 皮肤苍白　D. 肝脏肿大　E. 颈静脉怒张

(18)右心衰竭时不会出现下列哪种表现

A. 皮下水肿　B. 颈静脉怒张　C. 肝肿大、压痛　D. 肝颈静脉返流征(+)　E. 肺水肿

(19)下列哪项反应在急性心衰时不会发生

A. 心率加快　B. 心肌肥大　C. 交感-肾上腺髓质兴奋　D. 血流重分布　E. 少尿

(20)下列哪项不属于肺循环淤血的表现

A. 劳力性呼吸困难　B. 端坐呼吸　C. 心性哮喘　D. 肺水肿　E. 心源性休克

2. X型选择题

(1)持续的神经-体液反应可通过下列因素引发心衰

A. 心肌重构 B. 水钠潴留 C. 氧化应激 D. 心律失常

(2)下列哪些代偿反应主要由肾脏引起

A. 血容量增加 B. 血流重分布 C. 红细胞增加 D. 细胞线粒体数量增多

(3)下列哪些疾病可导致心脏压力负荷过重

A. 主动脉瓣狭窄 B. 动-静脉瘘 C. 肺栓塞 D. 高血压病

(4)心肌向心性肥大的特点

A. 心肌串联性增生 B. 肌纤维变粗 C. 室壁厚度增加 D. 室壁厚度与心腔半径之比值增大

(5)下列哪些疾病引起的心衰不属于低输出量性心衰

A. 二尖瓣狭窄 B. 高血压病 C. 严重贫血 D. 动-静脉瘘

(6)下列哪些表现提示心衰有体循环淤血

A. 皮下水肿 B. 颈静脉怒张 C. 肝肿大压痛 D. 端坐呼吸

(7)下列哪些因素可引起原发性心肌舒缩功能障碍

A. 病毒性心肌炎 B. 高血压病 C. 冠心病 D. 主动脉瓣关闭不全

(8)心衰常见的诱因是

A. 妊娠 B. 酸中毒 C. 全身感染 D. 心律失常

(9)心肌肥大不平衡生长引起心衰的诸因素中哪些会导致能量生成障碍

A. 心肌线粒体数增加不足 B. 肌球蛋白 ATP 酶活性下降 C. 心肌毛细血管数增加不足 D. 心肌交感神经密度下降

(10)心衰的防治原则是

A. 防治原发病，消除诱因 B. 改善心肌舒缩功能 C. 调整心脏前后负荷 D. 改善能量代谢

3. 名词解释

(1)高心输出量性心力衰竭(high output heart failure) (2)肌源性扩张 (3)心肌离心性肥大(eccentric hypertrophy) (4)端坐呼吸(orthopnea) (5)心肌重构(myocardial remodelling)

4. 论述题

(1)试述心衰代偿反应血容量增加的发生机制及其病理生理学意义。

(2)试述心肌肥大的病理生理学意义。

(3)试述心肌能量生成障碍在心衰发病中的作用。

(4)试述心力衰竭时诱导心肌细胞凋亡的有关因素。

(5)试述心室舒张功能异常的发生机制。

(四)答案及题解

1. A型题

(1)答案 A

题解：主动脉瓣关闭不全导致舒张期血液返流进入左室，导致前负荷增加。B、C、D、E均引起后负荷增加。

(2)答案 A

题解：肺动脉瓣狭窄，右室射血阻力加大，后负荷增加。B、C、D、E均可引起前负荷增加。

(3)答案 B

题解：B是心肌向心性肥大的特征。A、C、D、E是离心性肥大的特征。

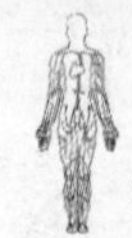

(4)答案　D

题解:D 提示体循环淤血。A、B、C、E 提示肺循环充血。

(5)答案　D

题解:室间隔缺损时由于左室压力大于右室,形成左向右的分流,右室容量负荷增加。A 和 B 引起左室后负荷增加,C 和 E 引起右室后负荷增加。

(6)答案　E

题解:主动脉瓣狭窄,左室射血阻抗加大,后负荷增加。A 和 D 右室前负荷增加,B 和 C 回心血量增加,右心前负荷增大。

(7)答案　A

题解:甲亢存在高动力循环状态,血容量扩大,心输出量相对增加。B 和 C,因心肌收缩性减弱,心输出量相对减少,D 和 E 因射血阻抗增大,后负荷增加,心输出量相对下降。

(8)答案　B

题解:由于严重心肌缺血心肌细胞短时间大量死亡,加之酸中毒、ATP 不足等心肌收缩力急剧降低,心输出量急降,引发急性心衰。A、C、D、E 因心脏负荷过重常呈慢性过程,产生心肌肥大,最后因心肌肥大不平衡生长而致心衰。

(9)答案　B

题解:去甲肾上腺素减少,不能充分激活腺苷酸环化酶,cAMP 生成减少,受体依赖的钙通道关闭 Ca^{2+} 停止内流。A 供氧不足,影响能量代谢。C 影响能量利用。D 影响产能。E 影响心肌收缩性。

(10)答案　A

题解:肌浆网 Ca^{2+} 释放下降,使胞浆游离 Ca^{2+} 浓度难以达到“收缩阈值”,心肌兴奋-收缩耦联中断,心肌收缩性减弱。B 和 E 影响心肌舒张性。C 和 D 影响胞内 Ca^{2+} 外排，使 Ca^{2+} 复位延缓，影响心肌的舒张性。

(11)答案　D

题解：肌球蛋白 ATP 酶可水解 ATP 为肌滑动提供能量，当该酶活性下降时不能充分水解 ATP，为肌丝滑动提供足够能量，故心肌收缩性减弱，因此，D 为心肌能量利用障碍。A 和 E 与胞外 Ca^{2+} 内流障碍有关。B 与能量生成有关。C 与心肌收缩性减弱有关。

(12)答案　D

题解：肌浆网 Ca^{2+} 摄取功能减弱，使肌浆网在心肌舒张时不能及时从胞浆中摄回 Ca^{2+}，导致胞浆 Ca^{2+} 浓度处在高于“舒张阈值”的水平，心肌不能充分舒张。其余四个选择从不同途径影响心肌收缩功能。

(13)答案　A

题解：心肌收缩完毕后，胞浆 Ca^{2+} 浓度必须迅速回降至“舒张阈值”，原结合在肌钙蛋白上的 Ca^{2+} 才能与肌钙蛋白分离，心肌才能舒张，如果钙离子不能及时与肌钙蛋白分离造成钙离子复位延缓，心肌舒张发生障碍。B 由于与收缩相关的蛋白质的大量破坏，故与心肌收缩力下降有关。C、D、E 与兴奋-收缩耦联障碍有关。

(14)答案　C

题解：因心肌肥大引起肌球蛋白 ATP 酶肽链结构发生变异，活性下降，不能充分水解 ATP，导致心肌能量利用障碍。其余四项均因 ATP 供应不足所致。

(15)答案　E

题解：Ca^{2+} 与肌钙蛋白结合是心肌从兴奋的电活动转为收缩的机械活动的关键点，两者结合障碍导致心肌收缩性减弱。A、B、C、

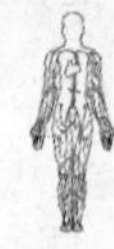

D从不同的途径影响心肌的舒张性。

(16)答案　C

题解:当左心衰竭发展到一定程度时肺毛细血管压升高,加之肺循环淤血、缺氧,毛细血管通透性加大,血浆渗入肺泡形成肺水肿。其余四项均为右心衰竭的征象。

(17)答案　C

题解:当心输出量下降时,动脉血压降低启动加压反射,交感神经兴奋,引起血流重分布现象,皮肤血管收缩,血流减少,故皮肤苍白。A、B、D、E是体循环淤血现象。

(18)答案　E

题解:肺水肿是左心衰竭的严重表现。A、B、C、D为右心衰竭的表现。

(19)答案　B

题解:B是心脏长期承受过重负荷作出的代偿反应,故在急性心衰不会发生。其余反应在急性心衰时均可发生。

(20)答案　E

题解:E是由于心输出量急剧下降,导致周围微循环灌流不足,并引起组织器官功能代谢紊乱。其余四项均为肺循环淤血的表现。

2. X型选择题

(1)答案　A、B、C、D

题解:心衰过程中,神经-体液的代偿反应在维持循环功能的“稳态”方面,发挥了积极作用,但持续时间太久,积极作用将转化为消极影响,最后促发心衰。例如:心肌肥大造成心肌重构,血容量增加引起水钠潴留,交感-肾上腺髓质系统过度兴奋导致氧化应激和心律失常。

(2)答案　A、C

题解:A 血容量的增加主要由肾脏通过降低肾小球滤过率和增加肾小管对水钠的重吸收来完成。C 心衰时发生低动力缺氧,刺激肾脏产生促红细胞生成素引起红细胞增多。B 由交感-肾上腺髓质兴奋所致。D 慢性缺氧引起的代偿反应。

(3)答案　A、C、D

题解:A 和 D 因左室射血阻抗增大,左室压力负荷增加。C 可引起右室压力负荷增加。B 动静脉瘘发生时,大量动脉血分流进入静脉系统,回心血量增加,引起心脏容量负荷加大。

(4)答案　B、C、D

题解:B、C、D 为向心性肥大的特点,而 A 为心肌离心性肥大的特点。

(5)答案　C、D

题解:C 和 D,均可形成高动力循环状态,故不属于低输出量性心衰。A 和 B 由于射血阻抗加大,心输出量下降。

(6)答案　A、B、C

题解:A、B、C 均为体循环淤血的表现,而 D 为肺循环淤血的表现。

(7)答案　A、C

题解:A 和 C 因病毒侵袭或心肌缺血损害直接造成收缩相关蛋白质的破坏或/和心肌舒张功能障碍,心肌舒缩功能发生原发性障碍。B 和 D 则主要是左室压力和容量负荷过大,引起心肌肥大不平衡生长,最终引起心力衰竭。

(8)答案　A、B、C、D

题解:四个诱因均可通过不同途径诱发心衰。

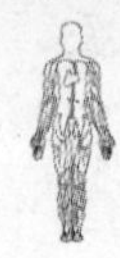

(9)答案　A、C

题解:A 线粒体是细胞 ATP 产生的场所,线粒体数增加不足,ATP 生成减少,不能满足心肌的能量需求。C 心肌毛细血管数增加不足,心肌供氧不充分,有氧氧化发生障碍,能量生成不足。B 与能量利用障碍有关。D 与胞外 Ca^{2+} 内流障碍有关。

(10)答案　A、B、C、D

题解:A、B、C、D 四项均为心衰防治基本原则。

3. 名词解释

(1)答案　心衰时心输出量较发病前有所下降,但其值仍属正常,甚或高于正常,故称为高输出量性心力衰竭。

(2)答案　心肌拉长不伴有收缩力增强的心脏扩张称为肌源性扩张。

(3)答案　如果长期前负荷(容量负荷)增加,如主动脉瓣闭锁不全,可引起心肌离心性肥大,此时心肌纤维呈串联性增生(series hyperplasia),肌纤维长度增加,心腔明显扩大,室腔直经与室壁厚度的比值等于或大于正常。

(4)答案　心衰病人平卧可加重呼吸困难而被迫采取端坐或半卧体位以减轻呼吸困难的状态称为端坐呼吸。

(5)答案　心力衰竭时为适应心脏负荷的增加,心肌及心肌间质在细胞结构、功能、数量及遗传表型方面所出现的适应性、增生性的变化称为心肌重构。

4. 论述题

(1)答案

1)血容量增加的机制

①降低肾小球滤过率

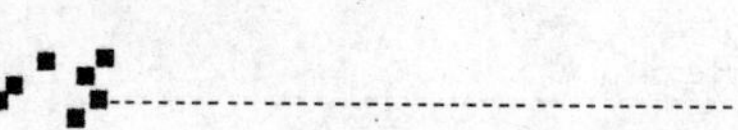

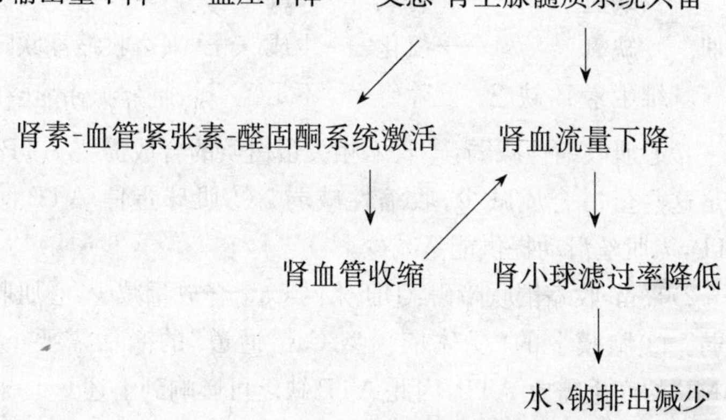

②增加肾小管对水钠的重吸收：a. 肾内血流重分布；b. 肾小球滤过分数增加；c. 促进水钠重吸收的激素（如醛固酮）增多；d. 抑制水钠重吸收的激素（如利钠激素 PGE_2 等）减少。

2）血容量增加的病理生理学意义

①积极作用：增加心室充盈，提高心输出量，维持动脉血压。

②消极影响：水钠潴留引起心性水肿，增大心脏负荷，增加心肌耗氧量。

（2）答案

1）积极作用：①增加心肌收缩力，增加心输出量。②降低室壁张力，减轻心脏负荷。

2）消极影响：①引起心肌不平衡生长，削弱心肌收缩力。②心肌重构，导致心肌收缩、舒张功能障碍。

（3）答案

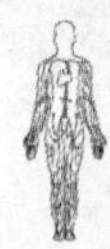

心肌缺血、缺氧、维生素 B_1 缺乏 ⟶ 有氧氧化障碍 ⟶ ATP 生成不足 ⟶ 心肌收缩性减弱；兴奋收缩耦联障碍；心肌舒张功能障碍

1）心肌收缩性减弱：①收缩相关蛋白质的合成需要 ATP，ATP 不足这些蛋白合成减少，收缩性减弱。②肌球蛋白 ATP 酶水解 ATP，为肌丝滑动提供能量减少。

2）兴奋-收缩耦联障碍：①肌浆网 Ca^{2+} 释放量减少，心肌收缩性减弱。②胞膜上的“受体依赖型 Ca^{2+} 通道”的激活需要 cAMP，cAMP 的产生需要 ATP，因此 ATP 缺乏可影响到上述 Ca^{2+} 通道的激活，使胞外 Ca^{2+} 内流减少，心肌收缩性减弱。③ATP 不足使肌浆网转运 Ca^{2+} 的能力下降，心肌收缩时肌浆网不能释放足量的 Ca^{2+}，胞浆 Ca^{2+} 浓度难以达到“收缩阈值”，使肌钙蛋白与 Ca^{2+} 结合发生障碍，心肌收缩性减弱。

3）心肌舒张功能障碍：①钙离子复位延续；②肌球-肌动蛋白复合体解离障碍。

（4）答案　①氧化应激。②细胞因子。③钙稳态失衡。④线粒体功能异常。

（5）答案　①Ca^{2+} 复位延缓。②肌球-肌动复合体解离障碍。③心室舒张势能减弱。④心室顺应性降低。

（中山大学中山医学院　吴伟康）

第14章

肺功能不全

第一节 教学大纲要求

(1)掌握以下概念:呼吸衰竭、限制性通气不足、阻塞性通气不足、等压点、弥散障碍、通气血流比例失调、静脉血掺杂(功能性分流)、死腔样通气、真性分流、急性呼吸窘迫综合征(ARDS)、慢性阻塞性肺部疾病(COPD)、肺性脑病、肺源性心脏病。

(2)掌握呼吸衰竭的病因和发病机制:①肺通气障碍:限制性与阻塞性通气障碍机制,肺通气障碍时的血气改变(PaO_2↓,$PaCO_2$↑);②肺换气障碍:弥散障碍、肺泡通气/血流比例失调的类型及血气改变(PaO_2↓,$PaCO_2$正常或↑或↓)。

(3)熟悉呼吸衰竭时的主要代谢功能变化:①酸碱平衡及电解质紊乱;②呼吸系统的变化:呼吸抑制与谨慎氧疗;③循环系统变化:肺源性心脏病;④中枢神经系统变化:肺性脑病;⑤肾功能变化。

(4)了解呼吸衰竭的治疗原则及选择合理氧疗的病理生理学基础。

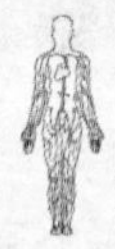

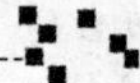

第二节　教材内容精要

一、基本概念

（一）呼吸衰竭

由于外呼吸功能严重障碍，导致动脉血氧分压（PaO_2）低于正常范围，或伴有二氧化碳分压（$PaCO_2$）增高的病理过程称为呼吸衰竭。一般以 PaO_2＜60mmHg（8kPa），$PaCO_2$＞50mmHg（6.67kPa）作为呼吸衰竭的判断指标。呼吸衰竭必定有 PaO_2 降低。根据 $PaCO_2$ 是否升高，可将呼吸衰竭分为低氧血症型呼吸衰竭（hypoxemic respiratory failure，Ⅰ型呼衰）和高碳酸血症型呼吸衰竭（hypercapnic respiratory failure，Ⅱ型呼衰）。

本概念包含 4 个要素：①呼吸衰竭的原因仅指外呼吸功能即肺通气和肺换气严重障碍所致，与内呼吸功能有无障碍无关；②呼吸衰竭的后果是"PaO_2 低于正常范围，或伴有 $PaCO_2$ 增高"，即凡是呼吸衰竭必定有 PaO_2 的降低，但不一定有 $PaCO_2$ 的升高；③呼吸衰竭属于"病理过程"，不是一个独立的疾病，即很多疾病都可表现有呼吸衰竭；④呼吸衰竭必然存在 PaO_2 降低，而 $PaCO_2$ 是否升高则与呼吸衰竭发生的原因有关。

对呼吸衰竭的判断指标须注意的是其适用范围为"成年人在海平面上"，成年人在海平面静息时 PaO_2 的正常范围为（100－0.32×年龄）±4.97mmHg，$PaCO_2$ 极少受年龄影响，正常范围为（40±5.04）mmHg。当吸入气的氧浓度（FiO_2）不是 20％时，可将呼吸衰竭指数(respiratory failure index,RFI)作为诊断呼吸衰竭的指标。$RFI=PaO_2/FiO_2$,如 RFI≤300 可诊断为呼吸衰竭。还应与“缺氧”概念进行联系和比较,一般情况下,呼衰属于“乏氧性缺氧”的范畴,属于“氧供给不足”。另外,请与前面学习的“呼吸性酸中毒”一节进行比较学习。

(二)限制性通气不足

“在吸气时肺泡的扩张受限制所引起的肺泡通气不足称限制性通气不足”。参与主动吸气过程的所有神经及肌肉活动障碍、肺及胸廓顺应性下降及胸腔的积气、积液,均可使肺泡不能充分扩张而导致“肺泡扩张受限制”,导致肺泡不能与外界有效地进行气体交换而发生呼吸衰竭。

(三)阻塞性通气不足

由气道狭窄或阻塞所致的通气障碍称为阻塞性通气不足。它与“限制性通气不足”一样,均属于“肺通气障碍”。可以把前者看成是呼吸运动中的“动力系统”功能障碍,而后者则是“管道系统”功能障碍所致。那些与呼吸运动有关的神经、肌肉、骨骼及支架、肺泡本身等受损伤,均可以导致“限制性通气不足”,而从口鼻直到肺泡的整个呼吸管道的狭窄或阻塞,则引起“阻塞性通气不足”。这样很容易理解哪些疾病引起的是“阻塞性通气不足”,哪些引起的是“限制性通气不足”。

(四)等压点

在呼气时,胸内压大于大气压,此时气道内压也是正压,压力由

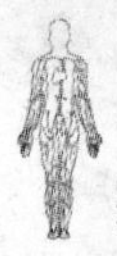

小气道至中央气道逐渐下降，在该气道上必然存在一部位气道内压与胸内压相等，称为等压点。其意义在于小气道病变时如肺气肿、慢性支气管炎，该等压点不在正常人的软骨性气道，而是向小气道方向移至无软骨支撑的膜性气道上，致使在呼气时膜性气道受压而闭合，出现呼气性呼吸困难。

（五）弥散障碍

由肺泡膜面积减少或肺泡膜异常增厚和弥散时间过短所引起的气体交换障碍称为弥散障碍，与“通气血流比例失调”一样，弥散障碍属于“肺换气障碍”。气体弥散过程仅为一物理过程，单位时间内的气体弥散量与弥散膜的面积、厚度及通透性有关，也与气体本身的弥散速度有关，后者与气体的理化性质，如分子量、溶解度及气体在膜两侧的压力梯度和接触时间有关。比如 CO_2 的弥散能力比 O_2 大 20 倍，即使在很短的时间内也很容易通过肺泡膜而达到血管内外浓度的平衡。这有助于理解为什么“弥散障碍”常仅引起低氧血症而无高碳酸血症。

（六）肺泡通气与血流比例失调

部分肺泡每分钟通气量(Q)与血流量(V)的比率不能维持在正常水平而出现的比值增高或降低称为肺泡通气与血流比例失调。由此所引起的气体交换障碍是肺部疾病引起呼吸衰竭最重要最常见的机制。生理性的比例不协调是造成正常 PaO_2 比 P_AO_2 稍低的主要原因，病理情况下，Q/V 的比例失调是导致呼吸衰竭的最重要原因。

（七）功能性分流

指支气管哮喘、慢性支气管炎、阻塞性肺气肿及肺纤维化等所导致的部分肺泡通气减少而血流未相应减少，甚至还可因炎症充血而使血流增多，使 Q/V 显著降低，以致流经这部分的静脉血未经充分动脉化便掺入动脉血内。这种情况类似动-静脉短路，故称为功能性分流，又称静脉血掺杂。正常成人也存在功能性分流，但所占比例仅肺血流量的 3%左右，而疾病时可增加至 30%～50%，从而导致呼吸衰竭。

（八）死腔样通气

指肺动脉栓塞、DIC、肺动脉炎或肺血管收缩等使部分肺泡血流减少而通气多，Q/V 显著增加，使肺泡通气不能充分利用，称为死腔样通气。正常人的生理性死腔（V_D）约占潮气量（V_T）的 30%，而疾病时 V_D/V_T 可高达 60%～70%，因它并非是解剖结构上的死腔增加，又称为功能性死腔。

（九）真性分流

指解剖分流的血液完全未经气体交换过程，称为真性分流。生理情况下，肺内就存在解剖分流，即一部分静脉血经支气管静脉和极少的肺内动-静脉交通支直接流入肺静脉。正常时，这些解剖分流占心排出量的 2%～3%。而在肺严重病变时，如肺实变、肺不张等使部分肺泡完全失去通气功能而仍有血流，但这部分血液完全未经气体交换而掺入动脉血，类似解剖分流，也称为真性分流。

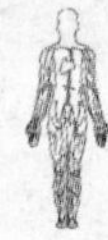

(十)急性呼吸窘迫综合征(ARDS)

ARDS是由急性肺损伤引起的急性呼吸衰竭,在多种原因所引起的肺泡-毛细血管膜损伤及炎症介质的作用下,使肺泡上皮和毛细血管内皮通透性增加,引起渗透性肺水肿、肺不张及肺血管收缩或微血栓等病理改变,可能同时存在弥散障碍、肺内分流及死腔样通气等通气障碍,从而引起严重低氧血症,导致呼吸衰竭。须注意的是:ARDS病人通常发生Ⅰ型呼吸衰竭;极端严重者,由于肺部病变广泛,肺总通气量减少,可发生Ⅱ型呼吸衰竭。所以,ARDS一般表现为进行性呼吸困难,并且给氧疗效欠佳;X线检查可发现有严重肺部炎症的肺纹理改变;血气分析有 PaO_2 严重降低。严重患者合并通气功能障碍时,血气分析 $PaCO_2$ 升高。

(十一)慢性阻塞性肺部疾病(COPD)

COPD是指由慢性支气管炎和肺气肿引起的慢性气道阻塞,简称"慢阻肺",其共同特征为小气道阻塞和阻力增加(管径<2mm)。COPD是引起慢性呼吸衰竭的最常见的原因。

(十二)肺性脑病

由呼吸衰竭所引起的脑功能障碍称为肺性脑病。其发生机制主要与缺氧(PaO_2 ↓)和酸中毒($PaCO_2$ ↑)所引起的脑血管和脑细胞损伤有关。常见于Ⅱ型呼衰。在概念理解上应注意,呼吸衰竭是肺性脑病发生的原因,并非只要有呼吸衰竭合并神经、精神症状的都叫肺性脑病。

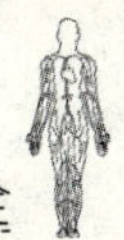

(十三)肺源性心脏病

呼吸衰竭累及心脏,主要引起右心肥大与衰竭,称为肺源性心脏病。其发生机制是 PaO_2↓和 $PaCO_2$↑所引起的急、慢性肺动脉高压、心肌舒缩功能障碍及右心负荷的增加。

二、重点和难点

本章的重点在对各基本概念的理解、外呼吸功能障碍的病因、发病机制及所引起的相应血气改变的机制,呼吸衰竭对机体代谢功能的影响。难点在于对肺通气和肺换气功能障碍时所引起的血气改变的分析理解。

(一)病因和发病机制

1. 通气功能障碍

(1)肺通气障碍的类型和原因:机体要有效地从外界吸收氧并排除二氧化碳,必须具备呼吸系统中"管道系统"生理结构上的完整和正常及那些能帮助肺泡舒缩的"动力系统"的结构、功能正常的基本条件,才能在吸气时,形成从鼻腔至肺泡逐渐降低的压力梯度而使外界气体进入肺泡和在呼气时形成从肺泡至鼻逐渐降低的压力梯度而使气体得以呼出。如果前者有管道狭窄或堵塞,则会出现阻塞性通气不足;后者功能障碍,则会出现限制性通气不足。

①限制性通气不足:凡是能导致肺泡扩张受限的所有因素,都是引起限制性通气不足的原因。如诸多使中枢或外周神经病变而导致的呼吸肌活动障碍、胸廓畸形或胸膜纤维化使其顺应性降低、严重肺纤维化或表面活性物质减少而使肺顺应性降低及胸腔积液

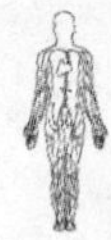

或积气，使肺泡扩张受限。

②阻塞性通气不足：根据气道病变所在部位，分为中央性和外周性气道阻塞；而中央性气道阻塞又根据其所在部位分为胸内和胸外两种。如果阻塞部位在胸外，如吼头水肿、声带麻痹，因吸气时阻塞部位的气道内压明显低于大气压而使阻塞进一步加重，而呼气时，因气道内压大于大气压而使阻塞减轻，故出现吸气性呼吸困难；如果阻塞部位在胸内时，如中央型肺癌压迫气管，因受胸内压的影响（此时与外界大气压无关）而出现与前者相反的情况，导致呼气性呼吸困难。外周气道因失去软骨支持作用，其膜性管道大小受胸内压改变和肺泡舒缩而扩大或缩小。吸气时扩大伸长而呼气时则缩短变窄。如慢性支气管炎、肺气肿病人，因等压点向小气道方向移动，在呼气时使管道受压加重甚至闭塞，而吸气时小气道内压增高而扩张，故病人常表现为呼气性呼吸困难。

（2）肺泡通气不足时的血气变化：通气功能障碍必将导致外界气体不能足量地到达肺泡，同样地由机体产生而储存于肺泡中的CO_2气体也不能完全由肺泡排除而滞留于肺泡中，导致肺泡中氧分压下降和二氧化碳分压升高，通过血气交换后，使动脉血中 $PaO_2\downarrow$ 并伴有 $PaCO_2\uparrow$，即Ⅱ型呼吸衰竭。并且 $PaO_2\downarrow$ 与 $PaCO_2\uparrow$ 存在一定的比例关系，其比值相当于呼吸商 0.8。书中所列的公式是帮助学习者推导出这样的结论——当肺泡每分钟通气量（V_A）下降时，会导致肺泡内 CO_2 分压增高和 O_2 分压降低，进而导致动脉血中的 CO_2 分压增高和 O_2 分压降低，如下图所示：

$$V_A\downarrow \longrightarrow P_ACO_2\uparrow \longrightarrow PaCO_2\uparrow$$

$$P_ACO_2\uparrow \searrow P_AO_2\downarrow \rightarrow PaO_2\downarrow$$

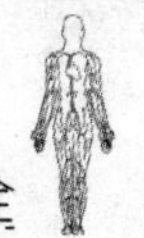

2. 肺换气功能障碍

即使外界气体能足量地到达肺泡，但到达肺泡后不能有效地进行血气交换，也可导致呼吸衰竭，而有效地进行血气交换前提是有完整而正常的肺泡膜结构及肺泡通气量与周围血流量比例协调。否则，会因出现弥散障碍、通气血流比例失调而导致呼吸衰竭。

(1)弥散障碍

①弥散障碍的原因：肺泡气与血液在肺泡膜进行的气体交换是一个物理弥散过程，气体弥散的速度取决于气体在膜两侧的压力差、膜面积与厚度及气体本身的弥散能力。也与血液与肺泡接触时间有关。因此，凡是可以使肺泡膜面积严重减少、厚度明显增加及气体交换时间过短的疾病，如肺叶切除、肺实变、肺不张、肺水肿及有肺泡膜病变者加上体力负荷增加过度而血流过快时，均可导致弥散障碍而出现低氧血症。

②弥散障碍时血气变化：由于 CO_2 的弥散系数比 O_2 大 20 倍，而弥散速度要大 1 倍，这决定了血液中的 CO_2 能很快地通过肺泡膜进入肺泡，使动脉血中的 CO_2 分压与肺泡中的 CO_2 分压取得平衡，如果通气功能正常，则会将之排除体外，而使 P_ACO_2 与 $PaCO_2$ 正常，即导致Ⅰ型呼吸衰竭。当然，如果存在代偿性通气过度，则可使 P_ACO_2 与 $PaCO_2$ 低于正常；如果肺部病变十分严重，也可因代偿不足而使 P_ACO_2 与 $PaCO_2$ 高于正常。

(2)肺泡通气与血流比例失调：血液流经肺泡时能否使血液动脉化，还与肺泡每分钟通气量(V_A)与血流量(Q)的比例协调有关。肺部疾病时，由于病变轻重程度与分布不均匀，使各部分肺泡 V_A/Q 失调，导致换气功能障碍。

①肺泡通气与血流比例失调的类型和原因：(A)部分肺泡通气

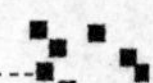

不足:其产生原因是那些引起部分小气道阻塞及限制部分肺泡扩张的肺部疾病,使到达这部分肺泡的通气量减少,如慢性支气管炎、肺纤维化、肺水肿等。因 V_A↓,Q 不减少或炎症充血而增加,使病变部分肺泡 V_A/Q↓,流经这部分肺泡的静脉血相对过剩而不能充分动脉化,便掺入动脉血内,类似动-静脉短路,故称为静脉血掺杂或功能性分流。(B)部分肺泡血流不足:其产生原因是那些血管性疾病使部分肺泡血流减少,如DIC、肺动脉栓塞、肺动脉炎及肺血管收缩等,使病变部分肺泡 V_A/Q↑,病变的部分肺泡通气相对过剩而不能充分利用,类似生理性死腔增加,故又称为死腔样通气。

②肺泡通气与血流比例失调时的血气变化:部分肺泡通气不足时,V_A/Q↓使流经这部分肺泡的静脉血不能动脉化,其 PaO_2 和氧含量降低,而 $PaCO_2$ 和 CO_2 含量升高,由此引起健存正常肺泡代偿性呼吸运动加强和总通气量增加,以致代偿部分肺泡 V_A/Q 显著大于0.8。流经这部分肺泡的氧分压升高,但氧含量则增加很少(氧离曲线特性决定),而 CO_2 分压与含量均明显降低(CO_2 解离曲线决定)。因此,来自这两部分的血液混合而成的动脉血的氧含量和氧分压均降低,而 CO_2 分压与含量则可正常。如果存在代偿性通气过度,也可使 $PaCO_2$↓,如病变范围较大及代偿性通气不足,使总通气量降低,则 $PaCO_2$ 也可高于正常。

对于本节内容的理解,首先须搞清楚"部分病变肺泡"的 V_A/Q 的变化,以及由此而引起的"健存肺泡"的代偿性改变;其次还应理解"氧离曲线特性"和"CO_2 解离曲线"的意义;另外还得根据"病变"与"健存"肺泡的相对程度而辩证分析。由此而来,对流经"病变肺泡"和"健存肺泡"的血液经血气交换后的混合动脉血液的 PaO_2 和 $PaCO_2$ 分压的变化就很容易理解了。

(3)解剖分流增加:在生理情况下,肺内的解剖分流仅占心输出量的2%~3%,在病理情况下,可以异常增加使静脉血掺杂异常增多,而导致呼吸衰竭。如支气管扩张症可有支气管血管扩张和肺内动-静脉短路开放,而肺实变、肺不张时,也有类似解剖分流的真性分流增加。通过吸入纯氧可使功能性分流所致 PaO_2 降低得到改善,而对解剖分流及真性分流所致的 PaO_2 降低无明显作用,原因在于病变肺泡被炎症渗出物充填或闭塞或血管经过之处根本无肺泡存在,故无血气交换进行。

在呼吸衰竭发生机制中,单纯的肺泡通气不足,单纯的弥散障碍,单纯的 V_A/Q 增加或降低的情况是很少的,往往是几个因素同时存在或相继发生作用。如急性呼吸窘迫综合征(ARDS)既有肺内分流,也有死腔样通气,还有气体弥散障碍。

3. 急性呼吸窘迫综合征(ARDS)的发生机制

ARDS是由化学性、物理性或全身性病理过程或某些治疗措施等多种原因所致的肺泡-毛细血管膜损伤而引起的呼吸衰竭。临床上以进行性呼吸困难和顽固性低氧血症为特征。其发生机制尚未完全阐明,现认为是由于肺泡-毛细血管膜损伤及炎症介质的作用使肺泡上皮和毛细血管内皮通透性增高,引起渗透性肺水肿而出现肺弥散功能障碍;表面活性物质的减少或稀释而导致肺不张,而出现肺内分流;肺内DIC可致死腔样通气。这些改变均是促成低氧血症发生的重要因素。如果还存在肺通气量减少,也可伴有高碳酸血症,即Ⅱ型呼吸衰竭。

4. 慢性阻塞性肺部疾病(COPD)的发生机制

COPD是指由慢性支气管炎和肺气肿引起的慢性气道阻塞,简称“慢阻肺”,其共同特征为小气道阻塞和阻力增加。其机制包括:

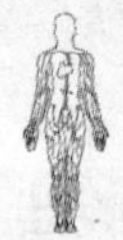

①多种原因引起的支气管壁炎症、肿胀、气道的高反应性、痉挛、甚至阻塞等引起的阻塞性通气障碍；②肺泡表面活性物质减少，呼吸肌疲劳衰竭，肺纤维化导致的顺应性降低等引起的限制性通气障碍；③肺泡损伤和肺泡膜炎性增厚等引起的弥散障碍；④肺泡的通气血流比例失调。

（二）主要代谢功能变化

1. 酸碱平衡及电解质紊乱

①呼吸性酸中毒：见于Ⅱ型呼衰，CO_2潴留所致。电解质变化为高血钾（细胞内钾外移↑及肾小管排钾↓）和低血氯（氯转入细胞↑和肾小管排氯↑）。②代谢性酸中毒：无氧代谢时，酸性产物增加及肾排酸保碱能力降低所致。因代谢性酸中毒时，HCO_3^-↓可使肾排 Cl^-减少，而出现血氯升高，但如伴呼吸性酸中毒，则血氯可以正常。③呼吸性碱中毒：常为机体代偿性通气过度（如Ⅰ型呼吸衰竭）或呼吸机使用不当所致。可伴低钾和血氯增高。④混合性酸碱平衡紊乱：呼衰中最为常见。如呼吸性酸中毒合并代谢性酸中毒。

2. 呼吸系统变化

①当 $30mmHg < PaO_2 < 60mmHg$ 时，对外周化学感受器兴奋，反射性地增强呼吸运动，但在 $PaO_2 < 30mmHg$ 时则直接抑制呼吸中枢，反射性地抑制呼吸运动；当 $50mmHg < PaCO_2 < 80mmHg$ 时，对呼吸中枢起兴奋作用，而 $80mmHg < PaCO_2$ 时则抑制呼吸中枢。②呼吸系统疾病本身也会影响呼吸运动。如阻塞性通气功能障碍时，由于不同的阻塞部位可以出现吸气性或呼气性呼吸困难；呼吸中枢功能障碍时，可以出现呼吸节律紊乱，如潮式呼吸、间歇呼吸等；呼吸肌疲劳后可出现浅而快的呼吸方式。

3. 循环系统变化

一定程度的 PaO_2↓和 $PaCO_2$↑，可兴奋心血管运动中枢，严重时则对中枢起抑制作用，抑制心脏活动和扩张血管，导致血压下降、心收缩力下降及心律失常等严重后果。呼衰可累及心脏，主要引起右心肥大与衰竭，即肺源性心脏病。其发生机制在课本中已有详细介绍，不外乎从肺动脉压升高、右心负荷增加及心肌舒缩功能障碍几方面。少数情况下，呼衰也可引起左心衰竭，其发生机制在于心肌收缩能力减弱及舒缩功能障碍。

4. 中枢神经系统变化

中枢神经系统对缺氧十分敏感，根据 PaO_2↓的程度不同，可能出现一系列的神经精神症状，尤其是急性呼衰。由 CO_2潴留超过80mmHg 时，可引起头痛、扑翼样震颤、嗜睡、呼吸抑制等，称为二氧化碳麻醉。Ⅱ型呼衰患者，可因缺氧和酸中毒对脑血管的作用，引起脑间质水肿、颅内压升高或脑疝形成；缺氧和酸中毒还可使脑细胞内抑制性神经递质生成增加，导致中枢功能抑制，并出现神经精神症状，称为肺性脑病。

5. 其他系统

如可导致急性肾功能衰竭、胃出血、胃溃疡形成等。

总之，低氧血症和高碳酸血症是呼衰对机体各系统代谢功能影响的主要因素。如从这两方面入手去分析、理解各系统的代谢功能变化，并复习前面所学相关章节如缺氧和呼吸性酸中毒，很多的问题便易于理解和记忆了。

(三)防治的病理生理基础

防止与去除呼吸衰竭的原因是治疗的根本所在，同时也需提高

PaO_2和降低$PaCO_2$及改善内环境和重要器官的功能。须注意的是对于Ⅰ型呼衰，可以较快地吸入较高浓度的氧来治疗低氧血症，而Ⅱ型呼衰除缺氧外，还存在CO_2潴留，而此时血中CO_2浓度的升高是刺激呼吸中枢兴奋而维持呼吸运动的主要因素，一旦解除这种作用，则会出现呼吸抑制甚至暂停而加重高碳酸血症，故只能持续吸入较低浓度的氧。与此同时还应注意改善内环境和重要器官的功能，积极预防肺源性心脏病，肺性脑病等发生。

第三节　复习思考题

（一）试卷一

1. A型选择题

（1）呼吸衰竭的发生原因是指

A. 内呼吸严重障碍　B. 外呼吸严重障碍　C. 氧吸入障碍　D. 氧利用障碍　E. 氧吸入和利用均有障碍

（2）Ⅱ型呼吸衰竭是指

A. 仅有PaO_2降低　B. 仅有$PaCO_2$降低　C. PaO_2降低伴$PaCO_2$升高　D. $PaCO_2$正常　E. $PaCO_2$降低伴PaO_2升高

（3）哪项可以引起限制性通气不足？

A. 中央气道阻塞　B. 外周气道阻塞　C. 通气血流比例失调　D. 肺泡膜面积减少和厚度增加　E. 呼吸肌活动障碍

（4）以下哪项原因可以引起阻塞性通气不足？

A. 气管痉挛收缩　B. 呼吸肌活动障碍　C. 严重的胸廓畸形　D. 肺泡表面活性物质减少　E. 肺叶切除

(5)气道阻力主要受以下哪项因素的影响?

A. 气流速度 B. 气体的黏度 C. 气流形式 D. 气道内径 E. 气道的长度

(6)能反映总肺泡通气量变化的最佳指标是

A. PaO_2 B. $PaCO_2$ C. P_AO_2 D. 肺潮气量 E. P_AO_2与PaO_2差值

(7)下列哪项不是肺泡通气不足时的血气变化

A. P_AO_2降低 B. PaO_2降低 C. P_ACO_2升高 D. $PaCO_2$升高 E. $PaCO_2$正常或降低

(8)胸膜广泛增厚的病人可发生

A. 限制性通气不足 B. 阻塞性通气不足 C. 气体弥散障碍 D. 功能分流增加 E. 真性分流增加

(9)死腔样通气可见于

A. 肺动脉栓塞 B. 支气管哮喘 C. 肺不张 D. 肺实变 E. 胸腔积液

(10)功能性分流可见于

A. 慢性支气管炎 B. 肺血管收缩 C. 弥散性血管内凝血 D. 肺动脉炎 E. 肺动脉栓塞

(11)肺气肿患者易产生呼气性呼吸困难的主要机制是

A. 气道阻塞 B. 气管管壁增厚 C. 气道痉挛收缩 D. 肺泡顺应性降低 E. 气道等压点移至小气道

(12)某声带严重炎性水肿的患者,最可能出现的呼吸运动改变的是

A. 吸气性呼吸困难 B. 呼气性呼吸困难 C. 潮式呼吸 D. 叹气样呼吸 E. 陈施氏呼吸

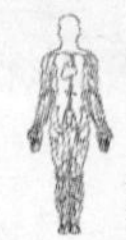

(13)下列哪种情况不常出现真性分流

A. 支气管扩张　B. 肺内动-静脉交通支开放　C. 肺水肿　D. 肺实变　E. 肺不张

(14)在急性呼吸窘迫综合征(ARDS)的发生机制中，下列哪种细胞起了最重要的作用

A. 单核细胞　B. 巨噬细胞　C. 淋巴细胞　D. 中性粒细胞　E. 血小板

(15)急性呼吸窘迫综合征(ARDS)引起肺水肿的主要机制是

A. 肺毛细血管内流体静压增加　B. 肺淋巴回流障碍　C. 血浆胶渗透压降低　D. 肺动脉压升高　E. 肺泡-毛细血管膜损伤使通透性升高

(16)呼吸衰竭最常引起的酸碱平衡紊乱是

A. 代谢性酸中毒　B. 呼吸性酸中毒　C. 代谢性碱中毒　D. 呼吸性碱中毒　E. 混合性酸碱平衡紊乱

(17)在呼吸衰竭导致肺性脑病发生机制中起主要作用的是

A. 缺氧使细胞内能量生成障碍　B. 缺氧使细胞内酸中毒　C. 缺氧使脑血管扩张　D. 缺氧使血管壁通透性增加　E. 二氧化碳分压升高使脑细胞酸中毒和脑血管扩张

(18)在呼吸衰竭导致肾功能不全的发生机制中最重要的是

A. 肾器质性损伤　B. 肾血管反射性痉挛收缩　C. 心力衰竭　D. 休克　E. 弥散性血管内凝血

(19)有缺氧伴CO_2潴留的呼吸衰竭患者不能用高浓度吸氧，是因为

A. 诱发肺不张　B. 消除外周化学感受器的兴奋性　C. 可能会引起氧中毒　D. 促使CO_2排除过快　E. 以上都不是

(20)肺心病人出现呼吸衰竭未经治疗,出现下列哪项是不符合的?

A. 呼吸道感染　B. pH7.35　C. $PaCO_2$ 7.98(60mmHg)　D. PaO_2 11.85(90mmHg)　E. 紫绀

2. X型选择题

(1)中央型肺癌患者呼气时产生呼气性呼吸困难的机制是

A. 呼气时气道内压小于大气压　B. 呼气时气道内压大于大气压　C. 呼气时胸内压大于气道内压　D. 呼气时胸内压增高

(2)呼吸衰竭并发右心衰竭的原因是

A. 肺动脉高压　B. 心肌受损　C. CO_2潴留导致外周血管扩张　D. 低氧使循环中枢受损

(3)呼吸衰竭并发左心衰竭的可能原因是

A. 低氧血症　B. 胸内压增高　C. 右心扩大和室内压增高　D. 酸中毒

(4)呼吸衰竭并发脑功能障碍(肺性脑病)的可能发生机制是

A. 缺氧和酸中毒使脑血管扩张　B. 缺氧和酸中毒对脑细胞的损害　C. 脑血管内皮受损所致的血管内凝血　D. 脑水肿使颅内压升高

(5)呼吸衰竭并发胃出血、胃溃疡的发生机制是

A. CO_2潴留使胃壁细胞碳酸酐酶活性增强　B. 缺氧使胃壁血壁收缩,胃黏膜屏障作用降低　C. CO_2潴留使胃壁血管收缩　D. 缺氧使胃壁细胞碳酸酐酶活性增强

(6)呼吸衰竭是指

A. 外呼吸功能严重损害　B. 低氧血症　C. 伴或不伴有高碳酸血症　D. 为一病理过程

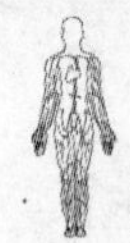

(7)限制性通气功能障碍可见于以下哪些疾病?

A. 多发性肋间神经炎 B. 胸腔积液和气胸 C. 严重的肺纤维化 D. 支气管哮喘

(8)呼吸衰竭导致机体各系统功能代谢改变的始发因素是

A. 低氧血症 B. 高碳酸血症 C. 低氯血症 D. 高钾血症

(9)肺泡通气不足时的血气变化特征是

A. PaO_2降低 B. $PaCO_2$正常 C. P_AO_2下降 D. $PaCO_2$升高

(10)急性呼吸窘迫综合征(ARDS)时产生的死腔样通气的原因是

A. 肺毛细血管内微血栓形成 B. 肺血管收缩 C. 透明膜形成 D. 肺出血、肺水肿

3. 名词解释

(1)等压点(equal pressure point) (2)慢性阻塞性肺部疾病(chronic obstructive pulmonary disease, COPD) (3)急性呼吸窘迫综合征(acute respiratory distress syndrome, ARDS) (4)死腔样通气(dead space like ventilation) (5)静脉血掺杂(venous admixture)

4. 问答题

(1)为什么弥散障碍往往只有PaO_2降低而无$PaCO_2$分压的增高?

(2)何谓肺源性心脏病?其发生机制如何?

(3)为什么对呼吸衰竭Ⅱ型患者的治疗主张低浓度持续给氧?

(4)呼吸衰竭患者常见哪些酸碱平衡紊乱?其产生机制如何?

(5)简述高碳酸血症对机体中枢神经功能的影响。

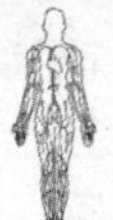

(二)答案及题解

1. A型选择题

(1)答案　B

题解:呼吸衰竭是指因外呼吸功能严重障碍,以致动脉血氧分压低于正常范围,或伴有二氧化碳分压增高的病理过程。

(2)答案　C

题解:呼吸衰竭必定有 PaO_2 降低。根据 $PaCO_2$ 是否升高,可将呼吸衰竭分为低氧血症型呼吸衰竭(Ⅰ型呼衰)和高碳酸血症呼吸衰竭(Ⅱ型呼衰),所以Ⅱ型呼衰同时存在 PaO_2 降低伴 $PaCO_2$ 升高。

(3)答案　E

题解:限制性通气不足是指在吸气时肺泡扩张受限制所引起的通气不足,而吸气是吸气肌收缩的主动过程,该过程容易发生障碍,导致肺泡扩张受限,其常见的原因有呼吸肌活动障碍等。

(4)答案　A

题解:阻塞性通气不足是指气道狭窄或阻塞所致的肺泡总通气量减少。气管痉挛收缩可以引起气道内径减小,是导致气道阻力增加的主要因素,从而引起阻塞性通气不足。呼吸肌活动障碍、严重的胸廓畸形和肺泡表面活性物质减少均可以引起限制性通气不足,而肺叶切除是肺泡膜面积减少引起弥散障碍的原因。

(5)答案　D

题解:气道阻力是在通气时气流内部及气体与管壁间的摩擦所产生的主要非弹性阻力,但主要受气道内径大小的影响。根据流体力学的 Poiseuille 定律:$P=8L\cdot\mu\cdot V/\pi R^4$,P:气道阻力,L:管道长度,V:流量,$\mu$:气体黏度系数,R:管道内径。

(6)答案　B

题解：$PaCO_2$ 为反映总肺泡通气量变化的最佳指标，因为 $PaCO_2$ 取决于每分钟肺泡通气量（V_A，L/min）与体内每分钟产生的 CO_2 量（VCO_2，ml/min）。$PaCO_2 = 0.863(VCO_2/V_A$。如 VCO_2 不变，则随 V_A 的减少而必然引起 $PaCO_2$ 增加，$PaCO_2$ 且可以在血气分析仪上很方便的直接测量出。

(7)答案　E

题解：肺泡通气量不足不仅会引起肺泡氧分压（P_AO_2）及动脉血氧分压（PaO_2）下降，还会同时使起肺泡二氧化碳分压（P_ACO_2）和动脉血二氧化碳分压（$PaCO_2$）升高，且 $PaCO_2$ 升高与 PaO_2 下降成比例。

(8)答案　A

题解：由于胸膜广泛增厚导致胸部扩张受限，是胸廓的顺应性降低的一种情况，属于限制性通气不足。

(9)答案　A

题解：死腔样通气指肺泡血流少而通气多，肺泡通气不能充分利用，使通气与血流比显著大于正常。肺动脉栓塞等其他凡可以使肺泡血流减少的疾病均可出现死腔样通气。

(10)答案　A

题解：功能性分流指病变部分的肺泡通气明显减少而血流不相应减少，甚至还因炎性充血而增多，使通气与血流比显著降低。慢性支气管炎及其他凡可使部分肺泡血流减少的疾病，均可出现功能性分流。

(11)答案　E

题解：肺气肿患者由于肺弹性回缩力降低，使胸内压增高，致等

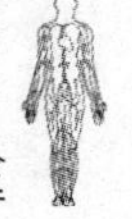

压点移至无软骨支撑的膜性管道，导致呼气时小气道内压降低而闭合，出现呼吸性呼吸困难。

(12)答案　A

题解：声带严重炎性水肿的患者，由于其阻塞部位在胸外，吸气时气体流经病灶处引起的压力降低而明显低于大气压，导致气道狭窄加重，而呼气时相反，故出现吸气性呼吸困难。

(13)答案　C

题解：肺水肿时可因肺血流增加而通气不相应增加而出现通气与血流比例降低，使部分静脉血不能动脉化，类似动-静脉短路，称功能性分流。

(14)答案　D

题解：在 ARDS 的发生机制中，中性粒细胞被激活、聚集，释放炎症介质、氧自由基以及蛋白酶，使肺泡-毛细血管膜受损而通透性增高，导致 ARDS。另外血小板的激活在 ARDS 发生中也起作用。

(15)答案　E

题解：ARDS 引起的肺水肿主要是因肺泡-毛细血管膜受损后通透性增高，而产生的渗透性肺水肿。水肿液中含有大量的蛋白质。

(16)答案　E

题解：呼吸衰竭最常引起两种或以上的酸碱中毒，如代谢性酸中毒合并呼吸性酸中毒而成为混合性酸碱平衡紊乱。

(17)答案　E

题解：在Ⅱ型呼吸衰竭引起肺性脑病的发生机制中，主要是因二氧化碳分压升高使脑细胞酸中毒和脑血管扩张所致。

(18)答案　B

题解：在呼吸衰竭时，可由于缺氧与高碳酸血症反射性地通过交感神经使肾血管收缩，肾血流量严重减少，导致功能性肾功能衰竭。

(19)答案　B

题解：Ⅱ型呼吸衰竭患者存在的 O_2 分压降低，可通过兴奋外周化学感受器而维持机体呼吸功能，CO_2 的轻度增高同样会兴奋呼吸中枢而使呼吸功能增强。如果过快提高 O_2 分压和降低 CO_2 分压，可能因外周化学感受器及呼吸中枢的兴奋性被解除而出现呼吸停止，故不能采用高浓度快速给 O_2 治疗。

(20)答案　D

题解：PaO_2 11.85(90mmHg)不符合呼吸衰竭的判断指标，其余各项均有可能出现。

2. X型选择题

(1)答案　C、D

题解：中央气道胸内部分阻塞时，呼气时胸内压增高及病灶部位气道内压降低，使胸内压大于气道内压而加重阻塞，产生呼气性呼吸困难。

(2)答案　A、B

题解：呼吸衰竭并发右心衰竭的主要原因是肺动脉高压和心肌损害。CO_2 潴留可以反射性引起肺小动脉收缩，只有严重缺氧才使循环中枢受损。

(3)答案　A、B、C、D

题解：低氧血症和酸中毒均可使心室舒缩功能降低，胸内压增高、右心扩大和室内压增高均影响左心舒缩功能而导致左心室舒张功能障碍而出现衰竭。

(4)答案 A、B、C、D

题解:低氧血症和高碳酸血症是呼吸衰竭对机体功能、代谢造成影响的主要原因,同样也是肺性脑病发生的因素。因此,缺氧和酸中毒可使脑血管扩张及脑细胞受损而水肿,脑血管内凝血及严重的脑细胞水肿可使颅内压升高,压迫脑血管而加重脑缺氧,甚至可导致脑疝形成。

(5)答案 A、B

题解:呼吸衰竭并发胃出血、胃溃疡的发生是因CO_2潴留使胃壁细胞碳酸酐酶活性增强,胃酸分泌增多,及缺氧使胃壁血管收缩,胃黏膜屏障作用降低所致。

(6)答案 A、B、C、D

题解:见呼吸衰竭的概念。

(7)答案 A、B、C

题解:多发性肋间神经炎、胸腔积液和气胸及严重的肺纤维化均可使肺泡扩张受限制而引起通气不足,而支气管哮喘引起气道阻塞性通气障碍。

(8)答案 A、B

题解:呼吸衰竭时发生的低氧血症和/或高碳酸血症是导致机体各系统功能、代谢改变的始发因素。首先是机体的代偿适应反应,如代偿不全,则会出现严重的代谢功能紊乱。

(9)答案 A、C、D

题解:总肺泡通气量不足,会使肺泡气氧分压(P_AO_2)下降和CO_2分压(P_ACO_2)升高,通过与肺毛细血管间的气体交换,必然导致其血液不能充分动脉化而出现$PaCO_2$升高和PaO_2降低。

(10)答案 A、B

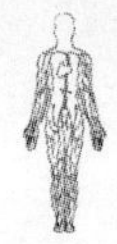

题解：ARDS 时因炎症介质的作用引起肺血管收缩及由内、外源性凝血系统激活所致的微血栓形成，均使肺血流减少，通气与血流比例显著增高，导致死腔样通气。

3. 名词解释

(1)答案　在呼气时，在气道上有一气道内压与胸内压相等的部位，称为等压点。正常人等压点在软骨性气道，而在肺气肿、慢性支气管炎等该位点则移至无软骨支撑的膜性气道。故在呼气时因受压而闭合，出现呼气性呼吸困难。

(2)答案　COPD 是指由慢性支气管炎和肺气肿引起的慢性气道阻塞，简称“慢阻肺”，其共同特征为小气道阻塞和阻力增加(管径$<$2mm)。COPD 是引起慢性呼吸衰竭的最常见的原因。

(3)答案　ARDS 是指由于化学性因素如毒气等、物理因素如放射性损伤、生物因素及全身性病理过程等所引起的急性肺泡-毛细血管膜损伤，肺泡膜通透性增加，常出现低氧血症型呼吸衰竭。

(4)答案　部分肺泡血流因血管收缩或栓塞而减少，使通气与血流比例显著大于正常，肺泡血流少而通气相对过多而不能充分被利用，称死腔样通气。

(5)答案　静脉血掺杂是指那些病变肺泡通气量明显减少而血流未相应减少甚至还可因炎性充血等使血流增多，以致于流经这部分肺泡的静脉血不能充分的动脉化便掺入动脉血内，又称功能性分流。通气与血流比例显著减少。

4. 问答题

(1)答案要点　CO_2在水中的溶解度比O_2大 24 倍，CO_2的弥散能力比氧大 20 倍，因此，在血液中CO_2能很快地弥散入肺泡，使肺泡内的P_ACO_2与血液间的$PaCO_2$达到平衡，如果通气量正常，则

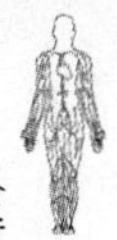

$PaCO_2$可以正常，仅PaO_2降低。

(2)答案要点　肺源性心脏病指由于呼吸衰竭所引起的右心肥大与功能衰竭。机制：①缺氧与CO_2潴留所致氢离子浓度升高，使肺小动脉收缩；②肺部本身的病变如肺血管栓塞，也是肺动脉高压的原因；③肺小动脉长期收缩使血管壁增厚、管腔狭窄，形成肺动脉高压；④慢性缺氧使红细胞生成增多，血液粘度增高，肺血流阻力增加，右心负荷加重；⑤缺氧和酸中毒使心肌舒缩功能降低；⑥呼吸困难使胸内压增高，心脏受压，影响心的舒缩功能。

(3)答案要点　Ⅰ型呼吸衰竭因只有缺氧而无CO_2潴留，可吸入较高浓度的氧，Ⅱ型呼吸衰竭患者存在的PaO_2降低及$PaCO_2$升高，可通过兴奋外周化学感受器和呼吸中枢而维持机体呼吸功能。但当$PaCO_2$高于80mmHg时，则表现为对呼吸中枢的抑制作用。此时，呼吸运动主要靠动脉血$PaCO_2$升高对呼吸中枢的刺激得以维持。如果过快提高PaO_2，则会因这种兴奋性被解除而出现呼吸抑制甚至停止，使高碳酸血症更加严重，病情恶化。故不能采用高浓度快速给O_2治疗。

(4)答案要点　①呼吸性酸中毒：Ⅱ型呼衰时存在CO_2潴留；②代谢性酸中毒：呼衰时的缺氧使无氧代谢增强，乳酸产生增多；肾功能降低，酸性物质排除减少。③呼吸性碱中毒：Ⅰ型呼衰如有过度通气存在。④代谢性碱中毒：人工呼吸机使用不当；排钾利尿药。⑤混合性酸碱平衡紊乱：呼酸合并代酸。

(5)答案要点　高碳酸血症是指由于大量CO_2潴留所致的CO_2增高超过正常水平，严重时对机体的影响可主要表现为中枢神经功能紊乱，称为CO_2麻醉。CO_2直接作用于脑血管，使之扩张，或使血管通透性增高，引起间质水肿，使颅内压升高或脑疝形成。脑细胞

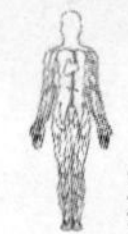

酸中毒及抑制性神经递质γ-氨基丁酸生成增加，神经细胞的变性坏死等均可加重脑功能障碍。

（三）试卷二

1. A型选择题

（1）目前判断呼吸衰竭的主要依据是

A. 呼吸困难的程度　B. 发绀的程度　C. 病理性呼吸节律　D. 动脉血气的异常　E. 潮气量的异常

（2）急性呼吸窘迫综合征（ARDS）的基本发病环节是

A. 肺内DIC形成　B. 急性肺淤血水肿　C. 急性肺不张　D. 弥漫性肺泡-毛细血管膜损伤　E. 肺泡内透明膜形成

（3）慢性Ⅱ型呼衰病人输氧的原则是

A. 持续低浓度低流量给氧　B. 持续高流量高浓度给氧　C. 间歇性高浓度给氧　D. 呼吸末正压给氧　E. 以上均不是

（4）关于引起呼吸衰竭的机制，下列哪项是错误的？

A. 阻塞性通气障碍　B. 限制性通气障碍　C. 弥散障碍　D. 通气/血流比例失调　E. 呼吸困难、缺氧

（5）在呼吸衰竭发病机制中，所谓“功能性分流”即无效血流是指

A. 通气/血流比值大于0.8　B. 通气/血流比值小于0.8　C. 通气/血流比值等于0.8　D. 心力衰竭　E. 肺泡毛细血管血流减少

（6）死腔样通气可见于

A. 肺动脉栓塞　B. 呼吸肌麻痹　C. 肺不张　D. 肺实变　E. 胸腔积液

(7)肺动脉栓塞可导致

A. 死腔样通气↑　B. 肺泡毛细血管膜增厚　C. 功能性分流↑　D. 解剖性分流↑　E. 通气与血流比值↓

(8)Ⅰ型呼吸衰竭血气诊断标准为

A. PaO_2 低于 4.0kPa(30mmHg)　B. PaO_2 低于 5.3kPa(40mmHg)　C. PaO_2 低于 6.7kPa(50mmHg)　D. PaO_2 低于 8.0kPa(60mmHg)　E. PaO_2 低于 9.3kPa(70mmHg)

(9)呼吸衰竭时,引起机体各系统机能改变的根本原因是

A. 交感神经兴奋　B. 血压升高　C. 弥散性血管内凝血　D. 低氧血症和高碳酸血症　E. 以上都不是

(10)阻塞性通气不足引起呼吸衰竭时,血气改变为

A. PaO_2 正常,$PaCO_2$↓　B. PaO_2↓,$PaCO_2$↓　C. PaO_2↓,$PaCO_2$ 正常　D. PaO_2↓,$PaCO_2$↑　E. PaO_2 正常,$PaCO_2$↑

(11)慢性支气关炎患者发生呼吸衰竭时,如存在代偿性通气增强过度时,血气改变可能为:

A. PaO_2 正常,$PaCO_2$↓　B. PaO_2 正常,$PaCO_2$↑　C. PaO_2↓,$PaCO_2$ 正常　D. PaO_2↓,$PaCO_2$↑　E. PaO_2↓,$PaCO_2$↓

(12)造成阻塞性通气不足的原因是

A. 呼吸肌活动障碍　B. 胸廓顺应性降低　C. 肺顺应性降低　D. 气道阻力增加　E. 弥散障碍

(13)下列哪一项不是呼吸性酸中毒的病因?

A. 呼吸中枢及呼吸肌麻痹　B. 气道阻塞　C. 肺部疾患通气障碍　D. 肺泡弥散障碍　E. 通风不良

(14)慢性肺气肿引起的缺氧属于

A. 等张性缺氧　B. 低张性缺氧　C. 低血流性缺氧　D. 组

织中毒性缺氧　E. 以上都不是

(15)在肺泡通气(V)与血流(Q)的关系中，下列阐述哪一项不正确？

A. V/Q 正常是有效换气的必要条件　B. 静脉血掺杂时，有 V/Q 下降　C. V/Q 失调亦可见于休克肺　D. 死腔样通气时，有 V/Q 升高　E. 支气管哮喘时，病变肺泡 V/Q 升高

(16)肺组织的顺应性是指

A. 肺的弹性回缩力大小　B. 肺内压力变化　C. 肺内容量大小　D. 肺的扩展性　E. 肺在单位压力变化下所引起的容量变化

(17)正常时动脉血液 PaO_2 比肺泡中 P_AO_2 稍低的主要原因是

A. 物理弥散过程的影响　B. 肺泡通气量不足　C. 肺泡血流量不足　D. 肺泡膜两侧存在气体分压差　E. 生理性肺泡通气与血流比例不协调

(18)以下哪项不是呼吸衰竭累及左心的可能机制？

A. 肺毛细血管血压升高　B. 右心室压增高　C. 胸内压升高　D. 低氧血症　E. 酸中毒

(19)下列有关呼吸衰竭的叙述中，哪一项是不正确的？

A. Ⅰ型呼衰即低氧血症型，常见于肺泡换气功能障碍　B. Ⅱ型呼衰即高碳酸血症型，常见于肺泡通气功能障碍　C. Ⅱ型呼衰比Ⅰ型呼衰易于产生肺动脉高压　D. 呼吸衰竭是指由肺泡通气或换气功能障碍所致　E. 呼吸中枢抑制后引起的呼衰为Ⅰ型呼衰

(20)某呼吸衰竭患者的血气分析结果是：血 pH7.02，$PaCO_2$ 8.0kPa(60mmHg)，PaO_2 5kPa(37.5mmHg)，HCO_3^- 15mmol/L，问该患者存在哪种酸碱平衡紊乱？

A. 急性呼吸性酸中毒　B. 慢性呼吸性酸中毒　C. 急性呼吸

性酸中毒合并代谢性酸中毒 D. 代谢性碱中毒 E. 慢性呼吸性酸中毒合并代谢性酸中毒

2. X型选择题

(1)部分肺泡通气不足时,血气变化可以表现为

A. PaO_2 降低 B. $PaCO_2$ 正常 C. $PaCO_2$ 升高 D. $PaCO_2$ 降低

(2)肺内弥散障碍产生的原因是

A. 肺泡膜面积减少 B. 肺泡膜厚度增加 C. 血流速度过快 D. 血液浓缩

(3)引起Ⅰ型呼吸衰竭的原因有

A. 弥散障碍 B. 部分肺泡死腔样通气 C. 肺内功能分流增加 D. 限制性通气障碍

(4)部分肺泡血流不足时,血气变化可以表现为

A. $PaCO_2$ 升高 B. PaO_2 降低 C. $PaCO_2$ 正常 D. $PaCO_2$ 降低

(5)呼吸性酸中毒时电解质紊乱主要的变化为

A. 血钾增高 B. 血氯降低 C. HCO_3^- 增高 D. 血钠增高

(6)因呼吸中枢抑制所致的呼吸衰竭,血气改变表现为

A. $PaO_2\downarrow$,$PaCO_2\uparrow$,二者存在一定比例 B. $PaO_2\downarrow$,$PaCO_2\downarrow$ C. $PaO_2\downarrow$,$PaCO_2\uparrow$,二者不存在一定比例 D. $PaO_2\downarrow$,$PaCO_2$ 正常

(7)阻塞性肺气肿引起呼吸衰竭,血气改变可表现为:

A. $PaO_2\downarrow$,$PaCO_2\uparrow$,二者存在一定比例 B. $PaO_2\downarrow$,$PaCO_2\downarrow$ C. $PaO_2\downarrow$,$PaCO_2\uparrow$,二者不存在一定比例 D. $PaO_2\downarrow$,$PaCO_2$ 正常

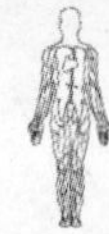

(8)在下列肺泡通气(V)与血流(Q)比例失调的阐述中，哪些是不正确的？

A. 部分肺泡血流不足时，病变肺泡 V/Q 明显升高　B. 部分肺泡血流不足时，健肺肺泡 V/Q 明显降低　C. 部分肺泡通气不足时，病变肺泡 V/Q 明显升高　D. 部分肺泡通气不足时，健肺肺泡 V/Q 明显降低

(9)阻塞性通气障碍可产生

A. 残气量增加　B. 功能残气量增加　C. 时间肺活量(一秒量)下降　D. 肺总量不变或增加

(10)弥散性肺纤维化可产生

A. 时间肺活量(一秒量)增加　B. 肺活量减少　C. 时间肺活量(一秒量)下降　D. 肺总量减少

3. 名词解释

(1)肺泡通气与血流比例失调(ventilation-perfusion imbalance)　(2)弥散障碍(diffusion impairment)　(3)真性分流(true shunt)　(4)肺源性心脏病(pulmonary heart disease)　(5)肺性脑病(pulmonary encephalopathy)

4. 问答题

(1)呼吸衰竭的定义如何？何为呼吸衰竭指数，意义何在？

(2)产生肺的弥散功能障碍的原因有哪些？血气变化如何？

(3)呼吸衰竭的治疗原则有哪些？

(4)如何鉴别真性分流与功能性分流？原理何在？

(5)请简述呼吸衰竭对呼吸系统本身功能的影响。

（四）答案及题解

1. A型选择题

（1）答案　D

题解：目前呼吸衰竭的判断主要是根据动脉血气分析结果的异常来判断，辅以临床资料来进一步明确引起呼吸衰竭的病因。

（2）答案　D

题解：在ARDS的发生机制中，肺泡-毛细血管膜受损而通透性增高是导致ARDS的基本发生环节。另外血小板的激活也参与作用。

（3）答案　A

题解：Ⅱ型呼吸衰竭患者的 $PaO_2\downarrow$ 和 $PaCO_2\uparrow$（轻、中度），可分别通过刺激外周化学感受器和兴奋呼吸中枢而维持机体呼吸功能，如果过快提高 O_2 分压和降低 CO_2 分压，可能因外周化学感受器及呼吸中枢的兴奋作用被解除而出现呼吸停止。

（4）答案　E

题解：通气和换气功能障碍是引起呼吸衰竭的两个基本环节。前者包括限制性和阻塞性通气障碍，后者包括弥散障碍和通气与血流比例失调。另外，解剖分流增加也可以导致呼吸衰竭的发生。

（5）答案　B

题解：功能性分流是指部分肺泡通气减少而血流未相应减少甚至因炎性充血而增多，使部分血流不能充分动脉化而出现的 PaO_2 降低，通气与血流比值低于正常，如肺实变、肺不张等。

（6）答案　A

题解：死腔样通气是指部分肺泡有正常通气量或通气无明显减

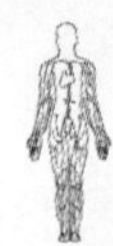

少但血流明显减少，使得部分通气不能发生交换而排除，此时，通气与血流比例明显增大。如肺动脉栓塞。

(7)答案　A

题解：同6题。

(8)答案　D

题解：呼吸衰竭的概念、血气分析判断指标。

(9)答案　D

题解：低氧血症和高碳酸血症是呼吸衰竭对机体各系统功能、代谢造成影响的根本原因。首先是一系列的代偿适应性反应，以改善组织的供氧，改变组织器官的功能和代谢，在严重呼吸衰竭时，则可因机体代偿不全而出现功能障碍。

(10)答案　D

题解：限制性通气障碍可使总肺泡通气量减少，故肺泡内P_AO_2↓和P_ACO_2↑，经过血气交换后，动脉血内必然存在PaO_2↓，$PaCO_2$↑。

(11)答案　E

题解：慢性支气管炎引起呼吸衰竭，可因那些通气障碍较轻或无通气障碍的部分肺泡的代偿性通气功能增强，使流经这部分肺泡的血液中PaO_2升高，(但增加很少，氧离曲线特征)和$PaCO_2$的明显降低(二氧化碳解离曲线决定)，故与来自于病变肺泡部分的血液混合后，只存在PaO_2的降低，$PaCO_2$正常，但在代偿性通气增强过度时，CO_2可排除过多而使混合后的动脉血$PaCO_2$↓。

(12)答案　D

题解：气道阻力增加是造成阻塞性通气障碍的原因，如气管、支气管的水肿或痉挛使管道缩小，其余各项是造成限制性通气不足的原因。

(13)答案　E

题解:呼吸性酸中毒是指因 CO_2 排除障碍或吸入过多,使血浆中碳酸浓度升高,$PaCO_2$ 升高,pH 下降的病理过程,常见原因是 CO_2 排除受阻所致,故 A-D 均是其可能发生的原因。

(14)答案　B

题解:由于吸入气氧分压降低、外呼吸功能障碍及静脉血分流使动脉血氧分压降低,氧含量减少,称低张性缺氧,如慢性肺气肿时 PaO_2 降低所引起的缺氧。

(15)答案　E

题解:支气管哮喘时气道阻力增加,病变肺泡部分的通气(V)与血流(Q)比值会降低。

(16)答案　E

题解:肺的顺应性是指肺泡在单位压力下的容积变化大小,反应肺的弹性舒缩能力。

(17)答案　E

题解:正常肺各部分通气(V)与血流(Q)分布是不均匀的。肺部的 V/Q 自肺尖至肺底是递减的,这种变化随年龄增大而差别更大,是造成正常时动脉血液 PaO_2 比肺泡中 P_AO_2 稍低的主要原因。

(18)答案　A

题解:呼吸衰竭累及左心的可能机制有右心室压增高、胸内压升高、低氧血症和酸中毒,而肺毛细血管血压升高是左心功能不全的结果。

(19)答案　E

题解:呼吸中枢抑制后,因通气功能不足有 PaO_2 下降和 $PaCO_2$

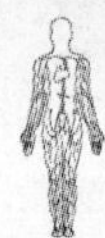

升高，且两者呈一定比例，故应为Ⅱ型呼衰。

(20)答案　C

题解：急性呼吸性酸中毒时，$PaCO_2$ 每升高 1.3kPa(10mmHg)时，血浆[HCO_3^-]应升高 3.5mmol/L。本患者 $PaCO_2$ 升至 8kPa(60mmHg)，血浆[HCO_3^-]应该升至 31mmol/L，而现患者血浆[HCO_3^-]仅 15mmol/L，则[HCO_3^-]明显降低。故该患者有原发性代谢性酸中毒存在，又因存在 pH 明显降低，故呼吸性酸中毒应为急性，为失代偿性表现。

2. X 型选择题

(1)答案　A、B、C、D

题解：部分肺泡通气不足时，常只有动脉血 $PaCO_2$ 下降，$PaCO_2$ 正常。但如果存在健存肺泡过度代偿性通气，$PaCO_2$ 也可以降低；如果存在大范围的肺泡通气障碍而健存肺泡不足以代偿时，$PaCO_2$ 也可以升高。

(2)答案　A、B、C

题解：气体在肺内弥散是一个物理过程，主要与肺泡膜两侧的气体分压差、肺泡膜的面积与厚度及气体本身的弥散能力有关。在肺泡膜增厚、面积减少时，还存在血流速度过快，血气交换的时间过短，可以引起低氧血症。

(3)答案　A、B、C

题解：限制性通气障碍时，总通气量减少而存在动脉血 $PaCO_2$ 升高，故引起Ⅱ型呼吸衰竭。

(4)答案　A、B、C、D

题解：部分肺泡血流不足时，血气变化一般为 PaO_2 降低和 PaO_2 正常但根据具体的部分肺泡病变的范围和严重程度及健存肺

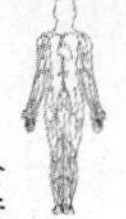

泡的呼吸代偿能力的强弱，$PaCO_2$可以升高或降低。

(5)答案 A、B、C

题解：Ⅱ呼吸衰竭大量 CO_2潴留，可引起呼吸性酸中毒。此时血液电解质主要变化为血钾增高(细胞内钾外移及肾小管排钾减少)和血氯降低(红细胞生成 HCO_3^- 增加，HCO_3^- 与 Cl^- 交换使 Cl^- 外移，及肾小管重吸收 HCO_3^- 增多后而 NaCl、NH_4Cl 排除增加)，同时存在 HCO_3^- 生成增加，而血钠与 pH 关系不大。

(6)答案 A

题解：呼吸中枢抑制时因总通气量不足，故有肺泡中氧分压降低和二氧化碳分压升高，两者呈一定比例变化，经过气血交换后，在动脉血气水平上存在相应地改变。

(7)答案 C

题解：阻塞性肺气肿所引起呼吸衰竭，因存在总通气量的减少，故为Ⅱ型呼吸衰竭，即血气改变可表现为 $PaO_2\downarrow$ 和 $PaCO_2\uparrow$，但因还存在通气与血流比例失调，使 PaO_2降低更为明显，则二者不存在一定的比例关系。

(8)答案 C、D

题解：部分肺泡通气不足时，病变肺泡 V/Q 明显降低，而健肺肺泡可因代偿性呼吸运动增强和该部分肺泡通气量增加，使该部分的 V/Q 明显升高。

(9)答案 A、B、C、D

题解：阻塞性通气障碍表现为呼吸阻力比吸气阻力大，故气体的排出比吸入更困难，产生吸入气量大于呼出气量，导致肺内残气量、功能残气量增加，时间肺活量(一秒量)降低，但肺总量不变或增加。

(10)答案　A、B、D

题解：肺组织广泛纤维化后使肺组织扩张受限，加上肺通气单位大大减少，使肺活量、肺总量、时间肺活量（一秒量）绝对值减少。但肺活量减少更明显，致使时间肺活量的百分比（一秒率）反而增加。

3. 名词解释

(1)答案　肺泡通气与血流比例失调是指部分肺泡每分钟通气(Q)与血流（V）的比率不能维持在正常的 0.8 水平而出现的增高（出现死腔样通气）或降低（出现功能性分流）。生理性的比例不协调是造成正常 PaO_2 比 P_AO_2 稍低的主要原因，病理情况下，Q/V 严重的比例失调是导致呼吸衰竭的最重要原因。

(2)答案　由于肺泡膜面积减少或肺泡膜异常增厚和弥散时间缩短所致的气体交换障碍称为弥散障碍。

(3)答案　真性分流是指解剖分流的血液完全未经过气体交换过程。肺严重病变如肺实变使部分肺泡完全失去通气而仍然有血流的情况，类似解剖分流，也称真性分流。

(4)答案　肺源性心脏病是指呼吸衰竭累及心脏后引起的心脏肥大与衰竭，主要累及右心。缺氧和 CO_2 潴留所致血液 H^+ 浓度过高，引起肺小动脉收缩及肺部本身病变所致的肺动脉压升高，慢性缺氧使血管壁增厚所致的慢性肺动脉高压，红细胞生成增多所致的血流阻力增大，缺氧和酸中毒及呼吸困难时胸内压异常增高时对心肌舒缩功能的影响均是呼吸衰竭导致心力衰竭的发生机制。

(5)答案　由呼吸衰竭所引起的脑功能障碍称肺性脑病。其发生机制是缺氧、CO_2 潴留和酸中毒对脑血管和脑细胞的损伤作用，它们使脑血管扩张及通透性增加、脑血流增多，脑细胞水肿及电活

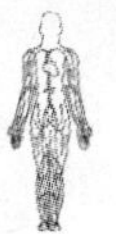

动障碍而引起的神经细胞和神经组织的损伤。

4. 问答题

(1)答案要点 呼吸衰竭是指由于外呼吸功能严重障碍，导致动脉血氧分压(PaO_2)低于正常范围，或伴有二氧化碳分压($PaCO_2$)增高的病理过程。呼吸衰竭指数(respiratory failure index，RFI)是指肺动脉血氧分压(PaO_2)与吸入气的氧浓度(FiO_2)之比。意义在于，当吸入气的氧浓度不是20％时，RFI可作为呼吸衰竭诊断的指标之一。如RFI小于或等于300时，可诊断为呼吸衰竭。

(2)答案要点 产生肺弥散障碍的原因有 ①肺泡膜的面积减少，如肺不张；②肺泡膜厚度增加，如肺间质水肿；如存在体力负荷增加使血流时间过短，则会出现PaO_2降低，但$PaCO_2$可以正常，降低或升高。

(3)答案要点 ①防治与去除呼吸衰竭的原因；②提高PaO_2；③降低$PaCO_2$；④改善内环境及重要器官的功能。

(4)答案要点 吸入纯氧可显著提高功能性分流患者的PaO_2而对真性分流患者的PaO_2却无显著影响。因功能性分流仅是部分肺泡通气不足所致，而真性分流时，病变肺泡可供通气的空间丧失，如肺实变，或根本不存在肺泡，如解剖分流增加，故通过增加通气不能改善血气交换而使动脉血氧分压提高。

(5)答案要点 1)在$30mmHg<PaO_2<60mmHg$时，外周化学感受器兴奋，及$50mmHg<PaCO_2<80mmHg$时，呼吸中枢兴奋，呼吸运动增强；2)在$60mmHg<PaO_2$时，外周化学感受器抑制，及$80mmHg<PaCO_2$时，呼吸中枢抑制，呼吸运动减弱；3)中枢性呼吸衰竭时，呼吸浅而慢或周期性呼吸运动；阻塞性通气障碍时，呼吸运动加深，可出现吸气性或呼气性呼吸困难；4)肺顺应性降低时所致

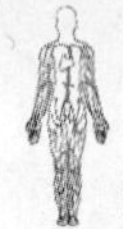

的限制性通气功能障碍性疾病中，因牵张感受器或J感受器受刺激而反射性引起呼吸运动变浅而快。5)呼吸衰竭时存在长时间的呼吸运动增强，易导致呼吸疲劳，使呼吸肌收缩力减弱，呼吸变浅而快，肺泡通气量减少，而加重呼吸衰竭。

（暨南大学医学院　戚仁斌）

第15章

肝功能不全

第一节　教学大纲要求

(1)掌握肝功能不全的概念。

(2)掌握肝性脑病的概念、发病机制和影响因素。

(3)掌握肝肾综合征的概念和发生机制。

(4)熟悉肝脏疾病的常见病因和肝功能不全的发生机制。

(5)了解肝性脑病治疗的病理生理基础。

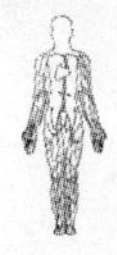

第二节　教材内容精要

一、基本概念

（一）肝功能不全

肝脏的功能繁多，大体可归纳为代谢、排泄、解毒和免疫功能。肝脏是由肝实质细胞（肝细胞）和非实质细胞（主要是 Kupffer 细胞）构成，肝脏的大多功能是由肝细胞负责完成，肝脏的免疫功能主要是由 Kupffer 细胞完成。各种致肝损伤因素使肝脏细胞（包括肝细胞和 Kupffer 细胞）发生严重损害，使其代谢、排泄、解毒和免疫功能发生严重障碍，机体出现黄疸、出血、继发性感染、肾功能障碍、脑病等临床综合征，称为肝功能不全。肝功能不全晚期称为肝功能衰竭。

（二）肝性脑病

肝性脑病是继发于严重肝脏疾病的神经精神综合征。肝性脑病的概念包括两个关键要素：①其原因是严重肝病，肝脏不能清除血液中来自肠道吸收的有毒物质或者由于侧支循环形成使门静脉中的有毒物质绕过肝脏而进入血液的有毒物质；②其后果是产生了一系列精神神经症状。由于病情程度不同，肝性脑病可有不同的临床表现，从轻微的性格行为改变发展到最后的昏迷状态。后者称为肝性昏迷，是肝性脑病的严重阶段，过去临床上习惯把肝性脑病称为肝昏迷，由此可见把肝性脑病称为肝昏迷是不准确的。因此，学

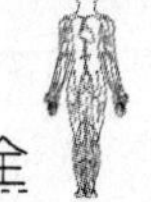

习时要注意两种概念之间的区别。

(三)肝肾综合征

1932 年 Hdwig 采用“肝肾综合征”这一术语来表示胆道手术后所发生的原因不明的肾功能衰竭。目前认为肝肾综合征是指肝硬化失代偿期或急性重症肝炎时,继发于肝功能衰竭基础上的功能性肾功能衰竭,又称为肝性功能性肾功能衰竭。但在急性重症肝炎时也有引起急性肾小管坏死导致的器质性肾功能衰竭,也属于肝肾综合征。临床上以肝性功能性肾功能衰竭最为多见。

二、重点和难点

(一)肝功能不全的表现和发生机制

1. 肝功能不全的表现

由于肝脏功能的复杂性和多样性,因此肝功能不全时产生的机体的变化也比较复杂。肝功能不全表现在:物质代谢障碍(低血糖、低蛋白血症、水和电解质代谢紊乱)、胆汁分泌与排泄障碍(黄疸)、凝血与纤维蛋白溶解障碍(出血与出血倾向)、免疫功能障碍(继发性感染和肠源性内毒素血症)、解毒功能障碍(肝性脑病)、肝性腹水和肝性肾功能性肾衰竭(肝肾综合征)。肝功能晚期阶段的临床表现主要为肝性脑病和肝肾综合征,而且肝功能衰竭患者几乎都以肝性脑病而告终。因此在“肝功能不全”这一章中,肝性脑病和肝肾综合征是要求重点掌握的内容。

2. 肝功能不全的发生机制

肝脏功能的特点是多种多样,大体可归纳为各种物质代谢、分

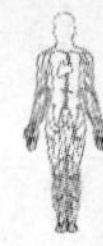

泌与排泄、生物转化(解毒)和免疫功能。肝脏是由肝实质细胞(肝细胞)和非实质细胞(包括 Kupffer 细胞、肝星形细胞、肝脏相关淋巴细胞和肝窦内皮细胞)构成。肝脏的物质代谢、分泌与排泄、生物转化功能是由肝细胞负责完成,而肝脏的免疫功能主要是由 Kupffer 细胞完成。肝功能不全是在生物因素(最为常见)、理化因素、遗传因素、免疫因素及营养因素等病因的作用下,肝细胞和各种肝非实质细胞严重损害而出现相应的功能障碍。如肝细胞严重损害会出现:①物质代谢障碍,包括糖代谢障碍、蛋白质代谢障碍、水和电解质代谢障碍等。②胆汁分泌和排泄障碍。③凝血功能障碍。④生物转化(解毒)功能障碍;Kupffer 细胞严重损害会引起肝脏的免疫和屏障功能障碍;肝星形细胞、肝窦内皮细胞及肝脏相关淋巴细胞损伤或激活会引起肝纤维化及相应的肝功能障碍。因而,肝功能不全时就会出现上述的一系列的复杂的临床表现。

应当指出的是,在学习这部分内容时往往不易理解,但如果按这一思路方法去学习,就不难理解和掌握肝功能不全的发生机制。

(二)肝性脑病的发病机制和影响因素

1. 肝性脑病的发生机制

肝性脑病的发病机制尚未完全清楚,目前有下面几个学说。

(1)氨中毒学说:该学说认为,正常人体内氨的生成与清除保持平衡,血氨浓度维持在稳定状态,当严重肝脏疾病或肝功能衰竭时,氨生成增加而清除减少,使血氨水平升高,过量的氨进入脑内作为神经毒质导致脑功能障碍。

首先要明确血氨增高的机制。

1)氨生成增多:①肝硬化时,门静脉血流受阻致使消化道黏膜

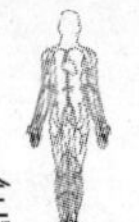

淤血、水肿，引起食物消化吸收障碍，结肠内容物停留时间过长，细菌生长活跃，氨生成增多；②若并发上消化道出血，血液的蛋白成分在肠道细菌的作用下，生成较多的氨；③合并肾功能不全发生氮质血症时，从血液中弥散至肠腔的尿素大大增多而使产氨增多。

2)氨清除不足：肝功能障碍时，因ATP生成不足及肝内酶系尤其是精氨酸酶活性下降，致使鸟氨酸循环障碍、尿素生成减少。其次，肝硬化时通常存在侧支循环，来自肠道的氨通过侧支循环绕过肝脏直接进入体循环。

其次要明确血氨增高后对大脑功能有何影响。

1)氨使脑内神经递质发生改变：脑内氨增加可使脑内兴奋性递质(谷氨酸、乙酰胆碱)减少和抑制性神经递质(γ-氨基丁酸、谷氨酰胺)增多，致使神经递质之间的作用失去平衡，导致中枢神经系统功能障碍。

2)干扰脑组织的能量代谢：氨主要是干扰脑组织葡萄糖生物氧化的正常进行。氨与脑内的α-酮戊二酸结合，生成谷氨酸，一方面使三羧酸循环中间产物α-酮戊二酸减少，影响糖的有氧代谢，同时又消耗了大量NADH，妨碍了呼吸链中的递氢过程，以致ATP产生不足。在氨进一步与谷氨酸结合生成谷氨酰胺的过程中又消耗了大量的ATP，因此脑组织所需能量供应不足。

3)抑制神经细胞膜的功能：氨可抑制细胞膜Na^+-K^+-ATPase的活性；氨与K^+有竞争作用，影响Na^+、K^+在神经细胞内外的正常分布。因而影响神经细胞膜电位、细胞兴奋性及神经冲动的传导。

(2)假性神经递质学说：假性神经递质学说的论点是，正常情况下饮食中的蛋白质所含的苯丙氨酸和酪氨酸，经肠道细菌脱羧可生

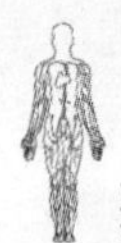

成苯乙胺和酪胺,并经肠黏膜吸收入血,经门静脉进入肝脏,被肝脏的单胺氧化酶分解破坏。当肝功能不全或有侧支循环时,这些生物胺可到达体循环被神经细胞摄取,经 β-羟化酶作用而生成苯乙醇胺和羟苯乙醇胺假性神经递质。这两种化学物质在结构上与正常神经递质去甲肾上腺素和多巴胺相似,但其没有或仅有微弱的生物学作用,不能发挥正常神经递质的生理效应而导致脑功能障碍。

假神经递质的作用:脑干网状结构上行激动系统的重要作用是维持大脑皮层的兴奋性,使机体处于觉醒状态。上行激动系统在脑干网状结构中多次更换神经元,突触在传递信息时需要神经递质主要是去甲肾上腺素和多巴胺。脑干网状结构内假性神经递质增多时,则竞争性地取代真性神经递质的作用,从而导致神经系统的功能紊乱,大脑功能抑制,出现意识障碍乃至昏迷。

(3)血浆氨基酸失衡学说:该学说的论点为,正常血浆的支链氨基酸(BCAA)与芳香族氨基酸(AAA)的比值为 3~3.5,在严重肝脏疾病或肝功能衰竭时下降至 0.6~1.2,此为血浆氨基酸失衡。血浆氨基酸失衡可致脑内假性神经递质生成增加和真性神经递质生成减少,从而导致肝性脑病发生。其实血浆氨基酸失衡学说是假性神经递质学说的补充。

1)血浆氨基酸失衡的机制:肝功能严重障碍时对胰岛素灭活减弱,导致高胰岛素血症。后者可增强骨骼肌和脂肪组织对 BCAA 的摄取和分解,使血浆的 BCAA 水平下降。肝功能衰竭时,胰高血糖素的灭活减少,因此血中浓度均升高,胰高血糖素可促进组织蛋白质分解增加,致大量 AAA 从肌肉和肝蛋白质分解出来。同时又由于受损肝将 AAA 转化为糖的能力减弱,于是血中 AAA 明显增多。

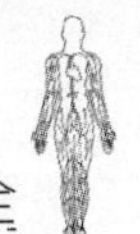

2)血浆氨基酸失衡引起脑病的机制:AAA 和 BCAA 等中性氨基酸由同一载体转运通过血脑屏障。肝功能障碍时,由于血浆 BCAA 减少而 AAA 增多,因而 AAA 竞争进入脑内增多。AAA 主要是苯丙氨酸和酪氨酸,当苯丙氨酸和酪氨酸进入脑内增多时,增多的苯丙氨酸可抑制酪氨酸羟化酶的活性,从而使正常神经递质生成减少。而增多的酪氨酸也可在芳香族氨基酸脱羧酶作用下生成酪氨,进一步在β-羟化酶作用下生成羟苯乙醇胺。结果使脑内假性神经递质生成增加和正常神经递质生成减少。

(4)GABA 学说:最初提出 GABA 学说时,认为 GABA 是抑制性中枢神经递质,肝功能衰竭时,肝不能清除肠源性 GABA,使血浆 GABA 浓度增加,同时血脑屏障通透性增高,GABA 进入脑内增多并与密度增加的 GABA 受体结合引起脑功能的抑制,从而导致肝性脑病的发生。但最近的研究表明,肝性脑病病人的脑内 GABA 水平并未升高,而 GABA 在肝性脑病发生中的作用,是由于血氨升高促使 GABA 与其受体结合能力增强。氨可降低星形胶质细胞 GABA 的摄入并增强 GABA 的释放,使突触间隙 GABA 水平增高。更为重要的是,脑内氨增加可上调 GABA-A 受体激动剂而使 GABA-A 受体活性增强,因而造成中枢神经系统功能抑制。

总而言之,以上每个学说都能从一定角度解释肝性脑病的发病机制,并指导临床治疗,但每个学说都不能完满解释肝性脑病的发生。因此,目前倾向于多种机制在肝性脑病发生中的综合作用,故有人提出肝性脑病发生机制的以氨中毒为中心环节的综合学说,这似乎能更好地解释肝性脑病的发生。

2. 肝性脑病的影响因素

肝性脑病的发生除了病因的作用,临床上慢性肝功能衰竭患者

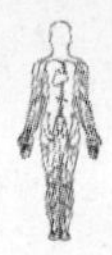

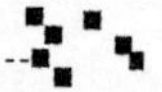

发生肝性脑病常在各种诱因的作用下而发生，如上消化道出血、感染、电解质紊乱、酸碱平衡紊乱、镇静和麻醉药使用不当等。各种诱因大多是通过以下机制实现的：①氮的负荷增加；②血脑屏障的通透性增强；③脑的敏感性增加。简而言之，凡是能增加氮的负荷、血脑屏障的通透性和脑对毒物的敏感性的因素，都可诱发肝性脑病的发生。由于目前对肝性脑病的病因尚无有效的治疗方法，临床上认识诱因和去除诱因，预防肝性脑病的发生就显得尤为重要。

（三）肝肾综合征的发生机制

肝性功能性肾衰竭的发生关键是肾血管的收缩，其机制还不清楚，目前认为与下列因素有关：

(1)肾交感神经张力增高：肝功能衰竭时，引起有效循环血量减少的原因较多。肝硬化晚期几乎都出现腹水；患者伴有低蛋白血症，促使血容量减少；上消化道出血、利尿、抽放腹水等均引起有效循环血量减少；门脉高压造成门静脉系统淤血，引起有效循环血量不足。有效循环血量的不足引起交感神经活动增强，从而造成肾脏泌尿功能的降低。

(2)肾素-血管紧张素系统活性增强：一方面肾脏分泌肾素增加；另一方面由于肝脏对肾素清除减弱，从而导致肾素-血管紧张素系统活性增强。

另外实验研究结果表明，激肽释放酶-激肽系统活动异常、前列腺素合成不足、内毒素血症及假性神经递质蓄积也不同程度地参与了肾血管的收缩。但在学习时要特别注意，上述机制只是从部分实验中得出的结果，只是一些相关的因素，肾血管收缩的机制还有待进一步的研究证实。

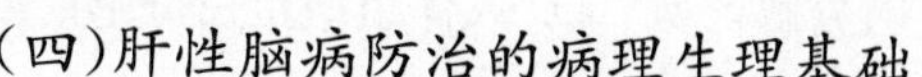

(四)肝性脑病防治的病理生理基础

目前对于肝性脑病的治疗方案多依赖于其发病机制。如应用左旋多巴依赖于假性神经递质学说,应用乳果糖主要依赖于氨中毒学说,氨基酸治疗依赖于氨基酸失衡学说等。但由于肝性脑病的发生机制未完全清楚,所以目前对肝性脑病的临床治疗并没有取得理想的效果。从理论上来分析,急性肝功能不全的治疗最终需要重建肝功能,如肝细胞移植和肝移植等;慢性肝功能不全患者,主要是防止诱因和进行病因发病学治疗,最好的治疗措施是进行肝移植以重建肝功能。

第三节 复习思考题

(一)试卷一

1. A型选择题

(1)肝性脑病是指

A. 肝脏疾病并发脑部病变 B. 肝功能衰竭并发脑水肿
C. 肝功能衰竭所致昏迷 D. 肝功能衰竭所致的精神紊乱性疾病
E. 肝功能衰竭所致的精神神经综合征

(2)急性肝功能不全常见于

A. 门脉性肝硬化 B. 晚期血吸虫病 C. 肝细胞广泛坏死
D. 肝胆疾患 E. 以上都不是

(3)正常人体血氨的主要来源是

A. 血内尿素进入肠腔分解产氨 B. 肾小管上皮细胞产生氨

C. 食物蛋白质在肠道内分解产氨　D. 人体组织蛋白分解产氨　E. 肌肉活动产氨

(4)肝性脑病时芳香族氨基酸入脑的机制是

A. 血氨浓度增加　B. 血短链脂肪酸增加　C. 血脑屏障破坏　D. 血硫醇含量增加　E. 血支链氨基酸减少

(5)肝功能严重损害时血浆芳香氨基酸含量增加的机制是

A. 芳香族氨基酸合成加速　B. 芳香族氨基酸异生增多　C. 芳香族氨基酸排出减少　D. 芳香族氨基酸分解减少　E. 芳香族氨基酸利用减少

(6)肝性脑病病人血中支链氨基酸浓度降低的机制是

A. 支链氨基酸合成蛋白质　B. 支链氨基酸经肠道排出　C. 支链氨基酸经肾脏排出　D. 肌肉等组织摄取、分解、利用支链氨基酸增加　E. 支链氨基酸进入中枢组织

(7)假性神经递质的毒性作用是

A. 对抗乙酰胆碱　B. 干扰去甲肾上腺素和多巴胺的功能　C. 阻碍三羧酸循环　D. 抑制糖酵解　E. 引起碱中毒

(8)肝性脑病的假性神经递质是指

A. 苯乙胺和酪胺　B. 苯乙胺和苯乙醇胺　C. 酪胺和羟苯乙醇胺　D. 多巴胺和苯乙醇胺　E. 苯乙醇胺和羟苯乙醇胺

(9)上消化道出血诱发肝性脑病的主要机制是

A. 引起失血性休克　B. 肠道细菌作用下产生氨　C. 脑组织缺血缺氧　D. 血液苯乙胺和酪胺增加　E. 破坏血脑屏障

(10)氨中毒患者脑内能量产生减少的主要机制是

A. 酵解过程障碍　B. 三羧酸循环减弱　C. 磷酸肌酸分解障碍　D. 脂肪氧化障碍　E. 酮体利用障碍

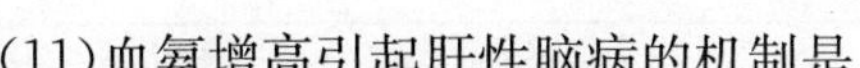

(11)血氨增高引起肝性脑病的机制是

A. 影响大脑皮质的兴奋传导过程 B. 使乙酰胆碱产生过多 C. 干扰大脑能量代谢 D. 使脑干网状结构不能正常活动 E. 使去甲肾上腺素作用减弱

(12)肝功能不全患者的出血倾向主要是由于

A. 肝素产生增加 B. 肝脏破坏血小板 C. 毛细血管内压力增加 D. 凝血因子产生减少 E. 纤维蛋白原利用障碍

(13)肝性脑病患者应用肠道抗生素的目的是

A. 防治胃肠道感染 B. 预防肝胆系统感染 C. 促进肠道消化吸收 D. 防止腹水感染 E. 抑制肠道细菌,减少氨产生和吸收

(14)治疗肝性脑病的措施中下列哪一项是不妥当的

A. 静脉点滴谷氨酸钠 B. 给予足量碱性药物纠正酸中毒 C. 补充葡萄糖 D. 补充钾盐纠正低钾血症 E. 给予左旋多巴

(15)下列哪种情况是肝功能衰竭时常见的并发症

A. 肺梗死 B. 脑病 C. 心肌梗死 D. 红细胞增多症 E. 脾破裂

(16)色氨酸在肝性脑病发病中的作用是

A. 对抗去甲肾上腺素 B. 对抗乙酰胆碱 C. 直接抑制中枢神经系统 D. 直接兴奋中枢神经系统 E. 转变成5-羟色胺

(17)蛋氨酸在肝性脑病发病中的作用是

A. 促进假性神经递质形成 B. 直接抑制中枢神经系统 C. 促进芳香族氨基酸入脑 D. 转变成硫醇类 E. 转变成假神经递质

(18)脑神经细胞内酪胺酸浓度升高时会出现

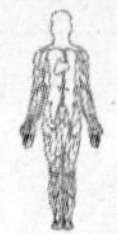

	酪氨酸脱羧酶	酪氨酸羟化酶
A	↑	↑
B	↓	↓
C	↑	↓
D	↓	↑
E	正常	正常

(19)肝功能不全病人摄入葡萄糖后会出现

A. 低血糖症　B. 血糖正常　C. 一时性高血糖症　D. 血糖持续性增高　E. 先低血糖,后高血糖

(20)肝性脑病病人血液芳香族氨基酸含量增多的毒性作用是

A. 支链氨基酸浓度减少　B. 能源物质减少　C. 引起酸中毒　D. 羟苯乙醇胺形成　E. 二羟苯乙醇胺增多

2. X型选择题

(1)肝性腹水形成的局部因素包括

A. 门脉高压　B. 血浆胶体渗透压下降　C. 淋巴循环障碍　D. 醛固酮分泌过多

(2)肝脏在凝血和抗凝血过程中的作用是

A. 合成凝血因子　B. 清除活化凝血因子　C. 合成纤溶酶原　D. 合成抗纤溶酶

(3)造成严重肝病情况下肠源性内毒素血症的主要因素是

A. 通过肝窦的血流量减少　B. 枯否细胞功能抑制　C. 内毒素从结肠漏出过多　D. 内毒素吸收过多

(4)肝硬化患者在失代偿期发生的少尿是功能性的,其依据是

A. 组织学检查肾脏无明显异常　　B. 死于肾功能衰竭的肝

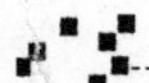

硬化患者的肾脏移植给尿毒症患者可迅速发挥功能　C. 将功能正常的肝移植给肾功能衰竭的肝硬化患者，肾的功能可恢复正常　D. 死于肾功能衰竭的肝硬化患者的肾脏移植给尿毒症患者不能发挥功能

(5)肝性功能性肾衰竭患者出现肾血管收缩的影响因素是

A. 低血容量和内脏血液动力学改变使肾交感神经张力增加　B. 肾素血管紧张素系统活性增强　C. 激肽释放酶-激肽系统活动异常　D. 前列腺素合成不足

(6)肝性脑病患者可出现

A. 意识淡漠，烦躁不安　B. 语无伦次，哭笑无常　C. 嗜睡，昏迷　D. 运动不协调，扑翼样震颤

(7)肝硬化腹水的发生与下列哪些因素有关

A. 糖尿　B. 低蛋白血症　C. 醛固酮分泌减少　D. 门脉高压

(8)血氨增高可以影响下列哪种神经递质

A. 乙酰胆碱　B. 谷氨酸　C. γ-氨基丁酸　D. 丙酮酸

(9)促进鸟氨酸循环的物质是

A. 三磷酸腺苷　B. 草酰乙酸　C. 鸟氨酸　D. 瓜氨酸

(10)血浆氨基酸失衡学说中的芳香族氨基酸是指

A. 亮氨酸　B. 酪氨酸　C. 蛋氨酸　D. 苯丙氨酸

3. 名词解释

(1)肝性脑病(hepatpic encephalo pathy)　(2)肝性功能性肾功能衰竭　(3)假性神经递质(false neurotransmitter)　(4)血浆氨基酸失衡　(5)氨中毒(ammonia introxication)

4. 问答题

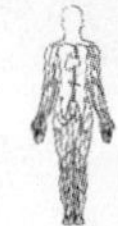

(1)肝性脑病发生机制中GABA学说的主要内容是什么?

(2)肝性脑病患者血浆氨基酸失衡的主要原因是什么?

(3)氨对脑组织的毒性作用是什么?

(4)简述假性神经递质学说的本质。

(5)严重肝病时为什么机体会出现肠源性内毒素血症?

(二)答案及题解

1. A型选择题

(1)答案　E

题解:肝性脑病是继发于严重肝脏疾病的精神神经综合征,发生于肝细胞广泛坏死引起的急性肝功能衰竭或慢性肝脏疾病引起门-体分流的基础上。肝性脑病的临床表现是一系列精神神经症状。早期可出现注意力不集中、欣快感、烦躁不安或反应淡漠;重者可表现为性格行为异常,出现语无伦次,哭笑无常等;最后才出现嗜睡、昏迷及不协调运动。因此,昏迷并不是肝性脑病的特有症状。

(2)答案　C

题解:常见于暴发性病毒性肝炎、扑热息痛中毒、氟烷麻醉中毒、妊娠期急性脂肪肝和Reye综合征等引起的肝细胞变性或坏死,A、B、D多引起慢性肝功能不全。

(3)答案　A

题解:胃肠道含氮物质分解是血氨的主要来源。正常人体内,24小时肠道产氨量约为4g,其中90%为血液尿素弥散入肠腔经细菌尿素酶分解后产生的氨。由细菌分解肠道食物产生的氨和肾小管上皮细胞产生的氨很少,但在肝脏疾病时可明显增加。正常人体内组织蛋白分解代谢、肌肉活动也能产生氨,但都不是血氨的主要

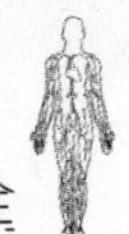

来源。

(4)答案　E

题解:在正常人体 pH 条件下,血液芳香氨基酸和支链氨基酸都是中性氨基酸,它们由同一载体运转而通过血脑屏障进入脑组织。因此,在它们从血液进入脑组织的过程中,必然相互竞争同一载体。肝性脑病时,血液支链氨基酸减少,芳香族氨基酸增多,芳香族氨基酸与载体结合量增多,进入脑组织的量也多。

(5)答案　D

题解:芳香氨基酸中的苯丙氨酸是人体的必需氨基酸,在体内可被转化为酪氨酸,成为组织蛋白的重要成分,并用于合成儿茶酚胺类神经递质和甲状腺素等生物活性物质。这两种氨基酸仅仅在肝脏内才能氧化脱氨或经转氨基作用转变为酮酸被彻底分解。因此,肝功能严重损害时,可见血内酪氨酸、苯丙氨酸含量明显升高。

(6)答案　D

题解:严重肝脏疾患时,肝脏对许多激素的灭活功能减弱。对胰岛素的灭活作用减弱,可使血液中胰岛素水平升高。胰岛素能降低血糖,还能增加肌肉等组织摄取、分解和利用支链氨基酸的作用。因此,当胰岛素水平升高时,血浆支链氨基酸含量会降低。

(7)答案　B

题解:假性神经递质是指苯乙醇胺和羟苯乙醇胺。它们的化学结构与正常神经递质去甲肾上腺素、多巴胺极为相似,因此,假性神经递质能取代去甲肾上腺素和多巴胺,被神经细胞摄取、贮存和释放,而干扰其正常功能,引起肝性脑病。

(8)答案　E

题解:按照假性神经递质学说的论点,正常情况下饮食中的蛋

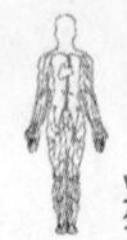

白质所含的苯丙氨酸和酪氨酸,经肠道细菌脱羧可生成苯乙胺和酪胺,并经肠黏膜吸收入血,经门静脉进入肝脏,被单胺氧化酶分解破坏。当肝功能不全或有门-体分流时,这些生物胺可到达体循环被神经细胞摄取,经β羟化酶作用而转化为苯乙醇胺和羟苯乙醇胺。这两种化学物质在结构上与正常神经递质去甲肾上腺素、多巴胺相似,但其生物学作用相差甚远,不能发挥正常神经递质的生理效应,故被称为假性神经递质。

(9)答案 B

题解:上消化道出血是引起肝性脑病最常见的原因。肝硬化患者常有食道静脉曲张,曲张静脉破裂后,大量血液进入消化道。血浆蛋白和血红蛋白经肠道细菌分解产生大量的氨及其他毒物,可成为诱发肝性脑病的主要机制。当出血量很大时,可使患者血容量减少,甚至引起休克,发生组织缺血缺氧及脑、肾、肺等功能障碍,也可参与肝性脑病的发病过程。

(10)答案 B

题解:脑组织氨含量增加可与α-酮戊二酸生成谷氨酸,使三羧酸循环中的中间产物α-酮戊二酸减少,三羧酸循环减弱,能量生成减少。此外,氨可抑制焦磷酸硫胺素的形成,而后者是氧化脱羧酶的辅酶成分,因而氨中毒能使丙酮酸氧化脱羧过程发生障碍,从而也使三羧酸循环减弱,能量生成减少。

(11)答案 C

题解:病理解剖学证明,肝性脑病患者的脑组织无明显形态学变化。大量临床资料和动物实验结果表明,肝性脑病的发生与严重肝脏疾病时的物质代谢障碍和肝脏解毒障碍有关。按照氨中毒学说提供的资料,血氨升高能干扰脑组织的能量代谢,脑内能量生成

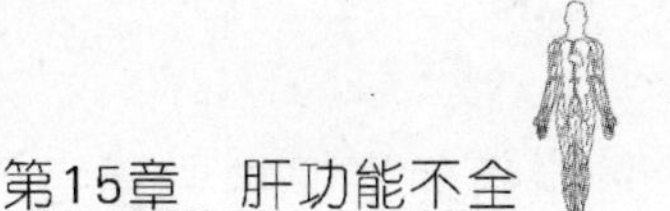

减少是精神神经紊乱的基础。

(12)答案　D

题解:肝脏是合成凝血因子的主要器官。正常人体内,肝脏能产生纤维蛋白原、凝血酶原及Ⅲ、Ⅴ、Ⅷ、Ⅸ、Ⅹ及Ⅺ因子。肝功能不全时,由于这些凝血因子不足,易发生出血倾向。肝脏损害时尚能影响肠道对维生素K的吸收,而维生素K是合成Ⅱ、Ⅶ、Ⅸ、Ⅺ因子时必不可少的因素。

(13)答案　E

题解:按照氨中毒学说来理解肝性脑病的发生机制,血氨升高是引起肝性脑病的关键因素。血氨的主要来源是肠道的食物蛋白质和血液中弥散入肠腔的尿素经细菌分解产生的氨。因而应用抗生素抑制肠道细菌的生长,就能减少细菌分解产生的氨,减少氨的吸收量。

(14)答案　B

题解:由于血氨以 NH_3 和 NH_4^+ 两种形式存在,其中 NH_3 为脂溶性,容易通过血脑屏障进入脑组织发生毒性反应,而 NH_4^+ 为水溶性,不易通过血脑屏障,故肝性脑病的发病取决于血 NH_3 的浓度。但是,NH_4^+ 和 NH_3 处于动态平衡状态,血液中 H^+ 浓度降低,可促使 NH_4^+ 转化为 NH_3,发挥毒性作用。此外,碱中毒时 NH_4^+ 减少,还能降低肾小管和肠道排泄 NH_4^+ 的功能,促使血氨升高。因而给肝性脑病患者补充碱性药物会加重肝性脑病。

(15)答案　B

题解:肝功能衰竭晚期几乎都发生肝性脑病,因此肝性脑病是肝功能衰竭最常见的并发症。

(16)答案　E

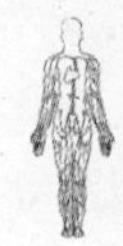

题解:已经确定的脑内兴奋性神经递质有去甲肾上腺素、乙酰胆碱、谷氨酸、天门冬氨酸及多巴胺;抑制性的递质有 5-羟色胺、γ-氨基丁酸及假性递质。色氨酸不属于这两类递质。但是 5-羟色胺是色氨酸在脑内脱羧和羟化的产物,属于抑制性递质,5-羟色胺的生成与脑内色氨酸量直接相关。肝功能损害时,进入脑内的色氨酸增多,5-羟色胺的生成也随之增多。

(17)答案 D

题解:蛋氨酸在肠道细菌作用下可生成甲硫醇。甲硫醇吸收入血后若不被肝脏解毒,能进入脑组织诱发肝性脑病。其作用机制包括:甲硫醇能增强氨的毒性;甲硫醇在转变成 S-腺苷甲硫氨酸过程中消耗 ATP;甲硫醇使多巴胺甲基化,正常神经递质多巴胺生成减少,去甲肾上腺素也随之减少。

(18)答案 C

题解:正常人体内,酪氨酸在脑干神经细胞经酪氨酸羟化酶作用生成多巴,后再脱羧为多巴胺,多巴胺进一步羟化为去甲肾上腺素。肝性脑病时,血液和脑组织苯丙氨酸和酪氨酸浓度增高,可抑制酪氨酸羟化酶活性,故可出现酪氨酸羟化酶活性降低,酪氨酸脱羧酶活性增高,羟苯乙醇胺生成增多。

(19)答案 D

题解:肝功能不全患者耐糖能力降低。在肝脏损害不太严重的情况下,空腹血糖尚能保持在正常范围。摄入较多葡萄糖后,会出现血糖的持续性升高,与糖尿病相似。这种耐糖的机制是:肝内糖代谢限速酶葡萄糖激酶活性降低,致使肝内糖利用障碍;血内存在胰岛素对抗物,如生长激素、胰高血糖素,使糖的利用速度减慢。

(20)答案 D

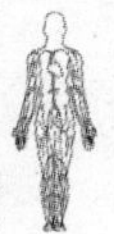

题解：当脑内芳香族氨基酸浓度升高时，酪氨酸脱羧酶活性增高，而酪氨酸羟化酶活性降低。因此，酪氨酸代谢就不能像正常那样先羟化为多巴，而是先脱羧形成酪胺，而后经β-羟化酶作用形成羟苯乙醇胺，发挥假性递质的作用。

2. X型选择题

(1)答案　A、B、C

题解：引起肝性腹水的因素较多，包括门脉高压、血浆胶体渗透压降低、淋巴循环受阻、肾小球滤过率降低、醛固酮增多和排钠激素活力降低等。前三者为产生肝性腹水的局部性因素，后三者为全身性因素。

(2)答案　A、B、C、D

题解：正常情况下，凝血和抗凝血系统保持着动态平衡。肝脏在凝血过程中的作用有：①肝几乎合成全部的凝血因子(除Ⅳ因子)；②清除活化的凝血因子；③合成纤溶酶原；④合成抗纤溶酶；⑤清除循环中的纤溶酶原激活物。

(3)答案　A、B、C、D

题解：严重肝病情况下出现肠源性内毒素血症是由于：①通过肝窦的血流量减少；②Kupffer细胞功能抑制；③内毒素从结肠漏出过多；④内毒素吸收过多。

(4)答案　A、B、C

题解：肝硬化患者在失代偿期发生的肾功能衰竭是功能性的，其依据是：①组织学检查肾脏无明显异常；②死于肾功能衰竭的肝硬化患者的肾脏移植给尿毒症患者，被移植的肾脏迅速发挥功能；③将功能正常的肝移植给肾功能衰竭的肝硬化患者，肾的功能可恢复正常。

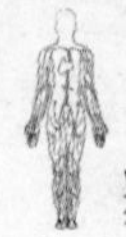

(5)答案　A、B、C、D

题解:肝性功能性肾衰竭患者出现肾血管收缩的影响因素是:①低血容量和内脏血液动力学改变使肾交感神经张力增加;②肾素血管紧张素系统活性增强;③激肽释放酶-激肽系统活动异常;④前列腺素合成不足;⑤内毒素血症和 TXA_2 生成增加。

(6)答案　A、B、C、D

题解:肝性脑病是肝功能衰竭或门-体分流形成引起的精神神经综合征。主要表现是精神失常和一些神经系统症状。精神活动方面常出现精神错乱、意识紊乱。早期多为烦躁不安,语无伦次,后期可有嗜睡、昏迷,神经系统的改变可出现反射亢进、肌张力增强及扑翼样震颤。

(7)答案　B、D

题解:腹水是指腹腔内大量体液积聚。肝硬化病人由于蛋白质合成功能受损,特别是白蛋白合成障碍,可引起低蛋白血症,使血浆胶体渗透压下降,造成血管内外液体交换平衡失调,形成腹水。门脉高压引起门脉系统血液淤积,流体静压增高,更促使液体由毛细血管漏出到腹腔,也是形成腹水的重要机制。

(8)答案　A、B、C

题解:血氨增高可使脑组织内正常生化反应改变,引起某些神经递质的浓度变化,使神经递质之间的平衡失调,成为肝性脑病的重要发生机制。这些递质的变化包括:①兴奋性递质乙酰胆碱合成减少。这是高浓度氨抑制丙酮酸氧化脱羧过程,使乙酰辅酶 A 合成减少;②兴奋性递质谷氨酸大量消耗。脑组织中氨浓度增加时,氨与谷氨酸结合形成谷氨酰胺,消耗了谷氨酸;③抑制性递质 γ-氨基丁酸含量增加。由于氨能抑制 γ-氨基丁酸转氨酶,可使 γ-氨基丁

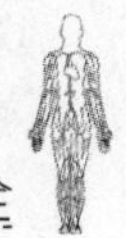

酸蓄积在脑内。丙酮酸不具有神经递质的作用。

(9)答案　A、B、C、D

题解:氨在肝脏内通过鸟氨酸循环合成尿素。鸟氨酸和瓜氨酸是该循环中的中间产物。生成1mol尿素可消耗2mol氨,同时要消耗3mol ATP。ATP能促进氨基甲酰磷酸的合成,后者与鸟氨酸生成瓜氨酸,推动了鸟氨酸循环。草酰乙酸能与氨结合生成天门冬氨酸,后者与瓜氨酸结合为精氨酸代琥珀酸,进而产生精氨酸,加入鸟氨酸循环。故上述物质均是促进鸟氨酸循环的物质。

(10)答案　B、D

题解:酪氨酸和苯丙氨酸化学结构中含有苯环,属于芳香族氨基酸,其余的氨基酸不属于芳香族氨基酸。

3. 名词解释

(1)答案　肝性脑病是继发于严重肝病的神经精神综合征。

(2)答案　指肝硬化患者在失代偿期所发生的功能性肾功能衰竭。

(3)答案　苯乙醇胺和羟苯乙醇胺的化学结构和真性神经递质去甲肾上腺素和多巴胺极为相似,可被神经末梢摄取、贮存、释放并能与神经递质受体结合,但是其生物学作用极低,故称之为假神经递质。

(4)答案　肝性脑病时,血浆氨基酸失衡表现为血浆支链氨基酸水平降低,芳香氨基酸水平增高。正常BCAA/AAA为3～3.5,肝性脑病时降为0.6～1.2。目前认为血浆氨基酸失衡是肝性脑病发生机制之一,临床上纠正氨基酸失衡可使肝性脑病病人中枢神经系统功能得到改善。

(5)答案　当肝脏功能严重受损时,氨的生成增加而清除减少,

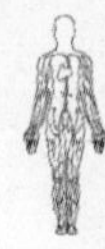

使血氨水平升高。增高的血氨通过血脑屏障进入脑组织，从而引起脑功能障碍。

4. 问答题

(1)答案要点　最初提出GABA学说时，认为GABA是抑制性中枢神经递质，肝功能衰竭时，肝不能清除肠源性GABA，使血浆GABA浓度增加，同时血脑屏障通透性增高，GABA进入脑内增多并与密度增加的GABA受体结合引起脑功能的抑制，从而导致肝性脑病的发生。但最近的研究表明，肝性脑病病人的脑内GABA水平并未升高，而GABA在肝性脑病发生中的作用，是由于血氨升高促使GABA与其受体结合能力增强。氨可降低星形胶质细胞GABA的摄入并增强GABA的释放，使突触间隙GABA水平增高。更为重要的是，脑内氨增加可上调GABA-A受体激动剂而使GABA-A受体活性增强，因而造成中枢神经系统功能抑制。

(2)答案要点　由于肝功能严重障碍或门-体侧支循环形成，致使胰岛素在肝脏灭活减弱，形成高胰岛素血症。后者可增强骨骼肌和脂肪组织对支链氨基酸的摄取和利用，故血浆的BCAA水平下降。肝功能衰竭时，胰岛素和胰高血糖素的降解都减低，因此血中浓度均升高，但胰高血糖素较胰岛素升高的更为明显，致使胰岛素/胰高血糖素比值下降，体内分解代谢大于合成代谢。由于蛋白质分解代谢占优势，大量AAA从肌肉和肝蛋白质分解出来，同时又由于受损肝将从AAA转化为糖的能力减弱，于是血中AAA明显增多。

(3)答案要点

1)干扰脑组织的能量代谢：氨主要是干扰脑组织葡萄糖生物氧化的正常进行。氨与脑内的α-酮戊二酸结合，生成谷氨酸，一方面

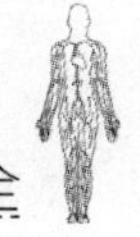

使三羧酸循环中间产物 α-酮戊二酸减少，影响糖的有氧代谢，同时又消耗了大量 NADH，妨碍了呼吸链中的递氢过程。氨抑制丙酮酸脱氢酶活性，妨碍丙酮酸氧化脱羧过程。在氨进一步与谷氨酸结合生成谷氨酰胺的过程中又消耗了大量的 ATP，因此脑组织所需能量不足。

2）脑内神经递质发生改变：脑内氨增加可能致使脑内兴奋性递质（谷氨酸、乙酰胆碱）减少和抑制性神经递质（γ-氨基丁酸、谷氨酰胺）增多，致使神经递质之间的作用失去平衡，导致中枢神经系统功能紊乱。

3）抑制神经细胞膜的功能：氨可抑制细胞膜 Na^+-K^+-ATPase 的活性；氨与 K^+ 有竞争作用，影响 Na^+、K^+ 在神经细胞内外的正常分布。

（4）答案要点：脑干网状结构上行激动系统的重要作用是维持大脑皮质的兴奋性，使机体处于觉醒状态。上行激动系统在脑干网状结构中多次更换神经元，突触在传递的递质主要是去甲肾上腺素和多巴胺。严重肝病时，肠道内的氨基酸（苯丙氨酸、酪氨酸）代谢产物苯乙胺和酪胺不能正常经过肝脏内的单胺氧化酶进行分解代谢而进入脑内。苯乙胺和酪胺在脑细胞 β 羟化酶的作用下分别生成苯乙醇胺和羟苯乙醇胺。苯乙醇胺和羟苯乙醇胺的化学结构和真性神经递质去甲肾上腺素和多巴胺极为相似，但是其生物学作用极低，故称之为假神经递质。脑干网状结构内假性神经递质增多时，则竞争性地取代真性神经递质的作用，从而导致大脑功能抑制，出现意识障碍乃至昏迷。

（5）答案要点

1）通过肝窦血流量减少：严重肝病时肝小叶正常结构遭到破

坏,肝窦走行和排列失去常态,又由于门脉高压形成,出现肝内外短路。部分血液不能接触枯否细胞,内毒素便直接进入人体循环。

2)枯否细胞功能抑制:某些肝病情况下,肝内淤积的胆汁酸和结合胆红素可抑制枯否细胞的功能。

3)内毒素从结肠内漏出过多。

4)内毒素吸收过多:严重肝病时肠黏膜屏障可能受损,致使内毒素吸收增多,胆盐具有抑制肠腔内毒素吸收的作用,故在胆道排泄受阻时有利于内毒素的肠道吸收。

(三)试卷二

1. A型选择题

(1)假性神经递质引起意识障碍的机制是

A. 取代乙酰胆碱 B. 取代去甲肾上腺素和多巴胺 C. 抑制多巴胺的合成 D. 抑制去甲肾上腺素的合成 E. 假性神经递质是抑制性递质

(2)肝性脑病时血浆氨基酸比例失衡可表现为

A. 芳香族氨基酸增加,支链氨基酸增加 B. 芳香族氨基酸降低,支链氨基酸增加 C. 芳香族氨基酸增加,支链氨基酸降低 D. 芳香族氨基酸正常,支链氨基酸增加 E. 芳香族氨基酸降低,支链氨基酸降低

(3)肝性脑病患者出现扑翼样震颤的机制是

A. 氨对脑组织的毒性作用 B. γ-氨基丁酸 C. 假性神经递质取代多巴胺 D. 乙酰胆碱减少 E. 谷氨酸、天门冬氨酸减少

(4)下列哪一项在氨中毒的影响中属耗能过程

A. 氨与α-酮戊二酸形成谷氨酸 B. 氨与谷氨酸结合形成谷

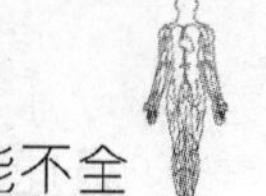

氨酰胺　C. 氨促进磷酸果糖激酶活性　D. 氨抑制丙酮酸氧化脱羧　E. 氨抑制γ-氨基丁酸转氨酶

(5)肝性脑病时脑组织乙酰胆碱的变化是

A. 由于肝脏合成胆碱酯酶减少，乙酰胆碱分解减少而使其增加　B. 血氨升高抑制乙酰胆碱合成而使其减少　C. 分解减少与合成减少共同作用，其含量正常　D. 血氨升高使乙酰胆碱分解加速，其含量减少　E. 以上都不是

(6)严重肝脏疾病时氨清除不足的主要原因是

A. 谷氨酰胺合成障碍　B. 尿素合成障碍　C. 不能以酰胺形式储存于肾小管上皮细胞内　D. 谷氨酸合成障碍　E. 丙氨酸合成障碍

(7)肝硬化病人血氨增高的主要原因是

A. 氨的生成增加　B. 氨的清除不足　C. 脂肪摄入减少　D. 碳水化合物摄入增多　E. 肠道细菌活动减弱

(8)下列关于氨的排泄哪一项是错误的

A. 肾脏以 NH_3 形式排出氨　B. 极少量氨经过皮肤排出　C. 极少量氨以尿素经过肾脏排出　D. 极少量氨经过肺排出　E. 少量氨由粪便排出

(9)乳果糖治疗肝性脑病的理论基础是

A. 氨中毒学说　B. 血浆氨基酸失衡学说　C. 假性神经递质学说　D. GABA 学说　E. 神经毒素综合作用学说

(10)下列哪项不是肝性脑病的特点

A. 大脑形态学有典型改变　B. 主要以代谢障碍为主　C. 扑翼样震颤　D. 典型的精神神经症状　E. 晚期病人可出现肝昏迷

(11)左旋多巴治疗肝性脑病的理论基础是

A. 氨中毒学说　B. 血浆氨基酸失衡学说　C. 假性神经递质学说　D. GABA 学说　E. 神经毒素综合作用学说

(12)导致肝性腹水的主要全身性因素是

A. 门脉高压致肠道淋巴生成　B. 血浆胶体渗透压降低　C. 淋巴循环障碍　D. 肝静脉受阻致肝淋巴生成　E. 肾小球滤过率降低

(13)导致肝性腹水的主要局部性因素是

A. 门脉高压　B. 肾小球滤过率降低　C. 醛固酮过多　D. 排钠激素活力降低　E. 肾小管重吸收增加

(14)哪项氨基酸不是产生肝性脑病的因素

A. 苯丙氨酸　B. 酪氨酸　C. 色氨酸　D. 亮氨酸　E. 蛋氨酸

(15)下面哪项因素直接影响大脑的能量代谢

A. 苯乙醇胺　B. 羟苯乙醇胺　C. 谷氨酰胺　D. 5-羟色胺　E. 氨

(16)血氨升高抑制丙酮酸脱羧氧化过程而影响脑功能由于

A. γ-氨基丁酸减少　B. 谷氨酸减少　C. 乙酰胆碱减少　D. 谷氨酰胺增多　E. 以上都不是

(17)血氨增高对神经递质的影响应为哪一项

	乙酰胆碱	谷氨酸	γ-氨基丁酸	谷氨酰胺
A	↓	↑	↓	↑
B	↓	↑	↓	↓
C	↓	↓	↑	↑
D	↑	↓	↑	↓
E	↓	↑	↑	↑

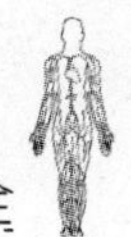

(18)下列关于血氨的说法哪一项是正确的

A. 血氨是指血液内的 NH_4^+ 浓度 B. 血氨是指血液内的 NH_3 浓度 C. 血氨是指血液内 NH_3、NH_4^+ 和 NH_2 总和 D. 血氨是指血液内 NH_3 和 NH_4^+ 的总和 E. 血氨绝大部分是以 NH_3 形式存在

(19)羟苯乙醇胺的生成过程是

A. 酪氨酸脱羧 B. 苯丙氨酸脱羧 C. 酪氨酸先脱羧,再羟化 D. 苯丙氨酸先脱羧,再羟化 E. 酪氨酸先羟化,再脱羧

(20)下列哪项不是严重肝性脑病病人易出现低血糖的因素

A. 肝内糖原储备减少 B. 血糖分解代谢加强 C. 肝糖原分解障碍 D. 葡萄糖吸收障碍 E. 高胰岛素血症

2. X 型选择题

(1)肝性腹水形成的全身性因素包括

A. 门脉高压 B. 肾小球滤过率下降 C. 淋巴循环障碍 D. 醛固酮分泌过多

(2)严重肝脏病病人易出现凝血功能障碍是由于

A. 凝血因子合成减少 B. 凝血因子消耗过多 C. 循环中抗凝血物质增多 D. 易发生原发性纤维蛋白溶解

(3)血浆氨基酸失衡学说中的支链氨基酸是指

A. 亮氨酸 B. 异亮氨酸 C. 苯丙氨酸 D. 酪氨酸

(4)硫醇参与肝性脑病发病机制的主要依据是

A. 肝性脑病患者血内硫醇增多 B. 肝性脑病患者脑组织硫醇增多 C. 服用蛋氨酸可以诱发脑病 D. 硫醇毒性作用与氨中毒无关

(5)短链脂肪酸参与肝性脑病发病机制的主要证据是

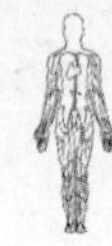

A. 血内含量增加　B. 病情恶化和改善与血内含量一致　C. 灌注动物可诱发昏迷　D. 脑组织内含量增高

(6)肝性脑病假神经递质学说的主要依据是

A. 血液内生物胺含量增多与脑病程度呈平行关系　B. 脑内生物胺含量与脑病程度呈平行关系　C. 左旋多巴治疗有一定效果　D. 给动物脑室注入假神经递质可使动物昏迷

(7)肝性脑病血浆氨基酸失衡学说的依据是

A. 血液中胰岛素水平较正常人高　B. 血液中支链氨基酸含量降低　C. 血浆芳香族氨基酸明显增高　D. 注入支链氨基酸后有一定效果

(8)肝性脑病时色氨酸脑内增多的原因是

A. 血胰岛素增加　B. 肝功能损害,肝细胞坏死　C. 血浆白蛋白减少　D. 色氨酸的分解代谢降低

(9)下列哪些观点不支持肝性脑病的氨中毒学说

A. 部分患者 γ-氨基丁酸含量不高　B. 部分肝性脑病患者血氨水平不高　C. 部分患者出现脑水肿　D. 部分病人病情变化与血氨水平不一致

(10)减少假性神经递质的有效措施是

A. 应用利尿剂　B. 使用肠道抗生素　C. 补充碱性药物纠正酸中毒　D. 减少蛋白摄入量

3. 名词解释

(1)肝功能不全(hepatic insufficiency)　(2)肠源性内毒素血症(intestinal endotoxemia)　(3)肝性昏迷(hepatic coma)　(4)GABA 学说(γ-amino butyric acid hepothesis)　(5)肝肾综合征(hepatorenal syndrome)

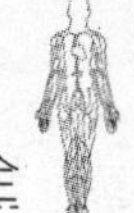
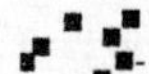

4. 问答题

(1)为什么严重肝病时病人易出现出血和出血倾向？

(2)肝性功能性肾功能衰竭病人出现肾血管收缩的机制是什么？

(3)如何理解血浆氨基酸失衡学说是对假性神经递质学说的补充？

(4)肝功能不全病人血氨水平升高的原因是什么？

(5)临床上应用乳果糖治疗肝性脑病的主要根据是什么？

(四)答案及题解

1. A型选择题

(1)答案 B

题解：脑干网状结构的肾上腺素能神经细胞的上行激动纤维属于非特异性投射系统，包括上行激动系统和上行抑制系统。上行激动系统能激动整个大脑皮质的活动，维持其兴奋性，使机体处于觉醒状态。如果脑干网状结构的突触因假性递质取代去甲肾上腺素和多巴胺而失去正常功能，机体便不能保持清醒，而出现昏睡或昏迷。

(2)答案 C

题解：肝性脑病患者的血浆氨基酸异常表现为血浆芳香氨基酸(苯丙氨酸、酪氨酸、色氨酸)含量增高，支链氨基酸(亮氨酸、异亮氨酸、缬氨酸)下降。实验证明，正常人血浆支链氨基酸/芳香族氨基酸之比值为3～3.5，而肝性脑病时降至0.6～1.2。

(3)答案 C

题解：扑翼样震颤是肝性脑病患者晚期出现的无意识的上肢摆

动，是肢体肌紧张力增高的表现。正常时，锥体外系的黑质-纹状体系统含有丰富的多巴胺，其生理功能是使肌肉松弛。肝性脑病患者的多巴胺被假性神经递质取代后，便出现肢体肌张力增高的无意识活动。

(4)答案　B

题解：氨与谷氨酸结合生成谷氨酰胺的反应是耗能过程。这一生化反应是在谷氨酰胺合成酶的催化下完成的，需要消耗 ATP，因而是一不可逆反应。

(5)答案　B

题解：当血氨升高时，氨可进入脑组织，抑制焦磷酸硫胺素(丙酮酸脱羧酶的辅酶)形成，使丙酮酸脱羧受阻，乙酰辅酶 A 生成减少。后者与胆碱生成的乙酰胆碱也随之减少。

(6)答案　B

题解：正常人体内主要依靠肝脏的鸟氨酸循环将氨合成尿素。门静脉血氨浓度比体循环血氨浓度高数 10 倍，只要肝功能健全，氨都能及时被肝脏清除而不会引起血氨增高。所以，严重肝脏疾病时血氨增高的主要原因就在于鸟氨酸循环障碍不能合成尿素。虽然人体还可通过皮肤和肺的蒸发及大小便排出极少量氨，肾脏还能以 NH_4^+ 形式排出氨，但其量都很少，因而不是引起血氨增加的主要原因。

(7)答案　B

题解：肝硬化病人血氨增高的原因有氨的生成增加和清除不足，但清除不足比生成增加更为重要。

(8)答案　C

题解：人体物质代谢产生的氨，有少量以 NH_3 形式通过肾脏泌

尿排出体外，极少量氨由皮肤、肺蒸发排泄，还有少量氨由消化道随粪便排出。但是，大部分氨是在肝脏内合成尿素后由肾脏排出体外。

(9)答案　A

题解：乳果糖是一种不被代谢且较少吸收的二糖，其作用是：①有利于肠道生理性乳酸杆菌的生长，减少其他肠道腐败微生物对氨基酸的降解；②细菌代谢乳果糖生成有机酸（如乳酸、乙酸），使肠腔内 pH 降低，既阻碍氨的吸收，又促进血氨向肠腔弥散；③产生渗透效应，加之乳酸的刺激作用，可引起明显的导泻效果，减少肠腔内容物的停留时间。其主要理论依据是氨中毒学说。

(10)答案　A

题解：大量有关肝性脑病尸检病理形态学资料表明，中枢神经系统的形态学变化不明显，或者缺乏特异性改变。目前多数研究认为肝性脑病是由脑细胞的代谢和功能障碍所致。

(11)答案　C

题解：左旋多巴能通过血脑屏障，在脑组织中经多巴胺羟化酶作用生成多巴胺，后者可被 β-羟化酶催化生成去甲肾上腺素。由于多巴胺和去甲肾上腺素大量生成而挤掉假性神经递质，因而神经冲动传导得以恢复。

(12)答案　E

题解：引起肝性腹水的因素较多，包括门脉高压、血浆胶体渗透压降低、淋巴循环受阻、肾小球滤过率降低、醛固酮增多和排钠激素活力降低等。前三者为产生肝性腹水的局部性因素，后三者为全身性因素。

(13)答案　A

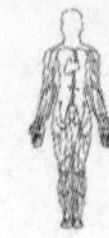

题解:同上题。

(14)答案 D

题解:苯丙氨酸和酪氨酸代谢产生的苯乙醇胺和羟苯乙醇胺属假性神经递质;色氨酸代谢产物5-羟色胺为中枢抑制性递质;蛋氨酸代谢产物硫醇类对大脑功能和神经细胞功能有多方面的影响。亮氨酸为支链氨基酸,对肝性脑病具有保护作用。

(15)答案 E

题解:氨主要是干扰脑组织葡萄糖生物氧化的正常进行。氨与脑内的α-酮戊二酸结合生成谷氨酸,一方面使三羧酸循环中间产物α-酮戊二酸减少,影响糖的有氧代谢,同时又消耗了大量NADH,妨碍了呼吸链中的递氢过程,以致ATP产生不足。在氨进一步与谷氨酸结合形成谷氨酰胺的过程中又消耗了大量的ATP,因此脑组织所需能量不足。

(16)答案 C

题解:血氨升高能抑制丙酮酸氧化脱羧过程,其直接后果是组织内丙酮酸蓄积,而乙酰辅酶A生成减少。乙酰辅酶A和胆碱在胆碱乙酰化酶催化下合成的乙酰胆碱也随之减少。乙酰胆碱是神经活动过程中的兴奋性递质,其含量减少能引起中枢神经系统功能抑制。

(17)答案 C

题解:血氨浓度升高可以抑制丙酮酸氧化脱羧过程,使乙酰辅酶A生成减少,因而也使乙酰胆碱合成减少。脑组织内氨浓度增加,可与谷氨酸结合,消耗谷氨酸,使谷氨酰胺含量增加。氨能抑制γ-氨基丁酸转氨酶,可使γ-氨基丁酸蓄积在脑组织内。

(18)答案 D

题解：正常人体内，血氨以 NH_3 和 NH_4^+ 形式存在。两者可以相互转换，处于动态平衡状态。正常血液 pH 为 7.4 时，98%血氨以 NH_4^+ 形式存在。氢离子浓度增加时，NH_3 向 NH_4^+ 方向转换。

(19)答案　C

题解：羟苯乙醇胺是一种假性神经递质，是由肠道内蛋白质中的酪氨酸，先被肠道内的细菌脱羧作用生成酪胺，后经脑内的非特异性羟化酶的作用生成羟苯乙醇胺。

(20)答案　D

题解：严重肝脏病变时出现低血糖的机制是：①大量肝细胞坏死使肝内糖原储备剧减；②粗面内质网上的葡萄糖-6-磷酸酶受到破坏，使残存的少量肝糖原不能分解为葡萄糖；③高胰岛素血症促使肌肉和组织分解利用葡萄糖。

2. X 型选择题

(1)答案　B、D

题解：引起肝性腹水的因素较多，包括门脉高压、血浆胶体渗透压降低、淋巴循环受阻、肾小球滤过率降低、醛固酮增多和排钠激素活力降低等。前三者为产生肝性腹水的局部性因素，后三者为全身性因素。

(2)答案　A、B、C、D

题解：严重肝脏病病人易出现凝血功能障碍是由于：①凝血因子合成减少；②凝血因子消耗过多；③循环中抗凝血物质增多；④易发生原发性纤维蛋白溶解；⑤血小板数量减少和功能障碍。

(3)答案　A、B

题解：亮氨酸、异亮氨酸和缬氨酸均属于支链氨基酸。酪氨酸和苯丙氨酸均属于芳香族氨基酸。

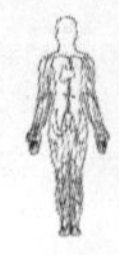

(4)答案　A、B、C

题解:大量临床和实验资料证明,肝性脑病发病机制中,硫醇具有重要作用,主要依据是:①患者血液中硫醇含量增高,可达正常人的4倍;②服用较多蛋氨酸后,血中甲硫醇升高,并可诱发脑病;③服用肠道抗生素可以防止脑病发生;④硫醇由肺中呼出类似肝臭;⑤硫醇可增强氨的毒性作用,使动物发生昏迷。

(5)答案　A、C

题解:据临床观察表明,肝功能受损的病人血液和脑脊液中短链脂肪酸水平高于正常,肝性脑病病人则更高。动物实验也证实了同样的结果,而且用大剂量的短链脂肪酸灌注动物可诱发昏迷。此外,短链脂肪酸静脉注入后,很快表现出镇静作用。因此,人们认为短链脂肪酸可能参与肝性脑病的发病过程。

(6)答案　A、C

题解:假性神经递质学说已被许多动物实验和临床观察所证实。有资料报告,肝性脑病患者血液和24小时尿液内羟苯乙醇胺含量明显增高,而且患者的严重程度与血内假性神经递质含量有一定的平行关系,当脑病的程度改善时,血中的假神经递质也随之降低。应用左旋多巴有效地治疗肝性脑病这一事实,也进一步支持了假性神经递质学说。但是,该学说仍有许多问题有待解决,例如给实验动物脑室内注入假性神经递质并未引起昏迷,也无资料报道脑内生物胺含量与脑病程度有平行关系。

(7)答案　A、B、C、D

题解:血浆氨基酸失衡学说的重要实验依据是:①注射胰岛素后血浆支链氨基酸水平明显降低;②肝硬化患者外周血中胰岛素水平较正常人高,反映肝细胞对胰岛素的灭活能力降低;③肝硬化患

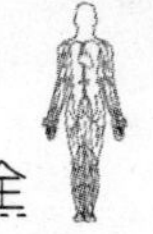

者血浆芳香族氨基酸明显增高，而支链氨基酸水平降低，反映患者的肝脏处理芳香族氨基酸的能力降低，同时肌肉对支链氨基酸的清除增多；④因实验性门-体分流而发生昏迷的动物，在注入支链氨基酸后可以清醒，同时脑内5-羟色胺含量下降。

(8)答案　A、B、C、D

题解：脑内色氨酸浓度的高低与血内色氨酸浓度有关，也与血内游离型和结合型色氨酸含量的比值有关。血浆色氨酸增加，尤其是游离型色氨酸含量增多，可促进色氨酸进入脑组织。肝功能损害时，色氨酸分解代谢障碍，若伴有大量肝细胞坏死，还可释放色氨酸，因而能使血浆色氨酸含量增高。此类患者肝脏合成白蛋白减少，致使血浆游离型色氨酸增多。加之肝功能不全时，肝脏对胰岛素灭活能力降低，血液胰岛素含量增加，可促使支链氨基酸进入肌肉分解代谢，而使血内支链氨基酸浓度降低，色氨酸便能竞争载体进入脑组织增多。

(9)答案　B、D

题解：大量资料证明，氨中毒并不是引起肝性脑病的惟一机制。这是因为：①有部分肝性脑病病人的血氨含量在正常范围内；②有些患者的昏迷程度与血氨水平并不平行；③有一些患者血氨含量增高，但经治疗使血氨下降后，神经精神症状并无改善；④某些暴发性肝性脑病患者，在其血氨浓度升高12～14小时后才出现症状。

(10)答案　B、D

题解：假性神经递质是指苯乙醇胺和羟苯乙醇胺。它们是蛋白质中的酪氨酸和苯丙氨酸在肠道经细菌脱羧酶脱羧、脑组织内β-羟化酶羟化而形成的生物胺。减少蛋白质摄入量，能减少生成这些生物胺的原料；应用肠道抗生素，可以抑制肠道细菌，阻碍生物胺的合成过程，故能有效地减少假性神经递质。

3. 名词解释

(1)答案　各种致肝损伤因素使肝细胞(包括肝实质细胞和枯否细胞)发生严重损害，使其代谢、分泌、合成、解毒与免疫功能发生严重障碍，机体往往出现黄疸、出血、继发性感染、肾功能障碍、脑病等一系列临床综合征，此种综合征称之为肝功能不全。

(2)答案　革兰阴性细菌释放内毒素，在正常情况下间歇进入门静脉，或漏入肠淋巴并转漏至腹腔，在进入肝脏后迅速被肝脏的枯否细胞吞噬所清除。肝功能不全时，由于肝脏不能及时清除来自肠道的细菌内毒素而造成内毒素大量进入体循环，即为肠源性内毒素血症。

(3)答案　肝性脑病病人进入昏迷阶段，即为肝昏迷，它是肝性脑病的最后阶段。

(4)答案　肝功能衰竭时，由于血氨升高促使 GABA 与其受体结合能力增强。氨可降低星形胶质细胞 GABA 的摄入并增强 GABA 的释放，使突触间隙 GABA 水平增高。更为重要的是，脑内氨增加可上调 GABA-A 受体激动剂而使 GABA-A 受体活性增强，因而造成中枢神经系统功能抑制。

(5)答案　肝肾综合征是指肝硬化失代偿期或急性重症肝炎时，继发于肝功能衰竭基础上的功能性肾功能衰竭，又称为肝性功能性肾功能衰竭。但在急性重症肝炎时也有引起急性肾小管坏死导致的器质性肾功能衰竭，也属于肝肾综合征。

4. 问答题

(1)答案要点　正常情况下，肝脏在凝血和抗凝血过程中起着重要的调节作用。严重肝病时，机体凝血和抗凝血系统出现功能异

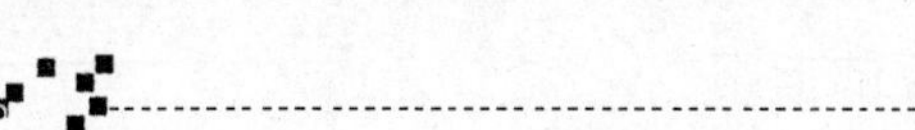

常，从而使病人出现出血和出血倾向。其主要机制是：①凝血因子合成减少；②凝血因子消耗过多；③循环中抗凝物质增多：类肝素物质、FDP 产生增多；④易发生原发性纤维蛋白溶解；⑤血小板量与功能异常。

(2)答案要点　1)肾交感神经张力增加：①低血容量；②内脏血流动力学异常。两种因素均使有效循环血量减少，反射性地引起交感-肾上腺髓质系统兴奋性加强，肾血管收缩。

2)肾素-血管紧张素系统活性增强。

3)激肽释放酶-激肽系统活动异常。

4)前列腺素合成不足。

5)内毒素血症、假性神经递质蓄积等因素都参与了肾血管的收缩。

(3)答案要点　AAA 及 BCAA 等中性氨基酸由同一载体转运通过血脑屏障。肝功能障碍时，由于血浆 BCAA 减少而 AAA 增多，因而 AAA 竞争进入脑内增多，结果导致：①酪氨酸羟化受阻：当脑内苯丙氨酸增多时，可与酪氨酸竞争酪氨酸羟化酶而阻止酪氨酸优先进入多巴胺生成途径，此外，色氨酸及其代谢产物如 5-羟色氨酸和 5-羟色胺可抑制酪氨酸羟化酶的活性，使酪氨酸羟化进一步受阻，因而正常神经递质多巴胺和去甲肾上腺素合成减少；②苯丙氨酸和酪氨酸则被脱羧形成苯乙胺和酪胺，进而羟化生成苯乙醇胺和羟苯乙醇胺。其结果是多巴胺和去甲肾上腺素合成减少，而苯乙醇胺和羟苯乙醇胺生成增多；③随着脑内色氨酸增高，抑制性递质 5-羟色胺生成也增多。由此可见，血浆氨基酸失衡学说是对假性神经递质学说的补充。

(4)答案要点　氨生成增多：①肝硬化时，门静脉血流受阻致使

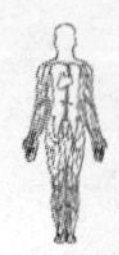

消化道黏膜淤血、水肿，引起食物消化吸收障碍，结肠内容物停留时间过长，细菌生长活跃，氨生成增多；②若并发上消化道出血，血液的蛋白成分在肠道细菌的作用下，生成较多的氨；③合并肾功能衰竭发生氮质血症时，从血液中弥散至肠腔的尿素大大增多而使肠道产氨增多。

氨清除不足：肝功能衰竭时，因 ATP 生成不足及肝内酶系尤其是精氨酸酶活性下降，致使鸟氨酸循环障碍、尿素生成减少。其次，肝硬化时常有侧支循环形成，来自肠道的氨直接进入体循环。

(5)答案要点　乳果糖是一种不被代谢且较少吸收的二糖，其作用是：①有利于肠道生理性乳酸杆菌的生长，减少其他肠道腐败微生物对氨基酸的降解；②细菌代谢乳果糖生成有机酸（如乳酸、乙酸），使肠腔内 pH 降低，既阻碍氨的吸收，又促进血氨向肠腔弥散；③产生渗透效应，加之乳酸的刺激作用，可引起明显的导泻效果，减少肠腔内容物的停留时间。

（广东医学院　黄培春）

第16章

肾功能不全

第一节　教学大纲要求

（1）掌握肾功能不全、急性肾功能衰竭、慢性肾功能衰竭、尿毒症和肾性骨营养不良的概念，少尿型急性肾功能不全少尿的发生机制，急性肾功能不全时肾细胞损伤类型及机制，急慢性肾功能不全时机体的功能和代谢变化及其机制（如肾性高血压、肾性贫血、出血倾向、肾性骨营养不良）。

（2）熟悉肾功能不全的基本发病环节，慢性肾功能不全的发病机制，尿毒症时的功能和代谢变化。

（3）了解肾功能不全的原因、分类及防治原则。

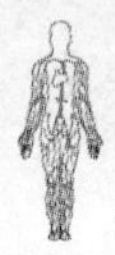

第二节 教材内容精要

一、基本概念

1. 肾功能不全

当各种病因引起肾功能严重障碍时，会出现多种代谢产物、药物和毒物在体内蓄积，水、电解质和酸碱平衡紊乱，以及肾脏内分泌功能障碍的临床表现，这一病理过程就叫肾功能不全。

2. 急性肾功能衰竭

急性肾功能衰竭是指各种原因在短期内(通常数小时至数天)引起肾脏泌尿功能急剧障碍(往往为可逆性降低)，以致机体内环境出现严重紊乱的病理过程，临床表现有水中毒、氮质血症、高钾血症和代谢性酸中毒。

3. 肾性急性功能性肾衰

由肾实质器质性病变引起的 AFR 称为肾性急性功能性肾衰。

4. 功能性急性肾功能衰竭

由于失血、脱水、创伤、感染、心衰及错用血管收缩药等肾前性原因，引起有效循环血量减少和肾血管强烈收缩，导致肾灌流量和 GFR 显著降低，出现尿量减少和氮质血症，但肾小管功能尚属正常，肾脏未发现器质性病变，故又称功能性急性肾功能衰竭。

5. 慢性肾功能衰竭

慢性肾功能衰竭是指各种慢性肾脏疾病，随病情恶化，肾单位进行性破坏，以致残存肾单位不足以充分排出代谢废物和维持内环境恒定，进而发生泌尿功能障碍和内环境紊乱，包括代谢废物和毒物的潴留，水、电解质和酸碱平衡紊乱，并伴有一系列临床症状的病理过程，被称为慢性肾功能衰竭。

6. 氮质血症

血中尿素、肌酐、尿酸等非蛋白氮含量显著升高，称氮质血症。

7. 肾性高血压

因肾实质病变引起的高血压称为肾性高血压。

8. 钠依赖性高血压

CRF 时肾脏排钠水功能降低，钠水潴留，引起血容量和心输出量增多，导致血压升高，称为钠依赖性高血压。

9. 肾素依赖性高血压

慢性肾小球肾炎、肾动脉硬化等引起的 CRF，常伴有 RAAS 活性增高。AngⅡ直接收缩小动脉，使外周阻力升高，醛固酮增多又可导致钠水潴留，因而引起血压升高，这种情况称为肾素依赖性高血压。

10. 肾性骨营养不良

肾性骨营养不良是慢性肾功能不全，尤其是尿毒症的严重并发症，亦称肾性骨病。包括儿童的肾性佝偻病和成人的骨质软化、纤维性骨炎、骨质疏松、骨囊性纤维化。

11. 肾性贫血

慢性肾功能不全患者大多伴有贫血，且贫血程度与肾功能损害程度往往一致，称为肾性贫血。

12. 尿毒症

尿毒症是急、慢性肾功能衰竭的最严重阶段，即终末期肾功能衰竭，除水电解质、酸碱平衡紊乱和肾脏内分泌功能失调外，还出现内源性毒性物质蓄积而引起的一系列自身中毒症状，故称之为尿毒症。

13. 尿毒症毒素

尿毒症患者血浆中有二百多种代谢产物或毒性物质，其中很多可引起尿毒症症状，故称之为尿毒症毒素。

14. 尿素霜

尿毒症患者体内的尿素随汗液排出，在汗腺开口处形成细小的白色结晶，称为尿素霜。

二、重点和难点

（一）肾功能障碍的原因

1. 原发性肾脏疾病

原发性肾小球疾病：滤过功能受损——高血压、水肿。

肾小管疾病：重吸收、浓缩功能受损——糖尿病、尿崩症等。

间质性肾炎：以肾间质炎症和肾小管损害为主。

肾血管病、理化因素损害、肾肿瘤、肾结石等。

2. 继发于系统性疾病的肾损害

循环系统疾病：休克、肾动脉硬化、血栓。

自身免疫疾病和结缔组织病：SLE、RA 等。

代谢性疾病：糖尿病肾病。

多种疾病发展的后期。

（二）肾功能不全的基本发病环节

1. 肾小球滤过功能障碍 GFR 下降

（1）肾血流量减少：动脉血压在 80～160mmHg 时，经肾脏的自

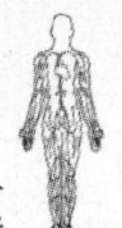

身调节，肾血流量和 GFR 可基本保持不变。当休克和心力衰竭等引起动脉压降低或肾血管收缩时，肾血流量显著减少，GFR 随之降低。严重缺血可使肾小管上皮细胞发生变性坏死，进而导致肾功能不全。

(2)肾小球有效滤过率下降：有效滤过压＝肾小球毛细血管压-(囊内压＋毛细血管血浆胶体渗透压)。大量失血或脱水等可引起全身动脉压下降，肾小球毛细血管压随之下降；尿路梗阻、肾小管阻塞、肾间质水肿压迫肾小管时，肾小球囊内压升高，上述原因均可导致肾小球有效滤过压下降，进而造成 GFR 降低。

(3)肾小球滤过膜通透性增加：肾小球滤过膜由肾小球毛细血管内皮细胞、基底膜和肾小球囊脏层上皮细胞(足细胞)三层结构组成。炎症、损伤和免疫复合物可破坏滤过膜的完整性或降低其负电荷的密度而导致肾小球滤过膜通透性增加，这是引起蛋白尿和血尿的重要原因。

(4)肾小球滤过面积减少：肾单位大量破坏时，肾小球滤过面积极度减少，可使 GFR 降低，出现肾功能不全。

2. 肾小管功能障碍

(1)近端小管功能障碍：引起重吸收功能障碍：包括水、葡萄糖、氨基酸、蛋白质、钠、钾、碳酸氢盐、磷酸盐的重吸收障碍。排泄障碍：对氨马尿酸、酚红、青霉素、泌尿系造影碘剂的排泄障碍。

(2)髓袢功能障碍：引起原尿浓缩障碍，可出现多尿、低渗和等渗尿。

(3)远端小管和集合管功能障碍：远端小管在醛固酮的作用下，调节钠-钾、钠-氢等交换。若发生功能障碍，可导致钠、钾代谢障碍和酸碱平衡失调。

远端小管和集合管在抗利尿激素的作用下，调节尿液的浓缩和稀释。若集合管功能障碍可出现肾性尿崩症。

3. 肾脏内分泌功能障碍

(1)肾素-血管紧张素-醛固酮系统：肾脏通过 RAAS 参与调解循环血量、血压和水、钠代谢。肾小球肾炎和肾小动脉粥样硬化等肾脏疾病时可出现 RAAS 活性增强，形成肾性高血压；醛固酮分泌增多可出现钠水潴留。

(2)促红细胞生成素：EPO 可加速骨髓造血干细胞和原红细胞的分化、成熟，促进网织红细胞释放入血和加速血红蛋白的合成。肾性贫血的发生与肾实质破坏导致其合成减少有关。

(3)1,25-二羟维生素 D_3：本身并无生物学活性。肾皮质细胞(主要是肾小管上皮细胞)线粒体含有 1-α 羟化酶系，可将其活化为 1,25-二羟维生素 D_3。主要功能有：①促进肠道对钙磷的吸收。②促进骨骼钙磷代谢：通过激活破骨和成骨细胞，促进骨盐溶解和钙化。慢性肾衰时，由于肾实质损害，1,25-二羟维生素 D_3 生成减少，可发生维生素 D 治疗无效的低钙血症，并诱发肾性骨营养不良。

(4)激肽释放酶-激肽-前列腺素系统：慢性肾衰时，KKPGS 活性下降是引起肾性高血压的因素之一。

(5)甲状旁腺素和胃泌素：肾脏可灭活 PTH 和胃泌素。PTH 有溶骨和抑制肾脏重吸收磷的作用。慢性肾衰时，易发生肾性骨营养不良和消化性溃疡与这两种激素灭活减少有关。

(三)急性肾功能衰竭的病因

1. 肾前性

肾血流量下降(见于各型休克早期)。

特点：肾前性氮质血症；尿/血肌酐＞40；尿量减少；肾小管无损伤。

2. 肾性

肾实质性疾病（急性肾小管坏死或肾脏本身疾患）。

特点：等渗尿；尿钠高；尿检出现细胞和管型；尿/血肌酐＜20。

3. 肾后性

肾以下尿路梗阻（尿路结石、盆腔肿瘤等）。

特点：突然出现无尿；肾后性氮质血症。

（四）急性肾功能衰竭的发病机制

1. 肾小球因素

（1）肾血流减少（肾缺血）：①肾灌注压下降，当动脉血压低于50～79mmHg 时，肾血流失去自身调节，GFR 下降。②肾血管收缩。交感-肾上腺髓质系统兴奋，血中儿茶酚胺增多，RAS 激活、激肽和前列腺素合成减少、内毒素合成增加等神经体液因素导致入球小动脉收缩，使有效滤过压和 GFR 降低。③肾血管内皮细胞肿胀。④肾血管内凝血。由于纤维蛋白原增多引起血液黏度增高，红细胞聚集和变形能力降低，血小板聚集，白细胞黏附、嵌顿等原因使部分AFR 患者发生肾内 DIC，从而堵塞肾血管。

（2）肾小球病变：急性肾小球肾炎、狼疮性肾炎、肾小球膜受累，滤过面积减少，导致 GFR 降低。

2. 肾小管因素

（1）肾小管阻塞：肾缺血、肾毒物引起肾小管坏死时的细胞脱落碎片、异型输血时的血红蛋白、挤压伤综合征时的肌红蛋白，均可阻塞肾小管管腔，使原尿不易通过，引起少尿。同时管腔内压升高，有

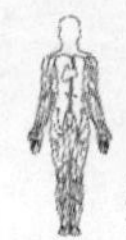

效滤过压降低，导致 GFR 减少。

(2)原尿回漏：在持续肾缺血和肾毒物的作用下，肾小管上皮细胞变性、坏死、脱落，原尿从受损肾小管壁处返漏至肾间质，除直接引起尿量减少外，还引起肾间质水肿，压迫肾小管，造成囊内压增高，使 GFR 减少，出现少尿。

一般来说，肾血流减少和 GFR 降低是主要发病机制，肾小管坏死所致的肾小管阻塞和原尿回漏则是辅助因素。

3. 肾细胞损伤

(1)肾小管细胞损伤

1)坏死性损伤：①小管破裂性损伤，表现为肾小管上皮细胞坏死、脱落、基底膜受损，病变累计肾小管各段，呈异质性，见于肾中毒和肾持续性缺血。②肾毒性损伤，主要累及近球小管，上皮细胞呈大片状坏死，但基底膜完整，主要见于肾中毒。

2)凋亡性损伤

(2)内皮细胞损伤：①内皮细胞肿胀使血管管腔变窄，血流阻力增加；②内皮细胞损伤使血小板聚集和微血栓形成；③肾小球内皮细胞窗变小，影响超滤系数；④内皮细胞释放舒血管因子减少而缩血管因子增多。

(3)系膜细胞损伤：肾缺血和肾中毒促使机体释放 Ang Ⅱ、ADH 等内源性活性因子，以及庆大霉素等外源性毒物可引起系膜细胞收缩，导致肾小球血管阻力增加、滤过面积减少和超滤系数降低，进而促使 GFR 持续降低。

细胞能量代谢障碍和膜转运系统破坏，是导致肾脏各种细胞损伤甚至死亡的主要机制，包括 ATP 合成减少和钠泵失灵、自由基产生增多和清除减少、还原型谷胱甘肽减少、磷脂酶活性增高、细胞骨架结构改变和细胞凋亡等。

(五)急性肾功能衰竭时的机能代谢变化

少尿型急性肾功能衰竭可分为少尿期、多尿期和恢复期。

1. 少尿期

为病情最危重阶段，内环境严重紊乱，可持续数天至数周，持续愈久，预后愈差。

(1)尿变化：包括尿量、尿比重及尿液成分的变化等。①少尿(<400ml/d)或无尿(<100ml/d)。②低比重尿：常固定于1.010～1.020，系原尿浓缩和稀释功能障碍所致。③尿钠高：肾小管对钠的重吸收障碍所致。④血尿、蛋白尿、管型尿。

功能性ARF，由于肾小管功能未受损，其少尿主要是由于GFR显著降低所致，而器质性ARF则同时由于肾小球和肾小管功能障碍，二者尿变化的主要区别见表16-1。

表16-1　功能性与器质性ARF尿变化的不同特点

	功能性急性肾衰	器质性急性肾衰
尿比重	>1.020	<1.015
尿渗透压 mOsm/L	>500	<350
尿钠 mmol/L	<20	>40
尿/血肌酐比	>40∶1	<20∶1
尿蛋白	阴性或微量	+～++++
尿沉渣镜检	轻微	各种管型和细胞
甘露醇利尿效应	佳	差

(2)水中毒(水潴留、稀释性低钠血症和细胞水肿)

原因:①少尿。②分解代谢增强,内生水增多。③水摄入过多。

(3)高钾血症:是 ARF 患者最危险的变化,常为少尿期致死原因。

原因:①尿量减少使肾排钾减少。②组织损伤和分解代谢增强,钾大量释放到细胞外液。③酸中毒时,细胞内钾离子外逸。④低钠血症使远曲小管的钾钠交换减少。⑤输入库存血或摄入高钾的食物或药物。

(4)代谢性酸中毒:有进行性、不易纠正的特点。

原因:①GFR 降低,酸性代谢产物在体内蓄积。②肾小管泌氢、泌氨的能力降低,碳酸氢钠重吸收减少。③分解代谢增强,体内固定酸产生增多。

低钠血症、高钾血症和代谢性酸中毒,三者互相促进,形成恶性循环,使 ARF 的病情加剧,因而被称为"死亡三角"。

(5)氮质血症:其发生主要是由于肾脏排泄功能障碍和体内蛋白质分解增加(如感染、中毒、组织严重创伤等)所致。少尿期氮质血症进行性加重,严重可出现尿毒症。

2. 多尿期

尿量增加到 400ml/d 以上时,表示已进入多尿期,说明肾小管上皮细胞已有再生,病情趋向好转。此期尿量可达每日 3000ml 以上。

多尿的机制:(1)肾血流量和肾小球滤过功能逐渐恢复正常。

(2)新生的肾小管上皮细胞功能尚不成熟,钠水重吸收功能仍低下。

(3)肾间质水肿消退,肾小管内管型被冲走,阻塞解除。

(4)少尿期中潴留在血中的尿素等代谢产物经肾小球大量滤

出，增加原尿渗透压，产生渗透性利尿。

3. 恢复期

尿量开始减少并逐渐恢复正常，血中非蛋白氮含量下降，水、电解质和酸碱平衡紊乱得以纠正。但是肾小管功能需要数月甚至更长时间才能完全修复。

非少尿型ARF，肾内病变和临床表现较轻，病程较短，预后较好，其主要特点是：①尿量不减少，可在400～1000ml/d左右；②尿比重低而固定，尿钠含量也低；③有氮质血症。

（六）慢性肾功能衰竭的发展过程

由于肾脏具有强大的代偿储备能力，引起CRF的各种疾病并非突然导致肾功能障碍，而是呈现一个缓慢而渐进的过程表(16-2)：

表16-2　慢性肾功能不全的发展阶段

	内生肌酐清除率	氮质血症	临床表现
代偿期	正常值的30%以上	无	肾排泄和调节功能可维持内环境的稳定，无任何临床症状
肾功能不全期	正常值的25%～30%	轻度或中度	可有酸中毒；由于肾浓缩功能减退可出现多尿、夜尿等症状，也可有乏力与轻度贫血
肾功能衰竭期	正常值的20%～25%	较重	夜尿多；出现严重贫血；尿毒症部分中毒症状；代谢性酸中毒；出现低钙、高磷、高氯及低钠血症
尿毒症期	低于正常值的20%	严重	出现全身性严重中毒症状，并出现继发性甲状旁腺功能亢进症，有明显水、电解质和酸碱平衡紊乱

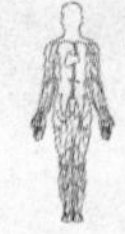

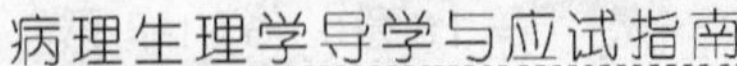
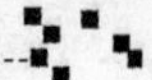

1. 肾储备功能降低期(代偿期)

(1)肾的储备能力。

(2)肾单位的功能性代偿与代偿性肥大。

(3)肾的调节功能。

(4)肾血流量的自身调节。

2. 肾功能不全期

肾实质进一步受损,肾脏已不能维持内环境稳定。

3. 肾功能衰竭期

4. 尿毒症期

(七)慢性肾功能衰竭的发病机制

1. 健存肾单位和肾小球过度滤过假说

慢性肾脏疾病时,部分肾单位轻度受损或保持完整功能,称为健存肾单位。慢性肾脏疾病时,肾单位不断破坏而丧失功能,肾功能只能由那些未受损的健存肾单位来承担,随着病情的发展,肾单位不断遭到损害,健存肾单位丧失自动调节肾小球血流和压力的能力,并因过度滤过而肥厚、纤维化和硬化,致使健存肾单位/受损肾单位的比值逐渐变小。当健存肾单位少到不足以维持正常的泌尿功能时,机体就出现内环境紊乱。

2. 矫枉失衡假说

当肾功能障碍时,某一溶质(如磷)滤过减少而使其血总含量增高。机体适应性反应是血中有一种相应体液因子(如 PTH)便会增高,后者抑制健存肾单位对该溶质的重吸收,起矫正(代偿)的作用;但是随着病情的发展,因健存肾单位过少,不能维持该溶质的充分排出,使血中该溶质的浓度升高,相应体液因子也增多,对机体的其

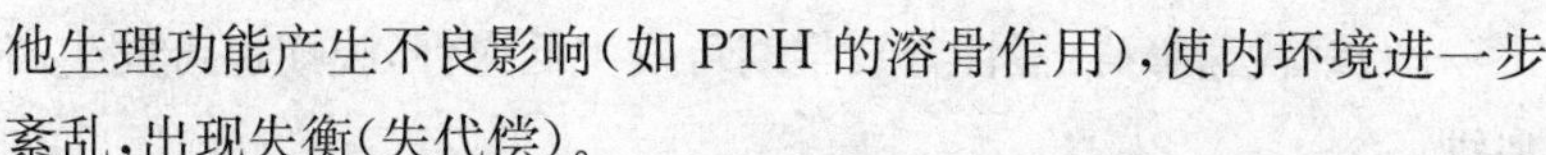

他生理功能产生不良影响(如 PTH 的溶骨作用),使内环境进一步紊乱,出现失衡(失代偿)。

3. 肾小管细胞和间质细胞损伤假说

慢性肾疾病时,肾脏通常萎缩,肾小管间质区的损伤变化显著超过肾小球或血管。

(八)慢性肾功能衰竭时的机能代谢变化

1. 尿的变化

包括尿量、尿比重、尿渗透压和尿液成分的变化。

早期患者常出现多尿、夜尿、等渗尿,尿中出现蛋白质、红细胞、白细胞、管型等。晚期由于肾单位大量破坏,GFR 极度减少,则出现少尿。

成人 24 小时尿量超过 2000ml 称为多尿。多尿的机制:

(1)多数肾单位被破坏,健存肾单位血流增多,原尿流速快,肾小管来不及充分重吸收。

(2)多数肾单位被破坏,健存肾单位滤出的原尿中溶质代偿性增高,产生渗透性利尿。

(3)髓袢功能受损,尿浓缩功能降低。

2. 氮质血症

3. 水、电解质和酸碱平衡紊乱

(1)水代谢障碍:水肿或脱水。

(2)钠代谢障碍:“失盐性肾”,尿钠含量高。

机制:①健存肾单位原尿流速加快,钠重吸收减少。②尿中溶质增多,渗透性利尿,钠排出增多。③甲基胍蓄积,抑制肾小管对钠的重吸收。

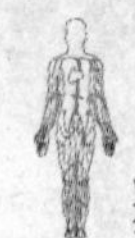

(3)钾代谢障碍:慢性肾衰早期可发生低血钾,晚期也可发生高血钾。

低钾血症发生机制:①摄食不足。②呕吐、腹泻。③长期应用利尿剂。

高钾血症发生机制:①尿量减少。②酸中毒。③组织分解代谢增强。

(4)钙磷代谢障碍

1)高磷血症 CRF 早期,由于 GFR 降低,肾脏排磷减少,血磷暂时性升高并引起低钙血症。

2)低钙血症。①血磷升高;②1,25-$(OH)_2$-D_3 生成减少,肠钙吸收减少;③血磷升高时,肠道磷酸根分泌增多,与钙结合形成难溶解的磷酸钙,从而妨碍肠道钙的吸收;④毒性物质的滞留,影响钙磷吸收。

(5)代谢性酸中毒。

机制:①GFR 降低,固定酸排泄障碍。②继发性 PTH 增多,近曲小管泌氢和重吸收碳酸氢盐减少。③肾小管上皮细胞产 NH_3 减少。

4. 肾性高血压

机制:①肾脏排水能力降低,引起钠水潴留。②RAAS 系统激活,肾素分泌增多。③肾脏降压物质激肽、前列腺素等分泌减少。

5. 肾性骨营养不良

机制:①高血磷、低血钙与继发性甲状旁腺功能亢进,增加骨质脱钙。②维生素 D_3 活化障碍,导致肠钙吸收减少。③酸中毒促进骨盐溶解,引起骨质脱钙。

6. 出血倾向

毒性物质抑制血小板第3因子释放所致。

7. 肾性贫血

机制:①促红细胞生成素减少,骨髓红细胞生成减少。②血中毒性物质蓄积,抑制骨髓造血功能。③毒性物质使红细胞破坏增多,引起溶血。④毒性物质抑制血小板功能所致的出血。⑤肾毒物引起肠道对铁和蛋白等造血原料吸收减少或利用障碍。

(九)尿毒症时的机能代谢变化

1. 神经系统

中枢神经系统功能紊乱是尿毒症的主要表现,有头痛、头晕、烦躁不安、理解力和记忆力减退等,严重时出现神经忧郁、嗜睡甚至昏迷,称为尿毒症性脑病;周围神经病变的表现有乏力、足部发麻、腱反射减弱或消失,最后可发生麻痹。

机制:①毒物引起神经细胞变性。②电解质和酸碱平衡紊乱。③肾性高血压所致的脑血管痉挛、缺氧和毛细血管通透性增强,可引起脑神经细胞变性和脑水肿。

2. 消化系统

症状出现最早,表现为食欲不振,厌食,恶心,呕吐或腹泻。

机制:①肠道细菌尿素酶分解尿素产 NH_3增多。②胃泌素灭活减少引起胃肠道黏膜溃疡。

3. 心血管系统

表现为充血性心力衰竭和心律紊乱,晚期可出现尿毒症心包炎。心血管功能障碍是由于肾性高血压、酸中毒、高钾血症、钠水潴留、贫血以及毒性物质等作用的结果。

4. 呼吸系统

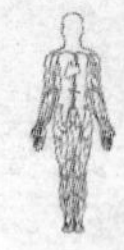

深大呼吸，尿毒症性肺炎；肺水肿；纤维素性胸膜炎；肺钙化。肺水肿与心力衰竭、低蛋白血症、钠水潴留有关；纤维素性胸膜炎是尿素刺激引起的炎症；肺钙化是磷酸钙在肺组织内沉积所致。

5. 免疫系统

细胞免疫异常，体液免疫正常。

6. 皮肤变化

皮肤瘙痒，干燥，脱屑和颜色改变，部分患者可出现尿素霜。

7. 代谢障碍

(1)糖代谢障碍。约半数病例出现糖耐量降低，其机制与尿素、肌酐和中分子量毒物的如下作用有关：①胰岛素分泌减少；②生长激素分泌增多；③胰岛素与靶细胞受体结合障碍；④肝糖原合成酶活性降低。

(2)蛋白质代谢障碍。患者常出现消瘦、恶病质、低蛋白血症等负氮平衡的体征。机制：①蛋白质的摄入和吸收减少；②毒性物质使组织蛋白分解增加；③蛋白质随尿丢失；④因出血使蛋白质丢失；⑤合并感染使蛋白分解增强。

(3)脂肪代谢障碍。患者血中甘油三酯含量增高是由于胰岛素拮抗物使肝脏合成甘油三酯增多，周围组织脂蛋白酶活性降低或清除甘油三酯减少所致。

(十)慢性肾功能衰竭和尿毒症防治的病理生理基础

(1)治疗原发病。

(2)低盐饮食。

(3)消除能增加肾功能负担的诱因，如外伤、感染、大手术、肾毒性药物等，防止肾实质继续破坏。

(4)有效降低高血压。

(5)抗纤维化。

(6)对症治疗。

(7)采用腹膜和血液透析(人工肾),可延长患者寿命。肾移植是目前治疗尿毒症最有效的方法。

第三节　复习思考题

(一)试卷一

1. A型选择题

(1)以下哪种情况可引起功能性急性肾功能不全

A. 四氯化碳中毒　B. 急性肾小球肾炎　C. 肾血栓形成　D. 失血性休克早期　E. 双侧尿路结石

(2)以下哪项指标与肾小球滤过率的变化呈平行关系

A. 血肌酐浓度　B. 血尿酸浓度　C. 血尿素氮浓度　D. 内生肌酐清除率　E. 血中非蛋白氮浓度

(3)急性肾功能不全少尿期,摄入水过量通常不会引起以下哪种病理生理改变

A. 水中毒　B. 稀释性低钠血症　C. 黏液性水肿　D. 脑水肿　E. 肺水肿

(4)急性肾功能不全发生机制中的原尿回漏是由于

A. 肾小管坏死　B. 肾小球损伤　C. 尿路阻塞　D. 肾间质水肿　E. 肾小管阻塞

(5)下列哪项不是因原尿回漏所引起的

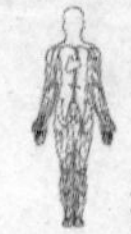

A. 少尿　B. 肾间质水肿　C. 肾小球滤过率下降　D. 肾小球囊内压升高　E. 肾血管内皮细胞肿胀

(6)下列哪项通常不会引起急性肾小管坏死

A. 肾缺血再灌注损伤　B. 盆腔肿瘤　C. 挤压伤综合征　D. 甲醇中毒　E. 溶血

(7)下列哪项不属于急性肾功能不全的功能代谢变化

A. 肾性贫血　B. 高钾血症　C. 代谢性酸中毒　D. 氮质血症　E. 稀释性低钠血症

(8)急性肾功能不全患者少尿期最常见的致死原因是

A. 心功能不全　B. 高钾血症　C. 水中毒　D. 代谢性酸中毒　E. 脑水肿

(9)有关急性肾功能不全的描述,下列哪一项是错误的

A. 功能性急性肾功能不全患者尿钠含量少于器质性急性肾功能不全患者　B. 少尿期应严格控制补液速度和补液量　C. 少尿期的代谢性酸中毒不易纠正　D. 多尿期尿量增多可很快纠正少尿期造成的氮质血症　E. 少尿期可出现尿毒症

(10)急性肾功能不全患者下列哪项恢复最慢

A. 肾小球滤过功能　B. 肾血流量　C. 肾间质水肿　D. 肾小管功能　E. 肾脏内分泌功能

(11)功能性急性肾功能不全尿变化的特点是

A. 尿比重固定于1.010～1.020　B. 尿渗透压＜400mOsm/kg　C. 尿蛋白显著增高　D. 尿沉渣镜检显著　E. 尿钠＜20mmol/L

(12)急性肾功能不全时肾小管细胞损伤的机制不包括

A. 线粒体功能障碍　B. 自由基产生增多　C. 热休克蛋白的产生　D. 钠泵失灵　E. 细胞凋亡

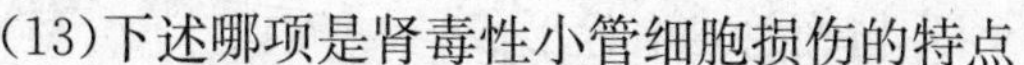

(13)下述哪项是肾毒性小管细胞损伤的特点

A. 常发生在远端肾小管　B. 基底膜完整　C. 病变累及肾小管各段　D. 病变呈异质性　E. 主要见于肾中毒和肾持续缺血

(14)下列哪种激素可在肾脏灭活?

A. 肾素　B. 胃泌素　C. 前列腺素　D. 胰岛素　E. 促红细胞生成素

(15)慢性肾功能衰竭时,钙磷代谢障碍表现为

A. 血钙、血磷均升高　B. 血钙正常,血磷升高　C. 血钙降低,血磷正常　D. 血钙降低,血磷升高　E. 血钙、血磷均降低

(16)慢性肾功能衰竭患者早期通常不会出现

A. 少尿　B. 多尿　C. 夜尿　D. 等渗尿　E. 管型尿

(17)下列哪项是尿毒症病人最早出现的临床表现

A. 记忆力减退　B. 心律失常　C. 食欲不振　D. 呼吸困难　E. 皮肤瘙痒

(18)慢性肾功能衰竭病人有出血倾向的主要原因是

A. 血小板破坏增多　B. 血小板寿命缩短　C. 血小板产生减少　D. 血小板分布异常　E. 血小板功能障碍

(19)肾脏疾患常见的独立风险因子不包括

A. 肾素-血管紧张素系统激活　B. 氧化应激　C. 生长因子　D. 蛋白尿　E. 醛固酮水平升高

(20)下列哪种尿毒症毒素可引起皮肤瘙痒

A. 甲状旁腺激素　B. 甲基胍　C. 精胺　D. 尿素　E. 肌酐

2. X型选择题

(1)器质性急性肾功能衰竭患者少尿的发生机制是

A. 肾小球滤过率降低　B. 肾小管重吸收功能障碍　C. 肾小

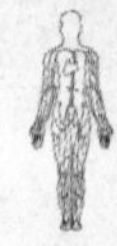

管堵塞、原尿回漏　D. 肾血管内血栓形成

(2)肾性贫血的发生机制包括

A. 毒性物质抑制肠道吸收铁　B. 毒性物质抑制骨髓造血功能　C. 毒性物质抑制血小板功能　D. 毒性物质使红细胞破坏增多

(3)肾性高血压的发生机制包括

A. 钠水潴留　B. 肾素分泌增多　C. 交感-肾上腺髓质系统兴奋　D. 前列腺素产生减少

(4)急性肾功能衰竭时代谢性酸中毒的发生机制包括

A. 肾小球滤过率降低　B. 固定酸产生增多　C. HCO_3^-直接丢失过多　D. 血液稀释

(5)尿毒症时心血管系统功能障碍的临床表现包括

A. 充血性心力衰竭　B. 心律紊乱　C. 心包炎　D. 心肌梗死

(6)慢性肾功能衰竭发生多尿的机制包括

A. ADH 分泌减少　B. 渗透性利尿　C. 尿浓缩功能降低　D. 醛固酮分泌减少

(7)尿毒症毒素甲基胍可引起

A. 皮肤瘙痒　B. 溶血　C. 体重下降　D. 心室传导阻滞

(8)急性肾功能衰竭多尿期发生多尿的机制包括

A. ADH 分泌减少　B. 渗透性利尿　C. 肾功能已完全恢复　D. 肾小管重吸收功能低下

(9)肾性骨营养不良的发生机制包括

A. 高血磷　B. 维生素 D_3 活化障碍　C. 酸中毒　D. 甲状旁腺激素分泌不足

(10)急性肾功能衰竭时肾血流减少的机制包括

A. 肾灌注压下降　B. 肾血管收缩　C. 肾血管内凝血　D. 肾血管内皮细胞肿胀

3. 名词解释

(1)功能性急性肾功能衰竭　(2)肾素依赖性高血压　(3)肾性骨营养不良　(4)慢性肾功能衰竭　(5)尿毒症

4. 问答题

(1)简述急性肾功能衰竭恢复期发生多尿的机制。

(2)急性功能性(肾前性)和器质性肾功能衰竭尿变化的主要区别是什么?

(3)简述急性肾功能衰竭时代谢性酸中毒的特点和发生机制。

(4)试述慢性肾功能衰竭时肾性骨营养不良的发生机制。

(5)试述慢性肾功能衰竭患者钾代谢异常的特点和机制。

(二)答案及题解

1. A型选择题

(1)答案　D

题解:由于失血、脱水、创伤、感染、心衰及错用血管收缩药等肾前性原因,引起有效循环血量减少和肾血管强烈收缩,导致肾灌流量和GFR显著降低,出现尿量减少和氮质血症,但肾小管功能尚属正常,肾脏未发现器质性病变,故又称功能性急性肾功能衰竭。故能引起急性肾功能衰竭的肾前性因素,即各种休克的早期,可导致功能性急性肾功能衰竭。

(2)答案　D

题解:非蛋白氮指的是血中尿素、肌酐、尿酸等成分。慢性肾功能衰竭早期，血中非蛋白氮升高不明显，晚期肾单位大量破坏和GFR降低，非蛋白氮浓度可升高，出现氮质血症。血浆尿素氮浓度与GFR的变化、外源性及内源性尿素负荷的大小有关。血浆肌酐浓度与蛋白质摄入量无关，仅与肌肉中磷酸肌酸自身分解产生的肌酐量及肾脏排泄肌酐的功能有关。在肾功能衰竭早期。两者的变化均不明显。临床上常用内生肌酐清除率来判断病情的严重程度，因为它与GFR的变化呈平行关系。

(3)答案　C

题解：急性肾功能衰竭时，因少尿、分解代谢所致内生水增多、摄入水过多等原因，导致机体内水潴留、稀释性低钠血症和细胞水肿。严重者可出现心功能不全、肺水肿和脑水肿。而黏液性水肿是甲状腺功能减低造成的，与上述原因无关。

(4)答案　A

题解：在持续肾缺血和肾毒物的作用下，肾小管上皮细胞变性、坏死、脱落，原尿从受损肾小管壁处返漏至肾间质，称为原尿回漏。

(5)答案　E

题解：原尿从受损肾小管壁处返漏至肾间质，除直接引起尿量减少外，还引起肾间质水肿，压迫肾小管，造成囊内压增高，使GFR减少，出现少尿。而肾血管内皮细胞肿胀是由肾缺血所致的肾血管内皮细胞膜钠泵失灵和肾缺血再灌注时产生大量的氧自由基损伤血管内皮细胞造成的。

(6)答案　B

题解：由肾实质器质性病变引起的急性肾功能衰竭，在临床上以肾缺血和肾毒物引起的急性肾小管坏死最常见。造成急性肾小管坏死的原因包括肾缺血再灌注损伤，重金属、抗生素、磺胺类药物、有机化合物、血红蛋白、肌红蛋白等肾毒物，和体液因子的异常等。由盆腔肿瘤等引起的下泌尿道阻塞，早期并无肾实质的损害，由于肾小球滤过率下降，患者可出现氮质血症、酸中毒等。如及时解除梗阻，肾泌尿功能可很快恢复。

(7)答案　A

题解：急性肾功能不全的功能代谢变化包括少尿、水中毒、高钾血症、代谢性酸中毒和氮质血症等。因病程较短，通常不会出现贫血，慢性肾功能不全患者大多伴有贫血，称为肾性贫血。

(8)答案　B

题解：高钾血症是ARF患者最危险的变化，常为少尿期致死原因。高钾血症可引起心脏传导阻滞和心律失常，严重时可出现心室颤动和心脏停搏。原因包括：①尿量减少使肾排钾减少。②组织损伤和分解代谢增强，钾大量释放到细胞外液。③酸中毒时，细胞内钾离子外逸。④低钠血症使远曲小管的钾钠交换减少。⑤输入库存血或摄入高钾的食物或药物。

(9)答案　D

题解：多尿期早期，由于肾功能尚未彻底恢复，氮质血症、高钾血症和酸中毒并不能立即得到改善。后期，由于电解质大量排出，易发生脱水、低钾血症和低钠血症。所以，急性肾功能不全的患者进入多尿期后说明病情趋向好转，但因肾功能未彻底恢复，仍应注意治疗，以免病情反复。

(10)答案　D

题解：急性肾功能衰竭患者进入恢复期后，尿量开始减少并渐恢复正常，血中非蛋白氮含量下降，水、电解质和酸碱平衡紊乱得到纠正。但肾小管功能需要数月甚至更长时间才能完全恢复。少数

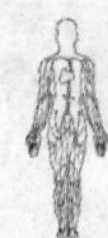

患者由于肾小管上皮细胞和基底膜破坏严重，出现肾组织纤维化而转变为慢性肾功能衰竭。

(11)答案 E

题解：功能性急性肾功能衰竭，由于肾小管功能未受损，其少尿主要是由于肾小球滤过率显著下降所致，因肾小管对钠的重吸收功能正常，尿钠通常低于 20mmol/L。

(12)答案 C

题解：急性肾功能不全时肾小管细胞损伤的机制包括 ATP 合成减少和钠泵失灵；自由基增多；还原性谷胱甘肽减少；磷脂酶活性增高；细胞骨架结构改变和细胞凋亡的激活。而应激蛋白的产生和激活属于细胞增生与修复的机制。

(13)答案 B

题解：急性肾功能衰竭时，肾小管细胞的坏死性损伤分为小管破裂性损伤和肾毒性损伤。二者主要区别为：小管破裂性损伤，表现为肾小管上皮细胞坏死、脱落、基底膜受损，病变累及肾小管各段，呈异质性，见于肾中毒和肾持续性缺血；肾毒性损伤，主要累及近球小管，上皮细胞呈大片状坏死，但基底膜完整，主要见于肾中毒。

(14)答案 B

题解：肾脏可灭活甲状旁腺素和胃泌素。甲状旁腺素有溶骨和抑制肾脏排磷的作用。慢性肾衰时，易发生肾性骨营养不良和消化性溃疡，与这两种激素灭活减少有关。

(15)答案 D

题解：慢性肾功能衰竭早期，由于 GFR 降低，肾脏排磷减少，血磷暂时性升高并引起低钙血症。低钙血症的发生机制包括①血磷升高;②1,25-$(OH)_2$-D_3生成减少,肠钙吸收减少;③血磷升高时,肠道磷酸根分泌增多,与钙结合形成难溶解的磷酸钙,从而妨碍肠道钙的吸收;④毒性物质的滞留,影响钙磷吸收。

(16)答案 A

题解:慢性肾功能衰竭早期患者常出现多尿、夜尿、等渗尿,尿中出现蛋白质、红细胞、白细胞、管型等。晚期由于肾单位大量破坏,GFR极度减少,则出现少尿。所以早期患者常表现为尿量增多,成人24小时尿量超过2000ml称为多尿。多尿的机制:①多数肾单位被破坏,健存肾单位血流增多,原尿流速快,肾小管来不及充分重吸收。②多数肾单位被破坏,健存肾单位滤出的原尿中溶质代偿性增高,产生渗透性利尿。③髓袢功能受损,尿浓缩功能降低。

(17)答案 C

题解:尿毒症患者消化系统的症状出现最早,表现为食欲不振、厌食、恶心、呕吐或腹泻。其机制为:①肠道细菌尿素酶分解尿素产NH_3增多。②胃泌素灭活减少引起胃肠道黏膜溃疡。

(18)答案 E

题解:慢性肾功能衰竭患者出血倾向是由于毒性物质蓄积,抑制血小板功能所致。血小板功能障碍表现为:①血小板第3因子释放受到抑制,因而凝血酶原激活物生成减少。②血小板的黏着和聚集功能减弱,因而出血时间延长。

(19)答案 C

题解:目前比较公认的肾脏疾患常见的独立风险因子包括肾素-血管紧张素系统激活、氧化应激、蛋白尿和醛固酮水平升高,不包括生长因子水平。

(20)答案 A

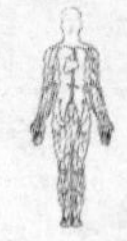

题解:甲状旁腺素可以起肾性骨营养不良、皮肤瘙痒、高脂血症、贫血,刺激胃泌素分泌,破坏血脑屏障,促进钙进入雪旺细胞或轴突,参与可致尿毒症痴呆的脑内铝蓄积,增加蛋白质分解等。甲状旁腺切除可解除或缓解上述症状。

2. X型选择题

(1)答案　AC

题解:器质性急性肾功能衰竭主要是急性肾小管坏死所致,由于持续缺血或肾毒物等可造成肾小管坏死,坏死的肾小管可引起原尿回漏入肾间质,导致间质压力增高,压迫肾小管,小管内压增高,肾小球滤过率降低。肾小管坏死时,肾小管内有管型形成,也可使肾小管堵塞。使肾小球滤过率降低。

(2)答案　ABCD

题解:慢性肾功能衰竭晚期,多种毒性物质在体内潴留,这些毒性物质可使肠道对铁等造血原料的吸收障碍。并可直接抑制骨髓的造血功能。同时,也可破坏红细胞和抑制血小板功能引起出血。这些均可使患者发生贫血。

(3)答案　ABD

题解:动脉血压主要与心输出量和外周阻力有关。而小动脉等的口径对外周阻力的影响最明显。慢性肾功能衰竭的病因,如慢性肾小球肾炎和肾动脉硬化等,可激活肾素-血管紧张素-醛固酮系统,可使肾小动脉收缩,外周阻力增高,血压增高。醛固酮增多可使钠水潴留,使血容量增多,心输出量增多。这些均可致高血压。此时,由于肾单位的破坏等,肾脏前列腺素等舒血管物质产生减少,也促进肾性高血压的发生。

(4)答案　AB

题解:急性肾功能衰竭时,肾小球滤过率显著减少,使体内酸性代谢产物,如硫酸、磷酸,及尿酸、尿素、肌酸、肌酐等在体内潴留,导致代谢性酸中毒。急性肾功能衰竭通常与 HCO_3^- 直接丢失过多、血液稀释无关。

(5)答案 ABC

题解:慢性肾功能衰竭时,往往发生肾性高血压、贫血、酸中毒、高钾血症和钠水潴留等。这些因素均可严重影响心脏功能,最终导致心力衰竭的发生。慢性肾功能衰竭晚期,产生尿毒症后,由于尿酸、尿素等毒素的作用,可引起纤维素性心包炎的发生。

(6)答案 BC

题解:慢性肾功能衰竭时,可发生多尿,其原因主要与健存肾单位的代偿有关:健存肾单位代偿性血流量增加,使 GFR 明显增加,一方面,原尿流速加快,而肾小管来不及重吸收,造成多尿。另一方面,滤出原尿中所含溶质:尿素等增多,产生渗透性利尿,也可造成尿量增多。此外,由于肾小管髓袢受损,使其对尿液的浓缩功能降低,也可使尿量增多。但随着病情加重,健存肾单位越来越少,最终可由于 GFR 显著降低,而发生少尿。

(7)答案 BCD

题解:甲基胍主要可引起溶血、体重下降和造成心室传导阻滞。皮肤瘙痒与 PTH 有关。

(8)答案 BD

题解:急性肾功能衰竭多尿期时,虽然肾血流量和肾小球滤过率已逐渐恢复,肾小管上皮细胞的重吸收功能尚未完全恢复。可致多尿。少尿期体内潴留的尿素等一旦被大量滤出,则会产生渗透性利尿作用,产生多尿。

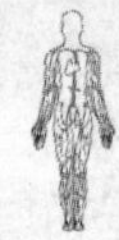

(9)答案　ABC

题解：肾性骨营养不良与高血磷、低血钙有关，同时与酸中毒和维生素 D_3 活化障碍也有关。肾性骨营养不良时，PTH 分泌增多，可引起骨质脱钙、骨质疏松。

(10)答案　ABCD

题解：在急性肾功能衰竭的发病机制中，肾血流量减少和肾小球本身病变是导致 GFR 下降，发生少尿的主要原因。其中肾血流量减少的机制主要是由于：肾灌注压下降、肾血管收缩和血管内凝血以及肾血管内皮细胞肿胀等有关。

3. 名词解释

(1)功能性急性肾功能衰竭：由于失血、脱水、创伤、感染、心衰及错用血管收缩药等肾前性原因，引起有效循环血量减少和肾血管强烈收缩，导致肾灌流量和 GFR 显著降低，出现尿量减少和氮质血症，但肾小管功能尚属正常，肾脏未发现器质性病变，故又称功能性急性肾功能衰竭。

(2)肾素依赖性高血压：慢性肾小球肾炎、肾动脉硬化等引起的 CRF，常伴有 RAAS 活性增高。AngⅡ直接收缩小动脉，使外周阻力升高，醛固酮增多又可导致钠水潴留，因而引起血压升高，这种情况称为肾素依赖性高血压。

(3)肾性骨营养不良：是慢性肾功能衰竭尤其是尿毒症的严重并发症，亦称肾性骨病。包括儿童的肾性佝偻病和成人的骨质软化、纤维性骨炎、骨质疏松，骨囊性纤维化，其发病机制与慢性肾功能衰竭时出现的高磷血症、低钙血症、PTH 分泌增多、$1,25\text{-}(OH)_2\text{-}D_3$ 形成减少、胶原蛋白代谢障碍及酸中毒等有关。

(4)慢性肾功能衰竭：是指各种慢性肾脏疾病，随着病情恶化，

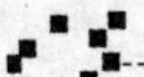
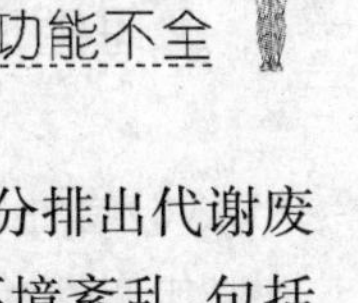

肾单位进行性破坏，以致残存有功能肾单位不足以充分排出代谢废物和维持内环境恒定，进而发生泌尿功能障碍和内环境紊乱，包括代谢废物和毒物的潴留，水、电解质和酸碱平衡紊乱，并伴有一系列临床症状的病理过程。

(5)尿毒症：是急慢性肾功能衰竭的最严重阶段，除水电解质、酸碱平衡紊乱和肾脏内分泌功能失调外，还出现内源性毒性物质蓄积而引起的一系列自身中毒症状，故称之为尿毒症。

4. 问答题

(1)急性肾功能衰竭恢复期发生多尿的机制是：①肾血流量和肾小球滤过功能逐渐恢复正常；②新生肾小管上皮细胞的浓缩功能尚未恢复；③肾小管阻塞由于肾间质水肿消退而解除；④少尿期蓄积了大量尿素，致使肾小球滤出尿素增多，产生渗透性利尿。

(2)急性功能性(肾前性)和器质性肾功能衰竭尿变化的主要区别见表16-3。

表16-3 急性功能性和器质性肾功能衰竭尿变化主要区别

	功能性急性肾功能衰竭	急性器质性肾功能衰竭少尿期
尿比重	＞1.020(高)	＜1.015(低)
尿渗透压(mmol/L)	＞700(高)	＜250(低)
尿钠含量(mmol/L)	＜20(低)	＞40(高)
尿/血肌酐比值	＞40∶1(高)	＜15∶1(低)
尿蛋白含量	阴性或微量	＋
尿沉渣镜检	基本正常(可有少许透明管型)	透明、颗粒和细胞管型 RBC、WBC 和变性坏死上皮
甘露醇利尿效应	良	差

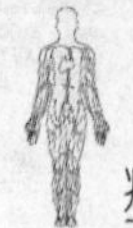

(3)急性肾功能衰竭时代谢性酸中毒的特点和发生机制：

代谢性酸中毒具有进行性、不易纠正的特点。

机制：①GFR 降低，酸性代谢产物在体内蓄积。②肾小管泌氢、泌氨的能力降低，碳酸氢钠重吸收减少。③分解代谢增强，体内固定酸产生增多。

(4)慢性肾功能衰竭时肾性骨营养不良的发生机制：①高血磷、低血钙与继发性甲状旁腺功能亢进，增加骨质脱钙。②维生素 D_3 活化障碍，导致肠钙吸收减少。③酸中毒促进骨盐溶解，引起骨质脱钙。

(5)慢性肾功能衰竭患者钾代谢异常的特点和机制：慢性肾衰早期可发生低血钾，晚期也可发生高血钾。

低钾血症发生机制：①摄食不足。②呕吐、腹泻。③长期应用利尿剂。

高钾血症发生机制：①尿量减少。②酸中毒。③组织分解代谢增强。

(孙鲁宁)

第17章

脑功能不全

第一节 教学大纲要求

（1）掌握认知障碍和意识障碍的主要表现形式及各形式的概念与区别。

（2）掌握引起认知障碍的病因发病机制。

（3）掌握引起意识障碍的病因与发病机制。

（4）掌握昏迷病人引起呼吸功能障碍主要的发生机制。

（5）熟悉认知的脑结构基础和意识维持、意识障碍的脑结构基础。

（6）了解脑的结构、代谢与功能特征以及脑疾病的表现特征。

（7）了解认知障碍和意识障碍对机体的主要危害以及防治的病理生理基础。

第二节 教材内容精要

一、基本概念

(一)认知障碍(cognitive disorder)

指与学习记忆以及思维判断有关的大脑高级智能加工过程出现异常,从而引起严重学习、记忆障碍,同时伴有失语或失用或失认或失行等改变的病理过程。

掌握本概念首先要知道什么是认知,认知是机体认识和获取知识的智能加工过程,涉及学习、记忆、语言、思维、精神、情感等一系列随意、心理和社会行为。认知的基础是大脑皮层的正常功能,任何引起大脑皮层功能和结构异常的因素均可导致认知障碍。认知障碍是一病理过程,其表现形式有学习和记忆障碍、失语、失用、失认、失行或痴呆以及其他精神、神经活动的改变等。这些主要表现形式的连接词是"或",表明这些表现可单独存在,也可相伴出现,且多相伴出现。此外应注意表现形式之间的区别。

(二)失语(aphasia)

失语是认知障碍的一种表现形式,指由于脑损害所致的语言交流能力障碍。患者在意识清晰、无精神障碍及严重智能障碍的前提下,无视觉及听觉缺损,亦无口、咽、喉等发音器官肌肉瘫痪及共济运动障碍,却听不懂别人及自己的讲话,说不出要表达的意思,不理解亦写不出病前会读、会写的字句等。

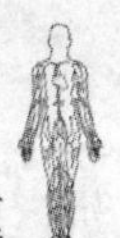

（三）失认（agnosia）

是指脑损害时患者并无视觉、听觉、触觉、智能及意识障碍的情况下，不能通过某一种感觉辨认以往熟悉的物体，但能通过其他感觉通道进行认识。

（四）失用（apraxia）

是指脑部疾患时患者并无任何运动麻痹、共济失调、肌张力障碍和感觉障碍，也无意识及智能障碍的情况下，不能在全身动作的配合下，正确地使用一部分肢体功能去完成那些本来已经形成习惯的动作。

（五）痴呆（dementia）

是认知障碍的最严重的表现形式，是慢性脑功能不全产生的获得性和持续性智能障碍综合征。智能损害包括不同程度的记忆、语言、视空间功能障碍、人格异常及其他认知（概括、计算、判断。综合和解决问题）能力的降低，患者常常伴有行为和情感的异常，这些功能障碍导致病人日常生活、社会交往和工作能力的明显减退。

（六）神经肽（neuropeptide）

是生物体内的一类生物活性多肽，主要分布于神经组织。在脑内，神经肽与神经递质（neurotransmitter）常常共存于同一神经细胞，但神经肽与经典神经递质有诸多不同：神经肽比神经递质分子量大，在脑组织中含量低；神经肽由无活性的前体蛋白加工而成，而神经递质可在胞体或神经末梢直接合成；神经肽释放后主要经酶解

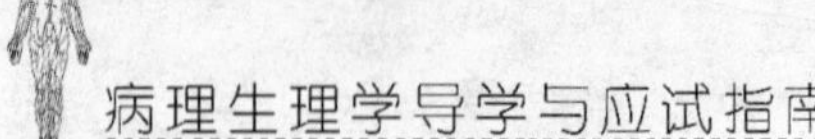

而失活，神经递质则主要通过神经末梢重吸收反复利用；神经肽的调节缓慢而持久，神经递质的调节快速而精确等。神经肽的异常与认知障碍密切相关。

（七）兴奋性毒性(excitatory toxicity)

指脑缺血缺氧造成的能量代谢障碍直接抑制细胞质膜上 Na^+-K^+-ATP 酶活性，使胞外 K^+ 浓度显著增高，神经元去极化，EAA 在突触间隙大量释放，因而过度激活 EAA 受体，使突触后神经元过度兴奋并最终死亡的病理过程。

掌握本概念首先要掌握兴奋性氨基酸(excitatory amino acid, EAA)的概念，EAA 对神经元有极强的兴奋作用，故称为兴奋性氨基酸，包括谷氨酸和天冬氨酸。对本概念的理解包括：①EAA 增多的原因：EAA 在缺血缺氧情况下，能量代谢障碍，Na^+-K^+-ATP 酶活性抑制，胞外 K^+ 不能通过转运回胞浆，导致胞外 K^+ 浓度显著增高，引起神经元去极化，EAA 大量释放。②毒性作用：EAA 大量增多，导致了受体过度激活，使突触后神经元过度兴奋，这里有两个“过度”，只有“过度”才引起毒性作用。

（八）意识障碍(conscious disorder)

指不能正确认识自身状态和/或客观环境，不能对环境刺激做出反应的一种病理过程。其病理学基础是大脑皮层、丘脑和脑干网状系统的功能异常。

理解本概念必须知道：①意识(consciousness)是指人们对自身状态和客观环境的主观认识能力，是人脑反映客观现实的最高形式；②意识包含两方面的内容，即觉醒状态和意识内容，意识障碍通常同时包含有觉醒状态和意识内容两者的异常；③意识内容包括认知，故认知和意识的概念不能截然分开，认知功能的完成需要正常的意识状态，而意识的内容中也包括一些认知的成分；④意识障碍常常是急性脑功能不全的主要表现形式。

（九）谵妄(delirium)

是一种以意识内容异常为主的急性精神错乱状态，其表现在不同病人或同一病人不同时间可明显不同。常有睡眠-觉醒周期紊乱以及错觉、幻觉、兴奋性增高（如躁狂、攻击性行为等）为主的精神运动性改变等。

（十）精神错乱(confusion)

觉醒状态和意识内容两种成分皆出现异常，处于一种似睡似醒的状态，并常有睡眠-觉醒周期颠倒。

（十一）昏睡(stupor)

觉醒水平、意识内容均降至最低水平，强烈疼痛刺激可使病人出现睁眼、眼球活动等反应，但很快又陷入昏睡状态，病人几无随意运动，但健反射尚存。是仅次于昏迷的较严重意识障碍。

（十二）昏迷(coma)

指觉醒状态、意识内容、随意运动持续（至少 6 小时）完全丧失的极严重意识障碍，昏迷时出现病理反射，强烈的疼痛刺激偶可引出简单的防御性肢体运动，但不能使之觉醒。昏迷发生的机制是大脑半球和脑干网状结构广泛的轴突损伤和水肿，是一种须紧急应对

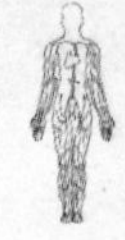

的急症。

(十三)醒状昏迷

指大脑皮层广泛损伤后的植物状态(vegetative state),患者可有自主睁眼、眼球无目的活动等反应,显示患者觉醒机制仍保存,但无任何认知、情感和有意义的反应,无完整的意识内容成分。可出现意识内容和觉醒状态分离的现象,有人将其称为“醒状昏迷”,可见于大脑皮层广泛损伤,而脑干植物功能尚完整的状态。

二、重点与难点

(一)脑疾病的特殊规律

由于脑在解剖和生理学上的某些特殊性,故在疾病的表现上具有和其他实质性器官不同的一些特殊规律:①病变定位和功能障碍之间关系密切;②相同的病变发生在不同的部位,可出现不同的后果;③成熟神经元无再生能力。神经细胞的慢性丢失将导致脑不同功能区萎缩,从而出现相应的功能障碍;④病程缓急常引起不同的后果。一般而言,急性脑功能不全常导致意识障碍,慢性脑功能不全导致认知功能的损伤。

(二)认知障碍的主要表现形式

认知障碍的表现形式有:学习、记忆障碍、失语、失认、失用、痴呆以及其他精神、神经活动的改变等,这些表现可单独存在,但多相伴出现。其中痴呆是认知障碍最严重的表现形式。

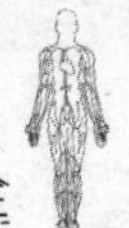

（三）认知障碍的病因及发病机制

主要病因及发病机制是慢性脑损伤。

1. 脑组织调节分子异常

(1)神经递质及其受体异常

1)多巴胺：脑中多巴胺含量显著降低时可导致动物智能减退、行为情感异常、言语错乱等高级神经活动障碍。

2)去甲肾上腺素：一般认为，脑中 α_2 受体激动与维持正常的认知功能有关，而 α_1 受体持续、过度激活可致认知异常。在正常警醒状态时，脑细胞含适量去甲肾上腺素，α_2 受体功能占优势，维持正常的认知功能。在应激状态下产生大量去甲肾上腺素，α_1 受体功能占优势，这可能是个体长期处于应激状态更易出现认知障碍的机制之一。

3)乙酸胆碱：乙酸胆碱由乙酸辅酶 A 和胆碱在胆碱乙酸转移酶的作用下生成。与学习记忆功能密切相关。

4)谷氨酸：谷氨酸藉 NMDA 和非 NMDA 受体起作用。NMDA 受体是配体门控的离子通道型受体；非 NMDA 受体主要指 KA 和 AMPA，是 Na^+-K^+ 通透性离子通道型受体。谷氨酸是哺乳动物脑内最重要的兴奋性神经递质，当谷氨酸含量异常增高时，可引起“兴奋性毒性”损伤。

(2)神经肽异常：如血管加压素，血管活性肠肽及其受体含量减少与记忆力减退相关。促甲状腺素释放激素可引起行为改变，如兴奋、精神欣快及情绪暴躁等。

(3)神经营养因子缺乏：如神经生长因子(NGF)、睫状神经营养因子(CNTF)、脑源性神经营养因子(BDNF)等。这些神经营养因子对神经元的存活和神经元突起的生长具有重要作用，已发现在多种神经退行性疾病中均有神经营养因子含量的改变。

2. 脑组织蛋白质异常聚集

蛋白质的异常聚积与基因变异、蛋白质合成后的异常修饰、脑组织慢病毒感染、脑老化和环境毒素中毒等多种因素有关。

(1)基因异常：在 AD 患者，已发现 5 个相关基因突变，所编码的蛋白质依次为淀粉样前体蛋白、早老蛋白-1、早老蛋白-2、载脂蛋白 E 和 α_2-巨球蛋白。

(2)蛋白质合成后的异常修饰：蛋白质的异常修饰导致其结构异常、功能降低或丧失。在 AD 患者，发现细胞骨架蛋白 tau 被异常磷酸化、异常糖基化(酶促反应)、异常糖化和异常泛素化修饰，异常修饰的 tau 蛋白沉积在神经细胞中形成神经原纤维缠结。

(3)脑组织慢病毒感染：最常见的由慢病毒感染引起的人类中枢性疾病为 CJD，是由一种具传染性的朊蛋白(PrP)所致。这种 PrP 类似于病毒可传播疾病，但与已知病毒不同，它没有任何可检测到的核酸序列。人类 PrP 蛋白有两种异构体，分别是存在于正常细胞的 PrP^{C} 和引起朊蛋白病的 PrP^{SC}。两种异构体的序列并无差别，但蛋白质的空间构型不同。

3. 慢性脑缺血性损伤

脑缺血造成大脑皮层损伤是引起不同类型认知障碍的常见原因。其引起认知异常的机制可能与下述因素有关。

(1)能量耗竭和酸中毒：在缺血、缺氧状态下，细胞的能量代谢转为无氧酵解，通过以下机制导致脑缺血性损伤：①无氧酵解生成 ATP 的效率低，使细胞出现能量耗竭；②无氧酵解引起脑组织缺血性乳酸酸中毒，细胞 Na^+-K^+ 泵功能损伤，K^+ 大量外溢，同时 Na^+、

Cl^- 及 Ca^{2+} 大量流入细胞内引起细胞损伤；③缺血区乳酸堆积还可引起神经胶质和内皮细胞的水肿和坏死，加重缺血性损害。

(2)细胞内 Ca^{2+} 超载：脑缺血时，神经细胞膜去极化，引起大量神经递质释放，兴奋性递质的释放激活 NMDA 受体，使钙通道开放，Ca^{2+} 内流增加；如激活非 NMDA 受体，使 Ca^{2+} 从内质网释放至细胞浆内；膜去极化本身也启动了电压依赖性钙通道，加重 Ca^{2+} 内流。

神经细胞 Ca^{2+} 超载可通过下述机制导致细胞死亡：①Ca^{2+} 超载时，大量 Ca^{2+} 沉积于线粒体，干扰氧化磷酸化，使能量产生障碍；②激活细胞内 Ca^{2+} 依赖性酶类，其中 Ca^{2+} 依赖的中性蛋白水解酶过度激活可使神经细胞骨架破坏；③激活磷脂酶 A 和磷脂酶 C，使膜磷脂降解；产生大量游离脂肪酸，特别是花生四烯酸，后者在代谢过程中产生血栓素、白三烯，一方面通过生成大量自由基加重细胞损害；另一方面可激活血小板，促进微血栓形成，在缺血区增加梗死范围，加重脑损害；④脑缺血时，脑血管平滑肌，内皮细胞均有明显 Ca^{2+} 超载，前者可致血管收缩、痉挛，血管阻力增加，延迟再灌流，使缺血半暗带内侧支循环不能形成，从而脑梗死灶扩大；后者可致内皮细胞收缩，内皮间隙扩大，血脑屏障通透性增高，产生血管源性脑水肿。

(3)自由基损伤：在急性脑缺血时，自由基产生和清除平衡状态受到破坏而引起脑损伤。其机制为：①缺血脑细胞能量衰竭，谷氨酸、天门冬氨酸增多，此时电压依赖性钙通道和 NMDA 受体操纵的钙通道开放，钙离子大量内流，使黄嘌呤脱氢酶转化为黄嘌呤氧化酶，后者催化次黄嘌呤氧化为黄嘌呤并同时产生 O_2^-；钙离子大量内流还可激活磷脂酶 A，造成血管内皮细胞和脑细胞的膜磷脂降解，

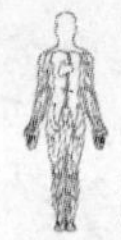

花生四烯酸产生增加，后者代谢产生自由基；②缺血区脑细胞线粒体内钙离子增多，三羧酸循环发生障碍，不能为电子传递链的细胞色素氧化酶提供足够的电子将 O_2 还原成 H_2O，从而生成 O_2^-，并漏出线粒体；③急性脑缺血时，NO 增多，NO 能与 O_2^- 相互作用形成过氧亚硝基阴离子，后者又分解成羟自由基和二氧化氮自由基；④梗死灶内游离血红蛋白和铁离子与存在于细胞内的 H_2O_2 发生反应，产生羟自由基和 O_2^-。儿茶酚胺等物质亦可发生氧化反应生成 O_2^-。⑤缺血灶由于趋化因子增加，在血管内皮表面吸附大量中性粒细胞和血小板，前者通过细胞色素系统和黄嘌呤氧化酶系统产生 O_2^- 和 H_2O_2，后者通过血小板活化因子引起细胞内 Ca^{2+} 浓度升高，促进自由基生成。

(4)兴奋性毒性：兴奋性氨基酸(EAA)，包括谷氨酸和天冬氨酸，可通过下述两种机制引起“兴奋性毒性”：一是 AMPA 受体和 KA 受体过度兴奋引起神经细胞急性渗透性肿胀，可在数小时内发生，以 Na^+ 内流，以及 Cl^- 和 H_2O 被动内流为特征；另一种是 NMDA 受体过度兴奋所介导的神经细胞迟发性损伤，可在数小时至数日发生，以持续的 Ca^{2+} 内流为特征。

(5)炎症细胞因子损害：在脑缺血损害发生后，产生多种多效性细胞因子。在致炎细胞因子占主导地位时，加重脑缺血损害，在抗炎因子占主导时，对脑缺血产生保护作用。此外，在缺血损伤的神经元释放的细胞因子激发下，缺血区吞噬细胞明显增加，吞噬细胞既能释放细胞因子刺激修复过程，又可释放神经毒素杀伤存活神经元。

4. 环境、代谢毒素对脑的损害

对绝大多数 50 岁以后发病的典型散发性神经退行性疾病而

言,环境和代谢毒素对脑的损害起主要作用,这些风险因素包括毒品、药物、酒精或重金属中毒等。

5. 脑外伤

脑外伤对学习记忆和智力有不同程度的影响。轻度外伤者可不出现症状;中度外伤者可失去知觉;重度者可导致学习记忆严重障碍,乃至智力丧失。

6. 脑老化

认知功能一般随年龄增高(约60岁以后)而下降。

(四)认知障碍防治的病理生理基础

对认知障碍的防治必须根据其病因和发病机制,采用相应的策略。

1. 对症和神经保护性治疗

对有明显精神、神经症状的患者可根据病情进行对症治疗。此外,针对认知障碍的病因和发病机制,可应用不同的神经细胞保护剂,如脑循环改善剂、能量代谢激活剂、神经递质和神经生长因子保护剂 Ca^{2+} 拮抗剂、谷氨酸盐受体拮抗剂、抗氧化剂、胶质细胞调节剂和非甾体类抗炎剂等。

2. 恢复和维持神经递质的正常水平

药物补充多巴胺前体L-多巴胺。各种细胞移植以替代多巴胺能神经元、基因治疗法植入促进多巴胺合成的酶基因,以促进纹状体内多巴胺的生成或植入神经营养因子基因,以阻止多巴胺能神经元死亡或刺激受损的黑质纹状体系统的再生和功能恢复。此外利用胆碱酯酶抑制剂阻断神经细胞突触间隙乙酸胆碱的降解,以提高神经系统乙酸胆碱的含量是目前临床用于AD治疗的惟一有效

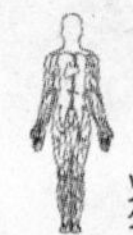

策略。

3. 手术治疗

主要用于 PD 的治疗，传统的手术疗法有苍白球切除术、丘脑切除术以及立体定位埋植脑刺激器等。

（五）意识维持和意识障碍的脑结构基础

意识障碍的发生机制实质上就是网状结构-丘脑-大脑皮层系统发生器质性损伤、代谢紊乱或功能性异常的机制。

1. 脑干网状结构功能障碍

脑干网状结构是保证大脑清醒状态的结构基础。网状结构的上行激动系统（ARAS）与上行抑制系统（ARIS）之间的动态平衡及其与大脑皮层的相互联系决定意识水平。ARAS 的主要作用是维持大脑皮层的兴奋性，以维持觉醒状态和产生意识活动。ARIS 的主要功能是对大脑皮层的兴奋性起抑制作用。

2. 丘脑功能障碍

丘脑由核团组成，可分为特异性丘脑核和非特异性丘脑核，特异性丘脑核组成丘脑特异性投射系统，向大脑皮层传递各种特异性感觉信息。非特异性丘脑核接受脑干网状结构上行纤维并向大脑皮层广泛部位投射，终止于大脑皮层各叶和各层，构成非特异性投射系统，参与维持大脑皮层觉醒状态。

3. 大脑皮层功能障碍

大脑皮层是有机体全部功能活动的最高调节器。清晰的意识首先要求大脑皮层处于适当的兴奋状态。多种因素可影响脑的能量代谢（例如脑缺血、缺氧、生物氧化酶系受损等），导致大脑皮层功能低下而发生意识障碍，重者发生昏迷。

意识的维持乃是脑干网状结构-丘脑-大脑皮层之间相互密切联络的功能活动的结果。网状结构主要与觉醒状态相关，而大脑皮层与意识内容相关。大脑皮层是完整意识的高级中枢，但大脑皮层须在皮层下觉醒机制的支持下方能正常工作。

（六）意识障碍的主要表现形式

意识障碍可有以觉醒状态异常为主的表现，亦可有以意识内容异常为主的表现，但更多的是两者兼而有之。由于意识障碍轻重程度的差异，意识障碍的表现形式多种多样，但基本上可有以下几类：①谵妄；②精神错乱；③昏睡；④昏迷。在一些特殊的医学状态下，可出现意识内容和觉醒状态分离的现象，如大脑皮层广泛损伤后的植物状态，有人将其称为“醒状昏迷”。

（七）意识障碍的病因和发病机制

1. 急性脑损伤

颅内弥漫性感染、广泛性脑外伤、蛛网膜下腔出血、高血压脑病等可引起大脑两半球弥漫性炎症、水肿、坏死、血管扩张等反应，导致急性颅内压升高，一方面可导致脑血管受压而使脑供血减少；还可使间脑、脑干受压下移，使脑干网状结构被挤压于小脑幕切迹与颅底所围成的狭窄孔中，从而导致上行网状激活系统功能受损，出现意识障碍。

2. 急性脑中毒

（1）内源性毒素：分为肝性脑病、尿毒症性脑病、肺性脑病、心源性昏迷、水与电解质及酸碱平衡紊乱等产生的代谢性毒素和急性肺部感染、流行性出血热、疟疾、伤寒、中毒性痢疾产生的感染性毒素等，均可引起神经递质合成及释放异常、脑能量代谢障碍，神经细胞膜和突触传递异常，导致意识障碍。

1)神经递质合成及释放异常：如 GABA，5-羟色胺(5-HT)和谷氨酸，其中 GABA 含量异常增高或降低均可引起意识障碍。肝性脑病时，严重代谢性酸中毒时，GABA 生成增多，患者表现为抑制或昏迷；在严重代谢性碱中毒 GABA 生成减少，患者出现兴奋症状。5-HT 也是中枢神经上行投射神经元的抑制性递质，肝性脑病时脑内 5-HT 异常升高，还可作为假性递质被儿茶酚胺能神经元摄取并取代去甲肾上腺素。

2)能量代谢异常：最常见的有低血糖性脑病和急性缺血、缺氧性脑病。低血糖性脑病发生机制主要是低血糖引起脑组织中高能磷酸酯，如 ATP 和磷酸肌酸含量急剧下降，使脑组织能量缺损。在急性缺血、缺氧性脑病发病过程中，能量不足、酸中毒(包括乳酸酸中毒和高碳酸血症)、Ca^{2+} 失衡、自由基、兴奋性氨基酸毒性作用和神经递质异常等相关因素是引起缺血、缺氧性脑细胞损伤的相关环节。

3)神经细胞膜损伤：在缺氧性酸中毒可导致脑脊液的 pH 与脑电变化，可能与酸中毒导致神经细胞膜损伤有关。在肝性脑病时，升高的血氨除干扰神经细胞能量和递质代谢以外，还影响神经细胞膜 Na^{+}-K^{+}-ATP 酶活性，或与 K^{+} 竞争进入细胞内，影响细胞内外 K^{+} 的分布，进而影响膜电位和兴奋及传导等功能。在尿毒症性脑病，尿毒症毒素蓄积，使神经细胞膜 Na^{+}-K^{+}-ATP 酶活性降低，能量代谢障碍，脑细胞膜通透性增加，脑细胞内 Na^{+} 含量增高，导致脑水肿而出现严重意识障碍。

(2)外源性毒素损伤：最易受药物、毒物影响的部位是突触。由

于网状结构的多突触传递特性，使网状结构成为特别易受药物、毒物影响的位点，大脑皮层的广泛突触结构也是药物和毒物攻击的重要部位。

3. 颅内占位性和破坏性损伤

外伤性颅内血肿、脑肿瘤、颅内局灶性感染（如脑脓肿、硬膜外脓肿等）和肉芽肿（如血吸虫、隐球菌、结核等）等，脑梗死、脑干梗死、脑出血等。引起意识障碍的主要机制是脑受压，特别是脑干网状结构受压，然而，破坏性损伤直接伤及脑干网状结构或引起大脑皮层广泛性梗死时也可直接造成意识障碍或昏迷，当损伤位于脑桥-中脑的网状结构上行激动系统时，即使损伤小而局限，也可导致深度的昏迷，如脑桥的出血或小梗死灶。

由于中脑上段（网状结构的主要通路部位）恰位于小脑幕与颅底围成的天幕孔狭窄处，因此，各种颅内占位性病变，包括弥漫性的脑损害，常常都因引起颅内压升高，使脑干移位、受压，形成不同的小脑幕裂孔迹，压迫网状上行激活系统，引起昏迷。

一些精神性疾病，如癔症、精神分裂症等，可通过影响脑干网状结构和大脑皮层的代谢和功能，导致不同程度的意识障碍。

（八）意识障碍对机体的主要危害

特别是昏迷，是一个对机体有严重危害的病理过程。

1. 呼吸功能障碍

呼吸功能障碍是昏迷病人极常见的一类损害。其主要的发生机制包括：

(1)呼吸中枢受压：各种颅内病变、弥漫性的脑损害常常导致颅内压升高，进而引起压迫脑干、延髓或桥脑，导致昏迷。脑干受压常

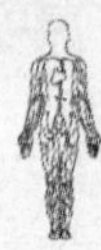

引起呼吸节律和深度的改变，通常引起通气不足，导致缺氧和 CO_2 潴留；若延髓也受压，甚至导致呼吸停止。有的病人在昏迷早期因呼吸中枢受刺激，也可出现过度换气，使 $PaCO_2$ 下降。

(2)肺部感染：意识障碍病人会厌反射迟钝，咳嗽反射减弱，常使异物呛入气道，且气道的清除能力下降；昏迷病人又常因治疗需要做气管插管、气管切开置管、吸痰管、吸氧管等各种气道侵入式医疗、护理操作，使昏迷病人极易合并肺部感染。重症的肺部感染不但导致呼吸功能障碍，其引起的高热、大量毒素的吸收、PaO_2 下降及 $PaCO_2$ 的升高等又将进一步加重意识障碍。

2. 水、电解质、酸碱平衡紊乱

在昏迷的整个病程中，各种不同的水、电解质、酸碱平衡紊乱都可能出现，如高钠、低钠血症，脱水，水肿，水中毒，高钾、低钾血症以及各种类型的酸碱失衡。继发性水、电解质，酸碱平衡紊乱又会进一步加重病人的意识障碍。

3. 循环功能障碍

在意识障碍的发生发展过程中，许多原发病因导致的脑灌流不足；脑水肿、颅内压升高造成的脑循环障碍；血管活性因子失常导致的脑血管痉挛以及继发性呼吸功能障碍引起的脑缺氧等，常常引起继发性脑灌流不足，导致脑功能的进一步损害，加重意识障碍。

4. 其他

多种多样功能代谢障碍继发于昏迷。若病损波及体温调节中枢，导致体温调节障碍，病人可出现过热或体温过低。丘脑下部和脑干受压可引起上消化道的糜烂、出血，出现应激性溃疡等。

(九)意识障碍防治的病理生理基础

1. 紧急应对措施

在昏迷原因尚未确定之前的应急处理措施,以避免可能出现的各种生命功能的障碍和衰竭。如保持呼吸道的通畅,迅速建立输液通路以维护循环功能等等。

2. 尽快明确诊断以对因治疗

及早的病因治疗是减少脑损害、挽救病人生命的根本措施。对急性脑梗死患者,若能在发病后 6 小时内进行有效的脑再灌注和脑保护等治疗措施(“超早期治疗”),有可能最大限度争取神经细胞存活,减少细胞死亡,缩小梗死灶面积,降低致残率和病死率。

3. 生命指征、意识状态的监测

由于昏迷病人的意识状态和生命指征随时都可能出现急剧的变化,因此,必须严密监控血压、呼吸、脉搏、体温、瞳孔等生命指征,以便及时应对各种紧急情况。

4. 脑保护措施

脑保护以及避免脑组织进一步受损的措施,如控制抽搐,减轻脑水肿,降低颅内压,改善脑代谢和脑血流等。

第三节 复习思考题

(一)试卷一

1. A 型选择题

(1)脑的血液供应来自

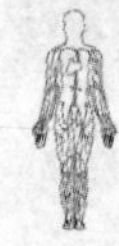

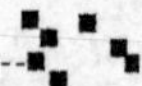

A. 冠状动脉和颈内动脉　B. 颈内动脉和颈外动脉　C. 椎动脉和冠状动脉　D. 椎动脉和颈外动脉　E. 椎动脉和颈内动脉

(2)有关脑疾病特征的表现形式，下面哪一个是错误的

A. 病变定位和功能障碍之间关系密切　B. 相同的病变发生在不同的部位，可出现不同的后果　C. 神经细胞的慢性丢失将导致脑不同功能区萎缩，从而出现相应的功能障碍　D. 大脑损伤的最主要表现是认知或意识的异常　E. 急性脑功能不全常导致认知功能的损伤，而慢性脑功能不全导致意识障碍

(3)认知的结构基础是

A. 大脑皮层　B. 小脑　C. 脑干　D. 脊髓　E. 纹状体

(4)Brodmann 根据形态特征将大脑皮层分为多少个功能区

A. 38　B. 52　C. 56　D. 58　E. 63

(5)下列哪一个不是认知障碍的表现形式

A. 学习、记忆障碍　B. 失语、失用　C. 失认　D. 谵妄　E. 痴呆

(6)患者看到手表而不知为何物，通过触摸手表的外形或听表走动的声音，便可知其为手表，这种情况被称为

A. 记忆障碍　B. 失语　C. 失认　D. 失用　E. 痴呆

(7)一患者不能按要求做伸舌、吞咽、洗脸等简单动作，却能在不经意的情况下自发地做这些动作，这种情况被称为

A. 记忆障碍　B. 失语　C. 失认　D. 失用　E. 痴呆

(8)下面有关谷氨酸受体中的非 NMDA 受体的描述，正确的是

A. 是配体门控的离子通道型受体　B. 包括 KA 和 AMPA 受体　C. 是介导谷氨酸兴奋毒作用中神经细胞迟发性损伤的主要受体　D. 以发生在数小时内的持续 Ca^{2+} 内流为特征　E. 以 K^{+} 被

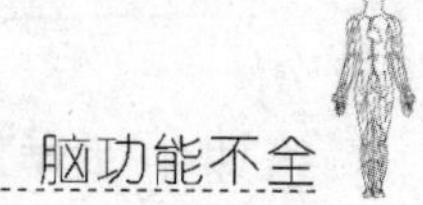

动内流为特征

(9)有关神经肽与经典神经递质的比较,下列哪个是错误的

A. 神经肽比神经递质分子量大 B. 神经肽比神经递质在脑组织中含量高 C. 神经肽由无活性的前体蛋白加工而成,而神经递质可在胞体或神经末梢直接合成 D. 神经肽释放后主要经酶解而失活,神经递质则主要通过神经末梢重吸收反复利用 E. 神经肽的调节缓慢而持久,神经递质的调节快速而精确

(10)一般认为,脑中何种去甲肾上腺素受体持续、过度激活可致认知异常

A. α_1 B. α_2 C. β_1 D. β_2 E. γ

(11)对神经元有极强的兴奋作用的兴奋性氨基酸包括

A. 谷氨酸和甘氨酸 B. 天冬氨酸和谷氨酸 C. γ-氨基丁酸和天冬氨酸 D. 甘氨酸和天冬氨酸 E. 谷氨酸和酪氨酸

(12)下面有关传染性阮蛋白(PrP)的叙述,错误的是

A. 慢性感染可引起人类中枢性疾病海绵状脑病 B. 具有传染性,类似于病毒可传播疾病 C. 没有任何可检测到的核酸序列 D. 人类两种异构体的蛋白质序列无差别 E. 人类两种异构体的蛋白质的空间构型无差别

(13)认知障碍的最严重的表现形式是

A. 学习、记忆障碍 B. 失语,失用 C. 失认 D. 谵妄 E. 痴呆

(14)脑缺血时,哪个不是参与神经细胞内 Ca^{2+} 超载的重要途径

A. 兴奋性氨基酸和 NMDA 受体 B. 兴奋性氨基酸和非 NMDA 受体 C. 细胞膜启动了电压依赖性钙通道 D. 线粒体 Ca^{2+} 释放 E. 内质网 Ca^{2+} 释放

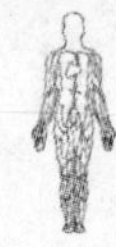

(15)下面哪种情况可引起意识障碍

A. 慢性脑缺血 B. 慢性缺氧 C. 急性严重脑缺血 D. 长期处于应激状态 E. 高血压

(16)有关意识与意识障碍的叙述,正确的是

A. 意识是人们对自身状态和客观环境的主观认识能力 B. 是机体认识和获取知识的智能加工过程 C. 涉及学习、记忆、语言、思维、精神、情感等一系列心理和社会行为 D. 意识障碍的表现形式不伴有认知的异常 E. 失认是意识障碍的表现形式之一

(17)意识障碍的实质是器质性损伤、代谢紊乱或功能性异常发生在

A. 网状结构-丘脑-大脑皮层 B. 基底神经节 C. 脊髓 D. 脑干 E. 皮层小脑

(18)哪些系统之间的动态平衡及其与大脑皮层的相互联系决定意识水平

A. 反馈与负反馈 B. 上行激动系统/上行抑制系统 C. 姿势反射与状态反射 D. 交感神经系统/副交感神经系统 E. 条件反射/非条件反射

(19)觉醒状态和意识内容两种成分皆出现异常,处于一种似睡似醒的状态,并常有睡眠-觉醒周期颠倒,被称为:

A. 谵妄 B. 精神错乱 C. 昏睡 D. 昏迷 E. 痴呆

(20)下面哪种情况是由于GABA降低引起的意识障碍

A. 肝性脑病 B. 严重代谢性酸中毒 C. 严重代谢性碱中毒 D. 急性脑外伤 E. 急性脑出血

2. X型选择题

(1)下面哪种情况可引起认知障碍

A. 慢性脑缺血　B. 慢性缺氧　C. 急性严重脑缺血　D. 长期处于应激状态

(2)多巴胺的合成需要在什么酶的催化下

A. 酪氨酸羟化酶　B. 多巴胺β羟化酶　C. 多巴脱羧酶　D. 多巴转移酶

(3)脑组织蛋白质异常聚集与下列哪些因素有关

A. 基因变异　B. 蛋白质合成后的异常修饰　C. 脑组织慢病毒感染　D. 环境毒素中毒

(4)AD患者中导致细胞骨架蛋白tau结构异常、功能降低或丧失的异常修饰包括

A. 异常磷酸化　B. 异常糖基化　C. 异常糖化　D. 异常泛素化

(5)判断一患者是否昏迷的标准包括

A. 觉醒状态、意识内容完全丧失　B. 随意运动持续丧失4小时及以上　C. 强烈的疼痛刺激偶可引出简单的防御性肢体运动　D. 随意运动完全丧失

(6)在急性脑缺血时,引起自由基增多的机制有

A. 黄嘌呤脱氢酶转化为黄嘌呤氧化酶　B. 缺血区脑细胞线粒体三羧酸循环发生障碍　C. 神经细胞骨架的降解　D. 血管内皮通过细胞色素系统产生

(7)神经细胞Ca^{2+}超载可通过下述机制导致细胞死亡

A. 大量Ca^{2+}沉积于线粒体,干扰氧化磷酸化　B. Ca^{2+}依赖的蛋白水解酶过度激活破坏神经细胞骨架　C. 激活磷脂酶A和磷脂酶C,生成大量自由基　D. Ca^{2+}超载可致内皮细胞收缩,产生血管源性脑水肿

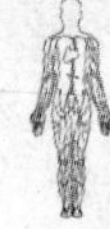

(8)慢性脑缺血性损伤引起认知异常的机制可能与下述哪些因素有关

A. 脑组织缺血性乳酸酸中毒 B. Ca^{2+}超载 C. 自由基损伤 D. 炎症细胞因子损害

(9)所谓的“醒状昏迷”是指

A. 患者可有自主睁眼、眼球无目的活动等反应 B. 无任何认知、情感和有意义的反应 C. 无完整的意识内容成分 D. 主要见于大脑皮层功能尚完整,而脑干植物功能损伤

(10)有机磷农药引起的意识障碍是通过抑制

A. 抑制胆碱酯酶 B. 儿茶酚胺 C. 酪氨酸羟化酶 D. 谷氨酸脱羧酶

3. 名词解释

(1)认知障碍(cognitivedisorder) (2)兴奋性毒性(excitatory-toxicity) (3)意识障碍(consciousdisorder) (4)谵妄(delirium) (5)昏迷(coma)

4. 问答题

(1)认知障碍主要表现形式有哪些?

(2)脑细胞缺血引起认知异常的机制与哪些因素有关?

(3)EAA通过何种机制引起“兴奋性毒性”?

(4)急性脑中毒引起意识障碍的作用机制有哪些?

(5)昏迷病人发生呼吸功能障碍的主要机制有哪些?

(二)答案与题解

1. A型选择题

(1)答案 E

题解:脑的血液供应来自成对的椎动脉和颈内动脉。椎动脉起自锁骨下动脉,构成中枢神经系统的后循环,颈内动脉起自颈总动脉,构成中枢神经系统的前循环。颈外动脉也是颈总动脉的分支,但不是供应血液给脑,冠状动脉供应血液给心脏。

(2)答案　E

题解:由于脑在解剖和生理学上的某些特殊性,故在疾病的表现上具有和其他实质性器官不同的一些特殊规律:①病变定位和功能障碍之间关系密切;②相同的病变发生在不同的部位,可出现不同的后果;③成熟神经元再生能力。神经细胞的慢性丢失将导致脑不同功能区萎缩,从而出现相应的功能障碍;④病程缓急常引起不同的后果。一般而言,大脑损伤的最主要表现是认知或意识的异常,急性脑功能不全常导致意识障碍,而慢性脑功能不全的后果则是认知功能的损伤。

(3)答案　A

题解:认知是机体认识和获取知识的智能加工过程,涉及学习、记忆、语言、思维、精神、情感等一系列随意、心理和社会行为。认知的结构基础是大脑皮层的正常功能,任何引起大脑皮层功能和结构异常的因素均可导致认知障碍。

(4)答案　B

题解:Brodmann 根据形态特征将大脑皮层分为 52 个功能区,并提出不同的皮层形态分区分别执行不同的功能。

(5)答案　D

题解:人脑所涉及的认知功能范畴极其广泛,包括学习、记忆、语言、运动、思维、创造、精神、情感等等,因此,认知障碍的表现形式也多种多样,包括学习、记忆障碍,失语,失用,失认,痴呆以及情绪

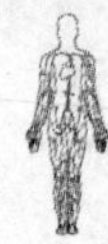

多变，焦虑、抑郁、激越、欣快等精神、神经活动的改变，这些表现可单独存在，但多相伴出现。谵妄是意识障碍的表现形式。

(6)答案　C

题解：该患者通过视觉不能辨认熟悉的物体——手表，但能通过听觉、触觉进行认识，属于失认。

(7)答案　D

题解：该患者能在不经意的情况下自发地做这些动作，说明患者并无任何运动麻痹、共济失调、肌张力障碍和感觉障碍，也无意识及智能障碍的情况。却不能在全身动作的配合下，正确地使用一部分肢体功能去完成本来已经形成习惯的动作(伸舌、吞咽、洗脸)。属于失用。

(8)答案　B

题解：谷氨酸藉 NMDA 和非 NMDA 受体起作用。NMDA 受体是配体门控的离子通道型受体，非 NMDA 受体主要指 KA 和 AMPA 受体。脑缺血缺氧造成的能量代谢障碍直接抑制细胞质膜上 Na^+-K^+-ATP 酶活性，使胞外 K^+ 浓度显著增高，神经元去极化，谷氨酸等 EAA 在突触间隙大量释放，过度激活 EAA 受体，介导兴奋性毒性作用。非 NMDA 受体过度兴奋引起神经细胞急性渗透性肿胀，可在数小时内发生，以 Na^+ 内流，以及 Cl^- 和 H_2O 被动内流为特征；NMDA 受体过度兴奋介导神经细胞迟发性损伤，可在数小时至数日发生，以持续的 Ca^{2+} 内流为特征。

(9)答案　B

题解：神经肽是生物体内的一类生物活性多肽，主要分布于神经组织。神经肽与神经递质有诸多不同：①神经肽比神经递质分子量大，在脑组织中含量低；②神经肽由无活性的前体蛋白加工而成，而神经递质可在胞体或神经末梢直接合成；③神经肽释放后主要经酶解而失活，神经递质则主要通过神经末梢重吸收反复利用；④神经肽的调节缓慢而持久，神经递质的调节快速而精确等。

(10)答案 A

题解：在脑内，去甲肾上腺素通过 α_1、α_2 和 β 受体发挥调节作用。一般认为，脑中 α_2 受体激动与维持正常的认知功能有关，而 α_1 受体持续、过度激活可致认知异常。在正常警醒状态时，脑细胞含适量去甲肾上腺素，α_2 受体功能占优势，维持正常的认知功能。在应激状态下产生大量去甲肾上腺素，α_1 受体功能占优势。

(11)答案 B

题解：中枢神经系统中大部分神经递质是氨基酸类，包括谷氨酸、天冬氨酸、γ-氨基丁酸(GABA)和甘氨酸。其中，谷氨酸和天冬氨酸对神经元有极强的兴奋作用，称为兴奋性氨基酸(EAA)，GABA 和甘氨酸对神经元行使抑制作用，称为抑制性氨基酸(IAA)。

(12)答案 E

题解：海绵状脑病(CJD)是最常见的由慢病毒感染引起的人类中枢性疾病，由具传染性的阮蛋白(PrP)所致。这种 PrP 类似于病毒可传播疾病，但与已知病毒不同是，它没有任何可检测到的核酸序列。人类 PrP 蛋白有两种异构体，分别是存在于正常细胞的 PrP^{C} 和引起陇蛋白病的 PrP^{SC}。两种异构体的序列并无差别，但蛋白质的空间构型不同。

(13)答案 E

题解：痴呆是认知障碍最严重的表现形式。

(14)答案 D

题解：脑缺血时，神经细胞膜去极化，引起大量神经递质释放，

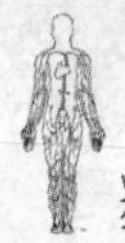

兴奋性递质(如谷氨酸)的释放激活 NMDA 受体,使钙通道开放,Ca^{2+} 内流增加;如激活非 NMDA 受体,使 Ca^{2+} 从内质网释放至细胞浆内;膜去极化本身也启动了电压依赖性钙通道,加重 Ca^{2+} 内流。

(15)答案 C

题解:一般而言,急性脑功能不全常导致意识障碍,而慢性脑功能不全的后果则是认知功能的损伤。长期处于应激状态,产生大量去甲肾上腺素,个体更易出现认知障碍。

(16)答案 A

题解:意识指人们对自身状态和客观环境的主观认识能力,是人脑反映客观现实的最高形式。认知和意识的概念不能截然分开,认知功能的完成需要正常的意识状态,而意识的内容中也包括一些认知的成分。意识障碍指不能正确认识自身状态和/或客观环境,不能对环境刺激做出反应的一种病理过程,意识障碍通常同时包含有觉醒状态和意识内容两者的异常,主要表现形式有:谵妄、精神错乱、昏睡、昏迷、痴呆等。

(17)答案 A

题解:意识的维持乃是脑干网状结构-丘脑-大脑皮层之间相互密切联络的功能活动的结果。意识障碍的发生机制实质上就是网状结构-丘脑-大脑皮层系统发生器质性损伤、代谢紊乱或功能性异常的机制。

(18)答案 B

题解:脑干网状结构是保证大脑清醒状态的结构基础。意识的维持和意识障碍的发生均与脑干网状结构密切相关,网状结构的上行激动系统(ARAS)与上行抑制系统(ARIS)之间的动态平衡及其与大脑皮层的相互联系决定意识水平。ARAS 主要作用是维持大脑皮层的兴奋性，以维持觉醒状态和产生意识活动。ARIS 主要功能是对大脑皮层的兴奋性起抑制作用。

(19)答案　C

题解：这种情况被称为昏睡。

(20)答案　C

题解：GABA 是最重要的抑制性神经递质，在正常意识的维持中发挥重要作用，GABA 含量异常增高或降低均可引起意识障碍。在肝性脑病时，由于肝不能清除来自肠道的 GABA，血中 GABA 透过血脑屏障进入中枢神经系统，使脑中 GABA 含量增高，加上高血氨还可直接增强 GABA 能神经传导，从而使神经元呈超极化抑制状态；在严重代谢性酸中毒时，谷氨酸脱羧酶活性升高，GABA 生成增多，GABA 对中枢神经系统的抑制作用增强，患者表现为抑制或昏迷；在严重代谢性碱中毒时，血液 pH 升高，谷氨酸脱羧酶活性降低，GABA 生成减少，GABA 对中枢神经系统的抑制作用减弱，患者出现兴奋症状。在急性缺血、缺氧性脑病，神经递质谷氨酸的耗竭，丙酮酸合成乙酸胆碱减少在意识障碍中也可能发挥作用。

2. X 型选择题

(1)答案　A、B、D

题解：一般而言，急性脑功能不全常导致意识障碍，而慢性脑功能不全的后果则是认知功能的损伤。长期处于应激状态，在应激状态下产生大量去甲肾上腺素，α_1 受体功能占优势，个体长期处于应激状态更易出现认知障碍。

(2)答案　A、C

题解：多巴胺是以酪氨酸为底物，在酪氨酸羟化酶和多巴脱羧酶的作用下合成的。研究发现:脑中多巴胺含量显著降低时可导致动物智能减退、行为情感异常、言语错乱等高级神经活动障碍。

(3)答案　A、B、C、D

题解:脑组织蛋白质异常聚集与基因变异、蛋白质合成后的异常修饰、脑组织慢病毒感染、脑老化和环境毒素中毒等多种因素有关。

(4)答案　A、B、C、D

题解:蛋白质的异常修饰导致其结构异常、功能降低或丧失。在AD患者,发现细胞骨架蛋白tau被异常磷酸化、异常糖基化(酶促反应)、异常糖化和异常泛素化修饰,异常修饰的tau蛋白沉积在神经细胞中形成神经原纤维缠结。

(5)答案　A、C、D

题解:昏迷指觉醒状态、意识内容、随意运动持续(至少6小时)、完全丧失的极严重意识障碍,昏迷时出现病理反射,强烈的疼痛刺激偶可引出简单的防御性肢体运动,但不能使之觉醒。昏迷发生的机制是大脑半球和脑干网状结构广泛的轴突损伤和水肿。

(6)答案　A、B、D

题解:在急性脑缺血时,自由基产生和清除平衡状态受到破坏而引起脑损伤。其机制有:①缺血脑细胞能量衰竭,谷氨酸、天门冬氨酸增多,此时电压依赖性钙通道和NMDA受体操纵的钙通道开放,钙离子大量内流,使黄嘌呤脱氢酶转化为黄嘌呤氧化酶,后者催化次黄嘌呤氧化为黄嘌呤并同时产生O_2^-;钙离子大量内流还可激活磷脂酶A,造成血管内皮细胞和脑细胞的膜磷脂降解,花生四烯酸产生增加,后者代谢产生自由基;②缺血区脑细胞线粒体内钙离子增多,三羧酸循环发生障碍,不能为电子传递链的细胞色素氧化

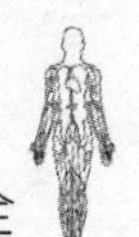

酶提供足够的电子将O_2还原成H_2O，从而生成O_2^-，并漏出线粒体；③急性脑缺血时，NO增多，NO能与O_2^-相互作用形成过氧亚硝基阴离子，后者又分解成羟自由基和二氧化氮自由基；④梗死灶内游离血红蛋白和铁离子与存在于细胞内的H_2O_2发生反应，产生羟自由基和O_2^-。儿茶酚胺等物质亦可发生氧化反应生成O_2^-。⑤缺血灶由于趋化因子增加，在血管内皮表面吸附大量中性粒细胞和血小板，前者通过细胞色素系统和黄嘌呤氧化酶系统产生O_2^-和H_2O_2，后者通过血小板活化因子引起细胞内Ca^{2+}浓度升高，促进自由基生成。

(7)答案　A、B、C、D

题解：神经细胞Ca^{2+}超载可通过下述机制导致细胞死亡：①Ca^{2+}超载时，大量Ca^{2+}沉积于线粒体，干扰氧化磷酸化，使能量产生障碍；②激活细胞内Ca^{2+}依赖性酶类，其中Ca^{2+}依赖的中性蛋白水解酶过度激活可使神经细胞骨架破坏；③激活磷脂酶A和磷脂酶C，使膜磷脂降解；产生大量游离脂肪酸，特别是花生四烯酸，后者在代谢过程中产生血栓素、白三烯，一方面通过生成大量自由基加重细胞损害；另一方面可激活血小板，促进微血栓形成，在缺血区增加梗死范围，加重脑损害；④脑缺血时，脑血管平滑肌，内皮细胞均有明显Ca^{2+}超载，前者可致血管收缩、痉挛，血管阻力增加，延迟再灌流，使缺血半暗带内侧支循环不能形成，从而脑梗死灶扩大；后者可致内皮细胞收缩，内皮间隙扩大，血脑屏障通透性增高，产生血管源性脑水肿。

(8)答案　A、B、C、D

题解：脑缺血造成大脑皮层损伤是引起不同类型认知障碍的常见原因。其引起认知异常的机制可能与下述因素有关。①能量耗竭和酸中毒：在缺血、缺氧状态下，细胞的能量代谢转为无氧酵解；②细胞内 Ca^{2+} 超载；③自由基损伤：在急性脑缺血时，自由基产生和清除平衡状态受到破坏而引起脑损伤；④EAA 的兴奋性毒性：包括谷氨酸和天冬氨酸；⑤炎症细胞因子损害：在致炎细胞因子占主导地位时，加重脑缺血损害，在抗炎因子占主导时，对脑缺血产生保护作用。

(9)答案　A、B、C

题解：由于意识内容与认知密切相关，所以，意识障碍的不同表现形式均可伴有认知的异常。在一些特殊的医学状态下，可出现意识内容和觉醒状态分离的现象，如大脑皮层广泛损伤后的植物状态，患者可有自主睁眼、眼球无目的活动等反应，显示出患者觉醒机制仍保存，但无任何认知、情感和有意义的反应，无完整的意识内容成分。有人将其称为"醒状昏迷"，可见于大脑皮层广泛损伤，而脑干植物功能尚完整的状态。

(10)答案　A

题解：有机磷农药引起的意识障碍是通过对胆碱酯酶的抑制和破坏，阻断胆碱能神经突触的传递，最终可导致意识障碍。

3. 名词解释

(1)答案：指与学习记忆以及思维判断有关的大脑高级智能加工过程出现异常，从而引起严重学习、记忆障碍，同时伴有失语或失用或失认或失行等改变的病理过程。

(2)答案：指脑缺血缺氧造成的能量代谢障碍直接抑制细胞质膜上 Na^+-K^+-ATP 酶活性，使胞外 K^+ 浓度显著增高，神经元去极化，EAA 在突触间隙大量释放，因而过度激活 EAA 受体，使突触后神经元过度兴奋并最终死亡的病理过程。

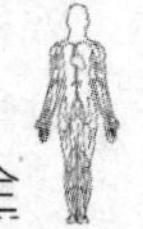

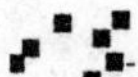

(3)答案:指不能正确认识自身状态或客观环境,不能对环境刺激做出反应的一种病理过程。其病理学基础是大脑皮层、丘脑和脑干网状系统的功能异常。

(4)答案:是一种以意识内容异常为主的急性精神错乱状态,其表现在不同病人或同一病人不同时间可明显不同。常有睡眠-觉醒周期紊乱以及错觉、幻觉、兴奋性增高(如躁狂、攻击性行为等)为主的精神运动性改变等。

(5)答案:指觉醒状态、意识内容、随意运动持续(至少6小时)、完全丧失的极严重意识障碍,昏迷时出现病理反射,强烈的疼痛刺激偶可引出简单的防御性肢体运动,但不能使之觉醒。

4. 问答题

(1)答案要点　认知障碍的表现形式有:学习、记忆障碍、失语、失认、失用、其他精神、神经活动的改变以及痴呆等,这些表现可单独存在,但多相伴出现。

(2)答案要点　脑缺血造成大脑皮层损伤是引起不同类型认知障碍的常见原因,其引起认知异常的机制可能与下述因素有关。

①能量耗竭和酸中毒:在缺血、缺氧状态下,细胞的能量代谢转为无氧酵解,通过以下机制导致脑缺血性损伤:a. 无氧酵解生成ATP的效率低,使细胞出现能量耗竭;b. 无氧酵解引起脑组织缺血性乳酸酸中毒,细胞 Na^+-K^+泵功能损伤,K^+大量外溢,同时 Na^+、Cl^-及 Ca^{2+}大量流入细胞内引起细胞损伤;c. 缺血区乳酸堆积还可引起神经胶质和内皮细胞的水肿和坏死,加重缺血性损害。②细胞内 Ca^{2+}超载:脑缺血时,神经细胞膜去极化,引起大量神经递质释放,兴奋性递质的释放激活 NMDA 受体,使钙通道开放,Ca^{2+}内流增加;如激活非 NMDA 受体,使 Ca^{2+}从内质网释放至细胞浆内;膜

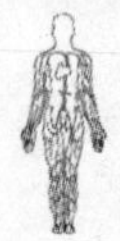

去极化本身也启动了电压依赖性钙通道，加重 Ca^{2+} 内流。神经细胞 Ca^{2+} 超载可通过下述机制导致细胞死亡：a. Ca^{2+} 超载时，大量 Ca^{2+} 沉积于线粒体，干扰氧化磷酸化，使能量产生障碍；b. 激活细胞内 Ca^{2+} 依赖性酶类，其中 Ca^{2+} 依赖的中性蛋白水解酶过度激活可使神经细胞骨架破坏；c. 激活磷脂酶 A 和磷脂酶 C，使膜磷脂降解；产生大量游离脂肪酸，特别是花生四烯酸，后者在代谢过程中产生血栓素、白三烯，一方面通过生成大量自由基加重细胞损害；另一方面可激活血小板，促进微血栓形成，在缺血区增加梗死范围，加重脑损害；d. 脑缺血时，脑血管平滑肌，内皮细胞均有明显 Ca^{2+} 超载，前者可致血管收缩、痉挛，血管阻力增加，延迟再灌流，使缺血半暗带内侧支循环不能形成，从而脑梗死灶扩大；后者可致内皮细胞收缩，内皮间隙扩大，血脑屏障通透性增高，产生血管源性脑水肿。③自由基损伤：在急性脑缺血时，自由基产生和清除平衡状态受到破坏而引起脑损伤。④兴奋性毒性：兴奋性氨基酸包括谷氨酸和天冬氨酸，可通过两种机制引起“兴奋性毒性”：一是 AMPA 受体和 KA 受体过度兴奋引起神经细胞急性渗透性肿胀，可在数小时内发生，以 Na^{+} 内流，以及 Cl^{-} 和 H_2O 被动内流为特征；另一种是 NMDA 受体过度兴奋所介导的神经细胞迟发性损伤，可在数小时至数日发生，以持续的 Ca^{2+} 内流为特征。⑤炎症细胞因子损害：在脑缺血损害发生后，产生多种多效性细胞因子。在致炎细胞因子占主导地位时，加重脑缺血损害，在抗炎因子占主导时，对脑缺血产生保护作用。

(3)答案要点　兴奋性氨基酸(EAA)，包括谷氨酸和天冬氨酸，可通过下述两种机制引起“兴奋性毒性”：一是 AMPA 受体和 KA 受体过度兴奋引起神经细胞急性渗透性肿胀，可在数小时内发

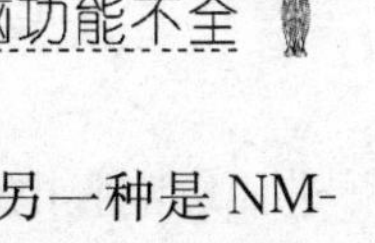

生，以 Na^+ 内流，以及 Cl^- 和 H_2O 被动内流为特征；另一种是 NMDA 受体过度兴奋所介导的神经细胞迟发性损伤，可在数小时至数日发生，以持续的 Ca^{2+} 内流为特征。

(4)答案要点　急性脑中毒引起意识障碍的作用机制有：

1)内源性毒素肝性脑病、尿毒症性脑病、肺性脑病、心源性昏迷、水与电解质及酸碱平衡紊乱等产生的代谢性毒素和急性肺部感染、流行性出血热、疟疾、伤寒、中毒性痢疾产生的感染性毒素等，均可引起神经递质合成及释放异常、脑能量代谢障碍，神经细胞膜和突触传递异常，导致意识障碍。①神经递质合成及释放异常：如GABA，5-羟色胺(5-HT)、谷氨酸，其中 GABA 含量异常增高或降低均可引起意识障碍。肝性脑病时，严重代谢性酸中毒时，GABA生成增多，患者表现为抑制或昏迷；在严重代谢性碱中毒 GABA 生成减少，患者出现兴奋症状。5-HT 也是中枢神经上行投射神经元的抑制性递质，肝性脑病时脑内 5-HT 异常升高，还可作为假性递质被儿茶酚胺能神经元摄取并取代去甲肾上腺素。②能量代谢异常：最常见的有低血糖性脑病和急性缺血、缺氧性脑病。低血糖性脑病发生机制主要是低血糖引起脑组织中高能磷酸酯，如 ATP 和磷酸肌酸含量急剧下降，使脑组织能量缺损。在急性缺血、缺氧性脑病发病过程中，能量不足、酸中毒(包括乳酸酸中毒和高碳酸血症)、Ca^{2+} 失衡、自由基、兴奋性氨基酸毒性作用和神经递质异常等相关因素是引起缺血、缺氧性脑细胞损伤的相关环节。③神经细胞膜损伤：在缺氧性酸中毒可导致脑脊液的 pH 与脑电变化，可能与酸中毒导致神经细胞膜损伤有关。在肝性脑病时，升高的血氨除干扰神经细胞能量和递质代谢以外，还影响神经细胞膜 Na^+-K^+-ATP 酶活性，或与 K^+ 竞争进入细胞内，影响细胞内外 K^+ 的分布，

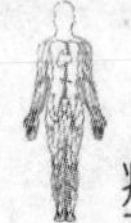

进而影响膜电位和兴奋及传导等功能。在尿毒症性脑病，尿毒症毒素蓄积，使神经细胞膜 Na^+-K^+-ATP 酶活性降低，能量代谢障碍，脑细胞膜通透性增加，脑细胞内 Na^+ 含量增高，导致脑水肿而出现严重意识障碍。

2)外源性毒素损伤：最易受药物、毒物影响的部位是突触。由于网状结构的多突触传递特性，使网状结构成为特别易受药物、毒物影响的位点，大脑皮层的广泛突触结构也是药物和毒物攻击的重要部位。

(5)答案要点　呼吸功能障碍是昏迷病人极常见的一类损害。其主要的发生机制包括：①呼吸中枢受压各种颅内病变、弥漫性的脑损害常常导致颅内压升高，进而引起压迫脑干、延髓或桥脑，导致昏迷。脑干受压常引起呼吸节律和深度的改变，通常引起通气不足，导致缺氧和 CO_2 潴留；若延髓也受压，甚至导致呼吸停止。有的病人在昏迷早期因呼吸中枢受刺激，也可出现过度换气，使 $PaCO_2$ 下降。②肺部感染：意识障碍病人会厌反射迟钝，咳嗽反射减弱，常使异物呛入气道，且气道的清除能力下降；昏迷病人又常因治疗需要做气管插管、气管切开置管、吸痰管、吸氧管等各种气道侵入式医疗、护理操作，使昏迷病人极易合并肺部感染。重症的肺部感染不但导致呼吸功能障碍，其引起的高热，大量毒素的吸收，PaO_2 下降及 $PaCO_2$ 的升高等又将进一步加重意识障碍。

（广州医学院　陆丽）

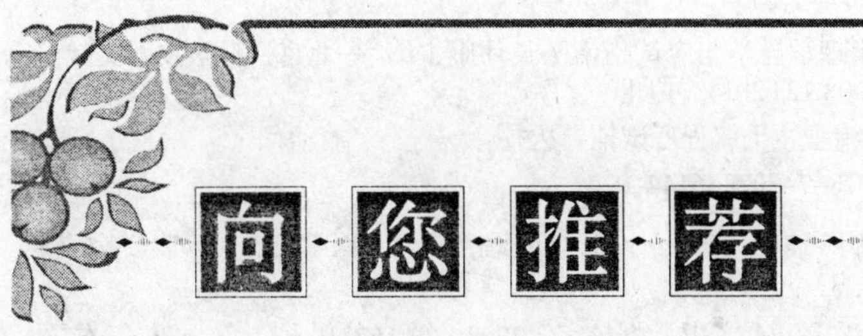
向您推荐

图书在版编目(CIP)数据

病理生理学导学与应试指南 / 吴伟康主编. —北京：科学技术文献出版社，2008.12（2014.2重印）

（医学专业主干课程考试辅导丛书）

ISBN 978-7-5023-6144-0

Ⅰ. ①病…　Ⅱ. ①吴…　Ⅲ. ①病理生理学 – 医学院校 – 教学参考资料　Ⅳ. ① R363

中国版本图书馆 CIP 数据核字（2008）第 162310 号

病理生理学导学与应试指南

策划编辑：薛士滨　责任编辑：薛士滨　责任校对：张吲哚　责任出版：张志平

出 版 者　科学技术文献出版社
地　　址　北京市复兴路15号　邮编 100038
编 务 部　（010）58882938，58882087（传真）
发 行 部　（010）58882868，58882874（传真）
邮 购 部　（010）58882873
官方网址　http://www.stdp.com.cn
发 行 者　科学技术文献出版社发行　全国各地新华书店经销
印 刷 者　北京时尚印佳彩色印刷有限公司
版　　次　2008 年 12 月第 1 版　2014 年 2 月第 6 次印刷
开　　本　850 × 1168　1/32
字　　数　414千
印　　张　18.75
书　　号　ISBN 978-7-5023-6144-0
定　　价　29.00元